国家卫生健康委员会"十四五"规划教材

全国高等中医药教育教材

供护理学类专业用

# 中医护理学基础

### 第2版

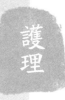

護理

主　编　孙秋华（浙江中医药大学）
　　　　刘建军（江西中医药大学）

副主编　李卫红（北京中医药大学）
　　　　刘淑娟（山东中医药大学）
　　　　潘晓彦（湖南中医药大学）
　　　　张秀芬（河北中医学院）

编　委　（按姓氏笔画排序）
　　　　王萍丽（陕西中医药大学）　　　张秀芬（河北中医学院）
　　　　田淑霞（天津中医药大学）　　　张春宇（黑龙江中医药大学）
　　　　刘　佳（贵州中医药大学）　　　赵　勇（山西中医药大学）
　　　　刘向荣（长春中医药大学）　　　施　慧（安徽中医药大学）
　　　　刘建军（江西中医药大学）　　　姜荣荣（南京中医药大学）
　　　　刘淑娟（山东中医药大学）　　　高　健（上海中医药大学）
　　　　孙秋华（浙江中医药大学）　　　梁清芳（成都中医药大学）
　　　　李卫红（广西中医药大学）　　　裘秀月（浙江中医药大学）
　　　　李卫红（北京中医药大学）　　　潘晓彦（湖南中医药大学）
　　　　杨　龄（云南中医药大学）

人民卫生出版社

·北京·

**图书在版编目（CIP）数据**

中医护理学基础 / 孙秋华，刘建军主编 . —2 版
. —北京：人民卫生出版社，2022.1（2024.2 重印）
ISBN 978-7-117-31581-4

Ⅰ. ①中… Ⅱ. ①孙… ②刘… Ⅲ. ①中医学 – 护理
学 – 高等学校 – 教材 Ⅳ. ①R248

中国版本图书馆 CIP 数据核字（2021）第 268208 号

| | | |
|---|---|---|
| 人卫智网 | www.ipmph.com | 医学教育、学术、考试、健康，购书智慧智能综合服务平台 |
| 人卫官网 | www.pmph.com | 人卫官方资讯发布平台 |

中医护理学基础
Zhongyi Hulixue Jichu
第 2 版

主　　编：孙秋华　刘建军
出版发行：人民卫生出版社（中继线 010-59780011）
地　　址：北京市朝阳区潘家园南里 19 号
邮　　编：100021
E - mail：pmph @ pmph.com
购书热线：010-59787592　010-59787584　010-65264830
印　　刷：人卫印务（北京）有限公司
经　　销：新华书店
开　　本：850×1168　1/16　印张：22
字　　数：577 千字
版　　次：2016 年 8 月第 1 版　　2022 年 1 月第 2 版
印　　次：2024 年 2 月第 3 次印刷
标准书号：ISBN 978-7-117-31581-4
定　　价：75.00 元

# 数字增值服务编委会

主　编　孙秋华（浙江中医药大学）
　　　　刘建军（江西中医药大学）

副主编　李卫红（北京中医药大学）
　　　　刘淑娟（山东中医药大学）
　　　　潘晓彦（湖南中医药大学）
　　　　张秀芬（河北中医学院）

编　委　（按姓氏笔画排序）

王萍丽（陕西中医药大学）　　　张秀芬（河北中医学院）
田淑霞（天津中医药大学）　　　张春宇（黑龙江中医药大学）
刘　佳（贵州中医药大学）　　　赵　勇（山西中医药大学）
刘向荣（长春中医药大学）　　　施　慧（安徽中医药大学）
刘建军（江西中医药大学）　　　姜荣荣（南京中医药大学）
刘淑娟（山东中医药大学）　　　高　健（上海中医药大学）
孙秋华（浙江中医药大学）　　　梁清芳（成都中医药大学）
李卫红（广西中医药大学）　　　裘秀月（浙江中医药大学）
李卫红（北京中医药大学）　　　潘晓彦（湖南中医药大学）
杨　龄（云南中医药大学）

# ◇◇◇ 修 订 说 明 ◇◇◇

为了更好地贯彻落实《中医药发展战略规划纲要(2016—2030年)》《中共中央国务院关于促进中医药传承创新发展的意见》《教育部 国家卫生健康委 国家中医药管理局关于深化医教协同进一步推动中医药教育改革与高质量发展的实施意见》《关于加快中医药特色发展的若干政策措施》和新时代全国高等学校本科教育工作会议精神,做好第四轮全国高等中医药教育教材建设工作,人民卫生出版社在教育部、国家卫生健康委员会、国家中医药管理局的领导下,在上一轮教材建设的基础上,组织和规划了全国高等中医药教育本科国家卫生健康委员会"十四五"规划教材的编写和修订工作。

为做好新一轮教材的出版工作,人民卫生出版社在教育部高等学校中医学类专业教学指导委员会、中药学类专业教学指导委员会和第三届全国高等中医药教育教材建设指导委员会的大力支持下,先后成立了第四届全国高等中医药教育教材建设指导委员会和相应的教材评审委员会,以指导和组织教材的遴选、评审和修订工作,确保教材编写质量。

根据"十四五"期间高等中医药教育教学改革和高等中医药人才培养目标,在上述工作的基础上,人民卫生出版社规划、确定了第一批中医学、针灸推拿学、中医骨伤科学、中药学、护理学5个专业100种国家卫生健康委员会"十四五"规划教材。教材主编、副主编和编委的遴选按照公开、公平、公正的原则进行。在全国50余所高等院校2 400余位专家和学者申报的基础上,2 000余位申报者经教材建设指导委员会、教材评审委员会审定批准,聘任为主编、副主编、编委。

本套教材的主要特色如下:

1. 立德树人,思政教育 坚持以文化人,以文载道,以德育人,以德为先。将立德树人深化到各学科、各领域,加强学生理想信念教育,厚植爱国主义情怀,把社会主义核心价值观融入教育教学全过程。根据不同专业人才培养特点和专业能力素质要求,科学合理地设计思政教育内容。教材中有机融入中医药文化元素和思想政治教育元素,形成专业课教学与思政理论教育、课程思政与专业思政紧密结合的教材建设格局。

2. 准确定位,联系实际 教材的深度和广度符合各专业教学大纲的要求和特定学制、特定对象、特定层次的培养目标,紧扣教学活动和知识结构。以解决目前各院校教材使用中的突出问题为出发点和落脚点,对人才培养体系、课程体系、教材体系进行充分调研和论证,使之更加符合教改实际、适应中医药人才培养要求和社会需求。

3. 夯实基础,整体优化 以科学严谨的治学态度,对教材体系进行科学设计、整体优化,体现中医药基本理论、基本知识、基本思维、基本技能;教材编写综合考虑学科的分化、交叉,既充分体现不同学科自身特点,又注意各学科之间有机衔接;确保理论体系完善,知识点结合完备,内容精练、完整,概念准确,切合教学实际。

4. 注重衔接,合理区分 严格界定本科教材与职业教育教材、研究生教材、毕业后教育教材的知识范畴,认真总结、详细讨论现阶段中医药本科各课程的知识和理论框架,使其在教材中得以凸显,既要相互联系,又要在编写思路、框架设计、内容取舍等方面有一定的区分度。

5. **体现传承,突出特色** 本套教材是培养复合型、创新型中医药人才的重要工具,是中医药文明传承的重要载体。传统的中医药文化是国家软实力的重要体现。因此,教材必须遵循中医药传承发展规律,既要反映原汁原味的中医药知识,培养学生的中医思维,又要使学生中西医学融会贯通,既要传承经典,又要创新发挥,体现新版教材"传承精华、守正创新"的特点。

6. **与时俱进,纸数融合** 本套教材新增中医抗疫知识,培养学生的探索精神、创新精神,强化中医药防疫人才培养。同时,教材编写充分体现与时代融合、与现代科技融合、与现代医学融合的特色和理念,将移动互联、网络增值、慕课、翻转课堂等新的教学理念和教学技术、学习方式融入教材建设之中。书中设有随文二维码,通过扫码,学生可对教材的数字增值服务内容进行自主学习。

7. **创新形式,提高效用** 教材在形式上仍将传承上版模块化编写的设计思路,图文并茂、版式精美;内容方面注重提高效用,同时应用问题导入、案例教学、探究教学等教材编写理念,以提高学生的学习兴趣和学习效果。

8. **突出实用,注重技能** 增设技能教材、实验实训内容及相关栏目,适当增加实践教学学时数,增强学生综合运用所学知识的能力和动手能力,体现医学生早临床、多临床、反复临床的特点,使学生好学、临床好用、教师好教。

9. **立足精品,树立标准** 始终坚持具有中国特色的教材建设机制和模式,编委会精心编写,出版社精心审校,全程全员坚持质量控制体系,把打造精品教材作为崇高的历史使命,严把各个环节质量关,力保教材的精品属性,使精品和金课互相促进,通过教材建设推动和深化高等中医药教育教学改革,力争打造国内外高等中医药教育标准化教材。

10. **三点兼顾,有机结合** 以基本知识点作为主体内容,适度增加新进展、新技术、新方法,并与相关部门制订的职业技能鉴定规范和国家执业医师(药师)资格考试有效衔接,使知识点、创新点、执业点三点结合;紧密联系临床和科研实际情况,避免理论与实践脱节、教学与临床脱节。

本轮教材的修订编写,教育部、国家卫生健康委员会、国家中医药管理局有关领导和教育部高等学校中医学类专业教学指导委员会、中药学类专业教学指导委员会等相关专家给予了大力支持和指导,得到了全国各医药卫生院校和部分医院、科研机构领导、专家和教师的积极支持和参与,在此,对有关单位和个人表示衷心的感谢!希望各院校在教学使用中,以及在探索课程体系、课程标准和教材建设与改革的进程中,及时提出宝贵意见或建议,以便不断修订和完善,为下一轮教材的修订工作奠定坚实的基础。

人民卫生出版社

2021 年 3 月

# ◈◈ 前　言 ◈◈

国家卫生健康委员会"十四五"规划教材、全国高等中医药教育教材《中医护理学基础》的修订工作，是根据新时期高等护理教育改革的新形势、新要求以及卫生健康事业对中西医结合护理人才的需要进行。教材主要适用于全国高等中医药院校护理学类专业本科教学。

中医护理学是中医药学的重要组成部分，中医护理学基础是中医院校护理学专业的特色必修课程。《中医护理学基础》教材的修订工作是加强"十四五"期间中医护理教材建设，优化中医护理教学内容，推动一流课程建设，促进中医护理教育发展，培养中西医结合护理人才的需要。本次教材的修订工作以国家护理学专业类教学质量国家标准（补充标准）为指导，坚持体现"三基""五性"的原则，遵循教材编写规律，在调研总结的基础上，借鉴了同类教材的特色和优势，基本保留了上一版教材原有的框架，对各章节的部分内容进行了补充、更新、修正或优化，增加了中医护理健康教育和辨证施护的应用等方面的内容。本次教材的修订工作注重教材内容对学生知识、能力、素质的培养，融入思政元素，培养学生中西医结合的护理理念和中医思维，为后续学习中医临床护理学，以及将来开展中医护理工作奠定基础。本次修订力求使教材更好地体现科学性、继承性、专业性、先进性、简明性和实用性的特点，适应高等护理教学改革的新要求。

《中医护理学基础》分上、下 2 篇，共 13 章。内容包括绪论、中医基础理论、四诊、辨证、方药基本知识、中医护理基本知识、体质、经络腧穴基本知识、针灸法、推拿疗法、常用中医护理技术、中医养生保健、辨证施护的应用等内容。其教学目标是使学生通过本课程学习，在中医药基本理论的指导下，培养中医思维，掌握中医护理知识和技能，为将来更好地在预防保健、疾病治疗康复中发挥作用奠定基础。

本教材参编团队由长期从事本课程教学的一线教师和临床从事中医护理工作的专家组成。第一章由孙秋华、刘建军编写，第二章由李卫红（北京中医药大学）编写，第三章由赵勇编写，第四章由张秀芬编写，第五章由杨龄编写，第六章由刘淑娟、施慧、梁清芳、孙秋华编写，第七章由刘向荣编写，第八章由田淑霞、姜荣荣编写，第九章由王萍丽编写，第十章由高健编写，第十一章由李卫红（广西中医药大学）、张春宇、刘佳编写，第十二章由潘晓彦编写，第十三章由裘秀月编写。全书最终由主编统稿。

本教材的编写得到了第四届全国高等中医药教育教材建设指导委员会及各参编院校的大力支持，在此一并致谢！教材的编写出版是全体参编人员共同努力的结果，但由于编者水平有限，书中难免存在缺憾之处，敬请各院校师生和广大读者提出宝贵意见，以便于修订完善。

编者
2021 年 3 月

# 目 录

## 上 篇

# 下　篇

# 上　篇

01章PPT

PPT 课件

### ◇◇◇ 第一章 ◇◇◇

# 绪 论

---

> ⬛ **学习目标**
>
> 1. 了解中医护理学的发展简史。
> 2. 掌握中医护理学的概念与基本特点。
> 3. 理解中医护理学的认知与思维方法。
> 4. 理解中医护理学的发展背景。

---

我国的中医药学历史悠久。它是中华民族在长期的生产与生活实践中认识生命、维护健康、战胜疾病的宝贵经验总结,也是中华民族文明史中光彩夺目的瑰宝。中医护理学是中医药学的重要组成部分,是随着中医学的形成与发展而逐渐兴起的学科。它是以中医学理论为指导,结合预防、保健、康复和养生等措施,并运用独特的传统适宜技术,对患者及老、弱、幼、残者施以护理,以保护人民健康的一门应用学科。

中医护理学的内容十分丰富,涉及基本理论知识与护理方法技能等方面。本教材分上、下 2 篇,上篇主要介绍绪论、中医基础理论、四诊、辨证、方药基本知识;下篇主要介绍中医护理基本知识、体质、经络腧穴基本知识、针灸法、推拿疗法、常用中医护理技术、中医养生保健及辨证施护的应用等内容。

## 第一节 中医护理学的形成与发展

中医护理学的形成与发展伴随着中医药学的发展,经历了漫长的历史阶段,它的发展与自然科学和技术的进步以及哲学思想的发展密不可分。中医药学在几千年的锤炼中融进了大量的护理学实践经验。中医历来主张"三分治,七分养",养即护理。自古以来,中医治病集医、药、护为一身,护理职责一般由医者、学徒、助手、患者以及患者家属承担。所以在我国传统医药学中一直包含着丰富的中医护理内容,呈现出医中有护、医护合一的特征。虽然历史上没有形成专门的护理学科,但是许多护理理论和护理技术都散在记录于历代医药学文献中。数千年来,在历代医家的共同努力下,中医护理学的内容不断完善并逐渐成为一门独立的学科。

### 一、古代中医护理学的形成与发展

#### (一) 远古至春秋时期(公元前 476 年以前)

早在远古时期(原始社会时期),原始人类为了生存,以植物和野兽为食,用兽皮或树叶遮体,过着"穴巢而居"的生活。在生活和劳动过程中,偶然受伤便设法涂裹包扎,身体疼痛不适便揉捏按压,天气变化则趋避寒温,并通过对动、植物的长期观察和尝试,逐渐熟悉和认识了动、植物的营养、毒性和药用价值。原始人类这些本能的保护自身、减轻痛苦的自疗和互助活动,即是医护的开始。当人们发现一些本能的方法具有预防疾病和康复的作用,从而有目的地去实施时,即形成了护理学的萌芽。

夏商周时期,社会生产力的发展为医、护知识的积累和提高创造了有利的条件。人们对于预防疾病和保护健康的认识及具体方法有了很大的发展和变化,对个人卫生、环境卫生等开始关注。至周代,宫廷医学已出现了"食医""疾医""疡医""兽医"等医学分科。人们对卫生防疫的认识有了进一步的提高,改善环境卫生的措施得到了加强。如《礼记》中指出:"五日则燂汤请浴,三日具沐","头有创则沐,身有疡则浴",对个人卫生提出了要求。"鸡初鸣,咸盥漱"则是口腔护理的雏形。《诗经》中的"洒扫穹窒",《管子》中的"当春三月……杼井易水,所以去兹毒也",记载的就是环境护理。在饮食护理方面,《礼记》中记载:"炮生为熟,令人无腹疾",并提出不吃腐败食物,主张饮食与四时季节相适应,为食物与疾病的关系提供了资料。《诗经》记载了大量的动、植物的性状、产地、形态、功效以及使用方法等。《周礼》将七情作为病因的概念,提出"喜、怒、哀、惧、爱、恶、欲之情,过则有伤",就是对情志护理的认识。

### (二) 战国至东汉时期(公元前 476—公元 220 年)

战国至东汉时期,随着科学文化的迅速发展,在哲学、文学和史学等方面产生了不少名著,为中医学理论体系的逐步形成奠定了基础。在阴阳五行哲学思想的指导下,以天人合一的系统整体观,运用朴素辩证的科学思维方式,对以往的医药学实践经验进行了系统总结、概括,形成了中医学的概念、规律、病因、病机等基本理论结构,从而初步建立了中医学的理论体系。《黄帝内经》《难经》《神农本草经》和《伤寒杂病论》等医学典籍相继问世,标志着中医学理论体系的初步形成,也为中医护理学的发展奠定了理论基础。

《黄帝内经》始于战国而成形于西汉,是现存最早的一部医学经典著作,包括《素问》和《灵枢》两部分,共 18 卷,162 篇。《黄帝内经》不仅反映了当时的医学成就,同时也初步确立了中医学独特的理论体系,成为中医学进一步发展的基础和源泉。千百年来,它始终有效地指导着我国传统医学的临床实践,为历代医家所重视,而且对世界医学的发展也有着重要的影响。

《黄帝内经》以当时的唯物论和辩证法哲学思想为指导,以精气学说、阴阳学说、五行学说为理论工具,从整体观出发,全面系统地阐述了人体的结构、生理、病因、病理,以及疾病的诊断、预防、治疗、养生、护理等,其中《素问》所论包括脏腑、经络、病因、病机、病证、诊法、辨证、治则、针灸和汤药治疗等;《灵枢》除了论述脏腑功能、病因病机以外,还着重介绍了经络、腧穴、针具、刺法及治疗原则等。两书都运用了阴阳五行学说,阐明因时、因人、因地制宜等辨证论治的原则,体现了人体与外界环境统一的整体观念。同时书中还蕴含了社会医学、气候医学、时间医学、心理学等丰富内容,例如在形态学方面,对人体骨骼、血脉的长度,内脏器官的大小和容量等的记载,已相当接近西医学的认识,如食管与肠的比例是 1∶35,现代解剖学是 1∶37。在血液循环方面,已认识到血液在脉中是"流行不止,环周不休"。在发病学上,强调人体的抗病力量,"正气存内,邪不可干",并提出了"治未病"的论点。在治疗方法上,已有药物疗法、针灸疗法、推拿疗法、导引疗法、物理疗法、手术疗法、饮食疗法、心理疗法等丰富的手段。书中还详细论述了中医护理的基本原则,包括生活起居、饮食宜忌、情志护理、服药护理、病情观察等,奠定了中医护理学的基础。在饮食护理方面,指出"毒药攻邪,五谷为养,五果为助,五畜为益,五菜为充,气味合而服之,以补益精气"(《素问·脏气法时论》)。"肝病禁辛,心病禁咸,脾病禁酸,肾病禁甘,肺病禁苦"(《灵枢·五味》)。《素问·汤液

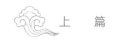

醪醴论》提出"精神不进,志意不治,故病不可愈",并阐述了情志与疾病的关系。《素问·阴阳应象大论》指出"喜伤心""怒伤肝""思伤脾""恐伤肾""忧伤肺",并提出以情制情的护理方法,如"悲胜怒""恐胜喜""喜胜悲""怒胜思""思胜恐"。在生活起居护理方面,《素问·上古天真论》提出"法于阴阳,和于术数,食饮有节,起居有常,不妄作劳","顺四时而避寒暑";《素问·四气调神大论》曰:"夫四时阴阳者,万物之根本也,所以圣人春夏养阳,秋冬养阴,以从其根,故与万物沉浮于生长之门,逆其根,则伐其本,坏其真矣。"在中医护理技术操作方面,对劳逸和情志变化所致的各种病证提出了针灸、导引、推拿、热熨、熏洗等护理方法。

《难经》原名《八十一难经》,共计 3 卷,成书约在秦汉之际,作者不详,托名秦越人撰。书名中"难"是质难的意思,即问答之意。全书共有 81 个问答,用假设问答、解释疑难的方式论述了人体的脏腑、经络、脉学、腧穴、针法等内容,其中以基础理论为主,还分析了一些病证,同时也丰富了中医护理的内容。全书内容简要,辨析精微,对经络、命门、三焦的论述在《黄帝内经》的基础上有所发展,补充了《黄帝内经》的不足,是继《黄帝内经》之后的又一部中医经典著作。

《神农本草经》是我国现存最早的药物学专著,全书载药 365 种,并根据毒性的大小,将药物分为上、中、下三品。书中概括了中药的药性,如四气(寒、热、温、凉)、五味(酸、苦、甘、辛、咸),及用药七情(单味、相须、相使、相畏、相杀、相恶、相反)等药物学理论,还提出了"治寒宜热药,治热宜寒药"的治疗原则,为中药学和方剂学的理论发展奠定了基础。

《伤寒杂病论》为东汉末年张仲景所著,分为《伤寒论》和《金匮要略》两书,是我国最有影响的一部临床医学巨著。全书概括总结了汉朝以前有关诊疗的经验,将病、证、症治疗结合,建立了辨证论治理论体系,阐述了辨证论治理论指导下的各种调养、调护方法,使中医基础理论和临床实践紧密结合,为临床辨证施护开创了先河,为后续中医护理学的发展奠定了基础。该书阐述的汗、吐、下、和、温、清、补、消(利)八种用药方法及护理措施,成为中医用药护理的重要原则。此外,该书对煎药的方法、服药的注意事项及观察服药后的不良反应、处理方法、饮食宜忌等亦有具体的论述。如桂枝汤方后注明"以水七升,微火煮,取三升,去滓,适寒温,服一升",服药后应"啜热稀粥一升余,以助药力",并加盖被子,以微有汗出为佳,但不可大汗淋漓,否则病必不除。在服药后的饮食禁忌方面,主张服桂枝汤后要"禁生冷、黏滑、肉面、五辛、酒酪、臭恶等物",为服药护理和病后观察提供了指导。又如"病热少愈,食肉则复,多食则遗,此其禁也",指的是在疾病恢复期身体虚弱,不可大补。在急救护理方面,书中记载了救治猝死、自缢死、溺水死患者的具体措施,发明了口对口呼吸救治自缢者的方法。此外,张仲景还首创了多种中医护理操作技术,如蜜煎导方及猪胆汁灌肠法、熏洗法、含咽法、烟熏法、坐浴法等。在饮食护理方面提出了四时食忌、脏病食忌、妊娠食忌、合食禁忌等饮食宜忌方法。

华佗是我国后汉时期外科和医疗体育的奠基人,他不仅创造性地使用酒服麻沸散作为外科手术的麻醉剂,还吸取前人"导引"的精华,模仿虎、鹿、熊、猿、鸟的姿态,创造了五禽戏,使头、身、腰等各个关节都得到运动,认为"人体欲得劳动,但不当使极耳。动摇则谷气得消,血脉流通,病不得生,譬如户枢,终不朽也",把体育和医疗护理结合起来,对体育保健事业的发展具有重要的意义。

这一时期,无论是在生活起居护理、病情护理、饮食护理、情志护理、用药护理、临证护理以及中医护理技术等方面都有了较大的发展,为中医护理学术的进步和发展起到了推动作用。

### (三) 魏晋隋唐时期(公元 220—960 年)

魏晋南北朝、隋唐至五代时期是中医护理理论和专科护理全面发展的时期,这一时期医学理论和技术得到迅速发展,出现了众多名医名著,促进了中医药理论体系的进一步发展。

晋代王叔和在《脉经》一书中,对诊脉的理论、方法和每一种脉象的临床意义等进行了全面系统的阐述,确立了寸口诊脉法,首创"三部九候"及脏腑分配原则。《脉经》为我国最早的脉学专著,为护士通过脉诊观察病情提供了理论依据。东晋葛洪所著的《肘后备急方》集中医急救、传染病、内、外、妇、五官、精神、骨伤各科之大成,书中对各科护理均有详细的阐述。如对腹水患者的饮食护理提出"勿食盐,常食小豆饭,饮小豆汁,鲤鱼佳也",书中还记载了烧灼止血法,提出用海藻治疗瘿疾、用狗脑敷治疯狗咬伤,为中医临床护理实践提供了方法和技术。

隋朝巢元方所著的《诸病源候论》是我国第一部病因病机、证候学专著,对1 700多种病候的病因、病机、症状、诊断进行了详细的论述,发展和补充了各种疾病的中医护理方法。在病情观察方面,记载了通过肤温、脉象对中风、淋证、温热病患者进行病情观察,如"凡皮肤热甚,脉盛躁者,病温也"。对外科肠吻合术后患者的饮食护理,提出"当做研米粥饮之二十余日,稍作强糜食之,百日后乃可进饭耳。饱食者令人肠痛、决漏"。对妇女,则强调妊娠期间应注意饮食起居与情志调护,提出用呼吸法、健身法、搂肚法等增强自身体质。此外,书中还介绍了乳痈的护理方法,"手助捻去其汁,并令傍人助嗍引之",以使淤积的乳汁排出,这些护理方法一直沿用至今。在儿科护理方面,主张小儿不可穿衣太暖,应多在阳光下活动,增强免疫力,则少得病。

唐代孙思邈所著的《备急千金要方》和《千金翼方》是两本以记载处方和其他各种治病手段为主的方书,《备急千金要方》一书载方5 300余首,较系统地总结和反映了自《黄帝内经》以后至唐代初期的医学成就,并详细论述了临床各科的临证护理、投药、食疗及养生、婴幼儿保健、护理等内容,对妇女怀孕、养胎、分娩乃至产褥期的护理做了详细的叙述,同时还记载了许多小儿喂养和护理方法。该书还记录了各种饮食疗法,如食动物肝脏治疗夜盲症,用谷白皮煎汤煮粥或食牛羊乳防治脚气等。在精神调护方面,提出"莫忧思,莫大怒,莫悲愁,莫大惧"原则。书中记载的用细葱管行导尿术的方法,比1860年法国人发明的橡皮管导尿术早了1 200多年。对消渴病的护理提出所慎者有三,"一饮酒,二房事,三咸食及面",并强调"能慎此者,虽不服药而自可无他。不知此者,纵有金丹亦不可救",这些论述至今还指导着临床医疗和护理实践。孙思邈在《备急千金要方》第一卷中所撰的《大医精诚》一文:"凡大医治病,必当安神定志,无欲无求,先发大慈恻隐之心,誓愿普救含灵之苦……勿避险巇、昼夜、寒暑、饥渴、疲劳,一心赴救,无作功夫形迹之心",是论述医德的重要文献,开创了中国医学伦理学之先河。

唐代王焘编撰的《外台秘要》对于临证护理中的病情观察有独特的见解,书中详细记载了伤寒、肺结核、疟疾、天花、霍乱等病证病情观察的方法和内容,如观察黄疸病情时,应"每夜小便里浸少许帛,各书记日,色渐退白则瘥"。此外,书中还提出了传染病患者的护理探视制度,如禁止带菌人进入产房等。

### (四) 宋金元时期(公元960—1368年)

宋金元时期是中医学百家争鸣、百花齐放的时期,医学发展迅速,流派纷呈。医学家们各抒医理,各创新说,对中医药学的发展产生了重大影响。

宋代陈无择的《三因极一病证方论》在中医病因学说方面提出了著名的"三因学说",将病因归纳为三大类:外感六淫为外因,内伤七情为内因,而饮食所伤、虫兽所伤、跌打损伤、中毒、金疮为不内外因。"三因学说"不仅是对宋代以前病因理论的总结,也对后世病因学的研究产生了深远的影响。同时,对如何针对病因进行病证护理提供了方法和措施。

金元时期刘完素、张从正、李杲、朱震亨四位著名医家,在医学实践和理论方面各有创

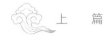

见,从不同的角度丰富发展了中医学理论,为中医学的发展做出了重要贡献,被后人尊称为"金元四大家"。刘完素倡导火热论,认为"六气皆能化火""五志过极皆生火",在治疗中力主寒凉清热,后人称之为寒凉派。张从正则认为"病由邪生,攻邪已病",弘扬"汗、吐、下"祛邪三法,并将针灸、熏洗、按摩、导引等中医技术灵活运用于各种疾病的护理中,后人称之为攻邪派。李杲认为"内伤脾胃,百病由生",强调百病皆由脾胃衰而生也,主张有病无病均要注重饮食调护,治疗上善用温补脾胃之法,后人称之为补土派。李杲在《脾胃论》一书中,详细论述了脾胃内伤的精神调养、饮食宜忌、生活起居以及用药宜忌等方面的护理内容和方法,还认为在饮食、劳倦、情志三者形成的内伤中,精神因素起着主导作用,强调情志护理的重要性。朱震亨在"相火论"的基础上认为人体"阳常有余,阴常不足",所谓"大怒则火起于肝,醉饱则火起于胃,房劳则火起于肾,悲哀动中则火起于肺,心为君主,自焚则死矣",治疗上倡导"滋阴降火",提出摄护阴精是防止相火妄动和养生保健的主要原则,后人称之为滋阴派。

元代宫廷饮膳太医忽思慧编撰的《饮膳正要》是这一时期饮食营养学的代表作。该书记载了大量饮食养生宜忌及各种珍奇食品的食谱,对每一食品的食用、药用、养生宜忌都做了详细论述,并列举了"妊娠食忌""乳母食忌""食疗诸病""养生避忌"等饮食护理内容,且提倡先饥而食,勿令食饱;先渴而饮,饮勿过冷;不可饱食而卧,尤其夜间不可多食;勿食不洁或变质之物;不可大醉。

### (五)明清时期(公元 1368—1840 年)

明清时期是中国医药学深化发展的时期,这一时期的诸多医家在丰富的临床经验的基础上,结合哲学研究成果,经过反复探讨,提出了许多创见,大大提高了中医学对正常人体和疾病的认识水平,使中医学理论体系得到了进一步的发展。同时中医护理的理论和实践也更加充实,尤其在温病护理方面积累了丰富的临床护理经验,中医护理学逐步向独立和完整的体系发展。

明清时期集大成著作颇多。明代李时珍以毕生精力从事药学研究,1578 年著成了《本草纲目》一书,该书共载药 1 892 种,详述了各种药物疗法和用药注意事项,不仅丰富了我国医药学的内容,而且奠定了植物学的基础,是世界医学和生物学的重要典籍。明代张景岳所著的《景岳全书》,在阴阳学说和藏象学说等方面的学术观点对后代中医学的发展产生了较大影响,书中对孕妇、产妇的起居和饮食护理提出了具体措施。此外,该时期还涌现了大量关于临床各科的著作,如内科有薛己的《内科摘要》和王纶的《明医杂著》,外科有陈实功《外科正宗》和王维德的《外科全生集》,妇科有武之望的《济阴纲目》和傅山的《傅青主女科》,儿科有万全的《万密斋医书十种》和陈复正的《幼幼集成》,针灸科有杨继洲的《针灸大成》等。这些医学著作,不仅丰富了中医药学的内容,而且促进了医学理论的发展,至今仍有很大的参考价值。

明清时期中医学的另一大成就为温病学说的形成,这一时期涌现了一批温病学家。明末吴有性所著的《温疫论》一书,在当时没有显微镜的条件下,提出了传染病的病因为"戾气"所致,且从口鼻而入,这种科学的见解成为我国病因学说发展中的里程碑之一。《温疫论》在"论食""论饮""调理法"三篇专著中详细论述了传染病的护理措施,提出焚烧檀香、沉香之类的药物进行空气消毒;指出烦渴、大渴患者在护理上可饮服西瓜汁、梨汁等。吴鞠通在《温病条辨》一书中,针对流行性热病的不同病程和病情提出"阳明温病,下后热退不可即食,食之必复"的饮食调护原则,阐明饮食调摄在温病治疗中的作用,并对不同的病情制订了合理具体的食谱,如用雪梨浆治温病口渴。叶天士的《温热论》提出,在通过观察温病患者的舌象、脉象,以判断病情、推测预后的同时还应做好口腔护理,重视饮食护理,主张用质重味厚的血肉有情之品来填补体内精血等;提出了对温病孕妇以"井底泥及蓝布浸冷覆盖腹上"的护理措施;对温病首创察舌、验齿、辨斑疹等病情观察方法。他在《临证指南医案》中对老年病的防护提出"颐养工夫,寒暄保摄,尤当加意于药饵之先"。

明代李中梓所著的《医宗必读》一书,在总结前人对脏腑认识的基础上,明确提出了"肾为先天之本,脾为后天之本"的论述。明代冷谦所著的《修龄要旨》提出了发宜常梳、面宜多擦、目宜常运、耳宜常弹、齿宜常叩、舌宜舐腭、津宜数咽、浊宜常呵、背宜常暖、胸宜常护、腹宜常摩、谷道宜常撮、肢节宜常摇、足心宜常擦、皮肤宜常干沐浴、大小便宜闭口勿言等,至今仍对养生康复护理起着重要的指导作用。清代钱襄编著的《侍疾要语》是第一部中医护理学专著,书中记载了饮食护理、生活起居护理和老年患者的护理。叶天士收集整理了民间广为流传的"十叟长寿歌",介绍了 10 位百岁老人延年益寿、防病抗老的经验,从饮食、起居、锻炼、情志修养等方面指出延年益寿的方法和措施。

## 二、近代中医护理学的发展

1840 年鸦片战争以后,中国沦为半殖民地半封建社会。随着社会制度的变更,西方科学文化的传入,中西文化出现了碰撞与交融,西医学逐渐为广大民众所了解,这时期中医学理论的发展呈现出新旧并存的趋势:一是走收集继承和整理前人的学术成果之路,如《理瀹骈文》一书,总结了多种中医外治法,为中医护理提供了许多简便实用的操作技术。二是出现了中西汇通和中医学理论科学化的思潮,采用现代科学技术手段研究中医学,促进中医学的进一步发展。以唐宗海、朱沛文、恽铁樵、张锡纯为代表的中西汇通学派,认为中西医各具特色和优势,可以殊途同归,如张锡纯的《医学衷中参西录》,体现了中西医结合的思想。在这一时期中医办学得到了发展,清末开办的"京师同文馆",可谓近代最早的医学院,由各国教会合办的北京协和医学院(1917 年)和齐鲁大学医学院(1911 年)所附设的护士学校,在全国颇有影响。这一时期上海等地先后创办了中医医院,中医护理队伍随之扩大。

## 三、现代中医护理学的发展

中华人民共和国成立以后,党和政府大力扶持和发展中医药事业,高度重视中医药的继承和创新,积极支持和推进中医药的学术进步和发展,采取一系列的政策和措施,推动中医临床、教学、科研不断进步,使中医药学同其他学科一样得到了蓬勃发展,并逐步走向科学化、现代化、国际化。随着中医药事业的发展,中医护理临床、教育、科研也得到了快速的发展。中医护理教育体系不断得到健全,硕士、本科、专科、中专、成人教育、网络教学、短期培训班等多层次、多渠道、多形式的中医护理教育在全国范围内形成。20 世纪 50 年代,北京、南京、上海等地率先开办了中医护士学校及中医护理培训班。1958 年江苏省中医院出版了中华人民共和国第一部中医护理专著《中医护病学》,接着修订编写了《中医护理学概要》。20 世纪 80 年代初,各种中医护理专著相继问世。1999 年以后全国各高等中医药院校相继开始招收培养护理本科学生,至今全国 24 所高等中医药院校均开设了本科护理学专业,2003 年以后各高等中医药院校在发展本科教育的基础上,积极发展研究生教育,相继开始培养护理硕士研究生,"十二五"以来,专业学位的研究生教育以及在职护士中医护理继续教育蓬勃发展,使中医护理人才培养层次不断得到拓展,培养体系进一步得到完善,为社会培养了一大批具有中医护理理论和技能优势的中西医结合护理人才。广大护理教育工作者不断总结探索中医护理教育模式,开展教育教学研究与改革,规范教学内容与方法,制定中医护理教学质量标准,组织编写出版系列规划教材,使中医护理教学更加规范,推动中医护理教育发展。2010 年国家中医药管理局颁布的《中医医院中医护理工作指南(试行)》

和出版的《中医护理常规技术操作规程》,为规范和推动中医临床护理工作起到了积极的作用。近些年来,中医护理临床实践得到进一步发展,各级中医及中西医结合医院在临床护理实践中积极发挥中医护理的特色和优势,开展专科专病中医护理,对常见病证实施辨证施护和健康教育,并运用中医护理技术和方法减轻患者痛苦,促进患者康复。2015 年以来国家中医药管理局组织确定了优势病种中医护理方案,促进了中医临床护理工作的规范化,推动了中医护理工作的开展。中医护理学术交流也日趋活跃,1984 年第 1 次召开全国中医、中西医结合护理学术交流会之后,全国和各省市均先后成立了各级中医、中西医结合护理学术委员会,各级学会积极搭建平台,创造条件,组织、指导和引领中医护理学界开展学术研究和学术交流,对中医护理学科发展起到了较大的促进作用。中医护理的科学研究也得到了较快的发展,护理人员的科研意识及科研能力不断增强,科研项目数量及成果不断增加,学术氛围日益浓厚,将现代护理与中医护理相结合,进行研究与实践,使中医护理理论更加完善、系统、丰富。近年来,护理人员不断挖掘、整理、总结和发展中医护理理论,开展中医护理传承和创新研究,承担省级和国家级的研究项目以及获得省部级以上的科研成果日益增多,学术水平不断得到提升,科研反哺临床和教学日益加强,为繁荣中医护理学术、推动中医护理事业的发展做出了贡献。

改革开放为中医药的国际交流带来了契机,同样也为中医护理的国际化奠定了基础。2013 年"世界中医药学会联合会护理专业委员会"成立,为加强与国际护理界的中医护理学术交流,推动中医护理国际化创造了条件。中医护理的地位和作用越来越受到国际卫生组织及护理界的关注和青睐,中医、中西医结合的护理学术交流日益频繁,中医护理学术日益繁荣。

## 第二节　中医护理学的基本特点

中医护理学理论体系主要特点是整体观念、恒动观念、辨证施护及防护结合。

### 一、整体观念

整体观念是关于事物和现象的完整性、统一性和联系性的认识。中医学认为人体是一个有机的整体,构成人体的各个组成部分在生理上相互协调,在病理上相互影响。同时还认为人体、自然环境、社会环境之间也是一个不可分割的整体。这种内外环境的统一性和机体自身整体性的思想,称为整体观念。整体观念作为中医学的方法论和指导思想,贯穿于生理、病理、诊法、辨证、养生、治疗、护理等整个中医学理论体系之中,构成了中医学的一大特点。中医护理学的整体观念主要体现在人体自身的整体性和人与自然、社会环境的统一性三个方面。

1. 人体是一个有机整体　人体由若干脏腑、组织和器官组成,以五脏为中心,通过经络系统把六腑、五体、五官、九窍、四肢等全身组织器官联系成一个有机整体,并通过精气血津液的作用,完成人体的功能活动,形成人体内环境的统一性。

在人体结构上,按五脏配属联络关系,形成五大系统。如心配小肠,在躯体联血脉,在五官联舌,外华在面,构成心与小肠 - 脉 - 舌 - 面系统;其他还有肺与大肠 - 皮 - 鼻 - 毛系统、脾与胃 - 肉 - 口 - 唇系统、肝与胆 - 筋 - 目 - 爪系统、肾与膀胱 - 骨 - 耳 - 发系统,从而组成了一个完整的人体。

在生理功能上,各个脏腑、组织、器官都有各自不同的功能,而在整体活动中又是分工合作的,它们之间既有相辅相成的协同作用(如心主血脉、肝藏血、脾统血),又有相反相成的制约作用(如心肾相交、水火既济),共同维系着人体生理活动的协调平衡。

在病理变化上,各个脏腑、组织、器官是相互联系和影响的,如肾阴亏损可致肝血不足,反之,肝血不足也可引起肾精亏虚。局部某一区域内的病变,往往会影响全身脏腑、气血功能活动。

在诊治和护理上,可以通过五官、形体、色脉等外在变化,了解和判断内脏病变,进而做出正确的诊断。在治疗护理上,体表局部的病变,可以采取调整脏腑功能的方法,如用清心泻小肠火的方法治疗口舌糜烂。同样,脏腑的病变也可采取外治的方法,如针灸治疗疾病就是一个典型的例子。

2. 人与自然环境的统一性 人与外界环境有着物质同一性,外界环境提供了人类赖以生存的必要条件,即所谓"人与天地相应"。人类适应外界环境的变化而生存,但当外界环境的变化超过了人体的适应能力,或者由于人体的功能失常,不能适应外界环境的变化,就会发生疾病。自然环境对人体功能的影响涉及许多方面,如一年四季的气候变化,昼夜阴阳的消长,居住条件、环境和生活习惯等,都使人表现出规律性的适应过程。中医学把人与自然看成是一个整体,因此,在护理疾病时,还必须考虑自然的因素,做到因时、因地制宜。

3. 人与社会环境的统一性 人生活在社会环境中,人能影响社会,社会环境的变化也会影响人体身心功能。人在适应社会环境的过程中,维持着生命的稳定、协调、平衡、有序,这体现了人与社会环境的统一性。当社会环境发生剧变而人体不能做出相应的改变和调整,就势必造成人体心理功能紊乱。一般来说,良好的社会环境、有力的社会支持、融洽的社会关系,能使人精神愉悦,勇于进取;而不利的社会环境,可使人精神抑郁,产生恐惧、紧张、焦虑、悲伤等不良情绪,从而影响身心健康,引发或加重疾病。因此,中医提倡"精神内守",主张"护身"更要"护心"。

### 二、恒动观念

恒动,就是不停顿地运动、变化和发展。中医学理论认为,一切物质,包括整个自然界,都处于永恒而无休止的运动之中。"动而不息"是自然界的根本规律,运动是物质的存在形式及固有属性。自然界的各种现象包括生命活动、健康、疾病等都是物质运动的表现形式,因此,运动是绝对的、永恒的。摒弃一成不变、静止、僵化的观点,称为恒动观念。

中医学理论认为,"天主生物,故恒于动;人有此生,亦恒于动"(元代朱震亨《格致余论》)。自然界生化万物有赖于恒动不休,人维持自身生命活动也有赖于恒动不休。人的生、长、壮、老、已的生命活动全过程,始终体现了"动"。又如人体对饮食物的吸收、津液的输布与代谢、气血的循环贯注、物质与功能的相互转化等,无一不是在机体内部以及机体与外界环境之间的阴阳运动中实现的。

中医学理论不只强调以恒动观念来认识人的生理,更强调以此来把握患者的疾病过程及病理变化。从病因作用于机体到疾病的发生、发展、转归,整个疾病的病理亦处于不停的发展变化之中。如外感表寒证未及时治疗,则可入里化热,转成里热证;实证日久可转为虚证;旧病未愈又添新疾,新疾又往往引动旧病等。另一方面,疾病的病理变化多表现为一定的阶段性,发病初、中、末期都有一定规律和特点。如风温,初在肺卫,中在气分,末期多致肺胃阴伤。又如气血瘀滞、痰饮停滞等,都是脏腑气化运动失常的结果。

中医学理论更强调疾病防治的恒动观。中医学主张未病先防,既病防变的思想,就是运用运动的观点去处理健康和疾病的矛盾,以调节人体的阴阳偏盛偏衰而使之处于生理活动的动态平衡。中医学在临床治疗、护理时,更是要针对患者不断出现的新情况、新变化,随时调整护理措施,以期护证相合,取得良好疗效。

## 三、辨证施护

辨证施护是中医护理的基本特点之一。"症""证""病"是中医学中三个不同的概念。"症"即症状,是疾病的具体临床表现,如发热、咳嗽、头痛等。"证"即证候,是指在疾病发展过程中某一阶段的病理概括。证比症状更全面、更深刻、更准确地揭示疾病的本质。"病"是对疾病发展全过程中特点与规律的概括,如感冒、中风等。一病可以有数证,而一证又可见于多病之中。辨证施护是中医护理的精髓,所谓辨证就是在中医基本理论指导下,将四诊(望、闻、问、切)所收集的病情资料通过分析、综合而辨清疾病的原因、性质、部位和邪正之间的关系,从而概括判断为某种性质的证;施护则是根据辨证的结果,确定相应的护理原则和方法。辨证是实施护理措施的前提和依据,施护是辨证的目的,辨证与施护是护理疾病过程中相互联系、不可分割的两个方面,是理论和实践相结合的体现,是指导临床中医护理工作的基本法则。

辨证施护不同于对症护理,也不同于辨病护理。对症护理是针对疾病的症状采用的一种护理方法,它只能减轻患者一时的痛苦,不能解决其根本原因。辨病护理是在明确疾病的诊断之后,根据疾病确定护理原则。由于一种疾病的不同阶段可以出现不同的证候,而不同的疾病有时在其发展过程中,也可以出现相同的证候。因此,同一疾病由于证候不同,护理也就不同,而不同的疾病只要出现相同的证候,就可以采用相同的护理方法,这就是中医学"同病异护"和"异病同护"的意义所在。这种针对疾病发展过程中不同的本质矛盾、不同的状态,用不同的方法进行护理的思想,是辨证施护的精髓所在。

## 四、防护结合

防护即预防与护理。预防,是指采取一定的措施,防止疾病的发生和发展。中医学在总结劳动人民与疾病作斗争的经验中,已认识到预防疾病的重要性,强调防护结合。早在《黄帝内经》中就有了"治未病"的思想,强调"防患于未然",如《素问·四气调神大论》中说:"不治已病治未病,不治已乱治未乱……"中医学的预防思想,主要阐述人体应顺应自然环境,增强体质,预防疾病及病后调理,防病复发,从而促进延年益寿,这种"防护结合,以防为主"的思想,具有现实指导意义。因此,医护人员应树立"治未病"的思想,运用中医学理论,在整体观和辨证观的指导下,注重防护结合,提高疾病预防和促进康复的水平。防护结合包括未病先防和既病防变两个方面。

### (一) 未病先防

未病先防就是在疾病发生之前,采取一定的预防措施,防止疾病的发生。疾病的发生,关系到正、邪两个方面,正气不足是疾病发生的内在因素,邪气侵袭是发病的重要条件。因此,固护人体正气、防止病邪侵入是护理预防工作的两个重要方面。

1. 固护正气

(1) 顺应自然:"人与天地相应",人类的生活与自然界息息相关,人必须根据四时气候的变化调整阴阳,"春夏养阳,秋冬养阴",对于外界不正常的气候和有害的致病因素,要及时避开,顺从四时寒暑的变化,保持与外界环境的协调统一。

(2) 调摄情志:中医学早在两千年前就注意到调摄精神的重要,并作为摄生要素而提出。《素问·上古天真论》说:"恬惔虚无,真气从之,精神内守,病安从来。"它强调了调摄精神对人体健康的重要性,认为只有尽量减少不良的精神刺激和过度的情绪变动,才能保持人体的身心健康。现今,身心医学在国际上崛起,提出了生物 - 心理 - 社会医学模式,说明精神心理因素的调摄在疾病预防和治疗中的作用已为国际医学界所重视。

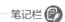

（3）起居有常：即起居作息、日常生活要有规律。这是强身健体、延年益寿的重要原则。若起居作息毫无规律，恣意妄行，会导致机体适应能力减退，抵抗力下降，发病率增加等。因此，生活起居要有规律，注重保养正气，调整机体内外阴阳平衡，增强机体抗御外邪的能力，促进疾病的预防、治疗与康复。

（4）饮食有节：饮食是人体生长发育必不可少的物质，古代有"药食同源"之说。《备急千金要方·食治》指出："食能排邪而安脏腑，悦神爽志，以资血气。若能用食平疴，释情遣疾者，可谓良工。"饮食要有节制，既要养成良好的饮食习惯，又要注重饮食质与量的合理安排及饮食卫生。对未病之人进行饮食调护，可以补益身体，预防疾病；对患者进行饮食调护，则能调治疾病，促进康复。

（5）锻炼健身：锻炼身体是增强体质、预防疾病发生的一项重要措施。《素问·四气调神大论》提出的"春三月……夜卧早起，广步于庭，被发缓形，以使志生"的健身运动，就是锻炼身体的一种方法。五禽戏、太极拳、八段锦、易筋经等多种健身方法，不仅对增强体质、预防疾病发生有良好效果，而且对某些慢性疾病也有一定的治疗作用。

2. 防邪侵入

（1）慎避外邪："虚邪贼风，避之有时"，要谨慎躲避病邪的侵害，如春天防风，夏天防暑，秋天防燥，冬天防寒，这是预防疾病的重要措施。

（2）避疫毒，防疠气：巢元方在《诸病源候论》一书中指出："人感乖戾之气而生病，则病气转相染易，乃至灭门。"在气候反常或遇传染病流行时，应做好隔离，注意环境卫生。

（3）预施药物，防止传播：我国很早以前就开始了药物预防工作，早在《素问·刺法论》中，就有"小金丹……服十粒，无疫干也"的记载。民间以雄黄、艾叶、苍术等烟熏以消毒防病，用板蓝根、大青叶预防流感、腮腺炎，用茵陈、贯众预防肝炎等，这些方法行之有效，简便易行。

（二）既病防变

既病防变是指疾病既然发生，应力求早诊断，早治疗，以防止疾病的发展与传变。《素问·阴阳应象大论》说："邪风之至，疾如风雨。故善治者治皮毛，其次治肌肤，其次治筋脉，其次治六腑，其次治五脏。治五脏者，半死半生也。"说明古人早已认识到外邪侵入人体，应及早进行治疗。张仲景的《金匮要略·脏腑经络先后病脉证》指出对内伤疾病也要重视其传变规律，如"见肝之病，知肝传脾，当先实脾"，即对肝病实证的治疗，除治肝本身之外，还要注意调治脾胃，防止肝病传脾，导致脾病。这些均为"既病防变"的预防医学思想，也是中医学整体观念的独到之处。

1. 早期诊治　病位较浅，病情多轻，正气未衰，病较易治。如不及时诊治，病邪就有可能步步深入，使病情加重。因此，一旦疾病发生，应早期诊断、早期治疗，护理人员要密切观察病情变化，给予恰当的护理。

2. 控制传变　疾病一般都有其一定的传变规律和途径，在实施护理过程中，要密切观察病情变化，掌握疾病的传变规律，早期诊治与护理，阻截其病传途径，先安未受邪之地。

# 第三节　中医护理学的认知与思维方法

人类对自然的认识，是一个由浅入深、由局部到整体、由现象到本质的不断深化的过程。不同时代，由于科学技术水平不同，所采用的研究方法也不同。中医学与西医学相比，研究方法与思维方式有较大的不同。了解中医学的思维方法，有利于学习与理解中医护理学基本理论,更有利于培养中医思维,提高中医临床护理实践能力。古代在缺乏现代科技手段的条件下,中医学的研究方法主要是直观察验和理性思辨,并逐步形成了一整套独特的思维方法,最具有特色的是以表知里、比较法、取象比类、试探与反证、归纳与演绎、整体思维。

## 一、以表知里

以表知里,又称"司外揣内",是通过观察事物的外在表现,来分析判断事物内在状况和变化的一种思维方法。事物的内外是一个整体,相互间有着密切联系,"有诸内,必形诸外",内在的变化,可通过某些效应在外部表现出来。因此,通过观察表象,可在一定程度上认识内在的变化机制。这一认知方法是中医学常用的方法,藏象学说就是以此方法论为根基的,它借助对外在生理病理现象的观察分析,来推知判断内在脏腑的功能变化。如见咳嗽、喘息、鼻煽者则为肺病,见纳差、腹胀、便溏则知为脾病。

## 二、比较法

事物之间,既具有相同之处,又有差异,同中有异,异中有同。比较法就是考察研究对象之间的同与异,以认识事物本质与特点的方法。比较法被所有科学广泛应用,在中医学中也是用得最多的方法之一。如藏象学说中的比较,五脏"藏而不泻",六腑"泻而不藏";肝主疏泄,肾主封藏;脾以升为健,胃以降为顺。辨证学中,寒证与热证、虚证与实证、亡阴证与亡阳证等,均是在比较中进行鉴别。

## 三、取象比类

取象比类,又称"援物比类""类比",是将两个特殊的事物(或两类事物)进行比较,根据两者有一系列的共同点(属性相同),推论和证明它们在另一些特性和规律上也是相同的。这是一种由一事例推到另一事例的推理方法。德国近代哲学家康德曾指出:"每当理智缺乏可靠论证的思路时,类比这个方法往往能指引我们前进。"中医学从整体观念出发,常以自然界的事物来和人体内的事物相类比,由此形成了许多重要的基本理论。如自然界的风可以使树枝摇动,故认为人体四肢抽搐、震颤、眩晕、突然仆倒等动摇不定的病证是由风邪所致。类比法也存在着一定的局限性,因为事物之间存在着同一性与差异性,同一性提供了类比的逻辑依据,差异性则限制着类比结论的正确性,如果要推导的内容正好是它们的不同点,那么此时的结论可能是错误的。因此,类比法是一种或然性的推理,对于类比的结论,必须通过反复的实践加以验证。

## 四、试探与反证

试探,古代又称"消息法",是对研究对象先做一番考察,尝试性提出初步设想,依据这种设想采取相应的措施,然后根据实践的结果再做出适当调整,完善和修改原设想,以决定下一步措施的一种认知方法。反证,是以结果来追溯和推测原因,并加以证实的一种逆向思维方法。这两种方法的相同之处是它们都从结果来进行反推;不同之处在于,试探法要事先采取一定的措施后观察结果,而反证法则不必采取措施。这两种方法在中医学中被广泛应用。

古代医家常借助试探法来审视病由。东汉张仲景在《伤寒论·辨阳明病脉证并治》中写道:"若不大便六七日,恐有燥屎,欲知之法,少与小承气汤,汤入腹中,转矢气者,此为燥屎也,乃可攻之。若不转矢气者,此但初头硬,后必溏,不可攻之,攻之必胀满不能食也。"这里"少与小承气汤"便是进行试探。临床常用此种试探性治疗。

反证法也在中医学中被广泛应用,骨折患者在服用补肾药后痊愈加速,耳鸣、耳聋患者服用补肾药后症状逐渐消失,由此反证,骨、耳与肾有着密切联系,所以说"肾主骨""肾开窍于耳"。又如中医学认识病因的"审证求因"法是典型的反证法,它通过对症状和体征的仔细审辨甄别,从结果出发而追溯反推病因。

### 五、归纳与演绎

归纳与演绎,两者是一组互相对立、相反相成的推理形式。这两种推理形式概括了人们认识事物的基本过程,即从个别到一般(归纳),又从一般到个别(演绎)。

1. 归纳 即从某类事物的一系列个别事实中概括出该类事物的一般原理和结论。归纳法被广泛地应用于中医药学理论的研究中,使人们在医疗实践中所积累的经验得以不断地升华为系统的理论。如古代医家根据藏血的肝脏、藏精的肾脏都是实质性器官,由此推出实质性器官(五脏)的主要功能是"藏精气";反之,消化和传导食物的胃、小肠、大肠等都是空腔性器官,据此推出空腔性器官(六腑)的主要功能是"传化物"。

2. 演绎 又称"推演络绎",是由一般性原理推出特殊性结论的推理形式,即以一般的共性结论为论据,来推论个别的尚未被人认知的新事物。如五行归类,肺属金行,肺与大肠相表里,肺开窍于鼻,肺主皮毛,所以大肠、鼻、皮毛等随肺被纳入金行。"金曰从革",具肃杀、收敛、沉降等特性,秋季万物萧条,故属金,秋季气候干燥,所以燥也随秋季而纳入金行。又如脾胃属土,脾为阴,胃为阳,故脾为湿土,胃为燥土,湿土喜燥,燥土喜润,因而脾喜燥恶湿,胃喜润恶燥,临床治疗时,常用香燥药健脾化湿,用滋润药养胃和中。

### 六、整体思维

整体思维是在整体观的基础上形成的,认为世界上一切事物都是广泛联系的一种思维方法。中医学认为,人是一个有机整体,人与环境之间存在着密切联系。基于这一思维方法,中医学研究人体正常生命活动和疾病变化时,注重从整体上、从自然界变化对人体的影响上来认识。这一思维方法既注重人体解剖结构、内在脏腑器官的客观存在,又重视人体各脏腑组织器官之间的功能联系,更强调人体自身内部及人与外界环境之间的统一和谐关系。因此,中医学在研究人体的生理功能、病理变化,以及疾病的诊断、治疗与养生等方面,均注重人与自然界的统一性,形成了中医学特有的天人一体的整体思维模式。

## 第四节 中医护理学发展展望

中医药学是中华民族的伟大创造,是中国古代科学的瑰宝。在中华民族数千年的历史长河中,中医药始终担负着健康促进的重要使命,是中华民族长期同疾病作斗争的智慧结晶,它对中华民族的繁衍昌盛发挥着重要的作用,也为世界医学的发展做出了重要的贡献。

### 一、中医药的重要地位和作用

中医学是发祥于中国古代的研究人体生命、健康、疾病的科学,它不仅是我国独特的卫生资源,也是潜力巨大的经济资源、具有原创优势的科技资源、优秀的文化资源和重要的生态资源,在健康事业和经济社会发展中具有越来越重要的地位和作用。中医药具有系统的理论体系、丰富的临床经验和科学的思维方法,在疾病的预防治疗和康复护理中具有明显的特色和优势,有显著的临床疗效及较大的社会需求,能广泛适用于城乡或社区的医疗卫生服

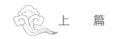

务,深受群众的欢迎。

"坚持中西医并重"是我国卫生工作长期坚持的基本方针。党和政府高度重视中医药工作。"十八大"以来,是中医药事业发展承前启后、继往开来的重要时期,各级政府对中医药事业给予了前所未有的重视和支持,从战略高度进行了规划布局。2016年2月颁布的《中医药发展战略规划纲要(2016—2030年)》是新时期推进我国中医药事业发展的纲领性文件,明确了未来15年我国中医药发展方向和工作重点,使中医药事业发展的政策和社会环境更加优化。2016年12月颁布了《中华人民共和国中医药法》(2017年7月1日正式实施),是专为继承和弘扬中医药,保障和促进中医药事业发展,保护人民健康制定的法规。2019年10月召开了全国中医药大会,中共中央国务院颁布《关于促进中医药传承创新发展的意见》,在国家战略层面进行支持与推动,为新时代传承创新发展中医药事业指明方向。2019年10月,习近平总书记对中医药工作做出重要指示:强调要遵循中医药发展规律,传承精华,守正创新,加快推进中医药现代化,坚持中西医并重,推动中医药和西医药相互补充、协调发展,为建设健康中国、实现中华民族伟大复兴的中国梦贡献力量。中医药在卫生健康事业和经济社会发展中具有越来越重要的地位和作用。广大中医药工作者弘扬科学精神,围绕中医药基础研究和国家战略需求,发挥中医药原创科技优势,使中医学理论体系不断完善,并运用现代科学技术,发掘中医药宝库精华,创造出了一批令人瞩目的科研学术成果,尤其是屠呦呦研究员开展的青蒿素研究,获得2015年诺贝尔生理学或医学奖,引起了海内外对中医药的广泛关注,在中国的医学和世界传统医学的发展史上谱写了璀璨的一页。在2020年抗击新型冠状病毒肺炎疫情中,中医药做出重要贡献,中西医结合救治新型冠状病毒肺炎治疗方案颇受全球关注。

中医药发展面临着广阔的发展前景。传承和发展中医药,对客观、科学地认识健康与疾病的关系,弘扬中医学术,充分发挥中医药在健康事业发展中的作用,使人与自然、人与社会环境相协调、相统一,促进中医学沿着正确、健康的方向发展,推动中医药的国际化和现代化的进程,构建世界新医学具有重要的意义,也必将为人类的健康事业做出重大贡献。

## 二、中医护理学发展背景

中医护理学是中医药学的重要组成部分,它伴随着中医药事业的发展而得到重视和发展。随着医学模式的转变、人口老龄化以及健康观念的改变,社会对中医药的需求发生了根本变化,中医护理的地位和作用不断凸显。尤其是疫情防控常态化的背景下,充分发挥中医护理在健康保健和康复中的作用符合社会发展的需求,也是传承和发展中医护理特色的需要,更是实施"健康中国"战略的要求。

各级政府积极支持中医护理事业的发展,对继承、发展、研究和总结中医护理学术,推动中医护理学术的繁荣和发展给予政策上的保证。《中国护理事业发展规划纲要(2011—2015年)》明确指出了中医护理发展的目标和任务:"大力发展中医护理。提高中医护理水平,发挥中医护理特色和优势,注重中医药技术在护理工作中的应用……积极开展辨证施护和中医特色专科护理,加强中医护理在老年病、慢性病防治和养生康复中的作用,提供具有中医药特色的康复和健康指导,加强中西医护理技术的有机结合,促进中医护理的可持续发展。"中医自古以来就强调整体观念,强调"天人合一",认为人是一个整体、人与社会是一个整体、人与自然也是一个整体,只有人体自身、人与自然、人与社会相协调,才能达到平衡状态。中医护理强调以人为中心的整体护理,不但注重在生理上为患者护理,也注重从心理、社会等方面进行护理,其护理的方法与措施散在于各种医籍中。中医护理的内容包括养生保健、情志调养、饮食调理、起居调适及药物调护等。现代护理的生物-心理-社会模式,就是根据人是一个有机的整体,其疾病的发生发展与生物、心理、社会环境因素不可分割的理论而建立,要求在护理活动中,以现代护理观为指导,以护理程序为框架,对护理对象实施包括生理、心理、社会、文化、精神等全方位的整体护理。由此可见,中医护理的整体观与现代整体护理观念具有相同性和一致性,在护理理念、护理内容及方法上有许多共同和相似之处。中医辨证施护闪烁着中医个体化护理的智慧,治未病等思想更展现出了防护结合的超前意识。现代护理注重以防为重,防护结合,而中医早就提出了"不治已病治未病"的思想,强调未病先防、既病防变。情志护理是中医护理学的重要内容,这与现代护理的心理护理也完全一致。近些年,在各级政府的重视和支持及广大护理工作者的努力下,中医护理工作有效推进,中医护理方法和技术在临床的应用也越来越广泛,在疾病治疗、预防、保健和康复中的作用得到更好发挥。中医护理方法和技术是临床护理实践中的重要手段。在"健康中国"建设的背景下,要求护理事业发展要顺应卫生健康事业发展的新任务、新要求。因此,学习和传播中医护理学知识,继承和发展中医护理学术,围绕社会需求更好地发挥中医护理在疾病防护、养生保健和康复中的作用,不仅是传承中国传统优秀文化、服务卫生健康事业发展、助力"健康中国"建设的迫切要求,也是发展中西医结合护理学术、促进中医护理国际化、构建中国特色的护理模式、推动护理学科发展的需要,更是广大中医护理工作者的责任和使命。

### 三、中医护理创新发展的路径

中西医结合是在我国中医和西医并存的历史条件下产生的,是我国卫生事业的一大特色。根据我国的国情,继承和发展中医护理学术并吸取现代护理的新理论、新方法,使中、西医护理在理论体系、护理实践等方面相互联系、相互补充、相互渗透、相互完善,使辨病、辨证、辨症护理相结合,不断总结,取长补短,加以提高,促进中医护理理论更加系统、科学、全面,推动中西医结合护理学术进步,是中西医结合护理的发展方向。

中、西医是两种不同的理论体系背景下产生的医学。如产生的时代,中医为经验医学时代,西医为实验医学时代;思维方式,中医为形象思维,西医为逻辑思维;医学模式,中医为自然哲学医学模式,西医为生物医学模式;研究的对象,中医为阴阳五行、脏腑、气血、四诊八纲、经络等,西医为人体解剖、生理、病理、病因、诊断等;观察方法,中医为直接领悟、取象比类,西医为实验分析方法。中医学是以经验总结为基础的实践医学理论体系,西医学是以"探究结构、功能以及结构和功能的统一"为基础的医学科学理论体系;中医学以"整体观念""辨证论治"为优,西医则是以病理解剖结构变化,客观诊断见长,各自循着富有自身特色的诊疗模式。中医学认知事物方法的整体性、动态性、客观性,注重比类取象,强调观察,重视调查、综合等,构成了中医的思维优势;而西医学认识疾病的方法、治疗手段的多样性、揭示疾病发生发展的客观性,形成了西医较为成熟的研究法。在现实条件下,两种不同文化背景中产生的医学体系既有相互斗争和不协调的一面,也有相互渗透、相互吸收、取长补短、相互促进的一面,使用多学科交叉和移植方法有助于深化对传统医学的研究,开拓新的视野。因此,运用中医的思维优势和西医的研究方法,开展中西医结合护理研究,在现有理论基础上,应用流行病学方法、循证护理方法、医学统计学方法、计算机科学方法等,多学科交叉渗透,提出研究设想和思路。以提高临床护理效果为目的,在辨证与辨病相结合的基础上,在中医的思维优势和西医成熟的科研方法指导下,对中医护理理论和临床护理实践进行深入研究,使其标准化、客观化,切实解决临床护理中存在的问题,通过护理研究,提高护理质量,促进学科发展,将有广阔的发展前景。

改革开放为中医药的国际交流带来契机,中医护理学发展的国际化是中医药国际化和现代化的重要内容,也是时代发展和创立世界新医学的需要。随着中医药的国际化发展,中

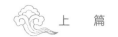笔记栏

医护理学的地位和作用也越来越受到国际护理界的关注和重视。要充分利用数字技术、网络技术、移动技术,通过互联网＋中医护理,利用手机等移动终端,传播和推广中医护理知识与方法,通过传播、发展、创新,使中医理论不断完善,方法和技术在实践中得到更好推广应用,创造具有中国特色(本土化)的护理模式,并逐渐走向国际化,更好地为人类的健康事业做出贡献,这是中医护理事业发展的必然趋势。

### 思政元素

#### 孙思邈《大医精诚》

唐代孙思邈在《备急千金要方》第一卷中所撰的《大医精诚》,是论述医德的重要文献,开创了中国医学伦理学之先河。我们要在学习、了解博大精深中医药发展历程的基础上,深入理解《大医精诚》的含义,学习孙思邈高尚的医德和职业操守,加强职业价值、职业文化的熏陶,重视职业道德和职业精神的培养,提升职业道德修养,做一个品德高尚的护理工作者。

（孙秋华　刘建军）

### 复习思考题

1. 试述各个历史时期中医学发展的代表性医著。
2. 简述中医护理学基本特点的含义。
3. 中西医护理的异同及中西医结合护理的优势有哪些?
4. 中医护理在养生保健和疾病防治中的特色作用是什么?
5. 概述中医药的地位和作用以及学习中医护理学的意义。

扫一扫,
测一测

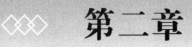

# 第二章

# 中医基础理论

PPT 课件

02章PPT

## 学习目标

1. 理解阴阳五行学说在中医护理学中的应用。
2. 掌握脏腑的主要生理功能与体、窍、志、液的关系。
3. 掌握精、气、血、津液的功能及相互关系。
4. 掌握六淫与七情的性质及致病特点。
5. 了解疾病发生发展的基本病机规律。

中医基础理论是在中国古代朴素的唯物史观和辩证法思想指导下,经过长期医疗实践活动形成的理论体系。其内容包括阴阳五行学说、藏象学说、精气血津液、经络(详见第八章)、病因病机等方面的基本理论、基本知识等。

## 第一节 阴阳学说

阴阳学说是研究阴阳的内涵及其运动变化规律,并用以解释宇宙万物万象发生、发展、变化的一种古代哲学理论。阴阳学说认为世界是物质的,宇宙万物之间及事物内部都存在着既对立又统一的阴阳两个方面,万事万物在阴阳二气的相互作用下资生、发展和变化。《素问·阴阳应象大论》说:"阴阳者,天地之道也,万物之纲纪,变化之父母,生杀之本始,神明之府也。"阴阳是自然界的普遍规律,是万事万物的纲领,是事物变化的由来,是事物生长、消亡的根本,是事物无穷变化的内部原因所在。

我国古代医家运用阴阳五行学说解释人类生命的起源、人体的生理功能和病理变化,分析归纳疾病的本质与类型,使其成为中医学理论体系的一个重要组成部分,指导疾病的预防、诊断、治疗和护理。

### 一、阴阳的基本概念与特性

#### (一)阴阳的基本概念

阴阳,是对自然界相互关联的某些事物或现象对立双方属性的概括,它既可代表两个相互对立的事物,也可代表同一事物内部存在的相互对立的两个方面。

阴阳最初的含义十分朴素,是指日光的向背而言,即向日者为阳,背日者为阴。这个时期阴阳的含义是原始的、朴素的,并不具备哲学上的含义。以后随着观察面的扩展,阴阳的朴素含义逐渐得到引申。如向日光处温暖、明亮;背日光处寒冷、晦暗,于是古人就以光明、黑暗、温暖、寒冷分阴阳。如此不断引申的结果,就几乎把自然界所有的事物和现象都划分

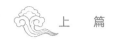

为阴与阳两个方面。这时的阴阳不再特指日光的向背,而变为一个概括自然界具有对立属性的事物和现象两个方面的抽象概念。凡是光明、温暖的事物或现象,便归属于阳;凡是黑暗、寒冷的事物或现象,便归属于阴。《类经·阴阳》说:"阴阳者,一分为二也",便是古人对"阴阳"认识的精辟论述。《灵枢·阴阳系日月》中指出:"阴阳者,有名而无形",意即阴阳并不专门代表个别具体的事物或现象,而是代表相关事物和现象对立双方的属性意义,因其表述对象不同,阴阳的具体所指就相应地有所不同。如昼为阳,夜为阴;春夏为阳,秋冬为阴;火为阳,水为阴等。古代思想家从整个物质世界中概括出"阴""阳"两个基本属性范畴,认定"阴""阳"属性,并贯穿一切事物之中,阐述和推演一切事物发展变化的内在规律。

阴阳学说认为,世界本身是阴阳二气对立统一的结果。宇宙间一切事物都包含着阴阳相互对立的两个方面,由阴阳的变化构成了一切事物,并推动着事物的发生发展。阴阳是对自然界一切事物对立统一双方的概括,它并不局限于某一特定的事物。一般来说,凡是运动的、外在的、上升的、明亮的、温暖的、功能的、兴奋的、亢进的,都属于阳的范畴;凡是静止的、内在的、下降的、晦暗的、寒冷的、物质的、抑制的、衰退的,都属于阴的范畴。如以天地而言,则"天为阳,地为阴";以水火而言,则"水为阴,火为阳";以动静而言,则"静者为阴,动者为阳";以物质的运动变化而言,则"阳化气,阴成形"。阴阳的医学含义是阴阳与医学相结合的产物,是阴阳在医学领域的延伸,凡人体上部的、外部的、背部的、功能的、兴奋的等属于阳;人体下部的、内部的、腹部的、形体的、抑制的等属于阴;对于人体具有推动、温煦、兴奋等作用的物质和功能统属于阳;对于人体具有凝聚、滋润、抑制等作用的物质和功能统属于阴。

**(二)阴阳的基本特性**

阴阳是一个抽象的概念,既可表示自然界相互关联、相互对立的事物或现象的属性,也可表示同一事物内部相互对立的两个方面。

1. 阴阳的普遍性　是指阴阳属性并不局限于某一特定的事物和现象,而是普遍存在于自然界一切事物或现象之中,代表着相互对立而又相互联系的两个方面。凡属于相互关联的一对事物或现象,或一个事物的两个方面,都可以用阴阳各自的属性加以概括分析。如天与地、热与冷、男与女、动与静,日月的运行、昼夜四时的交替、人体组织结构等都可按一定的属性归属于阴或阳两类范畴。

2. 阴阳的相关性　是指用阴阳所分析的事物或现象应该是在同一范畴、同一层次和同一交点的,即相互关联的事物或现象才可分阴阳,如天为阳,地为阴,是以天地而言的;男为阳,女为阴,是以性别而言的;上为阳,下为阴,是以方位而言的,如此等等,均具有相关性。在阴阳属性上不相关联的事物或现象,没有可比性,就不能划分阴阳。

3. 阴阳的相对性　阴阳的相对性是指各种事物或现象的阴阳属性不是一成不变的,而是在一定条件下可以转化,事物的阴阳属性不是绝对的,而是相对的。如我国中原地区 10 月份的气候较之 7 月份的炎夏,属阴;但较之 12 月份的严冬,又属阳。这种认知属性的转变是因为比较条件(时间)发生了变化。由此可见,这种阴阳属性认知概念的转化,体现了阴阳具有的相对性特点。

4. 阴阳的可分性　指事物或现象的阴阳属性具有无限可分的特点。也就是说无论属阴还是属阳的事物或现象,随着划分的范围或条件的变化,各自可以再分阴阳,阴阳之中复有阴阳,永无止境,以至无穷。这就是哲学上"一分为二"的观点。如昼为阳,夜为阴;白天的上午与下午相对而言,上午为阳中之阳,下午为阳中之阴;黑夜的上半夜为阴中之阴,下半夜为阴中之阳。再如,五脏属阴,六腑属阳;而五脏之中,心肺在膈上属阳,肝、脾在膈下属阴;且每脏之中又可再分阴阳,如心阴、心阳,肾阴、肾阳等。

阴阳所具有的普遍性、相关性、相对性和可分性的特点,对揭示客观事物和现象的本质及其运动规律,具有普遍的指导意义。

## 二、阴阳学说的基本内容

阴阳学说的基本内容主要有阴阳的对立制约、阴阳的互根互用、阴阳的消长平衡、阴阳的相互转化四个方面。

### (一)阴阳的对立制约

阴阳对立制约,是指阴阳属性相反的双方在一个统一体中存在相互斗争和相互制约的关系。阴阳对立制约有两层含义:其一,阴阳对立,是指阴阳双方的属性是对立的、相反的,这是自然界普遍存在的规律,如天与地、动与静、昼与夜、明与暗、寒与热、水与火等。其二,阴阳制约,是指阴阳双方因属性相反而相互抑制。正由于阴阳的相互对立制约才使事物取得统一,维持着相对平衡状态,如人体阴阳之间的动态平衡,就是阴阳双方相互对立、相互制约的结果。

### (二)阴阳的互根互用

阴阳互根互用,是指阴阳双方具有相互依存、相互为用、相互资生关系。《淮南子·天文训》说:"阳生于阴,阴生于阳。"阴阳互根互用有两层含义:其一,阴阳互根,是指阴阳双方都以对方的存在作为自己存在的前提和条件,如动为阳,静为阴,没有动就无所谓静,没有静也就无所谓动,两者相互依存。其二,阴阳互用,是指阴阳双方还存在着不断相互资生和相互促长的关系,《素问·阴阳应象大论》说:"阴在内,阳之守也;阳在外,阴之使也",可见阴阳双方相互为用,不可分离。相互为用的阴阳双方,若一方虚弱,久之,另一方亦不足,从而出现"阴阳互损"的病理变化。此外,阴阳的互根互用又是阴阳转化的内在根据。

### (三)阴阳的消长平衡

阴阳消长平衡,是指阴阳双方的数量、比例总是处于不断消减与增长的变化之中,并在彼此消长中保持着动态平衡。阴阳的消长平衡,符合事物的运动规律,即运动是绝对的,静止是相对的;消长是绝对的,平衡是相对的。阴阳消长平衡可概括为四种类型:此长彼消、此消彼长、此长彼亦长、此消彼亦消。阴阳消长是阴阳运动变化的一种基本形式,变化维持在一定范围内,使阴阳处在相对的动态平衡中,阴阳双方和谐有序的状态,称为"阴阳平衡""阴平阳秘",在人体则表现为生命活动的正常状态;如果阴阳消长变化超过一定范围,阴阳平衡遭到破坏,称为"阴阳失调""阴阳失衡",在人体则表现为生命活动失常而进入疾病状态。

### (四)阴阳的相互转化

阴阳相互转化,是指阴阳双方在一定条件作用下各自向其对立面转化。阴阳相互转化形式一般有两种:其一是渐变,其二是突变,不管哪种转化形式,都是一个由量变到质变的飞跃。如果把阴阳消长看成是量变过程的话,那么阴阳转化就是量变基础上的质变。阴阳的相互转化在疾病发展过程中是常见的,如寒证与热证之间的转化,高热患者,开始表现为面红、咳喘、气粗等,若邪热极盛,耗伤正气,则可出现四肢厥冷、面色苍白、脉微欲绝等一派虚寒证的表现。正如《素问·阴阳应象大论》所说"寒极生热,热极生寒""重阴必阳,重阳必阴"。这里的"极"或"重"就是促进转化的条件。可见,事物在发展过程中都存在着"物极必反"的状况。

## 三、阴阳学说在中医护理学中的应用

阴阳学说构筑了中医学理论体系的基础,并贯穿于中医护理学的各个领域,用以说明人体的组织结构、生理和病理,指导着临床护理实践。

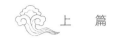

**（一）说明人体的组织结构**

人体的组织结构，从四肢到脏腑，从经络到气血，皆可用阴阳属性加以划分。从人体部位来分，上部为阳，下部为阴；体表为阳，体内为阴；背部为阳，腹部为阴；四肢外侧为阳，内侧为阴。从脏腑来分，六腑为阳，五脏为阴；五脏还可再分阴阳：心为阳中之阳，肺为阳中之阴，肝为阴中之阳，肾为阴中之阴，脾为阴中之至阴。从经络来分，亦可分为阳经、阴经，如十二正经中有手足三阴三阳经，属腑的行于肢体外侧面的为阳经，属脏的行于肢体内侧面的为阴经。从气血来分，气为阳，血为阴；正如《素问·宝命全形论》所云："人生有形，不离阴阳。"

**（二）概括人体的生理功能**

人体的正常生命活动，是阴阳对立双方相互制约、相互促进、协调平衡的结果。这种动态平衡，包括机体内部及机体与环境之间的协调平衡。正如《素问·生气通天论》所云："阴平阳秘，精神乃治。"《素问·阴阳应象大论》说："阴在内，阳之守也；阳在外，阴之使也。"意思是说属阴的物质居于体内，是属阳的功能的镇守者；而属阳的功能表现于外，是属阴的物质的护卫者。物质属阴，功能属阳，两者体现着相反相成、对立互根的关系。物质是功能的基础，没有物质的摄入就没有生理功能；而生理活动既消耗物质和能量，又有助于物质的摄入、化生和能量的贮藏。再以气血生理为例，气属阳，血属阴。气具有生血、行血和统摄血液等功能，气的功能正常能确保血的化生和运行正常；而血又具有载气和养气等功能，血的功能正常也有助于气的化生和充分发挥其功能效应。气血之间这种复杂的生理关系可以用阴阳之间的关系来概括。

**（三）阐释人体的病理变化**

人体阴阳之间的消长平衡是维持正常生命活动的基本条件，而阴阳失调则是疾病发生的基本原理之一。阴阳失调包括阴阳的偏盛、偏衰、互损、格拒、亡失等多种病理变化，但最常见的乃是阴阳的偏盛与偏衰。

1. 阴阳偏盛　包括阴偏盛和阳偏盛，是指在外部邪气作用下导致阴或阳的任何一方高于正常水平的病理状态。一般来说，阴阳偏盛所形成的病证是实证，阳偏盛导致实热证，阴偏盛导致实寒证。《素问·阴阳应象大论》说："阴胜则阳病，阳胜则阴病；阳胜则热，阴胜则寒。"阳盛是指阳邪侵犯人体，"邪并于阳"，而使机体阳气亢盛，由于阳的特性是热，故出现"阳胜则热"的临床特征；又由于阳盛必然要损耗机体的阴气，故出现"阳胜则阴病"的病理变化。阴盛是指阴邪侵犯人体，"邪并于阴"，而使机体阴气亢盛，由于阴的特性是寒，故出现"阴胜则寒"的临床特征；又由于阴盛必然要损耗机体的阳气，故出现"阴胜则阳病"的病理变化。

2. 阴阳偏衰　包括阴偏衰和阳偏衰，是指人体内的阳或阴低于正常水平的病理状态。一般来说，阴阳偏衰所导致的病证是虚证，阴虚出现虚热证，阳虚出现虚寒证。《素问·调经论》说："阳虚则外寒，阴虚则内热。"阳虚则寒是由于体内阳虚不能制约阴寒，而出现阴相对偏盛的虚寒证；阴虚则热是由于体内阴虚无力制约阳热，而出现阳相对偏盛的虚热证。

另外，阴阳互损是阴阳偏衰的一种特殊表现形式，是阴阳互根互用关系的失调。"阳损及阴"是指阳虚到一定程度时就会出现阴虚的情况；同样，"阴损及阳"是指在阴虚到一定程度时就会出现阳虚的情况。无论是"阳损及阴"或"阴损及阳"，最终都会导致"阴阳两虚"。

总之，疾病的病理变化十分复杂，但都可以用阴阳的偏盛偏衰来概括说明。

**（四）指导疾病的诊断**

疾病的发生、发展和变化，其根本原因在于阴阳失调，其临床表现都可以用阴阳来概括说明。《素问·阴阳应象大论》说："善诊者，察色按脉，先别阴阳。"阴阳学说运用于疾病的诊断，主要是运用望、闻、问、切四诊方法收集患者病情资料，并区分其阴阳属性。如观察患者的动静可以区分病证的阴阳属性：躁动不安者属阳,蜷卧静默者属阴；观察患者寒热喜恶可以区分病证的阴阳属性：身热恶热者属阳,身寒喜暖者属阴。在临床辨证中,可用阴阳理论来概括分析错综复杂的各种证候,判断病证的本质。如八纲辨证中,表证、热证、实证属阳证,里证、寒证、虚证属阴证。在八纲辨证中,阴阳是辨别证候类别的纲领,是八纲辨证的总纲,在临床诊断中具有重要意义。

#### (五) 确立疾病的护治原则

疾病发生、发展的根本原因是阴阳失调。阴阳的偏盛或偏衰和阴阳互损是疾病的基本表现形式,因此,治疗和护理的基本原则就是调整阴阳,泻其有余,补其不足,恢复阴阳的相对平衡。

1. 阴阳偏盛的治疗和护理原则　阴阳一方偏盛,尚未伤正,治宜损其有余,即实则泻之。在治疗上,如"阴盛则寒",属实寒证,宜用温热药散寒、制阴,是为"寒者热之"；"阳盛则热",属实热证,宜用寒凉药清热、制阳,是为"热者寒之"。在护理方面,阳盛发热患者,病室宜凉爽,给予清凉的饮料、冰敷、乙醇擦拭降温等措施；阴盛畏寒患者,病室宜温暖向阳,给予温热性食物、添加衣被等防寒保暖措施。

2. 阴阳偏衰的治疗和护理原则　阴阳一方偏衰,治宜补其不足,即虚则补之。在治疗上,如阴虚不能制阳而致阳相对偏亢者,属"阴虚内热"之虚热证,不宜使用寒凉药直泄其热,须用"壮水之主,以制阳光"的方法,即用补阴药来"滋阴壮水",以滋阴来抑阳；阳虚不能制阴而致阴相对偏亢者,属"阳虚外寒"之虚寒证,不宜用辛温发散药以散阴寒,须用"益火之源,以消阴翳"的方法,即用补阳药来"温阳益火",以扶阳来抑阴。《素问·阴阳应象大论》说:"阳病治阴,阴病治阳。"此处"阳病"理解为"虚热证","治阴"理解为"补阴"；"阴病"理解为"虚寒证","治阳"理解为"补阳"。在护理方面,虚热证患者可给予银耳、莲子、甲鱼等滋阴之品；虚寒证患者可给予姜、椒、羊肉等温性食物,并注意保暖。

#### (六) 指导养生防病

中医学十分重视对疾病的预防,不仅用阴阳学说来阐发养生学说的理论,而且养生的具体方法也以阴阳学说为依据,认为人体内部的阴阳变化需与自然界相协调。《素问·至真要大论》说:"谨察阴阳所在而调之,以平为期",提出调整人体阴阳平衡是治疗、护理及养生的最终目标。主张顺应四时,适应自然界的阴阳变化规律,即"春夏养阳""秋冬养阴",春夏季节要保养阳气,秋冬季节需固护阴精,并采取相应的护理措施,维持体内外环境的统一,达到养生防病健身的目的；与之相反,如不能顺应四时,便会导致疾病的发生。

## 第二节　五 行 学 说

五行学说是研究木、火、土、金、水五种物质的内涵、特性及其生克制化规律,并用来解释宇宙间各种事物和现象发展变化的一种自然观和方法论。五行学说认为,宇宙间的一切事物都是由木、火、土、金、水五种基本物质构成的,一切事物的运动都遵循生克制化的法则。

### 一、五行的基本概念与特性

#### (一) 五行的基本概念

五行是指木、火、土、金、水五种物质及其运动变化。"五"指五种基本物质；"行"指物质的运动变化。

人们在漫长的生产与生活实践中,用木、火、土、金、水五种物质的特性及其运动变化来类比、归纳、演绎自然界的各种事物和现象,使五行成为一个高度抽象的哲学范畴。从这个意义上说,五行还具有更为宽泛的含义,可表达为自然或社会中具有木、火、土、金、水五种物质属性的诸多事物和现象的运动变化。

（二）五行的基本特性

五行的特性是古人在长期生活和生产实践中对木、火、土、金、水五种物质的直观观察和朴素认识的基础上,进行抽象概括而逐渐形成的理性概念。《尚书·洪范》提出的"水曰润下,火曰炎上,木曰曲直,金曰从革,土爱稼穑",是对五行特性的高度概括。

1. 木的特性 "木曰曲直",是指树木主干挺直向上、枝条曲折向外舒展的生长势态,进而引申为凡具有升发、生长、条达、舒畅等作用或性质的事物和现象,均归属于木。

2. 火的特性 "火曰炎上",是指火具有温热、上升、光明的特性,进而引申为凡具有温热、升腾、光明等作用或性质的事物和现象,均归属于火。

3. 土的特性 "土爱稼穑"。"稼穑"是指庄稼的播种与收获,"春种曰稼,秋收曰穑",指土有播种和收获庄稼、生长万物的作用,进而引申为凡具有受纳、承载、生化等作用或性质的事物和现象,均归属于土。

4. 金的特性 "金曰从革"。"从革"是指顺从、变革的意思,指金具有收敛、潜降的特性,进而引申为凡具有肃降、收敛、清洁等作用或性质的事物和现象,均归属于金。

5. 水的特性 "水曰润下",是指水具有滋润、向下的特性,进而引申为凡具有寒凉、滋润、向下、闭藏等作用或性质的事物和现象,均归属于水。

（三）事物的五行归类

五行归类是依据五行的抽象特性,采用取象比类和推演络绎的方法,按照事物的不同性质、作用与形态分别将其归属于木、火、土、金、水五行。五行学说把以五脏为中心的人体组织、生理和病理现象归类为五大类,借以阐述其间的联系及其与外界的相互关系。

取象比类法是从事物表象中找出能反映本质的属性,直接与五行特性比较,以确定其五行属性,如方位、四时、五脏的五行属性就是应用取象比类法来确定的。推演络绎法是根据已知某事物的五行属性,推断与此事物相关的其他事物的五行属性,如五味、五腑、五官、五体、五志的五行属性就是应用推演络绎法来确定的(表2-1)。

表2-1 自然界与人体的五行归类表

| 自然界 | | | | | | | 五行 | 人体 | | | | | | |
|---|---|---|---|---|---|---|---|---|---|---|---|---|---|---|
| 五音 | 五味 | 五色 | 五化 | 五气 | 五方 | 五季 | | 五脏 | 五腑 | 五官 | 五体 | 五志 | 五声 | 五变 |
| 角 | 酸 | 青 | 生 | 风 | 东 | 春 | 木 | 肝 | 胆 | 目 | 筋 | 怒 | 呼 | 握 |
| 徵 | 苦 | 赤 | 长 | 暑 | 南 | 夏 | 火 | 心 | 小肠 | 舌 | 脉 | 喜 | 笑 | 忧 |
| 宫 | 甘 | 黄 | 化 | 湿 | 中 | 长夏 | 土 | 脾 | 胃 | 口 | 肉 | 思 | 歌 | 哕 |
| 商 | 辛 | 白 | 收 | 燥 | 西 | 秋 | 金 | 肺 | 大肠 | 鼻 | 皮 | 悲 | 哭 | 咳 |
| 羽 | 咸 | 黑 | 藏 | 寒 | 北 | 冬 | 水 | 肾 | 膀胱 | 耳 | 骨 | 恐 | 呻 | 栗 |

## 二、五行学说的基本内容

五行学说并不是简单地将事物归属于五行,而是用五行之间的相生、相克和五行制化来分析事物之间正常状态下的联系与调控。同时,还用五行之间的相乘、相侮以及母子相及来阐述事物之间异常状态下的关联与影响。

（一）五行之间的正常关系

五行的相生、相克与制化是五行之间的正常状态。

1. 五行相生　是指木、火、土、金、水之间存在着有序的资生、助长的关系。五行相生次序是：木生火，火生土，土生金，金生水，水生木。在五行相生关系中，任何一行都具有"生我"和"我生"两个方面。"生我"者为我母，"我生"者为我子。以木为例，"生我"者为水，故水为木之"母"；"我生"者为火，故火为木之"子"。

2. 五行相克　是指木、火、土、金、水之间存在着有序的克制、制约的关系。五行相克次序是：木克土，土克水，水克火，火克金，金克木。在五行相克关系中，任何一行都具有"克我"和"我克"两个方面。"克我"者为我"所不胜"，"我克"者为我"所胜"。以火为例，"克我"者为水，故水为火"所不胜"；"我克"者为金，故金为火"所胜"。

3. 五行制化　又称生克制化，是指五行之间既相互资生，又相互制约，维持动态平衡，推动事物间稳定有序的变化和发展。五行的相生和相克是不可分割的两个方面（图2-1）。没有相生，事物就没有发生和成长；没有相克，事物就没有克制和制约。因此，事物之间必须生中有克，克中有生，既相互资生，又相互制约，才能维持事物之间的动态平衡。对于自然界来说，维持着正常的生态平衡；对于人体来说，则维持着生理上的动态平衡，从而保证着生命活动的正常进行。

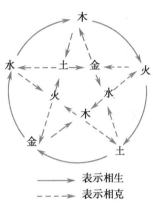

图2-1　五行生克示意图

（二）五行之间的异常关系

五行的相乘、相侮（图2-2）与母子相及是五行之间的异常状态。

1. 五行相乘　是指五行中一行对其所胜行的过度克制与制约，又称"过克"。五行相乘的次序与相克相同，即木乘土，土乘水，水乘火，火乘金，金乘木。导致五行相乘的原因有"太过"和"不及"两种，一是五行中的某一行过于亢盛，对其所胜行进行超过正常限度的克制，引起其所胜行的虚弱，从而导致五行之间的协调关系失常，如"木旺乘土"。二是五行中某一行过于虚弱，对其所不胜行的正常限度的克制难以承受，引起本行的更加虚弱，如"土虚木乘"。

2. 五行相侮　是指五行中一行对其所不胜行的反向克制与制约，又称"反克"。五行相侮的次序与相克相反，即木侮金，金侮火，火侮水，水侮土，土侮木。导致五行相侮的原因有"太过"和"不及"两种，一是五行中的某一行过于强盛，致其所不胜行不仅不能克制本行，反受到本行的反向克制，如"木亢侮金"。二是五行中某一行过于虚弱，不仅不能克制其所胜行，反受到其所胜行的"反克"，如"木虚土侮"。

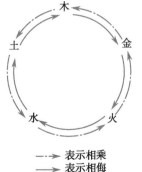

图2-2　五行乘侮关系示意图

3. 母子相及　是五行之间正常的相生关系遭到破坏后所出现的异常变化，包括母病及子和子病及母两个方面。如木生火，木行的异常可影响及火行，是"母病及子"；如先有火行的异常影响及木行属"子病犯母"。

## 三、五行学说在中医护理学中的应用

五行学说在中医护理学中的应用，是指用事物属性的五行分类方法及其生克乘侮的变

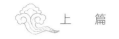

化规律,来解释人体的生理、病理现象,并指导临床护理实践。

（一）说明人体的组织结构

五行学说说明人体组织结构,主要体现在天人相应的整体观和以五脏为中心的系统观两方面。首先,五行学说将自然界的五方、五时、五气、五色等分别归属于五行,认为同一行中的事物之间存在着相互感应的现象,如《素问·阴阳应象大论》说:"东方生风,风生木,木生酸,酸生肝,肝生筋……肝主目。"其次,五行学说将人体的脏、腑、形、窍等组织结构,分别配属于五行,构成了以五脏为中心的五大系统。如人体五脏中的肝,在五行属木,与自然界的春季、东方、风气、青色等相通,与人体中的胆、目、筋等相联系。

（二）概括人体的生理功能

五行学说概括人体生理功能,主要体现在五脏各自生理功能特点与五脏之间相互关系两方面。首先,五行学说将人的五脏分别归属于五行,用五行的特性来说明五脏的生理功能特点,如木的特性是生长、舒展,肝喜条达舒畅,表现出疏泄的功能特点,故肝属木。其次,五行学说运用五行生克关系说明五脏之间的相互资生及制约关系,如木生火,肝属木而心属火,肝生心,即肝藏血可以济心;又如水克火,肾属水而心属火,肾克心即肾水可上济于心而制约心火。

（三）阐释人体的病理变化

五行学说可以说明病理情况下脏腑间的某些相互影响。一脏之病可以传至他脏,反之亦然,这种影响,中医学称为"传变"。

1. 相生关系的传变　又称母子相及,是五行之间相生关系的异常变化,包括母病及子和子病及母两方面。母病及子,是指母脏有病传及子脏,如肾有病传及肝。母病及子,多见母子两脏皆虚的病证。子病及母,又称子病累母,是指子脏有病传及母脏,如心病及肝。子病及母,既有子脏虚弱引起母脏也虚弱的虚证,又有子脏亢盛导致母脏也亢盛的实证,还有子脏亢盛导致母脏虚弱的虚实夹杂病变,即所谓"子盗母气",如肝火亢盛,下劫肾阴,以致肾阴亏虚的病变。

2. 相克关系的传变　包括"相乘"和"相侮"两方面。五脏相乘有两种情况:即太过相乘与不及相乘。太过相乘,指某脏过于亢盛而致其所胜之脏受到过分克制;不及相乘,指某脏过于虚弱不能耐受其所不胜之脏的正常克制,出现相对克制太过。如肝病的实证,肝气横逆可克伐脾土,出现厌食、大便溏泄或不调等脾虚之候,即肝病传脾。引起五脏相侮也有两种情况:即太过相侮与不及相侮。太过相侮,指某脏过于亢盛而导致其所不胜无力克制而被反克;不及相侮,指由于某脏过于虚弱而被其所胜之脏出现反克。如肺金本克肝木,当肝火亢盛时,后继出现咳嗽、气逆,甚至咯血等肺失清肃的表现,即为肝火犯肺证,又称"木火刑金"。按相克规律传变时,相乘传变病情较重,相侮传变病情较轻。

（四）指导疾病的诊断

五行学说指导人体的疾病诊断主要体现在确定病变的部位与推测病情的预后两个方面。

1. 确定五脏病变的部位　《灵枢·本脏》说:"视其外应,以知其内脏。"根据患者表现于外的色、脉、味等,进行五脏定位诊断,如面见黄色,喜食甘味,脉缓,可诊断为脾病;面见黑色,口味咸,脉沉,可诊断为肾病。

2. 推测病情的预后　以脉象与面色之间的关系而言,运用五行生克乘侮理论,推测疾病的预后,如肝病面青,见弦脉,为色脉相符;如不见弦脉,反见浮脉,为逆,提示病重。

（五）确立疾病的护治原则

五行学说用于治疗和护理方面,则主要在于控制疾病传变和确定护治原则与方法两方面。

1. 控制疾病传变　根据五行传变的理论,除需对已病之脏进行处理外,还须未雨绸缪,先治将被传的一脏,防止疾病进一步传变。《金匮要略·脏腑经络先后病脉证》说:"见肝之病,知肝传脾,当先实脾",此即肝脏有病,木旺易乘土,应先健脾,防其传变。

2. 确定护治原则与方法　根据相生规律确定护治原则是:虚则补其母,实则泻其子。前者主要用于母子两脏虚弱之证,后者主要用于母子两脏俱实之证。根据相克规律确定护治原则是:抑强扶弱。抑强,即抑制功能过亢之脏;扶弱,即扶助虚弱之脏,从而纠其偏颇,使双方力量对比恢复均衡。

（六）指导情志调适与养生

五行生克关系对于情志调适与养生亦有一定的指导意义,可用于由情志所伤的各种疾病。《素问·阴阳应象大论》说:"怒伤肝,悲胜怒……喜伤心,恐胜喜……思伤脾,怒胜思……忧伤肺,喜胜忧……恐伤肾,思胜恐。"情志生于五脏,五脏之间存在着相生相克的关系,所以情志之间也存在这种关系。由于在生理上人的情志变化有着相互抑制的作用,在病理上与内脏有密切关系,故在临床上可以根据情志的相互制约,来达到治疗和护理的目的,称为"情志相胜法"。

五行学说作为中国古代哲学思想,对中医护理理论及临床实践的发展起着积极作用。但由于受到当时生产力发展水平的限制,不可避免地存在一定的局限性。对于五行学说,不能机械地搬用,而应从临床实际出发,灵活应用。

我国古代医家将阴阳五行学说引入医学领域,用以说明人体的生理现象和病理变化,指导临床的诊断、治疗和护理。阴阳学说阐明了事物对立双方的互相依存、互相对立、互相消长和互相转化的关系;五行学说描述了事物的五种属性和事物之间生克乘侮的关系。阴阳五行学说联系自然界的四时变化,以人体的脏腑、经络、气血津液等为基础,揭示了人体健康与疾病的转化规律。几千年来,阴阳五行学说一直指导着中医临床实践,成为中医学理论的重要组成部分,对中医学理论体系的形成和发展有着极为深刻的影响。

---

**知识链接**

**土行的时间配属**

土与时间相配有两种配法:一配长夏,二配辰、未、戌、丑月。十二地支中寅、卯、辰月属春,巳、午、未月属夏,申、酉、戌月属秋,亥、子、丑月属冬。则辰、未、戌、丑月分别是春、夏、秋、冬季的最后一个月,即农历三、六、九、十二月,习称季月,属土。表明土载四行,四时之中皆有土气。季月之配,尚有一变,因辰、未、戌、丑月属土,则土有四个月,其余四行每行才两个月,有五行不平衡之嫌,因此,又有以季月最后十八天属土之配,则四个季月各十八天,共七十二天属土,而其余四脏每脏亦各主七十二天。《素问·太阴阳明论》所言之"脾者土也,治中央,常以四时长四脏,各十八日寄治",即为此配。

---

# 第三节　藏象学说

"藏象"二字,首见于《素问·六节藏象论》。藏,是指藏于体内的内脏;象,是指表现于外的生理和病理现象。中医学认为人体是一个有机的整体,内脏虽然隐藏于体内,但其生理功能、病理变化可在外表现出一定的征象,通过观察这些外在的征象,即可了解内脏的状况。

藏象学说,是指通过对人体外在的生理、病理现象的观察,以了解人体内脏的生理功能、病理变化及其相互关系的学说。脏腑是内脏的总称,按照脏腑的生理功能特点,可分为脏、腑和奇恒之腑。脏,即肝、心、脾、肺、肾,合称为五脏,其共同生理特点是化生和贮藏精气;腑,即胆、小肠、胃、大肠、膀胱、三焦,合称为六腑,其共同生理特点是受盛和传化水谷。《素问·五脏别论》说:"所谓五脏者,藏精气而不泻也,故满而不能实。六腑者,传化物而不藏,故实而不能满也",就是对脏腑功能的概括和脏与腑区别的阐述。奇恒之腑,即脑、髓、骨、脉、胆和女子胞。奇恒之腑的形态大多为中空而似腑,但生理特点却是贮藏精气而似脏。

藏象学说的主要特点是以五脏为中心的整体观。这一整体观主要体现在:五脏与六腑相互配合,五脏与形体诸窍相互联系,五脏生理活动与精神情志相互影响。此外,五脏虽有各自的生理功能,但相互为用。

藏象学说主要是以中国古代哲学思想为指导,通过整体观察,"以象测脏",探知内脏的状况。因此,藏象学说中的脏腑,不单纯是一个解剖学的概念,而是概括人体某一系统生理和病理的综合功能单位。藏象学说中,一个脏腑的生理功能,可能包含着现代解剖学中几个脏器的生理功能;现代解剖学中一个脏器的生理功能,可散见在藏象学说的几个脏腑的生理功能之中。

## 一、五脏

五脏,即心、肝、脾、肺、肾的合称。其共同的生理特点是化生和贮藏精气,五脏的生理活动与自然环境的变化及精神因素密切相关。

### (一) 心

心位于胸中,膈膜之上,外护有心包。心的主要生理功能是主血脉、主藏神。心开窍于舌,其华在面,在志为喜,在液为汗。手少阴心经与手太阳小肠经相互络属于心与小肠,互为表里。心在五行属火,与自然界夏气相通应。

1. 心的主要生理功能　主血脉和藏神。

(1) 主血脉:心主血脉是指心气推动和调控血液在脉中运行,流注全身,循环不休,发挥营养和滋润的作用。

心主血脉包括主血和主脉两方面。心主血是指心具有行血和生血的生理功能。心主行血是心主血的基本内涵,指人体的血液必须依靠心气的推动,才能环流不休,输送营养物质于全身。心的行血功能主要依赖心气的推动和调控作用。心气充沛,心阴心阳平衡,心脏搏动有力,频率适中,节律均匀,血液才能正常地输布周身,发挥营养滋润作用。若心气、心阴或心阳不足,心脏搏动乏力,可导致血液运行失常。心主血的另一内涵是心有生血的作用,即所谓"奉心化赤",主要是指饮食水谷经脾胃运化生成的水谷精微,必须依赖心气的作用才能化为血液。《素问·经脉别论》曰:"食气入胃,浊气归心,淫精于脉。"可见,心有总司一身血液的运行及生成的作用。心主脉指心气推动和调控心脏的搏动和脉管的舒缩,使脉道通利,血流通畅。心与脉直接相连,心、脉、血三者共同组成一个闭合的行血系统,在这个系统中,心气是动力,血液是物质基础,脉管是通道。心气充沛、血液充盈、脉道通利,是人体血液正常循行必备的三个条件,其中心气起主导作用。心主血脉的功能正常与否,主要从面色、舌色、心胸部的感觉和脉象去观察。心主血脉正常,则面色红润光泽,心胸舒畅,舌色淡红,脉来和缓有力且节律均匀。如心气不足,或心血亏虚,或心阴心阳不足,或心火亢盛,或心血瘀阻等,都会影响心主血脉的功能而见面色晦暗,唇舌青紫,心前区憋闷或刺痛,以及脉象结、代、促、涩等病理表现。

(2) 主藏神:心藏神,是指心具有主司全身脏腑体窍等组织的生理活动和精神情志等心理活动的作用。中医学中,神有广义和狭义之分。广义的神是指人体生命活动的外在反映,它可以通过人的眼神、面色、语言、反应和形体姿态动作等,综合反映于人体外部。狭义的神是指人体的精神活动,包括意识、思维和情志活动。心主藏神包括了广义之神和狭义之神。人的精神情志活动虽与五脏精气密切相关,由五脏协同完成,但总由心来统率。《素问·宣明五气》指出:"心藏神"。《灵枢·邪客》亦说:"心者,五脏六腑之大主也,精神之所舍也。"心藏神的功能正常,则精神振奋,思维清晰,反应灵敏,脏腑组织功能协调;心藏神的功能异常,则可出现失眠、多梦、神志不宁,或出现反应迟钝、健忘、精神委顿、不省人事等表现,还可影响其他脏腑组织的功能活动,甚至危及生命。《灵枢·口问》指出:"心动则五脏六腑皆摇。"

血是精神活动的主要物质基础。心主血脉,为精神活动提供了物质基础,有助于心藏神。神能驭气,心藏神,有调节心气推动血液在脉管中运行的作用,有助于心主血脉。因此,心主血脉的功能异常,必然会出现神志的改变;反之,心藏神的功能异常,也可以出现血行的变化。心主血脉的生理功能与心藏神的生理功能密切相关。

2. 心与体、窍、志、液的关系

(1) 在体合脉,其华在面:心与脉直接相连,脉管的舒缩依赖于心气的调控,故心在体合脉。心气充沛,则脉搏和缓有力;心气不足,则脉搏细弱无力。心主血脉,面部的气血极为丰富,因而心的生理功能状况可以显现于面部的色泽变化,故其华在面。心气旺盛,血脉充盈,则面部红润;心气不足,则面色㿠白、晦滞;心血亏虚,则面色无华;心血瘀阻,则面色青紫。

(2) 在窍为舌:是指舌为心之外候。心与舌通过经络相互联系。《灵枢·经脉》指出:"手少阴之别……循经入于心中,系舌本",所以心的功能状况影响并反映于舌。心主血脉、藏神的功能正常,则舌质红活荣润,味觉灵敏,语言流利。心主血脉功能异常,心血亏虚,则舌质淡白;心阳不足,则舌质淡胖;心血瘀阻,则舌质黯紫或有瘀斑;心藏神的功能异常,则可见舌卷、舌强、语謇或失语等。

(3) 在志为喜:是指心的功能状态和情志"喜"密切相关。适度的喜属于良性刺激,有助于心主血脉等生理功能。《素问·举痛论》指出:"喜则气和志达,荣卫通利。"喜乐过度,则可使心神受伤,出现喜笑不休、精神失常等表现。《灵枢·本神》指出:"喜乐者,神惮散而不藏。"

(4) 在液为汗:是指汗液与心的功能关系密切。汗为津液所化生,津液与血乃同源互化,而血为心所主,故有"血汗同源""汗为心之液"之说。心血充盛,津液充足,则汗化有源;心气不足可见心悸,自汗;心之阳气暴脱,可见大汗淋漓等。反之,汗出过多,也可损伤心的阳气,甚至可导致"心阳暴脱"。

附:心包络

心包络,简称心包,又称"膻中",是裹覆心脏的包膜。生理上有保护心脏的作用,《素问·灵兰秘典论》称其为"臣使之官"。病理上能代心受邪,在温病学说中,将外感热病中出现的神昏谵语等心神功能失常的病理变化,称为"热入心包"或"痰热蒙蔽心包"。

(二) 肺

肺位于胸腔,左右各一。肺在脏腑中位置最高,故有"华盖"之称。肺叶娇嫩,与外界息息相通,易受邪侵,故又有"娇脏"之称。肺的主要生理功能是主气、司呼吸,主宣发和肃降,通调水道及朝百脉、主治节。肺开窍于鼻,其华在毛,在志为悲,在液为涕。手太阴肺经与手阳明大肠经相互络属于肺与大肠,互为表里。肺在五行属金,与自然界秋气相通应。

1. 肺的主要生理功能　主气、司呼吸,主宣发和肃降,通调水道,朝百脉,主治节。

(1) 主气、司呼吸:肺主气的功能,包括主呼吸之气和一身之气两方面。肺主呼吸之气,是指肺是体内外气体交换的场所。通过肺的呼吸,吸入自然界的清气,呼出体内的浊气,实现了体内外气体的交换。肺不断地呼浊吸清,吐故纳新,从而保证了人体新陈代谢的正常运行。肺主一身之气,是指肺有主持、调节全身之气的作用。一方面体现在宗气的生成。宗气是由肺吸入的清气与脾胃运化的水谷精气相结合而成,因此,呼吸功能健全与否,直接影响宗气的生成。另一方面体现在对全身气机的调节。肺的呼气过程即是气的升、出过程;而吸气过程是气的入、降过程。肺有节律的呼吸运动,调节着全身之气的升降出入运动。肺主呼吸之气与肺主一身之气有着内在联系。肺主一身之气的功能取决于肺主呼吸的功能。

(2) 主宣发和肃降:宣发,是指肺气向上升宣和向外周布散的作用。肃降,是指肺气向下通降和使呼吸道保持洁净的作用。

肺主宣发的生理作用主要体现在三个方面:一是通过肺的宣发作用,将体内的浊气排出体外;二是将脾转输至肺的水谷精微布散于全身,外达于皮毛,以滋润和濡养脏腑器官、四肢百骸、肌腠皮毛;三是宣发卫气于皮肤肌腠。卫气具有护卫肌表、温养肌腠皮毛、调节腠理开合的作用。若肺气失宣,可出现呼气不利、胸闷、咳喘、鼻塞、无汗、喷嚏等症。

肺主肃降的生理作用亦体现在三个方面:一是使肺能充分吸入自然界之清气;二是将肺吸入的清气和脾转输至肺的津液和水谷精微向下向内布散全身,并将代谢产物和多余的水液下输于肾和膀胱,变为尿液排出体外;三是肃清肺和呼吸道内的异物,以保持呼吸道的洁净。若肺气失于肃降,可出现呼吸短促或表浅、咳痰、咯血等症。

肺的宣发和肃降作用是相反相成的矛盾运动,它们在生理上相辅相成,在病理上相互影响。宣发和肃降是互为前提,有节律地一宣一肃,以维持呼吸均匀和调、气机调畅,实现体内外气体正常交换,促进全身的气、血、津液正常运行。若两者的功能失常,就会发生"肺气失宣"或"肺失肃降"的病理变化,在临床上出现咳嗽、气喘等相应的症状。

(3) 通调水道:又称主行水。通,即疏通;调,即调节;水道,是水液运行和排泄的通道。肺通调水道的功能,是指肺的宣发和肃降运动对体内水液的输布、运行和排泄起着疏通和调节的作用。通过肺的宣发作用,将脾气转输至肺的水液向上、向外输布,外达全身皮毛,代谢后以汗的形式由汗孔排泄;通过肺气的肃降作用,将水液向内向下输送到体内各脏腑组织器官,并将机体代谢所产生的废水和剩余的水液下达于肾,经肾和膀胱的气化作用,生成尿液,排出体外。由于肺位于上焦,所以《血证论》说:"肺为水之上源,肺气行则水行。"若肺通调水道的功能异常,则出现水液停滞,酿生痰饮,或水湿泛溢肌肤而成水肿等病变。

(4) 朝百脉:肺朝百脉是指全身的血液通过百脉汇聚于肺,经肺的呼吸,进行体内外清浊之气的交换,然后再将富含清气的血液通过百脉输送至全身。肺朝百脉的功能,是肺气的运动在血液运行中的具体体现,说明全身的血和脉虽统属于心,但血液的正常循环有赖于肺气的输布与调节。因此,肺朝百脉的作用,是助心行血。若肺气虚损,助心行血功能减退,可导致心血瘀阻而见心悸、胸闷等症。

(5) 主治节:肺主治节是指肺具有治理调节全身各脏腑组织生理功能的作用,主要体现于四方面:一是肺司呼吸,人体的呼吸运动是有节奏的一呼一吸,呼浊吸清,对完成体内外气体交换起着重要作用;二是调节气机,肺的呼吸运动是气的升降出入的具体表现,使气机协调通畅;三是助心行血,肺朝百脉,能辅助心脏,推动和调节血液的运行;四是调节水液代谢,通过肺的宣发和肃降,推动和调节水液的输布、运行和代谢。

2. 肺与体、窍、志、液的关系

(1) 在体合皮,其华在毛:肺具有宣发卫气,输精于皮毛等生理功能,保证了皮毛得到卫气和水谷精微的温养和润泽,故肺在体合皮,其华在毛。肺的生理功能正常,则皮肤致密,毫毛光泽,卫外御邪能力较强;反之,则可出现多汗、易于感冒,或皮毛枯槁等症。

(2) 在窍为鼻:鼻为呼吸之气出入的通道,与肺相通,鼻通气与嗅觉的功能有赖于肺气的作用,故肺在窍为鼻。肺气宣畅,则鼻窍通利,嗅觉灵敏;反之,肺气不宣,可见鼻塞、流涕、喷嚏等症。

(3) 在志为悲(忧):忧与悲同属于肺志。《素问·举痛论》指出:"悲则气消。"悲忧,属于非良性刺激的情绪反应,它对于人体的影响是使气不断地消耗。由于肺主气,所以悲忧易伤肺。过度悲忧,可出现呼吸气短等肺气不足的病证;反之,肺气虚衰,人体对不良刺激的耐受能力下降,亦易于产生悲忧的情志变化。

(4) 在液为涕:涕即鼻涕,鼻为肺窍,鼻涕的化生与肺密切相关,《素问·宣明五气》指出:"五脏化液……肺为涕",故肺在液为涕。肺中精气充足,则鼻涕润泽鼻窍而不外流。若肺寒,则鼻流清涕;肺热,则涕黄浊;肺燥,则鼻干。

## (三) 脾

脾位于中焦,脾的主要生理功能是主运化、升清和统摄血液。脾开窍于口,其华在唇,在志为思,在液为涎,主肌肉与四肢。足太阴脾经与足阳明胃经相互络属于脾与胃,互为表里。脾在五行属土,与自然界的长夏相通应。脾胃共为"后天之本"和"气血生化之源"。

1. 脾的主要生理功能　主运化,主升清,主统血。

(1) 主运化:运,即转运输送;化,即消化吸收。脾主运化是指脾把饮食水谷转化为水谷精微,并将精微物质吸收转输至全身各脏腑,以维持其生理功能。脾的运化功能包括运化水谷和运化水液两方面。

运化水谷是指脾对饮食物的消化吸收和输布的功能。饮食入胃后,经胃的受纳和腐熟作用,使其初步消化,并达于小肠,经小肠受盛化物作用,使之进一步消化分解成水谷精微和糟粕。但是,这期间必须依赖脾的阳气的运化,才能将饮食水谷消化为人体必需的精微物质;同时,必须有赖于脾的转输和散精功能,才能把水谷精微上输于肺,经肺之宣发向上向外布散、肺之肃降向下输布,使水谷精微得以输布全身。而水谷精微,是人体维持生命活动所必需的营养物质的主要来源,也是生成气血的主要物质基础,所以说脾为后天之本,气血生化之源。脾运化水谷功能正常,才能化生精、气、血、津液,使脏腑、经络、四肢百骸以及筋肉皮毛等组织得到充分的营养;若脾运化水谷功能减退,则机体的消化吸收功能因之而失常,可出现腹胀、便溏、食欲不振,以至倦怠、消瘦等气血生化不足的病变。

运化水液是指脾对水液的吸收、转输和布散作用,是人体水液代谢的一个重要环节。人体所摄入的水液,经过脾的吸收和转化以布散全身而发挥滋养、濡润的作用;同时,脾又把各组织器官利用后的多余水液,及时地转输于肺和肾,通过肺的宣发和肾的气化作用,化为汗和尿排出体外。脾运化水液功能健旺,则水液在体内运行正常;反之,脾运化水液功能减退,可导致水液在体内停滞,而产生湿、痰、饮等病理产物,甚则导致水肿。

(2) 主升清:升,即上升之意,脾气以升为顺,脾主升清体现在两个方面:一是水谷精微借脾气上升而上输于心、肺、头目,通过心肺的作用化生气血,以营养全身;二是维持人体内脏位置相对恒定,防止人体内脏下垂。脾的升清功能正常,水谷精微营养物质才能吸收和正常输布。若脾气虚不能升清,则水谷不能运化,气血生化无源,可出现神疲乏力、头目眩晕、腹胀、泄泻等症。脾气下陷,则可见久泄脱肛,甚或内脏下垂等病证。

(3) 主统血:统,即统摄、控制之意。脾统血是指脾有统摄、控制血液在经脉中运行,防止溢出脉外的功能。脾统血的作用是通过气摄血来实现的,如《沈注金匮要略》所说:"五脏六腑之血,全赖脾气统摄。"脾气健运,统血功能正常,血液才得以正常运行而不溢出脉外。反之,若脾不统血,则可使血溢出脉外而见各种出血,如便血、尿血、崩漏、肌衄等。

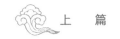

**2. 脾与体、窍、志、液的关系**

(1) 在体合肉，主四肢：《素问·痿论》指出："脾主身之肌肉。"全身肌肉和四肢都需要依靠脾所运化的水谷精微来营养，故脾在体合肉，主四肢。脾主运化功能正常，则肌肉丰满壮实，四肢活动轻松有力；反之，必致肌肉瘦削，四肢软弱无力，甚至痿废不用。

(2) 在窍为口，其华在唇：脾在窍为口，是指饮食、口味等与脾主运化功能密切相关。《灵枢·脉度》指出："脾气通于口，脾和则口能知五谷矣。"脾主运化的功能正常，则口味、食欲正常；反之，则可出现食欲减退、口淡、口腻等表现。口唇的色泽与全身气血是否充盛有关，而脾为气血生化之源，所以脾主运化功能状态与口唇的色泽密切相关，即其华在唇。脾主运化功能正常，则口唇红润光泽；反之，可出现口唇淡白无华等表现。

(3) 在志为思：思虑过度主要影响气的正常运动，导致气滞和气结。《素问·举痛论》指出："思则心有所存……故气结矣。"气结于中，则影响脾主运化升清的功能，可出现不思饮食、脘腹胀闷、头目眩晕等，故脾在志为思。

(4) 在液为涎：涎为口津，为唾液中较清稀的部分，口为脾窍。《素问·宣明五气》指出："脾为涎"，涎的生成与脾密不可分，故脾在液为涎。脾主运化升清功能正常，则津液上行于口而为涎，以助饮食物的吞咽和消化。若脾运失和，则可导致涎液化生异常，出现口干或多涎。

**（四）肝**

肝位于腹部，右胁内。肝的主要生理功能是主疏泄和主藏血。肝开窍于目，在体合筋，其华在爪，在志为怒，在液为泪。足厥阴肝经与足少阳胆经相互络属于肝与胆，互为表里。在五行属木，与自然界春气相通应。肝性主升、主动，喜条达而恶抑郁，故有"刚脏"之称。

**1. 肝的主要生理功能** 主疏泄，主藏血。

(1) 主疏泄：疏，即疏通；泄，即宣泄、升发。肝主疏泄是指肝具有保持全身气机疏通畅达、通而不滞、散而不郁的作用。肝的疏泄功能是以肝为刚脏，主升、主动、主散的生理特性为基础的，其疏泄功能主要表现在五个方面。

1) 调畅气机：气机，即气的升、降、出、入运动。肝的疏泄功能，对气的升降出入运动有重要疏通调节作用。若肝主疏泄功能失常，既可表现为肝的疏泄不及，形成气机不畅的病理变化，出现胸胁、两乳或少腹胀痛不适等病证；或可表现为肝的疏泄太过，形成肝气上逆的病理变化，出现头目胀痛、面红目赤、易怒等症，甚则血随气逆，出现吐血、咯血等血从上溢的表现。

2) 促进血液与津液的运行：气能行血，也能行津。血液和津液的运行输布有赖于气的推动。肝主疏泄功能正常，气的升降出入运动就能调畅，血液的运行和津液的输布也随之顺畅。若肝主疏泄功能失常，气机郁结，就会导致血行障碍，形成瘀血；也可导致津液代谢障碍，形成水湿、痰饮等病变。

3) 促进脾胃的运化和胆汁的分泌排泄：脾胃运化功能有赖于脾主升清与胃主降浊之间的协调平衡，而肝主疏泄与脾胃之气升降运动密切相关。肝主疏泄功能正常，气机调畅，脾胃才能升清降浊有序，饮食方能得以正常的消化吸收及输布。若肝主疏泄功能异常，则不仅能影响脾主升清功能，出现眩晕、泄泻等病证，而且还能影响胃主降浊功能，出现呕恶、腹胀等表现。胆与肝相连，胆汁由肝之余气所化生，其分泌与排泄受肝主疏泄功能的影响。肝主疏泄功能正常，则胆汁能够正常地分泌与排泄；反之，则可影响胆汁的分泌与排泄，从而出现胁下胀痛、口苦，甚则黄疸等病证。

4) 调畅情志：人的情志活动，以气血为物质基础，而肝主疏泄，调畅气机，促进气血的运行，故能调畅情志。若肝主疏泄功能减退，气血运行失畅，则心情易于抑郁；肝疏泄太过，气的升发过亢，则心情易于急躁。

5) 有助于男子排精和女子行经：男子排精和女子行经与肝主疏泄关系密切。肝主疏泄功能正常,气机调畅,则男子精液排泄通畅有度,女子月经周期正常,经行通畅;反之,疏泄功能失常,则男子排精失畅,女子月经不调或经行不畅。

(2) 主藏血:是指肝有贮藏血液、调节血量及防止出血的功能。肝藏血的功能主要体现于肝内必须储藏一定的血液,以制约肝的阳气升腾,勿使过亢;而肝藏血也有防止出血的重要作用。肝的藏血功能还包含可根据生理需要以调节人体各部分血量的分配。当人体处于安静状态时,机体的血液需要量减少,部分血液就回流到肝脏并贮藏起来;当人体处于活动状态时,机体的血液需要量增加,肝内的血液又被动员出来,运送到全身,供给各组织器官的需要。所以《素问·五脏生成》说:"故人卧血归于肝。"王冰注为:"肝藏血,心行之,人动则血运于诸经,人静则血归于肝脏。"若肝的藏血功能失常,肝不藏血,不仅会引起血虚或出血,而且也能引起机体许多部位出现血失濡养的病变。如肝血不足,不能濡养于目,则两目干涩昏花,或为夜盲;若不能濡养于筋,则筋脉拘急、肢体麻木、屈伸不利等。肝藏血功能失职,则易导致各种出血,如吐血、衄血、咯血,或月经过多、崩漏等。

2. 肝与体、窍、志、液的关系

(1) 在体合筋,其华在爪:《素问·阴阳应象大论》指出:"肝生筋。"人体筋膜有赖于肝血的滋养,故肝在体合筋。肝血充盛,筋膜得以滋养,则运动有力而灵活;反之,肝血衰少,筋膜失养,则筋力不健,手足震颤,屈伸不利,甚则出现瘛疭等证。爪为筋之余,肝血的盛衰影响爪甲的荣枯,故其华在爪。肝血充足,则爪甲坚韧明亮;反之,肝血不足,则爪甲软薄无泽,甚则变形脆裂。

(2) 在窍为目:肝经上连目系,肝之气血循肝经上注于目,以维持目的视觉功能,故肝在窍为目。《灵枢·脉度》指出:"肝气通于目,肝和则目能辨五色矣",肝血充足,肝气调和,则目能视物辨色。若肝血不足,则两目干涩,视物不清;肝经风热,则目赤痒痛;肝火上炎,则目赤生翳;肝阳上亢,则头目眩晕;肝风内动,则目斜上视。

(3) 在志为怒:怒属于一种不良的情志刺激,可使气血上逆,阳气升泄。由于肝主疏泄,阳气升发,为肝之用,故肝在志为怒。怒易伤肝,暴怒可致肝之升发太过,血随气逆,出现呕血,甚则猝然昏不知人;反之,肝阴不足,肝阳无制,则易发怒。《素问·脏气法时论》指出:"肝病者……令人善怒。"

(4) 在液为泪:泪从目出,肝开窍于目,故肝在液为泪。《素问·宣明五气》指出:"肝为泪。"肝之气血调和,则泪液濡目而不外溢。若肝血不足,则可见两目干涩等症;肝经湿热,则可见目眵增多等表现。

(五) 肾

肾位于腰部,左右各一。肾的主要生理功能是主藏精、主纳气和水液代谢。肾主骨生髓,外荣于发,开窍于耳及二阴,在志为恐,在液为唾。足少阴肾经与足太阳膀胱经相互络属于肾与膀胱,互为表里。肾在五行属水,与自然界冬气相通应。肾藏先天之精,为生命之源,故称为"先天之本"。

1. 肾的主要生理功能 藏精,主水,主纳气。

(1) 藏精:肾藏精,是指肾具有贮藏人体之精的作用。《素问·六节藏象论》指出:"肾者,主蛰,封藏之本,精之处也。"肾所藏之精包括先天之精和后天之精。先天之精来源于父母的生殖之精,它是构成胎儿的原始物质,又是繁衍后代的物质基础。后天之精来源于脾胃运化生成的水谷之精,具有滋养脏腑功能。两者相辅相成,贮藏于肾中。肾藏精的生理功能体现在两个方面:

1) 主生长发育与生殖:肾精是化生肾气的物质基础。肾中精气的生理效应首先是促进机体的生长、发育和生殖。肾中精气充盛,则人体生长发育正常,生殖功能健全;反之,肾中

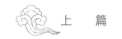

精气不足,小儿则生长发育不良,出现五迟、五软等病证;成人则早衰,如发齿脱落、耳聋目花、记忆力减退等,并可出现生殖功能低下等病证。因此,优生优育、养身保健和防止衰老等应注重对肾中精气的调养。

2) 主一身阴阳:肾中精气是机体生命活动之本,对机体各方面的生理活动都起着极其重要的调节作用。肾中精气通过肾阴和肾阳产生两种不同的生理效应:肾阴对机体各脏腑起着滋润、宁静、抑制等作用,肾阳对机体各脏腑起着温煦、推动、兴奋等作用,两者相互制约,相互为用,维护着各脏腑阴阳的平衡,保证了机体代谢和生理活动的正常进行。若肾阴不足,则可出现内热、眩晕、耳鸣、腰膝酸软、遗精、舌红而少津等症;肾阳虚损,则可出现疲惫乏力、形寒肢冷、小便清长、性功能减退、舌淡等症。

(2) 主水:肾主水,是指肾具有主持和调节体内水液的输布和排泄,维持水液代谢平衡的作用。水液代谢过程是涉及多个脏腑的一系列生理活动,但肾中精气起着决定性作用。肾中精气是机体各脏腑阴阳的根本,维护着各脏腑阴阳的平衡,从而保证各脏腑正常地参与水液代谢。此外,尿液的生成和排泄,与肾气的蒸腾气化直接相关;而尿液的生成和排泄,对维持体内津液代谢平衡至关重要,故《素问·逆调论》指出:"肾者水脏,主津液。"若肾中精气的蒸腾气化失常,则可引起尿液的生成和排泄异常,出现尿少、水肿等症。

(3) 主纳气:肾主纳气,是指肾具有摄纳肺所吸入的清气,保持吸气深度,防止呼吸表浅的作用。《类证治裁·喘证》指出:"肺为气之主,肾为气之根。肺主出气,肾主纳气。"人体的呼吸功能,虽为肺所主,但吸气要保持一定的深度,必须依赖于肾的纳气功能。肾主纳气,实际上是肾主蛰藏的特性在呼吸运动中的具体体现。肾中精气充盛,摄纳有权,则呼吸均匀和调;反之,肾中精气不足,摄纳无权,则呼吸表浅,可出现动则气喘、呼多吸少等症。

2. 肾与体、窍、志、液的关系

(1) 在体合骨,生髓,其华在发:肾藏精,精生髓,髓养骨,故肾在体合骨,生髓。髓分骨髓、脑髓,皆由肾精化生。肾精充盛,髓化有源,骨得髓养,则骨骼健壮。若肾精不足,骨髓空虚,骨失髓养,小儿则囟门迟闭,骨软无力;老人则骨质脆弱,易于骨折。《素问·五脏生成》指出:"肾之合骨也,其荣发也。"发有赖于精血的滋养,肾藏精,精化血,故其华在发。精血旺盛,则发长而润泽;反之,精血不足,则发失滋养,枯槁脱落。

(2) 在窍为耳及二阴:《灵枢·脉度》指出:"肾气通于耳,肾和则耳能闻五音矣。"耳的听觉灵敏与否,与肾中精气的盈亏有密切关系,故肾在窍为耳。肾中精气充盈,髓海得养,听觉才能灵敏;反之,肾中精气不足,髓海失养,则听力减退,耳鸣,甚或耳聋。二阴,即前阴和后阴。前阴是排尿和生殖的器官,后阴是排泄粪便的通道。人的生殖功能,有赖于肾中精气的充盈;而尿液和粪便的排泄,与肾中精气调节、气化功能也密切相关,故《素问·金匮真言论》指出肾"开窍于二阴"。

(3) 在志为恐:恐是一种不良的情志刺激。肾居下焦,肾精化生肾气,肾气必须上行,通过中焦、上焦方能布散至周身以发挥作用。《素问·举痛论》指出:"恐则气下。"人在恐惧的状态中,肾气不得上行,反而下走,影响肾气的正常布散,故《素问·阴阳应象大论》指出:"在脏为肾……在志为恐。"

(4) 在液为唾:《素问·宣明五气》指出:"五脏化液……肾为唾。"唾为口津中较稠厚的部分。肾精通过足少阴经上达舌下之金津、玉液二穴,分泌而出即为唾,故肾在液为唾。唾出于肾,若咽而不吐,则能回滋肾中精气;反之,多唾或久唾,则易耗损肾精。

附:命门

命门一词,首见《黄帝内经》,本指眼睛。《灵枢·根结》说:"命门者,目也。"《难经》开始将命门界定为内脏。明清以来,以脏的内涵对命门进行了较多的研究。从形态而言,有的认为有形,有的认为无形。从部位而论,有的认为右肾为命门,有的认为两肾都是命门,还有的认为两肾之间为命门。从功能而述,有主火、水火共主、肾间动气之不同。时至今日,虽然人们还没有对其形成统一的认识,但有一点是一致的,即肾与命门息息相关,肾好比人体的生命之门,对人体非常重要。

## 二、六腑

六腑,即胆、胃、小肠、大肠、膀胱、三焦的合称。六腑多为囊状管腔性器官,共同的生理功能特点是受盛和传化水谷,泄而不藏,实而不满, "六腑以通为用,以降为顺"。

（一）胆

胆为囊状器官,位于右胁下,附于肝之短叶间,与肝相连。胆的主要生理功能是贮藏和排泄胆汁、主决断。

1. 贮藏和排泄胆汁　胆汁为黄绿色液体,味苦,由肝之余气化生。胆汁借助肝的疏泄排泄到小肠,帮助饮食物消化吸收。胆因储藏胆汁,故有"中精之腑""清净之腑"之称。胆通过胆道和水谷之道（消化道）密切相关,胆汁可以适时排泄与水谷传化密切相关,故胆为六腑之一,又因其内藏精汁,与水谷不直接接触,并且与人的精神情志活动关系密切,故又为奇恒之腑。只有肝的疏泄功能正常,胆汁的生成和排泄无虞,饮食物消化吸收才得以正常进行。反之,若肝胆功能失常,则可现厌食、腹胀、腹泻、口苦、呕吐、黄疸等病证。

2. 主决断　《素问·灵兰秘典论》曰: "胆者,中正之官,决断出焉。"胆在人体精神意识思维活动中,具有判断事物、作出决定的作用。胆气充足之人,抵御不良精神刺激能力强,精神平复快;胆气虚怯之人则相反,常出现胆怯易惊、善恐、失眠、多梦等精神情志异常的病变。

（二）胃

胃位于腹腔上部,上连食管,下通小肠,与脾以膜相邻。胃有"胃脘""太仓""水谷之海"等名称。胃的主要生理功能是主受纳、腐熟水谷,主通降。

1. 主受纳、腐熟水谷　受纳,是接受和容纳的意思。腐熟,是饮食经过胃的初步消化,变成食糜的意思。饮食入口,经食管容纳于胃,并在胃内停留一定时间以初步消化,故胃有"水谷之海""太仓"之称。机体的生理活动和气血津液的化生,都需要依靠饮食的营养,故又称胃为"水谷气血之海"。水谷经胃的腐熟,下传于小肠,其精微物质经脾的运化而营养全身。若胃的受纳与腐熟水谷的功能失常,可能出现胃脘胀痛、纳呆厌食、嗳腐食积,或多食善饥等症。

2. 主通降,以降为和　通降是指胃气以通畅下降为顺。饮食入胃,经胃的腐熟后,下行入小肠,进一步消化吸收,与脾的运化转输功能密切配合,以完成其通降传导作用。胃的通降是受纳的前提条件,若胃失通降,不仅影响食欲,可因浊气上蒸而出现口臭;若胃气上逆,可见恶心、呕吐、呃逆、嗳气等症。

（三）小肠

小肠位于腹中,其上口与胃相接,下口与大肠相接,小肠的主要生理功能是主受盛和化物、主泌别清浊。

1. 主受盛和化物　受盛,即接受,以器盛物之意。化物,具有彻底消化、化生精微之意。小肠主受盛和化物的功能,是指小肠接受经胃初步消化的食物,在小肠内进一步消化,将水谷化为精微。若小肠的受盛化物功能失调,可出现腹胀、腹痛、便溏等症。

2. 泌别清浊　泌,即分泌;别,即分别。清,指水谷精微;浊,指食物糟粕。小肠泌别清浊的功能,是指小肠将经过消化后的饮食物,分为水谷精微和食物残渣两部分:一是将水谷精微吸收,再经脾运化输送至全身;二是把食物残渣下送大肠。小肠吸收水谷精微的同时,

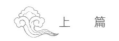

也吸收大量的水液,故又有"小肠主液"之说。小肠泌别清浊的功能正常,则水液与糟粕各走其道而二便正常。如小肠泌别清浊异常,则水走大肠,可见小便短少、大便稀溏等症。

#### (四)大肠

大肠位于腹中,其上口的阑门处接小肠,其下端接肛门。大肠的主要生理功能是传化糟粕。大肠在传导糟粕的同时,还能吸收其部分水分,因此又有"大肠主津"的说法。小肠泌别清浊后所余食物残渣,需经大肠的燥化才能形成粪便,经肛门排出体外。大肠功能失调,主要表现为传导失常和粪便的改变。大肠湿热,气机阻滞,可见腹痛下痢、里急后重;大肠实热,肠液干枯,可见便结;大肠虚寒,水谷杂下,可见腹痛、肠鸣、泄泻。

#### (五)膀胱

膀胱位于小腹部,是一个中空囊状器官,上与肾相连,下连尿道,开口于前阴。膀胱的主要生理功能是贮尿和排尿。尿液为津液所化,津液经肾的气化作用生成尿液,下输于膀胱。尿液在膀胱内贮留至一定程度时,通过肾的气化作用,使膀胱开合有度,则尿液可及时自主地排出体外。所以《素问·灵兰秘典论》说:"膀胱者,州都之官,津液藏焉,气化则能出矣。"膀胱贮尿和排尿功能失常,可见尿频、尿急、尿痛,或小便不利、尿少、尿闭,或尿失禁、遗尿等症。

#### (六)三焦

历代医家对三焦的形态和实质的认识不一,主要有二,一是指六腑之一的三焦,一是指人体部位的划分。

作为六腑之一的三焦,其主要生理功能,一是通行元气,二是运行水液。元气根源于肾,通过三焦而输布到五脏六腑,充沛于全身,以发挥其生理效应。全身的水液代谢,是由肺、脾胃、肾和膀胱诸脏腑的协同作用而完成的,但必须以三焦为通道,才能正常地升降出入。如果三焦水道不通利,则肺、脾、肾等输布调节水液的功能就难以实现其应有的生理效应。

作为部位划分的三焦,分为上、中、下三焦。膈以上为上焦,包括心、肺两脏,其生理功能为主气的升发和宣散。《灵枢·营卫生会》将此概括为"上焦如雾"。膈至脐为中焦,包括脾胃,其生理功能为消化饮食,吸收和输布水谷精微以化生气血。《灵枢·营卫生会》将此概括为"中焦如沤"。脐以下为下焦,包括小肠、大肠、肝、肾和膀胱,其生理功能为主排泄糟粕和尿液。《灵枢·营卫生会》将此概括为"下焦如渎"。肝就其部位而论属中焦,论功能属下焦。

### 三、奇恒之腑

奇恒之腑,即脑、髓、骨、脉、胆、女子胞的合称。它们功能似脏,贮藏精气;形态似腑,多为中空管腔性器官。奇,异也;恒,常也。由于它们在功能与形态两方面上不能同时符合脏或腑的特点,都有别于脏与腑,故称奇恒之腑。因脉、髓、骨、胆前文已论述,此处只介绍脑及女子胞。

#### (一)脑

脑由髓聚而成,居颅腔之中。《素问·五脏生成》说:"诸髓者皆属于脑。"《灵枢·海论》说:"脑为髓之海。"脑的主要生理功能是主宰生命及精神活动、主感觉运动。

1. 主宰生命及精神活动　脑为元神之府,是生命的枢机,是产生认识、情感、意志和行为的器官,主宰着人体的生命活动,故《素问·脉要精微论》说:"头者精明之府。"《本草纲目》说:"脑为元神之府。"人处理各项事情及睡梦现象,都是脑功能活动的结果,可见脑是人体极其重要的器官,是人的生命之本。脑主宰生命及精神活动正常,则表现为精神饱满、意识清楚、思维敏捷、记忆力强、语言清晰、情志正常;反之,则会出现精神萎靡、反应迟钝、记忆力下降、狂躁易怒,甚或昏愦等。

2. 主感觉运动 指人的视、听、嗅、触感等,皆与脑有密切关系。脑主感觉运动正常,则视物精明,听力聪颖,嗅觉灵敏,感觉正常,运动如常,轻劲有力;若脑病而感觉运动失常,就可出现视物不清、听觉失聪、嗅觉不灵、感觉迟钝、运动乏力、懈怠安卧。如髓海不足,可出现头晕、目眩、耳鸣。《灵枢·海论》说:"髓海不足,则脑转耳鸣,胫酸眩冒,目无所见,懈怠安卧。"《灵枢·口问》对其病理概括为"上气不足,脑为之不满,耳为之苦鸣,头为之苦倾,目为之眩",这说明视觉、听觉以及精神状态的变化均依赖于脑的功能活动。

(二) 女子胞

女子胞,又称胞宫、子宫,位于小腹,是女子发生月经和孕育胎儿的器官。其主要生理功能是主月经、主孕育胎儿。

1. 主月经 女子胞是女性生殖功能成熟后主司月经的主要器官。14 岁左右,天癸至,任脉通,太冲脉盛,子宫发育完全,月经按期来潮,并具有生殖能力;49 岁左右,肾中精气渐衰,天癸渐竭,冲、任二脉气血渐少,进入绝经期,属正常生理现象。"天癸"是肾中精气充盈到一定程度时的产物,具有促进性腺发育而至成熟的生理效应。可见天癸及冲、任二脉的盛衰直接影响月经变化。若女子胞主月经的功能异常,则可出现月经不调,如闭经、月经量过多或过少,甚或崩漏。此外,月经的来潮和周期与心、肝、脾三脏的生理功能状态有关。

2. 主孕育胎儿 月经正常来潮后,女子胞就具备了生殖孕育胎儿的能力。受孕以后,女子胞即聚血养胎,成为保护胎儿和孕育胎儿的主要器官。胎儿在母体子宫中发育,靠母血充养,直至十月期满,然后子宫收缩,娩出胎儿。此外,女子胞还主生理性带下,分泌阴液,以润泽阴部。所以女子胞是妇女经、带、胎、产极为重要的器官。

### 四、脏腑之间的关系

人体是一个有机的整体,脏腑之间生理上密切配合,病理上相互影响。掌握它们之间的关系,对于指导临床诊断、治疗与护理具有重要意义。

(一) 脏与脏之间的关系

心、肺、脾、肝、肾之间的关系,不能只从生克乘侮的宏观角度去探讨,更应注重它们之间在生理和病理方面的具体联系。

1. 心与肺 心肺同居膈上,心主血脉,肺主气司呼吸。心与肺的关系,主要表现为气和血的关系。肺气助心行血,心血布散肺气。若心肺功能失调,人体就会出现心血瘀阻、胸闷、咳喘等气血运行失调的表现。

2. 心与脾 心主行血生血,脾主生血统血。心与脾的关系,主要表现在血液的生成和运行两方面。脾主运化,为气血生化之源,健运则化生有源,心血充足。血液的运行赖于心气推动,又靠脾气的统摄而不外溢。若心脾功能异常,常相互影响而易出现失眠、健忘、心悸、纳呆、便溏等心脾两虚的表现。

3. 心与肝 心主行血,肝主藏血;心藏神,肝主疏泄、调畅情志。心与肝的关系,主要表现在血液运行及精神情志两方面。心主行血,既需要肝藏血提供保障,又需要肝之疏泄协助;心行血正常,肝才有血可藏。心肝功能协调,血液运行才能正常。反之,则相互影响,如心肝血虚证、心肝血瘀证等。人的精神情志既由心所主,又受肝主疏泄的调节。两者功能异常则易出现心烦失眠、急躁易怒或抑郁等表现。

4. 心与肾 心位于上焦,属火;肾位于下焦,属水。心藏神,肾藏精。心与肾的关系主要表现为"心肾相交"和精神互用两方面。心火在上必须下降温肾水,使肾水不寒;肾水在下必须上升制约心火,使心火不亢,心肾这种正常协调的关系称为"心肾相交"或"水火既济"。如失其平衡,则"水火失济"或称"心肾不交",易出现失眠、男子遗精、女子梦交等症。

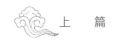

精能生神,神能御精,所以心与肾之间还存在着精神互用的关系。

5. 肺与脾　肺主气司呼吸,脾主运化;肺主行水,脾主运化水液。肺与脾的关系,主要表现在气的生成与水液代谢两方面。肺司呼吸摄纳自然界清新的空气,脾运化饮食物化生水谷之气,二者在胸中结合而成宗气。肺脾功能正常,宗气生成充足,进而促进血行、协助呼吸,故有"肺为主气之枢,脾为生气之源"之说。临床常见的肺脾气虚证,即是肺脾功能障碍影响了气的生成而致。脾主运化水液,将人体水液上输于肺,肺通过宣降而布散全身,可见肺脾既分工又合作,在维持水液代谢平衡方面发挥着重要作用。如二者关系失调,可见痰饮、水肿等病变,故有"脾为生痰之源,肺为贮痰之器"之说。

6. 肺与肝　肝主升发,肺主肃降。肺与肝的关系,主要体现在人体气机升降的调节方面。肝气以升为主,肺气以降为主。肝升肺降,升降协调,对全身气机的调畅起着重要作用。病理状态下,常可相互影响。如肝气上逆,肝火上炎,可耗伤肺阴,使肺失肃降,而出现咳嗽、胸痛、咯血等肝火犯肺证,即所谓"木火刑金"或"木旺侮金"。另一方面,肺热壅盛,也可耗损肝阴,致肝阳过亢,而出现头痛、易怒、胁肋胀痛等肺病及肝的表现。

7. 肺与肾　肺主通调水道,肾主水;肺主呼吸,肾主纳气。肺与肾的关系,主要表现在水液代谢和呼吸运动两方面。肺为水之上源,肾为主水之脏,肺的肃降和通调水道功能有赖于肾的蒸腾气化。反之,肾之主水亦有赖于肺的宣发肃降和通调水道功能。肺肾协调,全身水液代谢正常。如肺肾功能失调,常出现咳逆、水肿等病变。在呼吸方面,肺肾相互为用,人体呼吸才有深度,呼吸正常,故有"肺为气之主,肾为气之根"之说。

8. 肝与脾　肝主疏泄,脾主运化;肝主藏血,脾主统血。肝与脾的关系,主要表现在饮食物的消化和血液生成和运行两方面。肝主疏泄,调畅气机,协调脾胃升降,并能化生和排泄胆汁,促进脾胃对饮食物的消化。临床常见的肝脾不调证,即是肝病影响脾对饮食物的消化。脾气健运,气血生化有源,则肝有所藏。脾能将饮食物化为水谷精微,提供血液生成的初始物质,保障血液来源充足,使肝藏血和疏泄功能正常。同时脾统血、肝主疏泄共同促进血液运行。若脾气虚弱,血液化源不足,或脾不统血,失血过多,均可导致肝血亏虚,出现眩晕、视物模糊、月经量少等症。

9. 肝与肾　肝藏血,肾藏精;肝主疏泄,肾主封藏。肝肾之间的关系,主要表现在精血同源、藏泄互用以及阴阳互资互制三方面。精与血皆由水谷之精化生和充养,且能相互资生,故曰精血同源。肾精可化为肝血,肝血又能滋养肾精。病理上肝血不足与肾精亏损多可相因为病,以致出现头昏目眩、耳聋耳鸣、腰膝酸软等肝肾精血两亏之证。肝主疏泄,肾主封藏,两者相反相成。肝肾疏泄封藏协调,女子孕育经产、男子排精生殖功能才能正常。若肝肾藏泄失调,女子可见月经不调、经量过多、闭经以及排卵障碍,男子可见阳痿、遗精、滑泄或阳强不泄等。肾阴滋养肝阴防止肝阳过亢,肾阳温养肝阳使肝脉不寒。肝肾阴虚,水不涵木,又易致肝阳上亢,可见眩晕、中风等。

10. 脾与肾　脾为后天之本,肾为先天之本;脾主运化水液,肾为主水之脏。脾肾之间的关系,主要表现为先天与后天的关系及水液代谢两方面。脾为气血生化之源,肾主藏精。肾藏之精既有先天之精又有后天之精,所以脾与肾之间的关系一定程度上是先天与后天的关系。脾主运化水液,为水液代谢的枢纽,肾主水液,气化作用贯穿于水液代谢始终,脾肾相互协同,在水液代谢过程中亦发挥着重要的作用。脾肾两脏生理上互资互制,病理上相互影响。如脾阳虚或肾阳虚,可相互波及而出现水液代谢障碍,出现水肿、泄泻、小便不利等症。

(二)脏与腑之间的关系

脏与腑的关系,实际上就是脏腑阴阳表里关系。脏属阴,腑属阳;脏为里,腑为表。一脏一腑,一阴一阳,一里一表,相互配合,其间有经络互相络属,从而构成了脏腑之间的密切联系。

1. 心与小肠　手少阴经属心络小肠,手太阳经属小肠络心,两者通过经脉的互相络属构成了表里关系。在病理方面主要表现为:若心有实火,可移热于小肠,引起尿少、尿赤、尿痛;小肠有实热,亦可循经上炎于心,而出现心烦、舌赤、口舌生疮。

2. 肺与大肠　手太阴经属肺络大肠,手阳明经属大肠络肺,肺与大肠通过经脉的相互络属而构成表里关系。肺气的肃降有助于大肠传导功能的发挥,而大肠的传导功能正常,又有助于肺气的肃降。在病理方面,若大肠实热,腑气不通,则可使肺失肃降,而见胸满、咳喘等症;若肺失肃降,津液不能下达,可见大便燥结;肺气虚弱,大肠传化无力,可出现气虚便秘、大便艰涩不畅。

3. 脾与胃　足太阴经属脾络胃,足阳明经属胃络脾,脾与胃通过经脉相互络属构成表里关系。脾与胃的关系表现为:运纳协调,升降相因,燥湿相济。脾主运化,胃主收纳,共同完成饮食物的消化吸收及其精微的输布。脾气主升,胃气主降,脾升胃降不仅是水谷精微转输和食物残渣下行的动力,而且也是人体气机上下升降的枢纽。脾为阴脏,喜燥恶湿;胃为阳腑,喜润恶燥。脾燥胃润的特性相互为用、相互协调方能完成运化过程。脾与胃在病理上相互影响,若脾为湿困,运化失职,清气不升,可影响胃的受纳与通降,而见纳呆、呕恶、脘腹胀满;若饮食不节,食滞胃脘,浊气不降,亦可影响脾的运化与升清,而出现腹胀、泄泻等症。

4. 肝与胆　胆附于肝,足厥阴经属肝络胆,足少阳经属胆络肝,肝与胆通过经脉相互络属构成表里关系。胆汁来源于肝,胆汁的贮藏和排泄,有赖于肝的疏泄;而胆汁排泄通畅,又有利于肝的疏泄功能正常发挥。因此,肝与胆生理上密切相关,病理上相互影响,如肝胆同病中的肝胆火旺、肝胆湿热等。此外,肝主谋虑,胆主决断,两者必须协调配合,才能完成正常的意识活动。

5. 肾与膀胱　足少阴经属肾络膀胱,足太阳经属膀胱络肾,肾与膀胱通过经脉相互络属构成表里关系。肾为水脏,膀胱为水腑。膀胱的贮尿和排尿功能,有赖于肾的气化和固摄作用。肾气充足,固摄有权,膀胱开合有度,则小便排泄正常。肾气不足,气化失常,固摄无权,则膀胱开合失度,可见小便不利或失禁、遗尿、尿频等症。

(三)腑与腑之间的关系

六腑是以化水谷、行津液为其生理特点。六腑之间的相互关系,主要体现于饮食物的消化吸收、津液的输布、废物的排泄等方面。饮食物入胃,经胃的腐熟、初步消化,下传于小肠,同时胆排泄胆汁进入小肠,以助消化。小肠泌别清浊,清者为水谷精微和津液,经脾的运化和转输,以营养全身;浊者为剩余的水液和食物残渣,剩余的水液经肾的气化,渗入膀胱,形成尿液,再经过膀胱的气化,排出体外;食物残渣下传大肠,经大肠吸收水液并向下传导,形成粪便,排出体外。在上述食物的消化吸收和废物的排泄过程中,还有赖于三焦气化和运行水液的作用。由于六腑传化水谷,需要不断地受纳、消化、传导和排泄,虚实更替,宜通而不宜滞,所以有"六腑以通为用""腑病以通为补"之说。六腑之间在病理上亦相互影响,如胃有实热,灼耗津液,可使大肠传导不利,大便燥结;大肠传导失司,亦可犯胃,胃失和降,出现呕吐苦水;脾胃湿热,熏蒸肝胆,可使胆汁外溢,出现黄疸。

# 第四节　精、气、血、津液

精、气、血、津液是构成人体和维持人体生命活动的基本物质,是脏腑、经络等组织器官进行生理活动的物质基础,也是脏腑生理活动的产物。机体的脏腑、经络等组织器官进行生

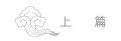

理活动,其能量来源于精、气、血、津液;同时,精、气、血、津液等的生成和代谢,又依赖于脏腑、经络等组织器官的正常生理活动。因此,精、气、血、津液与脏腑、经络等组织器官之间,始终存在着相互为用的密切关系,以维持人体正常的生理功能活动。

本节主要介绍精、气、血、津液及其相互关系。

## 一、精

精是禀受于父母的生命物质与后天水谷精微相融合而形成的一种精华物质,是人体生命的本原,是构成人体和维持人体生命活动的最基本物质。《素问·金匮真言论》概括为"夫精者,身之本也"。精有广义和狭义之分。广义之精,是泛指一切精微和生理作用十分重要的物质,如机体中的气、血、津液以及从饮食物中吸收的"水谷精微"等,均属于"精"的范畴;狭义之精,是指生殖之精。从精的来源而言,又分为先天之精与后天之精。先天之精是指禀受于父母的生殖之精,与生俱来,是构成胚胎发育的原始物质。《灵枢·本神》说:"故生之来谓之精。"后天之精是指出生之后,人体摄入饮食物,经脾胃运化、吸收的水谷精微,又称后天水谷之精。精是维持人体生长发育和生命活动的物质基础。人体之精,禀受于先天,长养于后天,人体先后天之精气虽然来源有异,但两者相互依存、相互为用。"先天之精"需要"后天之精"的不断培育和充养,才能充分发挥其生理效应,"后天之精"则必需"先天之精"的活力资助,才能源源不绝。

精的生理功能主要有以下四个方面:一是繁衍生殖,生殖之精与生俱来,为生命起源的原始物质,具有生殖以繁衍后代的作用。出生后先天之精与后天之精相辅相成,逐渐充盛并产生"天癸"。男子二八天癸至,精气溢泻;女子二七而天癸至,月事应时而下,即具有生殖能力。到了老年,精气衰微,天癸竭而地道不通,则丧失了生殖繁衍能力。由此可见,精是繁衍后代的物质基础。二是生长发育,人之生始于精,由精而成形。人出生之后,则要依赖后天之精的不断充养,形体不断生长发育。随着精气的盛衰变化,人则从幼年而青年而壮年而步入老年,呈现出生、长、壮、老、已的生命运动规律。三是生髓化血,肾藏精,精生髓,脑为髓海。故肾精充盛,则脑髓充足而思维敏捷,耳目聪敏。肾精充足,则骨髓充满,骨骼因得髓之滋养而坚固强健。此外,精生髓,髓可化血,精足则血充,故有精血同源之说。四是濡养脏腑,精具有滋润濡养人体脏腑形体官窍的作用。人以水谷为本,水谷精微不断地输布到五脏六腑等全身各组织器官之中,维持其正常生理活动。

## 二、气

气是人体内活力很强、运行不息的极精微物质,是构成人体和维持人体生命活动的基本物质之一。气的运动是人体生命活动最基本的保证,气的运行一旦终止,生命亦终止。

### (一)气的生成

人体之气来源于先天之精气、饮食物中的水谷之气和自然界的清气,在肺、脾、胃、肾等脏腑的综合作用下而生成。禀赋良好、物质来源丰富、自然空气质优量足、脏腑功能正常,则人体之气化生充足。反之,任何一个环节或方面出现问题,都会影响气的生成。

### (二)气的分类

人体之气,根据生成来源、分布和功能,分为元气、宗气、营气、卫气四种。

1. 元气　又称"原气"或"真气",是人体最根本、最重要的气,是人体生命活动的原动力。元气由先天之精化生,又依赖后天脾胃运化的水谷之气的充养才能充盛。元气发源于肾,以三焦为通道布散全身,内而脏腑,外而肌腠,无处不到。元气的主要功能为推动和调节人体的生长发育和生殖,推动和激发各脏腑、经络、形体、官窍的生理活动。

2. 宗气 是积于胸中之气。宗气由脾胃将饮食物化为水谷精微之气与肺吸入的自然界清气结合而成。宗气在胸中积聚之处,《灵枢·五味》称为"气海",又名"膻中"。宗气的主要功能,一是上走息道助肺呼吸,二是下贯心脉助心行血,故与人的视、言、动、听功能有关。宗气可下蓄丹田,以资先天元气。左乳下心尖搏动处即"虚里",可以观察宗气盛衰。

3 营气 又称荣气,是行于脉中而具有营养作用的气。脾胃化生的水谷精微,其中精纯柔和的部分进入脉中而成营气。营气循脉运行全身,内入脏腑,外达肢节,终而复始,营周不休。营气主要有化生血液和营养全身的功能。正如《灵枢·邪客》所说:"营气者,泌其津液,注之于脉,化以为血,以荣四末,内注五脏六腑。"由于营气是血液的组成部分,营气与血,同行脉中故常"营血"并称。

4. 卫气 又称卫阳,是行于脉外而具有卫护、温养作用的气。脾胃运化的水谷精微,其中慓疾滑利的部分行于脉外而化为卫气。卫气行于脉外,不受脉道的约束,外而皮肤肌腠,内而肓膜、胸腹,布散全身。《灵枢·本脏》说:"卫气者,所以温分肉,充皮肤,肥腠理,司开阖者也。"卫气的主要功能为固护肌表,防御外邪入侵;温养脏腑、肌腠、皮毛;调节腠理开合,控制排汗和维持体温恒定。

（三）气的运动

气的运动称为气机。气运动的基本形式是升、降、出、入。脏腑经络是人体之气运动的场所,气的运动又通过脏腑经络的具体活动而表现出来。从局部来看,气的运动形式是有所侧重的,如心肺居上,其气以下降为主;肝肾居下,其气以上升为主;脾胃位于中焦,为气机升降枢纽。也有的脏自身就是升降的统一体,如肺通过呼吸,充分体现了气的升、降、出、入运动。总之,人体之气运动规律是升已而降,降已而升,升中有降,降中有升,从整体来看是对立统一协调平衡的。

气的运行通畅无阻,升降出入运动协调平衡,这种正常状态称为"气机调畅";若气的升降出入运动失去协调平衡,称为"气机失调"。气机失调有多种表现形式,气的运行受阻不畅,阻滞局部,称为"气滞";气的上升太过或下降不及,称为"气逆";气的上升不及或下降太过,称为"气陷";气的外出太过而不能内守,称为"气脱";气不能外达而郁结闭塞于内,称为"气闭"。

（四）气的功能

气是维持人体生命活动的基本物质之一,其生理功能主要体现在五方面。

1. 推动作用 是指气具有激发和推动的功能。由于气是活力很强的精微物质,运行不息,故能激发和促进人体的生长发育及各脏腑经络的生理功能,能促进血的生成、运行及津液的生成、输布与排泄等生理活动。若气的推动作用减弱,不仅会影响人体的生长发育和脏腑功能,也会出现血液和津液的生成不足及其运行输布迟缓等病理变化。

2. 温煦作用 是指气可以通过气化产生热量,温煦机体的功能。气的温煦作用可以维持体温恒定,保障各脏腑、经络、形体、官窍进行正常的生理活动,也有助于精血津液的正常循环、运行和输布。"气主煦之,血主濡之",若气虚温煦不足,则畏寒肢冷、脏腑功能低下、血液与津液运行迟缓等。

3. 防御作用 是指气有护卫肌表,防御外邪入侵,又能祛邪外出的功能。《素问·刺法论》说:"正气存内,邪不可干。"若气的防御作用减弱,人体易患疾病或病后不易较速恢复。《素问·评热病论》说:"邪之所凑,其气必虚。"气的防御作用决定着疾病的发生、发展和转归。

4. 固摄作用 是指气对于体内精血、津液等液态物质的固护、统摄和防止其无故流失的功能。若气的固摄作用失常,则可能导致体内液态物质的大量丢失。如气不摄血可见咯血、尿血、崩漏等各种出血证;气不摄津,可以引起自汗、多尿、小便失禁、流涎、呕吐清水、泄泻滑脱等;气不固精,可以引起遗精、滑精、早泄等病证。

5. 气化作用　是指通过气的运动而产生的各种变化,即精、气、血、津液各自的新陈代谢及其相互转化。通过气化作用,饮食物可以化为精微进而化生气、血、津液,津液经过代谢可以化为汗液、尿液等。若气化功能减弱,则会影响精、气、血、津液的生成与输布,影响饮食物的消化吸收与排泄。

### 三、血

血,即血液,是循行于脉中的富有营养的红色的液态物质,是构成人体和维持人体生命活动的基本物质之一。血主于心,藏于肝,统于脾,血必须在脉管内有规律地循行,充分发挥营养和滋润的生理效应。脉是血液运行的通道,故有"血府"之称。

#### (一) 血的生成

血主要由水谷精微化生。水谷精微通过脾胃运化功能而产生,并转化生成营气和津液,营气和津液再经气化变而为血,所以脾胃是气血生化之源。《灵枢·决气》说:"中焦受气取汁,变化而赤,是谓血。"此外,肾精也是化生血液的基本物质,精和血之间存在着相互资生和转化的关系。肾藏精,精生髓,髓化血,血藏于肝。肾中精气充盈,则肝有所养,血有所充;肝的藏血量充盛,则肾有所藏,精有所资,故有"精血同源"之说。

#### (二) 血的运行

血在脉管中运行不息,流布于全身,为全身各脏腑器官提供了丰富的营养。血属于阴而主静,血的运行主要依赖于气的推动作用,也是多个脏腑功能共同作用的结果。如心主血脉,血在心气的推动下循行于脉管之中,输送到全身;肺主宣发肃降,朝百脉,主一身之气,通过宗气贯心脉助心行血;肝主疏泄,气行则血行,是促进和通利血液运行的重要因素。血液的循行,还有赖于脾气的统摄和肝主藏血功能的调节。血在脉管中不溢出脉外,也是由于气的固摄作用,脾的统血、肝的藏血功能也是固摄血液的重要因素。血液正常运行必须具备两个条件:一是脉管系统的完整性和保持通畅;二是全身各脏腑发挥正常生理功能,特别是心、肺、肝、脾四脏的功能尤为重要。

综上所述,血液运行是在心、肺、肝、脾等脏腑功能相互协调下进行的,具体表现在推动力和固摄力这两种力量的协调平衡,维持着血液的正常运行。若推动力不足,可见血液流速减慢、涩滞,甚至血瘀等改变;若固摄力不足,则血液运行不循常道,甚则血液外溢而出血。

#### (三) 血的功能

血是维持人体生命活动的基本物质之一,其生理功能主要体现在两方面。

1. 营养滋润全身　全身血液沿脉管循行于全身,内至脏腑,外达皮肉筋骨,为全身各脏腑组织器官的功能活动提供营养,以维持正常的生理活动。故《素问·五脏生成》:"肝受血而能视,足受血而能步,掌受血而能握,指受血而能摄",阐明机体各组织器官功能活动是在血的濡养作用下完成的。血的营养和滋润作用,具体体现在面色的红润、肌肉的丰满壮实、皮肤和毛发的润泽有华、感觉和运动的灵活自如等方面。血虚时,血的营养和滋润作用减弱,机体脏腑功能低下,可见头昏目眩、面色不华或萎黄、毛发干枯、肌肤干燥、肢体或肢端麻木、运动不灵活等临床表现。

2. 神志活动的物质基础　血能养神,人的气血充盈,才能神志清晰,精神旺盛。无论何种原因形成的血虚、血热或运行失常,均可出现精神衰退、健忘、多梦、失眠烦躁,甚则神志恍惚、惊悸不安以及谵狂、昏迷等神志失常的多种临床表现。

## 四、津液

津液,是机体一切正常水液的总称,包括各脏腑组织器官的内在液体及其正常的分泌物。津液是构成人体和维持生命活动的基本物质之一。

津液是津和液的总称。《灵枢·决气》说:"腠理发泄,汗出溱溱,是谓津……谷入气满,淖泽注于骨,骨属屈伸,泄泽,补益脑髓,皮肤润泽,是谓液。"一般而言,性状较清稀,流动性较大,布散于肌表皮肤、肌肉和孔窍,并能渗入血脉之中,起滋润作用的,称为津;性状较稠浊,流动性较小,灌注于骨节、脏腑、脑、髓等组织,起濡养作用的,称为液。津与液同为正常水液,可以相互转化,故常不作严格区分而统称津液。临床津液受损时,程度较轻的,称为"伤津";程度较重者,称为"脱液"。

### (一)津液的代谢

津液的代谢是一个复杂的生理过程,涉及脾、肺、肾等多个脏腑的一系列生理活动。《素问·经脉别论》中"饮入于胃,游溢精气,上输于脾;脾气散精,上归于肺;通调水道,下输膀胱。水精四布,五经并行",是对津液的生成、输布与排泄过程的简明概括。

1. 津液的生成　津液来源于水谷,其生成主要是通过胃对饮食水谷的"游溢精气",吸收水谷中的部分精微,由小肠泌别清浊,吸收大部分的营养物质和水分,再由大肠吸收食物残渣中的残余水分。胃、小肠、大肠所吸收的水谷精微,输送至脾,经脾的运化转化为津液,然后通过脾散精于肺,进而布散全身。

2. 津液的输布　主要依靠多个脏腑生理功能的综合作用来完成。脾主运化水谷精微,通过其转输作用,一方面将津液上输于肺,另一方面,又可直接将津液向四周布散。肺主行水,通调水道,为水之上源。肺接受从脾转输而来的津液之后,一方面通过宣发作用将津液输布至人体上部和体表,另一方面,通过肃降作用,将津液输布至肾和膀胱。肾对津液输布起着主宰作用,表现在两个方面:一是肾中阳气的蒸腾气化作用是脾的散精、肺的通调水道,以及小肠的泌别清浊等作用的动力,推动着津液的输布;二是由肺下输到肾的津液,在肾的气化作用下,清者蒸腾,经三焦上输于肺而散布全身,浊者化为尿液注入膀胱,排出体外。综上可见,津液的输布虽与五脏皆有密切关系,但主要是由脾、肺、肾和三焦来完成。

3. 津液的排泄　主要是通过肺将宣发至体表的津液化为汗液,肺在呼气时带走部分水分,肾将水液蒸腾气化生成尿液并排出体外,大肠排出的水谷糟粕所形成的粪便中亦带走一些残余的水分。

总之,津液的代谢,依赖于诸多脏腑组织器官,以脾、肺、肾尤为重要。各有关脏腑特别是脾、肺、肾的功能失调,均可影响津液的生成、输布和排泄,从而破坏津液代谢的平衡,导致伤津、脱液等津液不足的病变,或形成内生水湿、水肿、腹水、痰饮等津液环流障碍或水液停滞积聚的病变。

### (二)津液的功能

津液的生理功能有以下四方面。

1. 滋润濡养　津液是液态物质,具有营养和滋润作用,能够濡润脏腑、充养脑髓、滑利关节、润泽肌肤孔窍。

2. 化生血液　津液渗入脉中,既可滑利脉道,又能参与血液生成,是血液生成的重要来源。故《灵枢·痈疽》说:"中焦出气如露,上注溪谷,而渗孙脉,津液和调,变化而赤为血。"

3. 调节阴阳平衡　津液在维护人体阴阳平衡方面发挥着重要的作用。津液有形性凉而属阴,如人体阳热有余则水液摄入量增加,阴寒过盛则水液摄入量减少。再者可通过汗、尿等途径,调节人体的阴阳。

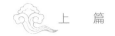 

4. 排泄代谢废物 津液在人体脏腑经络等组织器官的功能活动过程中,在气、血、精的化生过程中,全程参与并发挥着重要的作用,其自身在以汗、尿、呼气、粪便等形式排出体外时,也将全身代谢垃圾排出体外。

### 五、精、气、血、津液之间的关系

精、气、血、津液在性状、功能和分布上各有不同,但在生理上相互依存、相互为用,在病理上相互影响。

#### (一) 精与气、血的关系

精能化气,气能生精,精与气相互资生、相互依存。肾精和肾气互生互化、互为体用,常合称为肾中精气。肾精化生元气,水谷精微化生宗气、营气、卫气,全身各脏腑之气都依赖于精的滋养。而精的生成,又依赖于气的充盛。所以,精盈则气盛,气足则精充;若精亏则气衰,气虚则精不足。气不仅生精,又能固精。气失固摄,则精关不固,出现早泄、滑精。精能生血,血能化精,精与血相互资生、相互转化,称为"精血同源"。血虚可致精亏,精亏也可致血虚,均可形成精血亏损。

#### (二) 气与血的关系

气属阳,血属阴。《难经·二十二难》指出的"气主煦之,血主濡之",简要地概括了气与血在功能上的区别。但气和血之间,又有相互依存、相互资生、相互制约的密切关系,这种关系可概括为"气为血之帅,血为气之母"。

1. 气为血之帅

(1) 气能生血:是指气的运动变化是血液生成的动力。饮食物转化成水谷精微,又从水谷精气转化成营气和津液,再从营气和津液转化成赤色的血液,均离不开气化作用,所以说气能生血。气旺则血充,气虚则血虚。故在治疗血虚疾患时,常配合补气药,意在补气以生血。

(2) 气能行血:是指血的运行,有赖于气的推动,主要是依靠心气的推动,以及肺气的宣发肃降、肝气的疏泄条达共同协调作用,故气的正常生理功能发挥对保证血液的运行有着重要意义,气行则血行,气滞则血瘀。在病理上,如气虚推动无力,或气滞,均可形成血瘀。若气机逆乱,血行失序,血随气升,则出现面红、目赤,甚至吐血、衄血;或血随气陷,出现下腹坠胀,甚至下血、崩漏等。

(3) 气能摄血:是指气对血液具有统摄和固摄作用,使血循行于脉中而不致外溢。气的这种功能,实质上是通过脾统血的功能来实现。若气虚,气不摄血,可导致各种出血病证。

2. 血为气之母

(1) 血能载气:是指血是气的载体,气依附于血而运行。若血不载气,则气浮散而无根,无以所归而发生气脱。故大出血时,往往气亦随之脱失,出现"气随血脱"的危重证候。

(2) 血能养气:血为气的功能活动提供营养,使气保持充盛。故血足则气旺,血虚则气衰。

#### (三) 气与津液的关系

气属阳,津液属阴。气与津液的关系和气与血的关系极其相似。津液的生成、输布和排泄,有赖于气的气化、温煦、推动和固摄作用。气在体内的存在及其运动变化,既依附于血,也依附于津液,两者生理上密切相连,病理上相互影响。

1. 气对津液的作用

(1) 气能生津:气是津液生成的物质基础和动力。津液是饮食物经脾胃的运化,经过一系列气化过程而生成。脾胃之气旺,则化生津液之力强,人体津液充足;脾胃之气虚,化生津液之力弱,则津液不足。

(2) 气能行津:是指津液的输布、变化和排泄,有赖于气的推动和气化作用。由于脾气的转输,肺气的宣降,肾中精气的蒸腾气化,才能使津液输布于全身;津液代谢后转变为汗液和尿液排出体外,也是通过气的气化作用来完成的。所以说气行水行,气停水聚。当气的推动和气化作用异常时,津液输布和排泄亦随之受阻,可出现水液停聚,在病理上称为"气不行水"。这是临床上行气与利水法并用的理论依据之一。

(3)气能摄津:气的固摄作用控制着津液的排泄,使体内津液保持一定的量,以维持津液的代谢平衡。若气虚,固摄无力时,可致多汗、漏汗、多尿、遗尿等。

2. 津液对气的作用

(1)津能生气:是指津液能促进气的生成,为气的生成提供营养。津液由脾胃运化的水谷精微所化,在输布过程中受到各脏腑阳气的蒸腾温化,可化生为气。另一方面津液可滋润和营养各脏腑组织,使各脏腑组织之气化源充足,保持旺盛,维持正常的生理功能。在病理情况下,津液亏虚,会引起气虚之证。

(2)津能载气:是指气必须依附于有形之津液,才能正常地运行于全身。这种作用与血能载气的道理是基本一致的。津液也是气的载体之一,尤其是脉外的津液流行输布,能够运载卫气,使卫气流布全身,外达肌表。津液的丢失,易导致气的耗损,而当大吐、大泻、大汗等病变使津液大量流失时,气也会无所依附,也随之而外脱,称"气随津(液)脱"。

(四)血与津液的关系

血与津液,来源相近,两者均属于阴,又能相互渗透转化,所以两者的关系非常密切,有"津血同源"和"血汗同源"之说。在生理上,津液和血都来源于水谷精气,并可相互化生,津液是血液的组成部分,津液渗注于脉,即成为血;若血中的津液渗出于脉外,即为津液。在病理情况下,血和津液之间也多相互影响。如失血过多,可导致津液的损伤,出现口渴、尿少、皮肤干燥等病理改变;反之,严重的伤津脱液,也会导致血脉空虚,津枯血燥等病变。因此,对于失血患者,临床上不宜采用发汗等疗法,对于津液耗伤的患者,亦不宜用放血或破血疗法,故《灵枢·营卫生会》说"夺血者无汗,夺汗者无血"。

# 第五节 病因与病机

人体是一个有机的整体,人体各脏腑组织之间以及人与外界环境之间,维持着对立统一的相对动态平衡,以保持机体正常的生命活动。此平衡因某种原因遭到破坏,不能自行调节、及时恢复时,机体就会发生疾病。病因与病机就是分析破坏这种平衡的原因和疾病发生、发展与变化的理论。

## 一、病因

病因是指能破坏机体相对平衡状态而引发疾病的原因,又称"致病因素""病邪""病源"等。中医学重视对病因的研究,更注重"辨证求因",即通过症状和体征分析推求病因。中医学将病因分为外感、内伤、病理产物及其他因素等。

(一)外感致病因素

外感致病因素是指来源于自然界,多从肌表、口鼻入侵人体而致病的病邪,包括六淫和疠气等。

1. 六淫 即风、寒、暑、湿、燥、火(热)六种外感病邪的统称。在正常情况下,风、寒、暑、湿、燥、火是自然界六种气候的变化,称为"六气"。如六气太过或不及,加之人体抵抗力低下等因素,导致人体疾病时,则称为六淫,又称六邪,是反常的六气。六淫致病有其共性:①外感性:即都从肌表、口鼻侵入人体而致病;②季节性:即发病有明显的季节性,如春多风病、夏多热病、秋多燥病、冬多寒病等;③地域性:即发病与地域环境关系密切,如南方多热病,北方多寒病;④相兼性:即两种或两种以上病邪相兼为病,如风寒感冒、风热咳嗽;⑤转化性:六淫致病在一定的条件下,其证候可发生转化,如感受风寒之邪可由表寒证转化为里热证。

(1) 风邪的性质和致病特点:凡具有善动不居、轻扬开泄等特性的外邪,称为风邪。风为春季的主气,但四季均可致病。

1) 风为阳邪,其性开泄,易袭阳位:风性主动、轻扬、升发、向上、向外,故风为阳邪。因其轻扬,常伤及人体的上部(头、面)、阳经和肌表,易使腠理开张,常出现头痛、身背项痛、汗出、恶风等症。

2) 风性善行而数变:"善行",指风性善动不居,其致病病位具有游移不定的特点。"数变",指风邪致病具有发病急、变化快的特点。如风寒湿相合导致的"行痹",则见关节游走性疼痛,痛无定处;荨麻疹出现的风疹块,发生迅速,发无定处,此起彼伏,时隐时现等。

3) 风性主动:指风邪致病具有动而不稳的特征。如感受风邪后出现的面部肌肉抽搐、震颤、口噤,破伤风出现四肢抽搐、角弓反张等。

4) 风为百病之长:风邪最易侵袭人体,又常为其他邪气致病之先导,与其他病邪相合而伤人,如风寒证、风热证、风湿证等。

(2) 寒邪的性质和致病特点:凡具有寒冷、凝结、收引特性的外邪,称为寒邪。寒为冬季的主气,但不独见于冬季。

1) 寒为阴邪,易伤阳气:寒为阴气盛的表现,故为阴邪。阴寒之邪入侵人体后,阳气受损,阴阳失衡而呈现阴气盛的一派寒象。如寒伤肌表则可见恶寒、发热、无汗、鼻塞、流清涕等;寒邪直中脾胃,则可见脘腹冷痛、呕吐、便溏等。

2) 寒性凝滞,主痛:指寒邪侵袭人体,易使气血津液凝结、经脉涩滞不畅。血得温则行,遇寒则凝,不通则痛,故寒邪致病多见疼痛症状,如头身疼痛、关节疼痛、胃脘疼痛等。

3) 寒性收引:指寒邪侵袭人体,可使气机收敛,腠理、经络、筋脉收缩而挛急。如寒袭肌表,肌腠拘急,汗孔闭塞,阳气不得宣泄于外,可见恶寒、发热、无汗、肩背牵引、拘挛疼痛;寒客经络筋脉关节,经脉气血循行不畅,可见头身疼痛、脉紧、关节屈伸不利、四肢冷痛不仁等。

(3) 暑邪的性质和致病特点:凡具有炎热、升散特性的外邪,称为暑邪。暑为夏季火热之气所化,故具有明显的季节性,主要发生于夏至以后,立秋之前。

1) 暑为阳邪,其性炎热:暑为盛夏火热之气所化,故暑邪为阳邪,致病多表现为一系列阳热症状,如壮热、心烦、面赤、脉洪数等。

2) 暑性升散,伤津耗气:暑与火热之邪同类,致病易上扰心神和头目,可见头昏、目眩、面赤、心胸烦闷不宁等。暑邪侵犯人体还可致腠理开泄而汗出。汗出过多,既伤津,又耗气,津伤气虚症状并存。若气津耗伤太过,可见突然昏倒、不省人事、汗出不止等。

3) 暑多夹湿:盛夏多雨而湿气较重,故暑邪常夹湿邪为病。其临床表现不仅有发热、烦渴等暑热症状,还常兼有身热不扬、四肢困倦、胸闷、呕恶、大便溏而不爽等湿滞症状。

(4) 湿邪的性质和致病特点:自然界中,凡具有重浊、黏滞、趋下特性的外邪,称为湿邪。湿为长夏的主气,其他季节亦可见。

1) 湿为阴邪,易损伤阳气,阻遏气机:湿与水同类,故为阴邪。湿邪袭人,最易损伤脾阳,可见纳呆、腹胀、便溏、水肿等。湿为重浊之邪,侵入人体易阻遏气机,可见胸闷、脘痞、呕恶等。

2) 湿性重浊:"重",指湿邪致病易出现以沉重束缚感为特征的临床表现。如湿袭肌表,可见四肢酸沉怠惰、周身困重;头被湿困,则见头重如裹;湿滞经络关节,可见肌肤不仁、关节疼痛沉重等。"浊",指湿邪为病,人体分泌物和排泄物具有秽浊不清的特点。如湿袭上部,则面垢、眵多;湿滞下部,则小便混浊、大便溏泄不爽,妇女带下混浊量多;湿留肌肤,则皮肤局部破溃、流脓渗水等。

3) 湿性黏滞:指湿邪致病,其症状具有黏滞性,病程具有缠绵性。湿邪为患,患者常有眵多黏腻、大便排泄不爽、小便混浊不畅、口黏口甘、舌苔厚滑黏腻等表现。湿为有形之邪,易阻遏气机,气不行则湿不化,湿气胶着难除,所以疾病缠绵难愈,如湿温、湿疹、着痹等。

4) 湿性趋下,易袭阴位:湿邪为重浊有质之邪,与水类同,性属阴而趋下,伤人易侵袭下部,如水肿、湿疹等病以下肢较为多见。

(5) 燥邪的性质和致病特点:凡具有干燥、收敛等特性的外邪,称为燥邪。燥为秋季的主气,但不独见于秋季。

1) 燥性干涩,易伤津液:燥邪干燥涩滞,侵犯人体,最易耗伤津液,出现各种津亏干燥的症状,如鼻燥咽干、口唇干裂、毛发不荣、皮肤干涩皲裂、小便短少等。

2) 燥易伤肺:天气通于肺,肺为娇脏,喜清润而恶燥。故燥邪最易损伤肺之阴津,使肺失滋润而宣降失职,甚或肺络受损,可见干咳少痰,或痰黏不易咳出,甚或痰中带血,呼吸不畅,喘息胸痛等。

(6) 火(热)邪的性质和致病特点:凡具有炎热、升腾等特性的外邪,称为火热之邪。火热之气四季皆有,但旺于夏季。温、热、火异名而同类,热为温之渐,火为热之极,本质皆为阳盛。

1) 火热为阳邪,其性炎上:火热之性燔灼、升腾,故为阳邪。"阳胜则热",火热侵袭,临床多见壮热、恶热、烦渴、汗出、脉洪数等。火性趋上,故火热之邪多侵害人体上部,以头面部多见,如头痛、目赤肿痛、咽喉肿痛、口舌生疮、牙痛、耳鸣等。

2) 火热易扰心神:火与心相应,火热之邪入于营血,易影响心神。轻者使人心烦、失眠,重者可出现狂躁不安,或神昏、谵语等。

3) 火热易伤津耗气:火热之邪侵犯人体,一方面迫津外泄,气随津泄而致津亏气耗;另一方面则直接消灼津液。故火热之邪致病,常有汗出、口渴喜冷饮、小便短赤、大便秘结等津伤的表现;又可见倦怠乏力、少气懒言等气虚症状,重则可致气脱证。

4) 火热易生风动血:"生风",是指火热之邪侵犯人体,引起高热神昏、四肢抽搐、两目上视、角弓反张等肝风内动的病证,即"热极生风"。"动血",是指火热之邪入于血脉,迫血妄行而见各种出血病证,如吐血、衄血、尿血、崩漏等。

5) 火邪易致疮疡:火邪入于血分,可聚于局部,腐蚀血肉,发为以局部红肿热痛为特征的阳性痈疮。

2. 疠气 是指具有强烈致病性、流行性和传染性的一类外感病邪,又称疫毒、毒气、疫气、异气、戾气、乖戾之气等。疠气可以通过空气传染,经口鼻侵入,也可随饮食、蚊虫叮咬等途径传染而致病。由疠气所导致的疾病称为疫病,也称为瘟病或瘟疫病。许多现代传染病及烈性传染病属中医学疫病范畴。

(1) 疠气的致病特点

1) 发病急骤,病情危重:疠气致病潜伏期短、发展变化快、病情险恶、死亡率高。若救治不及时,可朝发夕死,甚或顷刻而亡,如白喉、霍乱等。

2) 传染性强,易于流行:疠气具有强烈的传染性,可通过多种途径在人群中传播,尤其是空气传播更难控制,易致大面积流行发病。

3) 一气一病,症状相似:疠气种类繁多,但一种疠气所致疾病的部位与症状基本一致,如痄腮均表现为耳下腮部肿痛等。

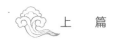

（2）疠气形成与疫病流行的因素

1）气候因素：气候急骤或持久的反常变化，如久旱、酷热、洪涝、瘴气、地震、海啸等，均可滋生疠气而导致疫病发生。

2）环境、饮食因素：环境恶劣使水源、空气、土壤等遭受污染，或饮食不洁均可引发疫病。

3）预防因素：疠气具有强烈的传染性，人触之皆可发病，故预防隔离工作对防止疫病的发生与流行尤为重要。

4）社会因素：良好的社会环境，可预防和控制疫病的发生与流行。反之，社会动荡不安、灾荒战乱等，易导致疫病发生与流行。

#### （二）内伤致病因素

内伤病因，相对外感病因而言，由内而生并直接伤及人体脏腑气血阴阳，故称为内伤病因。内伤病因主要包括七情、饮食、劳逸等，其所致的疾病统称为内伤疾病。

1. 七情　七情是指人的喜、怒、忧、思、悲、恐、惊七种情志活动，是人体对内外环境刺激的不同反应。当人受到突然、强烈或持久的情志刺激，并超过了人体自身生理调节范围，造成气机紊乱、脏腑气血阴阳失调时，疾病遂生。因七情异常能直接影响内脏，病自内生，故称"内伤七情"。七情致病，其特点是直接影响相应内脏，使之气机逆乱、气血失调，导致疾病的发生。

（1）直接伤及内脏：七情过激，可直接伤及内脏，不同的情志变化，又可以伤及不同的脏腑，故《素问·阴阳应象大论》说"怒伤肝""喜伤心""思伤脾""悲伤肺""恐伤肾"等。五脏之中，尤以心、肝、脾三脏与情志活动关系密切，故情志致病，以心、肝、脾三脏失调为多见。如过喜、惊吓、思虑劳神均可伤心，致心神不宁，症见心悸、失眠、健忘，甚则精神失常。郁怒伤肝，肝气郁结，症见两胁胀痛、善太息或咽中如有物阻；过度恼怒则肝气上逆，出现呕血、面红目赤、晕厥。思虑忧愁伤脾，脾失健运，见食欲不振、脘腹胀满、大便溏泄等症。

（2）影响脏腑气机：七情对内脏的直接损伤主要为影响脏腑气机，气血运行紊乱。喜则气缓，喜悦可缓和精神紧张，营卫通利，但暴喜过度，可致心气涣散，神不守舍，见精神不集中，甚则失神狂乱；怒则气上，致肝气横逆上冲，血随气逆并走于上，见头胀痛、面红目赤或呕血，甚则昏厥猝倒；思则气结，思虑劳神过度，致气机郁结，脾运无力，见食欲减退、脘腹胀满、便溏等；悲则气消，过度悲忧损伤肺气，使肺气抑郁，意志消沉，见气短声低、倦怠乏力、精神萎靡不振；恐则气下，恐惧过度，使肾气不固，气泄于下，见尿频或二便失禁、遗精；惊则气乱，突受惊吓，损伤心气，致心无所倚，神无所归，见心悸、惊惶失措。

（3）影响病情：在疾病演变过程中，若受七情刺激，情绪波动，可致病情加重或恶化。如素有肝阳上亢，再遇事恼怒，致肝阳暴涨，亢极化风，可见眩晕欲仆，甚则昏厥不省人事、半身不遂。患胸痹者，因暴喜暴怒，可见怔忡、心痛欲绝、大汗淋漓、面色青紫、四肢厥冷等心阳暴脱之危象。

2. 饮食　饮食是人体气血化生的物质来源。若饮食不当，常易内伤脾胃，发生食积、聚湿、化热、生痰、气血不足等病变。饮食伤人，主要包括饮食不节、饮食不洁、饮食偏嗜等。

（1）饮食不节：指过饥、过饱、食无定时的饮食状况。长期过饥，可致气血生成不足，使人体正气亏虚、脏腑功能低下，继而产生各种疾病。相反，若饮食超量，或暴饮暴食，或中气虚弱而强食，超越脾胃运化之力，轻者食滞胃脘，出现脘腹胀满疼痛、嗳腐吞酸、呕吐、泄泻、厌食、纳呆等症；重者可变生他疾，发展为消渴、肥胖、痔疮、胸痹等病证。此外，食无定时，食无恒量，时饥时饱等，也易导致脾胃损伤，诱发疾病。

（2）饮食不洁：饮食不洁净是常见的致病因素。如食入酸腐变质食物，会引起恶心、呕吐、胃痛、腹痛、便溏等症状；食入被污染的食物，会发生肠鸣腹泻、痢疾，甚或威胁生命；食入被寄生虫污染的食物,会导致各种寄生虫病。

(3)饮食偏嗜:是指特别偏好某种性味的食物或专食某些食物的状况。过食寒凉之品,易损伤脾胃阳气,使寒从中生;过食辛热之品,又可使肠胃积热,出现口臭、痔疮等疾患;嗜酒成癖,久易聚湿生痰化热而致病,甚至变生癥积。五味偏嗜日久则脏腑功能失衡,也会发生多种疾病,如瘿瘤、佝偻、夜盲、肥胖、眩晕、中风、胸痹、消渴等病证。

3. 劳逸  正常的劳作有助于气血流通,增强体质;必要的休息可消除疲劳,恢复体力和脑力。但长时间的过度劳累和过度安逸,均可成为致病因素而使人发病。

(1)过劳:指过度劳累,包括劳力过度、劳神过度和房劳过度三方面。劳力过度则伤气,出现气短懒言、倦怠乏力、精神疲惫,甚至内脏下垂;劳神过度伤心脾、耗心血,出现心悸健忘、失眠多梦等症状;房事不节则伤肾,导致腰膝酸痛、神疲乏力、眩晕耳鸣、男子遗精滑泄、女子月经不调等症状。

(2)过逸:指过度安逸,不劳作,不运动。安逸过度,则气血运行不畅,影响脾胃功能,出现食少、乏力、精神不振、肢体软弱、动则气喘、汗出等症状。

(三)病理产物

疾病过程中所产生的病理产物成为致病因素时,即称为病理产物性病因,又称为"继发性病因",称"内生有形实邪"。常见的痰饮、瘀血等都是在疾病过程中形成的病理产物,这些病理产物又能作用于人体,引起新的疾病。

1. 痰饮  是痰与饮的合称,是人体水液代谢障碍所形成的病理产物。一般将较稠浊者称为痰,清稀者称为饮,两者同出一源,常并称"痰饮"。

(1)痰饮的形成:痰饮可因外感六淫、内伤七情、饮食不节、劳逸失度等原因,导致人体脏腑气化功能失调,水液代谢障碍,水液停聚而形成。肺、脾、肾、肝及三焦等脏腑的功能失调与痰饮的形成关系密切。

(2)痰饮的致病特点:痰饮一旦形成可流窜全身,内至脏腑,外至经络、肌肤、筋骨,引起各种疾病。

1)阻滞气血运行:痰饮为有形之邪,随气可流滞经络、脏腑,影响气血的运行,产生肢体麻木、屈伸不利等经络气机障碍的表现,以及胸闷气喘、恶心呕吐等脏腑气血运行失常的病证。

2)影响水液代谢:水液代谢失常会导致痰饮发生,痰饮又会影响津液的输布与排泄,加重水液代谢失常,临床可见泛吐痰涎、肠鸣溏泄等症。

3)易蒙蔽清窍,扰乱心神:痰浊内停,易随气上犯于心,蒙蔽清窍,扰乱心神,出现头晕目眩、精神不振、胸闷心悸,甚或谵妄、癫狂、痫等。

4)致病广泛,变幻多端:痰饮内停,可产生多种病证,其病情有变幻多端、错综复杂的特点,故有"百病多由痰作祟""怪病多痰"之说。痰随气流行,内而脏腑,外而肌腠,上犯清窍,下注足膝,可伤阳化寒,可郁而化火,可夹风、夹热,可化燥伤阴。

2. 瘀血  是指血液凝滞,包括溢出脉外的离经之血和因血行不畅而滞留于脉道内的血液。瘀血既是病理产物,又可成为继发性致病因素。

(1)瘀血的形成:无论外感、内伤,气虚、气滞、血寒、血热、血虚等均可致血溢脉外或瘀积脉道而形成瘀血。气是血液运行的动力,气行则血行,气虚、气滞均可导致瘀血。血得温则行,遇寒则凝,血寒则可致瘀。火热入舍于血,煎熬血中之阴,则血液黏稠,故血热亦可致瘀。阴血亏虚,脉道失润,血流不畅也可致瘀。另外,各种外伤使脉道破损,血液溢于皮内肉外,一时难以消散,也是瘀血形成的常见原因。

(2)瘀血的致病特点:瘀血是有形的病理产物,其致病易表现出气机受阻、血行不畅、新

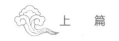

血生成障碍、病位固定、病证繁多的特点。瘀血阻肺则出现肺系病变,瘀血阻心则出现心系病变。瘀血致病,症状错综繁多,但也有一些共性:①疼痛:多为刺痛,痛处固定,拒按,夜间痛甚;②肿块:瘀血积于皮下见局部青紫、肿胀隆起;瘀血积于体内,久聚不散,可成癥积,按之痞硬,位置固定;③出血:血色紫黯,或夹有血块;④色泽形态:面色黧黑,口唇爪甲青紫,肌肤甲错等;⑤舌脉:舌质紫黯或有瘀点、瘀斑,脉细涩、沉弦或结代等。

（四）其他致病因素

其他致病因素,包括外伤与虫兽伤、烧烫伤与冻伤等。

1. 外伤与虫兽伤　外伤包括跌打损伤、枪弹伤、各类意外创伤等,轻者皮肤肌肉瘀血肿痛、筋伤、出血、骨折、脱臼;重者伤及脏腑,或出血过多,导致昏迷、抽搐、亡阳虚脱等严重病变。虫兽伤包括毒蛇、猛兽、狂犬等咬伤和蜂、蝎、虫等螫伤,轻者局部损伤,见肿痛、出血、破溃;重者损及内脏,可因失血过多而死亡。

2. 烧烫伤与冻伤　烧烫伤多由沸油、沸水、高温物品或气体、烈火等引起,属于火毒类。轻者伤及肌肤,局部出现红肿热痛或水疱;重者伤及肌肉筋骨,火毒内攻脏腑,可见烦躁不安、发热、口渴、尿少尿闭等症,甚者死亡。冻伤往往是人体在寒冷低温等环境下引起,可使全身或局部受损,属于寒毒类。局部冻伤可见皮肤苍白、冷麻,继则肿胀、青紫,溃破后易感染;全身冻伤可见体温下降、蜷缩寒战、唇甲青紫,甚至昏迷、呼吸微弱,不及时救治,易致死亡。

## 二、病机

病机,即疾病发生、发展与变化的机理。病机反映了疾病的病性、病位、病势、脏腑气血虚实变化及其预后等,是中医临床防治疾病的内在根据。临床病证种类繁多、错综复杂,但从整体来看,也存在着共性的病机规律。

（一）邪正盛衰

邪正盛衰,是指在疾病过程中,机体的抗病能力与致病邪气之间相互斗争所发生的盛衰变化。正,即正气,指人体正常的功能活动和抗病修复能力。邪,即邪气,泛指各种致病因素。正气不足是发病的内在根据,邪气侵袭是发病的重要条件。正胜邪却则不病,邪胜正负则发病,即所谓"正气存内,邪不可干""邪之所凑,其气必虚"。

1. 邪正盛衰与虚实变化　《素问·通评虚实论》说:"邪气盛则实,精气夺则虚。"在疾病发生发展过程中,时刻存在着邪正的斗争,邪正的盛衰变化决定着病证的虚实性质。

（1）虚实病机:实,指邪气盛,是以邪气盛为矛盾主要方面的一种病理状态。实证多由外邪侵袭,或由痰、食、水、血等滞留体内所致。实证较多见于外感六淫致病的初、中期,体质比较壮实的患者。病机特征是正气与邪气均较强盛,正邪相搏,斗争剧烈,反应明显,可见各种亢盛有余的证候,如壮热、狂躁、声高气粗、腹痛拒按、二便不通、脉实有力等。虚,指正气不足,是以正气虚损为矛盾主要方面的一种病理状态。多由于先天禀赋不足,或后天失于调养、疾病耗损所致。虚证较多见于外感病的后期,以及各种慢性病证日久,或大吐、大汗、亡血等。病机特征是机体精、气、血、津液亏少和功能衰退,脏腑经络的生理功能减退,可表现为虚弱的证候,如精神不振、面色无华、气短、自汗、盗汗,或五心烦热,或畏寒肢冷、二便失禁、脉虚无力等。

（2）虚实变化:有虚实错杂、虚实转化和虚实真假的病理状态。

1）虚实错杂:指邪盛和正衰同时存在的病理状态。一般分为虚中夹实和实中夹虚两类。虚中夹实,是指正气虚损并夹有实邪,以虚为主的病理状态。如脾虚湿滞证,以脾虚症状为主,又兼见口黏、舌苔厚腻等湿滞的表现。实中夹虚,指以邪实为主,又兼有正虚的病理状态。

如热盛津伤证,以实热症状为主,又兼口渴引饮、气短心悸、舌燥少津等阴津不足的表现。

2) 虚实转化:指疾病的病理状态发生了虚实的相互转化。虚实转化,主要由于邪气伤正,或正虚而使邪实积聚所致。一般有由实转虚和因虚致实两种情况。如肝胆湿热,初多实证,后期可演变为脾气虚弱证。气虚证,后期可转化为瘀血证。

3) 虚实真假:指现象与疾病的本质相反的病理状态。主要有真实假虚和真虚假实两种情况。真实假虚,是指实邪为病,反现类似虚证的假象,即所谓"大实有羸状"。真虚假实,是指正虚为病,反现类似实证的假象,即所谓"至虚有盛候"。

2. 邪正盛衰与疾病转归 邪正斗争,贯穿疾病的始终,邪正较量的结果决定疾病的预后。

(1) 正盛邪退:是指在疾病过程中,正气日趋强盛或战胜邪气,邪气日益衰减或被祛除,疾病向好转或痊愈的方向发展的一种转归。多由正气较盛,抗邪能力较强,或得到正确治疗,邪气难进所致。

(2) 邪盛正虚:是指邪气亢盛,正气虚弱,机体抗邪无力,病势发展的病理过程。在邪盛正虚的病变过程中,其病势往往呈现由表入里、由阳入阴、由浅而深、由轻而重的传变和发展,最终可引起五脏虚亏、元气衰败的危重局面。

(3) 邪去正虚:疾病过程中,邪气被除,正气亦被耗而虚。多由邪气亢盛,正气受到较重的耗伤,或因治疗失当,如大汗、大下等,邪虽除,正亦伤。也有正气素虚,病后虚弱更甚者。邪去正虚多见于重病的恢复期。

此外,在正邪消长盛衰的过程中,若邪正双方力量势均力敌,出现邪正相持或正虚邪恋,常使疾病由急性转为慢性,或迁延不愈。

(二) 阴阳失调

阴阳失调是阴阳消长失去平衡协调的病理状态。主要包括阴阳偏盛、阴阳偏衰、阴阳互损、阴阳格拒、亡阴、亡阳等病理变化。

1. 阴阳偏盛 是指人体阴阳双方中的一方亢盛的病理状态,属"邪气盛则实"的实证,包括阳偏盛和阴偏盛两种情况。阳偏盛,即是阳盛。由于外感阳热之邪,或外感阴邪入里化热,或五志过极化火,或邪实滞留体内日久而化火,使人体阳气病理性过亢,而此时人体之阴尚未虚,阳主热,而出现壮热、面红赤、口渴、脉洪数等实热证表现,即"阳胜则热"。阴偏盛,即是阴盛。由于外感寒湿阴邪,或过食生冷,导致人体阴气病理性亢盛,而此时人体之阳未虚,阴主寒,而出现形寒战栗、脘腹冷痛、大便溏泄、脉紧等实寒证的表现,即"阴胜则寒"。阳偏盛日久,可损伤阴气,出现"阳胜则阴病"状况,即由实热证转化为实热兼阴亏证,甚或发展为虚热证。阴偏盛日久,可耗损阳气,出现"阴胜则阳病"状况,即由实寒证转化为实寒兼阳虚证,甚或发展为虚寒证。

2. 阴阳偏衰 是指人体阴阳双方中的一方虚衰不足的病理状态,属"精气夺则虚"的虚证,包括阳偏衰和阴偏衰两种情况。阳偏衰,即是阳虚。由于先天禀赋不足,或后天失养,或劳倦内伤,或大病久病伤阳,而使人体阳气不足,阴气则相对亢盛,出现精神不振、畏寒肢冷、面色㿠白、喜静蜷卧、自汗、脉微细等虚寒证表现,即"阳虚则寒"。五脏均可出现阳虚病证,但尤以脾肾阳虚为多见。阴偏衰,即是阴虚。由于五志过极化火伤阴,或阳邪伤阴,或久病耗伤阴津,而使人体阴气不足,阳气则相对亢盛,出现颧红、潮热、五心烦热、盗汗、脉细数等虚热证,即"阴虚则热"。各脏腑皆可发生阴虚病证,但尤以肝肾阴虚更为多见。

3. 阴阳互损 是指人体阴或阳任何一方虚损到一定程度,导致对方虚损而出现阴阳两虚的病理状态。即王冰所注:"阳气根于阴,阴气根于阳。无阴则阳无以生,无阳则阴无以化。"

4. 阴阳格拒 是指由于各种原因导致阴阳互根、相互维系的关系破裂,以致阴或阳一

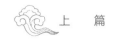

方偏盛至极,壅遏于内,将另一方排斥格拒于外的病理状态。阴阳格拒,是阴阳失调病机中比较特殊的一类,包括阴盛格阳和阳盛格阴两方面。阴盛格阳,又称格阳,指阴寒亢盛至极,盘踞于内,格阳于外,逼迫虚阳浮越的病理状态。其本质是真寒假热,临床可在面色苍白、四肢厥逆、精神萎靡、脉微欲绝等真寒表现的基础上,又出现面色泛红、烦热、口渴、脉大无根等假热之象。阳盛格阴,又称格阴,指阳热偏盛至极,深伏于里,不得外达四肢而格阴于外的病理状态。其实质是真热假寒,临床可在壮热、面红赤、烦躁、舌红等邪热内盛表现的基础上,又出现四肢厥逆、脉象沉伏等假寒之象。

5. 阴阳亡失　是指机体的阴液或阳气突然大量亡失,导致生命垂危的一种病理状态。包括亡阴和亡阳两类。亡阳,又称阳脱,是指机体的阳气在短时间内大量脱失,脏腑功能突然严重衰竭的一种病理状态。临床常见冷汗淋漓、汗质稀淡、面色苍白、四肢逆冷、呼吸气微、脉微欲绝等生命垂危表现。亡阴,又称阴脱,是指机体阴液在短时间内大量亡失,全身功能突然严重衰竭的一种病理状态。临床常见汗热味咸而黏、如珠如油,面色红赤,肢温,脉细数等病危表现。亡阴和亡阳都出现于疾病的危重阶段,极易导致阴阳离决而死亡。

总之,在疾病发展的不同阶段,阴阳失调会表现出不同的状态,而不同的状态又是相互联系的。因此,阴阳失调的各种病机,都将随着疾病的发展变化而变化。

（三）气血失常

气血失常,是指气和血亏损不足、运行失常以及气血关系失调等病理变化。

1. 气的失常　主要包括两方面:一是气的生化不足或耗散太过,形成气虚的病理状态;二是气的某些功能减退或气的运动失常,出现气滞、气逆、气陷、气闭或气脱的病理变化。

（1）气虚:是指气之不足,导致脏腑功能低下或衰退,抗病能力下降的病理状态。引起气虚的原因主要为两方面:一是先天禀赋不足,精气来源匮乏,或脾胃虚弱,或肺虚而吸入清气不足后天失养等导致气之化生不足;二是劳倦内伤,或久病不复等使气消耗过多。气的种类不同,功能各异,故气虚的表现复杂多样。如卫气虚则卫外无力,肌表不固,故畏寒,自汗,易于感冒;脾气虚则四肢肌肉失养,倦怠乏力等。各脏腑气虚则可导致各脏腑功能减退,从而表现为一系列脏腑虚弱征象。

（2）气机失调:是指气的升降出入失调或气机运行不畅而引起的病理变化。主要有气滞、气逆、气陷、气闭和气脱等。气机失调,可直接影响脏腑、经络、气血、津液等各方面的功能活动,产生多种病变。

1）气滞:即气的运行、流通障碍。主要由于情志抑郁,或因痰、湿、食积、瘀血等有形之邪阻碍气机,形成局部或全身的气机不畅或阻滞,从而导致脏腑、经络的功能障碍,其中尤以肺气壅滞、肝气郁滞,或脾胃气滞为多见。亦有因气虚,运行无力而致者。气滞于某一局部,可出现以胀满、疼痛为主要特征的表现,甚则引起血瘀、水停,形成瘀血、痰饮等病理产物。

2）气逆:即气机升多降少,脏腑之气上逆的病理状态。气逆多由情志内伤,或因饮食冷热不适,或因痰浊壅滞所致。气逆最常见于肺、胃、肝等脏腑。如气逆在肺,肺失肃降,可见咳逆上气;气逆在胃,胃失和降,发为恶心、呕吐,或呃逆、嗳气;气逆在肝,发为头痛头胀、面红目赤、易怒等,而肝又为藏血之脏,因此,肝气上逆之时,甚则可致血随气逆,络破血出,发为咯血、吐血,或壅遏清窍而致昏厥。气逆于上多以实证为主,但亦有因虚而气机上逆者。如肺气虚而肃降无力,或肾气虚而失于摄纳,都可导致肺气上逆;胃虚失降亦能导致胃气上逆。

3）气陷:即气的上升不足、升举无力的病理状态。气陷病变,多由气虚病变发展所致,与脾气虚损关系最为密切。气陷的病理表现,主要为"上气不足"与"中气下陷"两方面。"上气不足"是由于脾虚无力升清,头目失养,则见头晕耳鸣、疲倦乏力等。"中气下陷"指脾虚无力升举,脏腑器官维系无力,可致某些器官位置下移,如胃下垂、肾下垂、子宫脱垂、脱肛等。

4) 气闭和气脱:都是以气的出入异常为主的病理状态,临床表现多为厥、脱等重证。气闭多由于浊邪外阻,或气郁太过,气的外出受阻,从而出现闭厥的病理状态。触冒秽浊之邪所致的闭厥、外感热病中的热盛闭厥、情志过极所致的昏厥等,均为气之外出受阻而致的气闭。气脱多由正不敌邪,或正气持续衰弱,以致气不内守而外脱,或因大出血、大汗出等,致使气随血脱或气随津泄所致。气脱可出现面色苍白、汗出不止、目闭口张、全身瘫软、手撒尿遗、脉微欲绝等症。

2. 血的失常 主要表现在两方面:一是因血液的生成不足或耗损太过,致血的濡养功能减弱而引起的血虚;二是血液运行失常而出现的血瘀、出血等病理变化。

(1) 血虚:是指血液不足或血的濡养功能减退的病理状态。失血过多;或脾胃虚弱,化源不足;或久病不愈,营血暗耗等因素,均可导致血虚。全身各脏腑、经络等组织器官,都依赖血的濡养,血虚时,可出现全身或局部的失荣失养。由于肝藏血,心主血脉,故血虚病变在此两脏表现最为明显。血虚的临床表现有面色不华,唇舌爪甲色淡,头面眩晕,心悸怔忡,神疲乏力,或手足麻木,关节屈伸不利,或两目干涩,视物昏花等。

(2) 血瘀:是指血液运行迟缓或不畅,瘀结停滞成积的病理变化。血瘀病变形成的原因,多由于气滞而血行不畅;或气虚推动无力而血行迟缓;或痰浊阻滞脉道而血行受阻;或寒邪入血,血得寒而凝滞;或邪热入血而煎灼血液,血稠难流而成瘀。血瘀发生在全身或某一局部时,则发为疼痛,痛有定处,甚则形成肿块。此种肿块持续存在,位置比较固定,或为“癥”或“积”。同时,或可伴见面目黧黑,肌肤甲错,唇舌紫黯及瘀点、瘀斑等血液瘀滞的征象。瘀血是血瘀病变的病理产物,形成之后,能阻滞脉道而致血瘀病变。

(3) 血热:是指血分有热,使血行加速,或使血液妄行的病理状态。多由邪热入于血分所致,也可因情志郁结、五志过极化火而引起。血得热则行,可使血流加速,甚至灼伤脉络,迫血妄行。邪热又可煎熬血和津液,故血热的临床表现以既有热象,又有耗血、动血和伤阴为其特征。

(4) 出血:是指血溢出于脉外的病理状态。多由于阳热邪气入血,迫血妄行;或肝气亢逆,血随气壅而溢于脉外;或脾气不足,统摄无权。由于人体各脏腑组织器官均有丰富的脉络分布,故出血可在各个部位出现,表现为咯血、呕血、便血、尿血、月经过多,以及鼻衄、肌衄等。

(四) 津液代谢失常

津液代谢失常,是指津液的生成、输布或排泄发生紊乱或障碍的病理变化。主要表现在津液的亏损不足或津液的输布、排泄障碍方面。

1. 津液不足 是指机体津液亏少,使脏腑、形体、官窍等得不到充分的濡润、滋养而干燥枯涩的病理状态。其原因主要有热盛伤津、津液丢失过多及慢性疾病耗伤三方面。

2. 津液的输布、排泄障碍 是指津液不能正常地转输和布散,导致湿浊内生,或水湿滞留于机体某一局部,或酿成痰饮的病理状态。津液的输布与排泄障碍,主要与脾、肺、肾和三焦功能失常有关,并受肝失疏泄病变的影响。其原因不外肺失宣发或肃降,则痰壅于肺;或脾运化和转输功能减退,津液环流迟缓,而生湿酿痰;或肝失疏泄,气机不畅,气滞而水停;或肾的蒸腾气化功能减退,尿液的生成和排泄障碍;或三焦水道不利,津液环流障碍等所致。津液的排泄障碍,主要指津液转化为汗液与尿液的功能减退,而致水液潴留,泛溢于肌肤为水肿。津液的输布与排泄障碍具体表现如下:

(1) 湿浊困阻:多由脾虚运化水液功能减退,津液不能转输布散,久则聚积而成湿浊,形成湿浊内困病变。临床可见胸闷呕恶、脘腹痞满、头身困重、口腻不渴、腹泻便溏、面黄肤肿

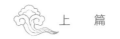

等症。

（2）痰饮凝聚：痰与饮，都是津液代谢障碍，导致水湿停聚，凝结于机体某些部位而成的病理产物，水聚则成饮，饮凝而成痰。痰与饮也是多种疾患的致病因素，可形成多种痰证或饮证。痰可随气升降，无处不到，病及不同的脏腑经络或滞留于机体的某些部位。如痰留经络筋骨，可致瘰疬痰核、肢体麻木，或半身不遂；痰浊上犯于头，可致眩晕昏冒；痰气凝结于咽喉，则可致咽中梗阻，如有异物，吞之不下，吐之不出，称为"梅核气"。饮邪为病，随其停聚部位不同而有不同的名称，如饮停胸胁，则为"悬饮"；饮邪犯肺，则为"支饮"等。

（3）水液潴留：多由肺、脾、肾等脏腑功能失调，水液代谢障碍，水不化气，因而潴留于肌肤或体内，发为水肿或腹水等病变。水邪泛溢于肌肤，则发为头面、眼睑、四肢、腹脐等部位浮肿，甚则全身水肿；若水邪潴留于腹腔，则腹肿胀大，发为腹水。

●（李卫红）

### 复习思考题

1. 阴阳五行学说的基本内容有哪些？
2. 五脏、六腑的主要生理功能是什么？
3. 请论述精、气、血、津液的生理功能及相互关系。
4. 六淫与七情的致病特点是什么？
5. 气机失调的病理变化有哪些？

扫一扫，
测一测

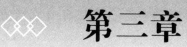

## 第三章

# 四 诊

笔记栏

PPT 课件

---

**学习目标**

1. 了解四诊在临床观察、分析与判断病情中的意义。
2. 熟悉望神、望面色、望舌和切脉临床意义。
3. 掌握望、闻、问、切四诊的方法和内容。
4. 理解五官、形体、色脉等外在变化与脏腑、组织器官的关系。

---

诊法是中医学诊察疾病和收集相关资料的基本方法,包括望、闻、问、切四法,简称"四诊"。在临床运用时,必须将它们有机地结合起来,即所谓"四诊合参",这样才能全面、系统地了解病情,作出正确的判断。

人体是一个有机整体,局部的病变可以影响全身,内脏的病变也可从五官、四肢及神色、形态等方面反映出来。正如《丹溪心法》说:"欲知其内者,当以观乎外;诊于外者,斯以知其内。盖有诸内者,必形诸外。"所以,可以通过望、闻、问、切四诊来收集有关疾病的全部资料,进行科学的整理和归纳,并进行分析、综合、推理、判断,以推求疾病的本质,从而为辨证施护提供依据。

## 第一节 望 诊

望诊,是医护人员运用视觉对患者全身和局部情况进行观察,以收集相关病情资料的方法。通过望诊,不仅可以了解患者的一般状况,还可作为分析脏腑、气血等生理与病理状况的依据之一。正如《灵枢·本脏》所说:"视其外应,以知其内脏,则知所病矣。"望诊一般分为全身望诊、局部望诊、望排出物、望舌和望小儿指纹五部分。

### 一、全身望诊

全身望诊是通过望患者的神、色、形、态等整体情况,对病性与病情的寒热虚实和轻重缓急进行总体认识的过程。

（一）望神

望神,是通过观察人体生命活动的整体表现,以认知判断病情的方法。通过观察神之变化,可知正气存亡,脏腑盛衰,病情轻重,预后善恶。神的表现是多方面的,望神的重点在于观察神情、目光、气色和体态。

神的表现可分为得神、少神、失神和假神四种。

1. 得神 又称有神,表现为神志清楚,两目灵活,明亮有神,面色荣润,表情自然,反应

53

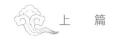

灵敏,言语清晰,形体壮实。提示脏腑精气充足,正气强盛,生命活动正常;即使有病,也提示正气未衰,病轻易治,预后良好。

2. 少神　又称神气不足,表现为精神不振,目光乏神,面色少华,少气懒言,倦怠乏力,动作迟缓。提示正气已伤,脏腑功能不足。多见于虚证。

3. 失神　又称无神,可分为正虚失神和邪盛失神两类。

(1) 正虚失神:表现为神情萎靡,意识朦胧,反应迟钝,目光呆滞,面色晦暗,语声断续。提示正气大伤,精气衰竭,病情严重,预后较差。多见于久病、病重之人。

(2) 邪盛失神:表现为意识昏迷,或猝然昏倒,目闭口张,或神昏谵语,循衣摸床,撮空理线,手足躁扰,表情烦躁或痛苦。是邪气盛,扰乱心神之表现。

4. 假神　常见于久病、重病,脏腑精气极度衰竭的患者,突然出现短暂的类似"有神"的虚假现象。如原精神萎靡,意识不清,突然精神转"佳",意识似清,但常烦躁不安;或原面色晦暗或苍白,忽然两颧泛红如妆,古人喻为"残灯复明""回光返照"。提示脏腑精气将绝,病情危重,预后不良。

(二) 望色

望色,是通过观察全身皮肤色泽变化以诊察病情的方法。皮肤色泽是脏腑气血之外荣,因而望色能了解脏腑功能状态和气血盛衰情况。此外,病邪的性质、邪气部位等,也会通过色泽变化而有所反映。望色多以望面部色泽为主,兼望肤色、目睛、爪甲等部位。

1. 常色　指人体在生理状态时面部皮肤正常的颜色和光泽,其特点是明润、含蓄。我国人民属于黄色人种,正常面色为红黄隐隐、明润含蓄。提示脏腑功能正常,精充神旺、气血调和。可因种族不同略有差异。常色分为主色和客色。主色,是人生来就有的基本面色,为禀赋所致,终生不变;客色,是指受季节、气候、情绪、环境等各种非疾病因素影响而导致的面色变化。

2. 病色　指人体在疾病状态时面部皮肤异常的颜色与光泽,其特点是晦暗、暴露。病色大致可分为青、赤、黄、白、黑五种,分别提示不同脏腑和不同性质的疾病。①青色:为气血不通,经脉瘀阻的表现,主寒证、痛证、瘀血、惊风;②赤色:为火热内盛,血液充盈肌肤脉络的表现,主热证、戴阳证;③黄色:为脾失健运,水湿不化,或气血乏源,肌肤失养的表现,主湿证、脾虚证;④白色:为阳气虚弱、气血不足的表现,主虚证、寒证和失血证;⑤黑色:为肾阳衰微、阴寒水盛、气血凝滞的表现,主肾虚、水饮、瘀血证。

---

**知识链接**

**"有气不患无色,有色不可无气"**

气指脏腑精气,脏腑精气充足,能够上荣于面,则面色荣润光泽,称为"有气"。脏腑精气虚衰,不能上荣于面,则面色晦暗枯槁,称为"无气"。所以面色有无光泽可反映脏腑精气的盛衰,对判断病情的轻重和预后有重要意义。色指面色,是面部脉络中的血色与肤色相兼表现于外的颜色,不同面色可反映不同性质和不同脏腑的疾病。

患者面色荣润光泽,说明虽病而脏腑精气未伤,功能亦无大碍,即使缺乏血色,属阴血不足,但因气能化生血液,经过适当治疗亦易恢复,预后良好,故曰"有气不患无色""气至色不至者生"。患者面色晦暗枯槁,说明脏腑精气虚衰,功能亦严重损伤,不论何种面色,皆属久病重病,难于治疗,预后不佳,故曰"有色不可无气""色至气不至者死"。

**（三）望形态**

望形态，是指通过观察患者的形体与姿态来诊察疾病的一种方法。

1. 望形体 主要观察患者形体的强弱胖瘦等状况。

（1）形体强弱：强，指身体强壮。表现为胸廓宽厚，肌肉充实，皮肤润泽，且精力充沛等。提示脏腑坚实，气血旺盛，或虽病但预后良好。弱，指身体衰弱，表现为肌肉瘦削，皮肤枯燥，神疲乏力等。提示脏腑虚衰，气血不足，体弱多病，或病情复杂难治，预后亦较差。

（2）形体胖瘦：胖，指肥胖而非健壮，表现为大腹便便，颈短肩宽，少气乏力等，多见于形盛气虚的痰湿之体。瘦，是指消瘦，亦非正常，表现为形体干瘦，颈细肩窄，肌肉瘦削等，多见于阴虚火旺之体。

2. 望姿态 主要观察患者的动静姿态及肢体的异常动作等。凡喜动者，多属阳证；喜静者，多属阴证。转侧不宁、仰卧伸足、欲揭衣被、烦躁不安者，多为热证、实证；喜静喜卧、蜷卧缩足、欲加衣被者，多为寒证、虚证；半身不遂，口眼㖞斜，多属风痰阻络；颈项强直，四肢抽搐，角弓反张，为动风之象；关节肿痛，屈伸不利，多为痹证；四肢痿软，行动困难，多为痿证。

## 二、局部望诊

局部望诊是指在全身望诊的基础上，根据病情和诊断的需要，对患者的某些局部进行细致观察，以助于了解整体的病变情况。局部望诊的内容，主要包括望头面、五官、躯体、四肢、二阴、皮肤等。本部分着重介绍望头面、望五官和望皮肤。

**（一）望头面**

1. 望头部 主要观察头形、囟门及头发的情况，了解肾、脑的病变以及脏腑精气的盛衰。

（1）望头形：小儿头形过大或过小，伴有智力发育不全者，多因先天不足，肾精亏损所致。

（2）望囟门：小儿囟门凹陷者，多为津液损伤，脑髓失充之虚证；囟门凸起者，多为温病火邪上攻，或饮停颅内；囟门迟闭者，多属肾气不足、发育不良；头摇不能自主者，多是肝风内动，或气血虚衰。

（3）望头发：头发稀疏易落，多为肾气亏虚；久病落发，黄而干枯，多为精血不足；突然出现片状脱发，多属血虚受风或长期精神紧张；青少年脱发，多因肾虚或血热。

2. 望面部 面肿者，或为水湿泛溢，或为风邪热毒；腮肿者，多由风温毒邪，郁阻少阳，多见于儿童；口眼㖞斜者，或为风邪中络，或为风痰阻络。

**（二）望五官**

1. 望目 目为肝之窍，心之使，五脏六腑之精气皆上注于目，故目的异常改变可以反映肝及其他脏腑的病变。望目，主要观察目的神、色、形、态四个方面。目赤红肿、迎风流泪多属肝火或肝经风热；目眦红赤为心火，淡白为气血亏虚；眼胞赤烂为湿热；目睛色黄为湿热或寒湿；目窠凹陷为阴液耗损所致；瞳仁散大为肾精枯竭；小儿睡而露睛多为脾虚气血不足之象；两目上视、斜视可见于肝风内动或精气衰竭。

2. 望耳 耳为肾之窍，且手足少阳经经脉布于耳，因此，耳主要反映肾与肝胆的情况，主要观察耳的色泽、形态及耳内分泌物的变化。耳轮瘦薄、色淡白多为正气虚；耳轮干枯，甚或焦黑，多为肾精不足或肾水亏耗之危象；耳道流脓多为肝胆湿热；耳轮甲错多为久病血瘀。

3. 望鼻 鼻为肺之窍，属脾，与足阳明胃经亦有联系，因此，鼻主要反映肺与脾胃的情况，主要观察鼻的色泽、形态及鼻内分泌物的变化。鼻塞多为外感，涕清为风寒，涕浊为风热；鼻翼煽动，呼吸喘促，初病多为肺热，久病为肺肾虚衰；鼻头红肿生疮多属胃热或血热；鼻头色红生粉刺者多属肺胃积热所致；鼻柱溃烂塌陷，或眉毛脱落，多为麻风恶候或梅毒。

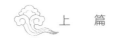

4. 望口唇　脾开窍于口,其华在唇,手足阳明经环绕口唇,因此,口唇主要反映脾胃的情况,主要观察口与唇的色泽、润燥和形态的变化。唇色淡白多为血虚;口唇青紫多为寒凝、血瘀;唇色深红而干焦为热极伤津;口唇糜烂多为脾胃湿热;口角流涎多属脾气虚弱或脾胃有热;口角歪斜多为中风。口开不闭,多属虚证;牙关紧闭,多属实证。

5. 望齿龈　齿为骨之余,骨为肾所主,手足阳明经脉络于龈中,因此,齿龈主要反映肾与胃的情况,主要观察齿与龈的色泽、润燥和形态的变化。牙齿干燥如石多为胃热津伤;齿燥如枯骨多为肾阴枯涸;龈色淡白多属血虚不荣;牙龈红肿多属胃火上炎;龈肉萎缩而色淡多是胃阴不足或肾气亏虚。少儿睡中龂齿为积滞或虫积;牙齿松动稀疏,齿根外露,多为肾虚或虚火上炎。

6. 望咽喉　咽喉为肺胃之门户,足少阴肾经循喉咙,因此,咽喉主要反映肺胃与肾的情况。咽喉红肿而痛为肺胃有热;喉核一侧或双侧红肿疼痛,兼有黄白脓点甚或溃烂,称乳蛾,为肺胃热盛,火毒蕴结所致;咽喉嫩红,痛不甚剧,为阴虚火旺;咽喉有灰白点膜,不易拭去,重剥则出血者,为白喉。

(三) 望皮肤

观察皮肤的形态变化、斑疹、疮疡等情况。

1. 望外形　全身皮肤肿胀,或只有眼皮、足胫肿胀,按之有凹痕者,为水肿。若头面四肢不肿,只有腹部膨胀,有振水声,或兼见皮肤有血痣者,多为臌胀;皮肤干瘪枯槁者是津液耗伤;小儿骨弱肌瘦,皮肤松弛,多为疳积证;皮肤甲错者常为瘀血内阻。

2. 望斑疹　斑与疹不同,斑形如锦,或红或紫,点大成片,平摊于肌肤,摸之不碍手,消失后不脱皮。斑有阴阳之分,分别多因脾虚失统,气不摄血或邪热亢盛,内迫营血所致。疹形如米粟,色红,按之退色,稍高于皮肤,摸之有碍手感,消失后脱皮。疹有麻疹、风疹、瘾疹之别。斑疹均有顺逆之分,其色红活润泽,分布均匀,疏密适中,松浮于皮面,为顺证,预后良好;其色紫红稠密而紧束有根,压之不易退色,或色如鸡冠者,为逆证,预后不良。

3. 望疮疡　若皮肤赤色如丹砂,边缘清楚,热痛并作,或形如云片,上有粟粒小疹,发热作痒,渐及他位,或流水浸淫,皮肤破溃,或缠腰而发者,多为丹毒;皮肤瘙痒小疹,夹杂脓疱,黄水淋漓者,多为湿毒;若局部红肿热痛,高出皮肤,根部紧束者,为痈,属阳证;漫肿无头,坚硬而肤色不红者,为疽,属阴证;初起如粟米,根部坚硬,麻木或发痒,顶白痛剧者,为疔;形如豆粒梅核,红热作痛,起于浅表,继而顶端有脓头者,为疖。

## 三、望排出物

望排出物是观察患者排出物的形、色、质、量等变化,以诊察疾病的方法。排出物指分泌物和排泄物,包括痰涎、涕泪、呕吐物、大小便、白带等。

1. 望痰、涎、涕、唾　外感病邪,痰清有泡沫为风痰;色白清稀为寒痰;痰多色白,咯之易出,多为湿痰;痰黄稠黏为热痰;痰少色黄,不易咯出,或痰夹血丝者,是燥火;咳唾腥臭痰或脓血为肺痈;多涎喜唾可见于胃寒;痨瘵久咳,咯吐血痰,多为虚火伤肺。

2. 望呕吐物　胃热则吐物稠浊酸臭,胃寒则吐物清稀无臭;食滞则呕吐酸腐;朝食暮吐,暮食朝吐,多为胃反,亦称反胃;胃络伤则见呕血;呕吐黄绿苦水多为肝胆湿热;呕吐清水痰涎多属痰饮。

3. 望大便　虚寒之证大便溏薄,实热之证大便燥硬;便如羊粪为肠燥津枯;便黄如糜状,溏黏恶臭,多为肠胃湿热;小儿绿便有泡多为消化不良或受惊;大便脓血,赤白相杂,是下痢;便血色鲜红者是血热,色黑如漆为瘀血内积;先便后血,其色褐黑者,病多在脾胃,又称远血;先血后便,其色鲜红或深红者,病多在大肠与肛门,又称近血。

4. 望小便　小便清澈而长为寒,赤而短少为热;其色黄甚多见于湿热证;黄赤混浊,或偶有砂粒为石淋;混浊如米泔、淋沥而痛,是膏淋;尿带血色、热涩刺痛,为血淋;小儿尿如米泔多是食滞肠胃、内生湿热或为脾虚。

## 四、望舌

望舌又称舌诊,是观察患者舌质和舌苔变化以诊察疾病的方法。中医学通常把舌划分为舌尖、舌中、舌根、舌边四个部分,脏腑的病变可在舌面反映出来,舌尖主心肺,舌边主肝胆,舌中主脾胃,舌根主肾(图 3-1)。望舌主要是观察舌质和舌苔的变化。舌质又称舌体,是舌的肌肉脉络组织,舌体的颜色、形态与气血的盛衰和运行状态有关。舌苔,是舌面上附着的苔状物,由胃气上蒸而成。舌质与舌苔的综合变化称为"舌象"。

望舌时应注意:①在充足的自然光线下进行;②患者宜轻松自然张口伸舌,暴露舌体,不宜伸舌过久、过分用力,以免造成假象;③望舌顺序为先看舌质,后看舌苔,依次观察舌尖、舌中、舌边和舌根,并注意辨别染苔。

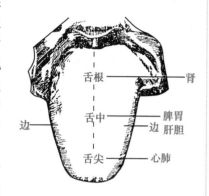

图 3-1　舌诊脏腑部位分属图

正常的舌象可概括为淡红舌,薄白苔。即舌质淡红、鲜明、润泽,舌体柔软,活动自如,大小适中;舌苔均匀、薄白而润。提示脏腑功能正常,胃气旺盛,气血津液充足。

### (一) 望舌质

舌质是指舌的本体,是舌的肌肉和脉络组织。望舌质包括观察舌的神、色、形、态四个方面。

1. 望舌神　观察舌质荣枯以辨有神与否,是判断疾病预后的关键。舌质红活明润,活动自如是为荣舌,为有神,提示气血充盈,精神健旺,无病或病情轻浅,预后良好;舌质晦暗干枯是为枯舌,为无神,提示脏腑精气衰减,预后较差。

2. 望舌色　观察舌质的颜色,分为淡红、淡白、红、绛、青紫五种。

(1) 淡红舌:舌色淡红润泽,常见于健康人或病情轻浅者。

(2) 淡白舌:舌色比正常的浅淡。主虚证、寒证。舌淡白不泽或舌体瘦薄,多属气血虚;舌淡白湿润,舌体胖嫩,多属虚寒证。

(3) 红舌:舌色比正常的更为鲜红。主热证,有虚实之分。舌色鲜红起芒刺或兼黄厚苔,多属实热证;舌色鲜红少苔、有裂纹或舌红无苔,则属阴虚火旺;舌尖红者,为心火亢盛;舌边红者,为肝胆火旺;舌中红者,为脾胃热盛。

(4) 绛舌:舌色呈深红色者。主热证。舌绛起刺,多为营分热盛;外感热病中舌色由红转绛,表示邪由气分转入营血,亦可见于久病、重病之内伤杂病;若舌绛少苔或无苔,有裂纹,则是阴虚火旺。

(5) 青紫舌:全舌呈均匀的青色或紫色,或局部出现青紫色斑点,均称青紫舌。主寒证、瘀血证、热证。舌淡紫或青紫湿润者,多为寒凝血瘀;舌面或舌边见紫色斑点、斑块,称瘀点或瘀斑,为血瘀证;舌绛紫干枯少津,为热盛伤津、气滞血凝。

3. 望舌形　观察舌体的形状。包括老嫩、胖瘦,以及有无裂纹、芒刺、齿痕等异常变化。

(1) 老、嫩舌:舌体坚敛苍老、纹理粗糙,舌色较黯者为老舌,主实证;舌体浮胖娇嫩、纹理细腻,舌色浅淡者为嫩舌,主虚证。

(2) 胖、瘦舌:舌体比正常舌宽大而厚,舌色偏淡,称胖大舌,主水湿痰饮证;舌体比正常

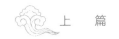

舌瘦小而薄,称瘦薄舌或瘦小舌,主气血两虚或阴虚火旺。

(3) 齿痕舌:舌体胖大有齿痕,称齿痕舌。多因脾虚不能运化水湿而致。

(4) 裂纹舌:舌上出现不同形状的裂纹,深浅不一,多少不等,称裂纹舌。多为热盛伤阴,或阴血亏虚,舌体失养所致。正常人见裂纹者,不兼任何症状,且裂纹处多有舌苔覆盖,属先天性舌裂,不视为病态。

(5) 芒刺舌:舌面蕈状乳头增生肥大,高突如刺,扪之碍手,称"芒刺舌",多是里热炽盛,邪热内结之象。

4. 望舌态　观察舌体的动态变化。主要有强硬、痿软、颤动、歪斜、吐弄、短缩等。

(1) 强硬舌:舌体强硬,运动不灵,称强硬舌。主热陷心包、高热伤津或风痰阻络。

(2) 痿软舌:舌体痿软无力,不能随意伸缩回旋,称痿软舌。主阴液亏损或气血俱虚。

(3) 颤动舌:舌体颤抖,不能自主,称颤动舌。主肝风内动。

(4) 歪斜舌:伸舌时舌体偏斜一侧,称歪斜舌。多见于肝风夹痰、痰瘀阻络或阴虚风动。

(5) 吐弄舌:舌伸出口外,就不回缩者,称吐舌;舌反复吐出又立即回收,或时时舔弄口唇周围时,称弄舌,二者皆为心脾有热。

(6) 短缩舌:舌体紧缩,不能伸长,称短缩舌,多热极伤阴或寒凝经脉,属危重征象。

(二) 望舌苔

舌苔是指布散在舌面上的一层苔状物,由胃气向上熏蒸胃中谷气、食浊,凝聚于舌面而形成。正常的舌苔表现为薄白均匀,干湿适中,舌面的中部和根部稍厚。望舌苔,主要观察苔质和苔色的变化。

1. 望苔质　观察舌苔的质地和形态。包括厚薄、润燥、腻腐、剥落等变化。

(1) 厚薄:可反映邪正盛衰和病位浅深。舌苔厚薄以"见底"和"不见底"为标准。凡透过舌苔能隐约见到舌质者,为薄苔;不能见舌质者,为厚苔。薄苔,可见于正常人,或疾病初起、邪气在表;厚苔,主里证,痰湿、食积。舌苔由薄变厚,提示邪气渐盛,病势渐进;舌苔由厚变薄,提示正气胜邪,病势渐退。

(2) 润燥:可反映体内津液盈亏和输布情况。舌苔润泽,干湿适中,为润苔。舌面过湿,伸舌欲滴,为滑苔;舌苔干燥无津,甚或干裂,为燥苔;舌苔甚燥,苔质粗糙似砂石,为糙苔。润苔主津液未伤,亦可见于正常人;滑苔主痰饮、水湿内停;燥苔主津液亏损或津液输布障碍。

(3) 腻腐:可推测阳气与湿浊的消长。腻苔指舌面上覆盖着一层颗粒细腻而致密的滑黏苔垢,刮之难去,为湿浊、痰饮、食积所致;腐苔指苔质颗粒较大,疏松而厚,形如豆腐渣堆积舌面,刮之即去,为食积、痰浊久积不化所致。

(4) 剥落:可测胃气、胃阴的存亡。疾病过程中,舌苔呈部分或全部剥脱,称"剥落苔"或"剥苔"。其中舌苔不规则脱落,边缘凸起,界限清楚,形似地图,称为"地图舌"。舌苔突然退去,舌面光洁如镜,为"光剥苔",又称"镜面舌",为胃阴枯竭、胃气大伤之证。舌苔剥脱不全,为"花剥苔",多为胃腑气阴两伤。

2. 望苔色　观察舌苔的颜色。包括白苔、黄苔、灰黑苔,临床既可单独出现,又可相兼出现。各种苔色变化需结合苔质、舌色和舌的形态变化进行综合分析。

(1) 白苔:主表证、寒证、湿证。苔薄白而润,为正常舌象,或多为风寒表证初起;薄白而干,多为风热表证;苔白厚而滑腻,多为湿浊、痰饮、宿食内停;苔白厚干燥,多为实热伤津;舌满布白苔,白如积粉,扪之不燥,为"积粉苔",多为瘟疫或内痈。

(2) 黄苔:主里证、热证。苔淡黄则热轻,深黄则热重,焦黄则热结。苔薄微黄,多为风寒化热或外感风热;苔黄而厚腻,多为胃肠湿热,痰湿阻滞;苔黄而燥,为热盛伤津。若外感病苔由白转黄,为表邪入里化热之征。

(3) 灰苔:主里证、热极或寒盛。灰而滑润,为寒湿内阻或痰饮内停;灰而干燥,为热炽伤津或阴虚火旺。

(4) 黑苔:主里证。黑而燥裂,为热极津枯,病情危重;黑而滑润,为阳气虚衰,阴寒内盛。

### 五、望小儿指纹

望小儿指纹是通过观察食指掌侧前缘浮露可见的浅表脉络部位与形色以诊察疾病的方法。望小儿指纹适用于 3 岁以内的小儿,与成人诊寸口脉具有相同的诊断意义。

#### (一) 望指纹的部位及方法

小儿食指络脉是手太阴肺经的分支,分为风、气、命三关。食指第 1 节(掌指横纹至第 2 节横纹之间)为风关,第 2 节(第 2 横纹至第 3 节横纹之间)为气关,第 3 节(第 3 节横纹至指末端)为命关(图 3-2)。望指纹时,医者用左手握住小儿食指,以右手拇指轻推其食指桡侧络脉,由命关向气关、风关方向连推数次,使指纹显现,边推边诊察指纹的色泽、浮沉和出现的部位。

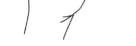

图 3-2　小儿食指三关

#### (二) 望指纹的内容及意义

1. 三关测轻重　正常指纹为红黄隐隐于食指风关之内。指纹显现于风关,表示邪浅,病轻。指纹透过风关至气关,为邪已深入,病情较重。若指纹透过风、气、命三关,直达指端,为“透关射甲”,提示病情危重。

2. 纹色辨寒热　纹色鲜红,且浮而显露,多属外感风寒。纹色紫红,多主热证。纹色青,主风或痛证。纹色紫黑,是血络瘀闭。纹色淡白,多属脾虚。

3. 浮沉分表里　指纹浮而显露,主病在表。指纹沉隐不显,主病在里。

4. 淡滞定虚实　纹细而色浅淡,多属虚证。纹粗而色浓滞,多属实证。

# 第二节　闻　　诊

闻诊是通过听声音和嗅气味来了解病情的一种诊察方法。声音包括患者的语音、语言、呼吸、咳嗽、呃逆、嗳气、呕吐、太息等声响;气味包括患者体内发出的各种气味及分泌物、排泄物和病室的气味。闻诊是医者获得客观体征的重要途径之一,正如《难经·六十一难》所说:“闻而知之谓之圣。”

### 一、听声音

听声音是指听辨患者语音、语言和气息的高低、强弱、清浊、缓急变化,以及咳嗽、呕吐、肠鸣、呃逆、嗳气等声响,以判断脏腑功能与病变性质的诊察方法。

#### (一) 语音

听辨患者语音主要诊察语音的强弱、高低。正常语音具有发声自然、声调和畅、柔和圆润、语言清楚、应答自如等特点。一般语音高亢洪亮,多言躁动者,属阳证、实证、热证;语音低微无力,少言沉静者,属阴证、虚证、寒证。语音重浊常见于外感疾病,亦可见于湿浊阻滞,为肺气失宣,鼻窍不通所致。语音嘶哑者,称喑哑;欲语而不能发音者,称失音。新病音哑或失音者多属实证,常因外感风寒或风热袭肺,或痰湿壅肺,肺失清肃,邪闭清窍所致,即所谓

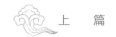笔记栏

"金实不鸣";久病音哑或失音者,多属虚证,常由各种原因所致阴虚火旺,肺肾精气内伤,阴津不能上承所致,即所谓"金破不鸣"。

（二）语言

"言为心声",语言异常主要是心神的病变。神志不清,语无伦次,声高有力者,称为"谵语",多属热扰心神之实证;神志不清,语言重复,时断时续,声音低弱者,称为"郑声",属心气大伤,神无所依之虚证;精神抑郁,表情淡漠,喃喃自语,见人则止,首尾不续者,称为"独语",多属痰气郁闭之癫证,或心气不足,神失所养之郁证;神志失常,狂躁妄言,不避亲疏,喧扰不宁,称为"狂言",多是痰火扰心之狂证;病中言语不清,舌强语謇,多因风痰阻络,为中风先兆或中风后遗症。

（三）呼吸

肺主呼吸,肾主纳气,故呼吸异常主要与肺肾病变有关。呼吸促而气粗,多属实证、热证;呼吸慢而气微,多属虚证、寒证。

1. 喘与哮　呼吸困难,短促急迫,其则鼻翼煽动,张口抬肩,不能平卧者,称为喘。呼吸急促似喘,喉中有哮鸣声,时发时止,病程缠绵难愈,称为哮。喘与哮常同时出现,故并称为哮喘,实际上两者有区别。喘以气息急迫为主,哮以喉间痰鸣而言。哮在发作期间每与喘促相兼,而喘未必兼哮。哮喘有虚实之分,临床上根据哮喘发病的新久、声音的强弱来判断虚实,虚证则常属肺肾气虚,实证多因外邪袭肺而致。

2. 短气　自觉呼吸气急而短促,不能接续,似喘而不抬肩,喉中无痰鸣声者,称为短气。短气有虚实之分。虚证,多因肺气不足或元气大伤所致;实证,多因痰饮等实邪内阻,影响气机升降所致。

3. 少气　又称气微,指呼吸微弱,虚怯声低,气少不足以息。主病久体虚,肺肾气虚,诸虚劳损。

（四）咳嗽

咳嗽是肺失肃降,肺气上逆所致。其中,有声无痰谓之咳,有痰无声谓之嗽。咳声重浊有力多属实证;咳声低微无力多属虚证;痰白而清稀多为外感风寒;痰黄而黏稠多为肺热;咳即痰出,痰多而稀,或吐白色泡沫,为寒湿或痰饮犯肺;干咳无痰或少痰,多属燥邪伤肺或阴虚肺燥;咳嗽阵发,连声不绝,终止时有鸡鸣样回声,称为顿咳,因其病程较长,缠绵难愈,又称"百日咳",常见于小儿,属肺实证。咳声如犬吠,伴有声音嘶哑,吸气困难,见于白喉。

（五）呃逆

呃逆,俗称"打呃",是胃气上逆,从咽喉部冲出,声短而频,呃呃作响的一种不能自主的声音。呃逆声响有力,暴发频作,多属热证、实证;呃声低沉,声弱无力,多属寒证、虚证。新病呃逆,其声有力,多属寒邪或热邪客于胃;久病、重病呃逆,其声低怯无力者,是胃气衰败的征象,提示预后不良。

（六）嗳气

嗳气是气从胃中上逆冲击咽喉所发出的声响,声长而缓,是胃失和降而气逆于上的一种表现。嗳气酸腐,兼脘腹胀满者,多为食滞内停;嗳声响亮,频频发作,嗳气后腹胀得减,或随情志变化而增减,多为肝气犯胃。嗳气低沉断续,无酸腐气味,兼见纳呆食少,多为胃虚气逆,常见于老年人或久病体虚者;嗳气频作,无酸腐气味,兼见脘腹冷痛者,多为寒邪客胃。

（七）呕吐

呕吐是胃失和降,胃气上逆的表现。有声有物谓之呕,有物无声谓之吐,无声无物谓之

干呕,临床统称为呕吐。一般而言,呕吐徐缓,声音微弱,呕吐物清稀者,多为虚寒证;呕吐急剧,声音洪亮,呕吐或酸或苦的黏稠黄水者,多为实热证。朝食暮吐或暮食朝吐,吐出不消化食物,称"反胃",多因胃寒脾弱,不消水谷所致。呕吐来势急,呈喷射状,为热扰神明,多属热闭心包证。食后吐泻并作,应注意是否为食物中毒等病证。

### (八) 太息

太息,又称"叹息",俗称"叹气",指胸中郁闷不畅,时而不自主发出长吁短叹之声,叹后舒适。常因情志不遂或肝气郁结引起患者胸满气塞,以做深呼吸为畅。

## 二、嗅气味

嗅气味是指通过闻嗅患者病体、分泌物、排泄物和病室等所散发的气味,了解疾病变化的诊察方法。包括患者的口气、痰涕、二便、经带等气味以及病室气味。嗅气味可以了解疾病的寒热虚实:一般气味酸腐臭秽,多属热证、实证;气味不腥不臭,多属寒证、虚证。

### (一) 口气

正常人说话时,口中无异常气味。口气臭秽,多属胃热,或消化不良,也见于龋齿、口腔不洁等;口气酸馊,并伴食欲不振,脘腹胀满者,多是胃肠有宿食;口气腐臭难闻,牙龈腐烂者,多为牙疳或有内痈;口中有酒臭,常因嗜酒或湿热内蕴;若口腔散发烂苹果气味,为消渴重证之征。

### (二) 痰涕气味

咳吐浊痰脓血,腥臭异常,多为热毒炽盛,瘀结成脓之肺痈;咳痰黄稠味腥,多因肺热壅盛所致;鼻流浊涕,臭秽如鱼脑者,缠绵难愈、反复发作,多为鼻渊;痰、涕清稀无味,常为外感风寒。

### (三) 二便气味

大便臭秽,多属肠有郁热;便溏味腥,多因脾胃虚寒;大便泄泻,臭如败卵,甚则夹有不消化的食物,矢气酸臭,是宿食停滞,消化不良之征。尿清无臊,属虚寒证,亦可见于正常人;尿臊黄少,甚至浊臭,多是湿热下注;尿浊并散发烂苹果气味者,为消渴病者。

### (四) 经、带、恶露气味

月经臭秽者,多属热证;月经气腥者,多属寒证。白带清稀量多而腥者,多为寒湿;带下黄稠而臭秽者,多为湿热。产后恶露臭秽者,多属湿热下注。崩漏或带下奇臭,并见异常颜色者,应注意与癌病相鉴别。

### (五) 病室气味

病室气味,大多是由患者本身及其分泌物、排泄物散发所致。有热臭气,多见于瘟疫初期;有腐臭或尸臭气味者,是脏腑败坏之兆,病情重笃;有血腥臭气,多为失血之证;有尿臊气即氨气味,多见于水肿病晚期(肾衰、尿毒症);有烂苹果气味,多见于消渴患者;有蒜臭气味,多见于有机磷中毒等。

# 第三节 问 诊

问诊是医护人员对患者或陪诊者进行有目的的询问,了解疾病的起始、发展、治疗经过、现在症状和其他与疾病有关的情况,以诊察疾病的方法,在四诊中占有重要的地位。正如《难经·六十一难》中所说"问而知之谓之工"。问诊的内容十分广泛,包括一般情况、主诉、现病史、既往史、个人生活史、家族史等,尤其应注重围绕主诉询问现病史。

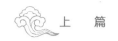 

**知识链接**

《十问歌》

历代医家均非常重视问诊,明代医家张景岳根据问诊内容总结出《十问篇》,清代陈修园将其整理概括而成《十问歌》,较为全面地概括了问诊的内容,即"一问寒热二问汗,三问头身四问便,五问饮食六胸腹,七聋八渴俱当辨,九问旧病十问因,再兼服药参机变,妇女尤必问经期,迟速闭崩皆可见,再添片语告儿科,天花麻疹全占验"。在临床实际运用时,应根据患者的不同病情,灵活有序、有主次地进行询问,不可千篇一律机械地套问。

## 一、问寒热

问寒热是询问患者有无怕冷、发热的感觉,及寒热出现的时间、寒热的轻重、持续的时间、有关的兼症等。寒与热是临床常见症状之一,是辨别病邪性质、机体阴阳盛衰及病属外感或内伤的重要依据。

寒,即怕冷的感觉,有恶寒、畏寒、恶风。恶寒是指患者自觉寒冷,虽加衣被或近火取暖仍不能缓解;畏寒是指患者自觉寒冷,但加衣被或近火取暖后能够缓解;恶风是指遇风觉冷,避风可缓。热,即发热。体温高于正常,或体温正常,但自觉全身或局部有发热的感觉,统称为发热。临床常见的寒热症状有恶寒发热、但寒不热、但热不寒、寒热往来四种类型。

### (一)恶寒发热

指恶寒与发热同时出现,多为外感表证或疾病初起。外感表证初起,外邪束表,卫阳被遏,肌表失于温煦,故恶寒;邪气外束,卫阳失宣,故郁而发热。发热轻而恶风为伤风表证,恶寒重发热轻为风寒表证,发热重恶寒轻为风热表证。

### (二)但寒不热

指只有怕冷而不发觉热,多为阴盛或阳虚所致的里寒证。新病畏寒,多为寒邪直中的实寒证;久病畏寒,多为阳虚失于温煦的虚寒证。

### (三)但热不寒

指只有发热而无怕冷,为里热证。临床上有壮热、潮热、低热之分。

1. 壮热 即高热(体温超过 39℃),持续不退,多因里热炽盛,属里实热证。

2. 潮热 定时发热或定时热甚,如潮汐之有定时。临床上又有以下三种情况。

(1)阳明潮热:在日晡(下午 3~5 时)发热,又称"日晡潮热",多见于阳明腑实证。

(2)阴虚潮热:午后或夜间发热,热势较低,入夜加重,或仅为自觉发热,表现为五心烦热或骨蒸发热,多为阴虚。

(3)湿温潮热:午后热甚,但初按肌肤不甚热,扪之稍久即感灼手,称为"身热不扬",可见于湿温病。

3. 低热 轻微发热(体温在 39℃以下),热势较低,或仅为自觉发热。发热持续时间较长,常见于某些内伤杂病和温热病后期。

### (四)寒热往来

恶寒与发热交替发作,称"寒热往来",是正邪交争于半表半里,属少阳病或疟疾。少阳病之寒热往来无定时,疟疾之寒热往来有定时,每日一次,或二至三日一次。

## 二、问汗

汗为心液,是阳气蒸化津液出于腠理而成。问汗可辨邪正盛衰、腠理疏密和津液盈亏。主要询问患者有无出汗,出汗时间、多少、部位及主要兼症等。

**(一)表证辨汗**

辨别表证有无出汗,有助于分辨病邪的性质。表证无汗发热恶寒,且恶寒重发热轻、头项强痛、脉浮紧,多为外感风寒之表实证;表证有汗发热,且发热重恶寒轻、咽痛、鼻塞、脉浮数,多为外感风热之表实证;表证有汗发热恶风、脉浮缓,多为外感风邪之表虚证。

**(二)里证辨汗**

辨别里证患者汗出的有无,可以分辨疾病的性质和阴阳的盛衰。

1. 里证无汗 多因阳气不足,蒸化无力,或津血亏虚,生化乏源,见于久病虚证。

2. 里证汗出 原因很多,临床上应结合汗出特点及其兼症进行分析。自汗,日间出汗,活动后更甚,兼见畏寒神疲乏力等症,多为气虚、阳虚。盗汗,睡时汗出,醒后即止,多属阴虚。战汗,恶寒战栗之后,继之出汗,为正邪相争剧烈之时,是疾病发展的转折点。大汗,汗出量多,津液大泄。临床有虚实之分:兼高热、烦渴、脉洪大,多为里实热证;冷汗淋漓,神疲气弱,肢冷脉微,为阳虚气脱的"亡阳";汗热而黏如油,躁扰烦渴,脉细数疾者,为阴津外泄的"亡阴"。

**(三)局部辨汗**

头汗,又称但头汗出,多因阳热或中上焦湿热蕴结;额部汗出,脉微欲绝,为元阳离散,虚阳浮越之危象;半身出汗者,无汗部位多为病侧,可因痰湿或风湿阻滞,或营卫不和,或中风偏枯;手足心汗出甚者,多因脾胃湿热,或阴经郁热而致;心胸部易出汗或汗出过多者多为虚证,可见于心脾两虚或心肾不交;外阴部及其周围汗出过多者,多因下焦湿热郁蒸。

## 三、问疼痛

疼痛是临床上最常见的自觉症状,机体的各个部位均可发生。疼痛有虚实之分,因实而致痛,即"不通则痛";因虚而致痛,即"不荣则痛"。一般而言,新病剧痛属实,久病痛缓属虚;痛而拒按属实,痛而喜按属虚。主要询问患者疼痛的性质、部位、程度、时间、喜恶及其兼症等。

**(一)疼痛性质与特点**

导致疼痛的病因病机不同,可使疼痛的性质及特点各异。因此,询问疼痛的性质,有助于分析疼痛的病因与病机。胀痛,疼痛伴有胀感,为气滞所致。刺痛,疼痛如针刺之感,多为瘀血所致。灼痛,疼痛伴有灼热感而喜凉,主热,多为阳热亢盛或阴虚所致。冷痛,疼痛有冷感而喜暖,多因寒邪阻络或阳气亏虚,脏腑经脉失于温煦所致。绞痛,疼痛剧烈如刀绞,多因有形实邪阻闭气机所致。隐痛,疼痛较轻微,绵绵不休,多因气血不足,阴寒内生所致。走窜痛,痛处游走不定,或走窜攻痛,多因肝气郁滞,风邪偏胜所致。空痛,疼痛有空虚感,多为精血亏虚所致。重痛,疼痛伴有沉重感,多因湿邪困阻气机所致。

**(二)疼痛部位**

疼痛的部位多见于头、胸胁、脘腹、四肢等,多与疼痛的性质及伴随症状有关,问诊时当详辨之,以测知病变所在的脏腑经络。

1. 头痛 根据头痛的部位,结合经络的循行,可确定相关经络的病变。前额疼痛,为阳明头痛;头颞部或两侧疼痛,为少阳头痛;枕部疼痛连项,为太阳头痛;巅顶头痛,属厥阴头痛。头痛骤起,痛势较剧,多属实证;时痛时止,绵绵而痛者,多属虚证。头痛无休止,兼恶寒

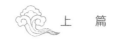

发热,多为外感头痛;痛有间歇,每带眩晕,多为内伤头痛。

2. 胸胁脘腹痛

(1) 胸胁:胸痛是指胸部正中或偏于一侧疼痛,多属心肺病变。胸中冷痛,咳吐痰沫者,多为寒邪犯肺;胸中热痛,烦渴者,为热邪犯肺。胸胁作痛,痛如针刺者,多为瘀血。胸痛咳嗽,吐痰脓血腥臭者,多为肺痈;胸痛,伴潮热盗汗、咳嗽者,多为肺痨;左侧胸痛憋闷,痛引肩臂者,为胸痹。胁痛是指胁一侧或两侧疼痛,多属肝胆病变。胁胀痛,太息易怒者,多为肝气郁结;胁肋灼痛,面红目赤者,多为肝火郁滞;胁肋胀痛,身目发黄,多为肝胆湿热蕴结之黄疸病。

(2) 脘腹:脘痛是指上腹部剑突下疼痛,又称胃脘痛。凡寒、热、阳虚、阴虚、食积、气滞等,均可损伤胃,使胃失和降,而引起胃脘疼痛。一般食后胃脘痛剧者,多为实证;食后胃脘痛减者,多为虚证;胃脘冷痛,得热痛减者,为寒证;胃脘灼痛,喜凉恶热者,为热证。腹部范围较广,可分为大腹、小腹、少腹三部分。询问腹痛时,首先要查明疼痛的确切部位,临床可与按诊密切配合,以判断病变所在脏腑;其次,应结合腹痛性质确定病性的寒热虚实。腹痛隐隐,遇冷加重或吐涎沫者,多为寒证;腹痛喜按,喜暖或便溏者,多为虚证;腹痛拒按,喜冷,便秘者,多为实证;绕脐腹痛者,多为虫积。

3. 身痛及四肢痛　身痛兼寒热头痛,多为表证;兼发热口渴,多为里热证;头身困重,兼见脘闷苔腻,为感受湿邪所致;久病卧床而周身疼痛,多由营气不足、气血不和所致。关节疼痛,每逢阴雨或天气变化加重者,多为痹证。腰痛酸楚无力,小便清长者,为肾阳虚;兼便秘、尿赤者,为肾阴虚。腰痛而重坠,为湿邪过盛;痛如锥刺,多为血瘀。

## 四、问饮食

询问口渴饮水、食欲好坏、食量多少、口味偏嗜、冷热喜恶、呕吐与否等情况,以判断胃气有无及相关脏腑功能盛衰、津液的盈亏及输布是否正常,亦可反映疾病的虚实寒热性质。

### (一) 食欲与食量

食欲,指进食的要求及进食的欣快感;食量是指实际进食量。询问患者的食欲状况和进食量的多少,可以诊察脾胃及相关脏腑功能的盛衰,判断疾病的轻重和预后。

食少纳呆者,或为脾胃气虚,或为内伤食滞,或为湿邪困脾;厌食脘胀,嗳腐吞酸,多为食停胃脘;喜热食或食后常感饱胀,多是脾胃虚寒;厌食油腻,胁胀呕恶,可见于肝胆湿热,横逆犯胃;妊娠初期女性,短暂厌食呕吐,属生理现象,长期或反复严重厌食呕吐,属妊娠恶阻。消谷善饥者,多为胃火炽盛,伴有多饮多尿者,可见于消渴病;饥不欲食者,常为胃阴不足所致;食入即吐,其势较猛,多属胃中实火上逆;朝食暮吐,暮食朝吐,多因脾胃虚寒;吞咽艰涩,哽噎不顺,胸膈阻塞者,可见于噎膈证;久病重病,厌食日久,突然思食、索食、多食,多为脾胃之气将绝之"除中"证,属"回光返照"之象;小儿嗜食异物,如泥土、纸张、生米等,可见于虫积、疳积证。

### (二) 口渴与饮水

口渴与否,饮水量的多少,与体内津液的盛衰和输布情况密切相关。应注意询问口渴特点、饮水量以及凉热喜恶等。

口不渴饮,指口不渴,亦不欲饮。提示津液未伤,多见于寒证、湿证或无明显热邪之证。口渴欲饮,指口渴明显,饮水则舒,提示津液不足或输布障碍。渴喜冷饮为热盛伤津;喜热饮者,为寒湿内停,气化受阻;渴不多饮,或水入即吐者,可见于痰饮水湿内停,或湿热内困,津液不能上承;口干但欲漱水不欲咽者,多为瘀血之象;若伴多饮多尿者,可见于消渴。

笔记栏

**（三）口味**

口味，指口中的异常味觉或气味，多为脾胃功能失常或其他脏腑病变的反映。口苦多见于胃热、胃火，或肝胆湿热；口淡多见于脾胃虚寒，或水湿内停；口甜多见于脾胃湿热；口酸多见于肝胃不和；口咸多见于肾虚内热；口腻多见于脾胃湿阻；口臭多见于胃火炽盛，或肠胃积滞；口腥多见于肺胃血络损伤，伴见咯血、呕血；口麻多为肝阳化风或服用某些药物引起。

## 五、问睡眠

询问睡眠时间的长短、入睡的难易、是否易醒、有无多梦等，并结合其他兼症，以探求机体的阴阳盛衰情况。睡眠异常，常分为失眠和嗜睡两类。

**（一）失眠**

失眠，又称"不寐"，指夜间不易入睡，或睡而不酣，易于惊醒或醒后难眠，甚则彻夜不眠的表现。引起失眠的原因很多，有虚实之分，多因阳不入阴，神不守舍所致。失眠兼见心悸健忘、面色无华、食少无力者，多为思虑过度，心脾两虚；不易入睡，兼见潮热盗汗、腰膝酸软者，多为心肾不交，皆属虚证；失眠而时时惊醒，兼眩晕胸闷、心烦口苦者，多为胆气不宁，痰热内扰；失眠而兼胸闷嗳气、脘腹胀满，多为食滞内停，胃气不和，皆属实证。

**（二）嗜睡**

嗜睡，又称"多寐"，指精神疲乏，睡意浓深，不分昼夜，时时欲睡，呼之即醒，醒后即欲寐。嗜睡的病机多因阳虚阴盛或痰湿内盛。困倦多眠，兼见头昏、身重、脘闷者，多为痰湿；困倦易睡，精神疲惫，神志朦胧，肢冷脉微，为心肾阳虚；病后嗜睡，为正气未复。

## 六、问二便

询问患者排便的次数，大小便的性状、颜色、气味、便量、时间及排便的感觉和伴随症状等。问二便可以判断机体消化功能的强弱、津液代谢情况，还可反映疾病的寒热虚实。

**（一）大便**

健康人排便每日或隔日1次，便出通畅，为黄色成形软便，内无脓血、黏液及未消化食物等。大便异常包括便次、便质或排便感异常。

1. 便次异常　指排便次数增多或减少。便秘，指大便燥结，便次减少，或排便困难。若伴发热口渴、腹满胀痛，多属实热；久病、老人、孕妇或产后便秘，多为津亏血少或气阴两虚。泄泻，指便次增多，排便时间缩短，大便稀软不成形，甚至呈水样。黎明前腹痛作泻，完谷不化，泻后则安，属肾阳虚衰；腹痛泄泻，泻下酸腐，泻后痛减者，多为伤食积滞；暴泻如注，水样便，多见于寒证；便下脓血，为湿热下痢。

2. 便质异常　指大便质地的异常。完谷不化，指大便中含有较多未消化的食物，可见于食滞胃肠、脾肾阳虚等证。溏结不调，指大便时干时稀，多由肝郁脾虚、肝脾不调所致；大便先干后稀，见于脾胃虚弱。脓血便，大便中夹有脓血黏液，常见于痢疾。便血，指便中带血，为胃肠血络受伤的表现，有近血和远血之分，近血大多血色鲜红，血附在大便表面或排便前后滴出者，多见于内痔、肛裂等肛周病变所致；远血大多血色黯红或紫黑，或大便色如柏油状，多见于胃脘等部位的出血。

3. 排便感异常　指排便时有明显不适感觉。肛门灼热，多由大肠湿热蕴结所致，常见于湿热泄泻。排便不爽，多由肠道气机不畅所致，可见于肝郁乘脾、伤食泄泻等。里急后重，指便前腹痛，急迫欲便，便时肛门重坠，便出不爽，便意频数，多因湿热之邪内阻，肠道气滞所致，常见于痢疾。滑泻失禁，又称"大便失禁"，指大便不能控制，滑出不禁，甚至便出不知的症状。多因年老或久病体衰，久泻不愈，肛门失约而致。

**（二）小便**

健康成人日间小便次数一般是 3~5 次,夜间 0~1 次;尿色清白或微黄,排尿通畅,无不适感。受饮水、温度、出汗和年龄等因素的影响,尿次和尿量会有不同。问小便应重点询问尿次、尿量及排尿感的异常。

小便清长而量多,多属虚寒;小便短赤,多为热证。若兼尿痛,排尿不畅而混浊,多为膀胱湿热或瘀血;排尿不畅而痛,或伴尿意急迫、尿道灼热感,多是湿热下注的淋证。小便不畅,点滴而出者为癃;小便不通,点滴不出者为闭,两者统称癃闭。口渴多饮,多尿,而消瘦者,多为消渴;夜尿增多,或遗尿、尿失禁者,为肾气不固。

## 七、问经带

经、带、胎、产是女性特有的生理现象。除常规问诊内容外,还须询问婚否、月经、白带、妊娠、产育等情况。

**（一）月经**

月经指健康而发育成熟的女子,胞宫周期性出血的生理现象。正常月经周期为 28 天左右,行经 3~5 天,经量适中,色正红,质地不稀不稠,无血块。了解女子月经初潮、末次月经、绝经年龄、月经周期、行经天数、经量、经色、经质及有无闭经、痛经等情况,为判别疾病性质提供依据。

1. 经期异常　月经先期,色鲜红而量少,腹痛喜按,多为气血两虚。月经后期,色紫黯有块,经前腹痛,多为血瘀或寒证。经行无定期,腹痛拒按或经前乳胀,多为肝郁气滞。

2. 经量异常　月经过多,多因血热妄行、瘀血阻滞、气虚不摄而致。月经过少,多因寒凝胞宫,气血虚弱,血瘀及痰湿阻滞而致。崩漏,指妇女不规则的阴道出血,一般来势急,出血量多者,称为崩中;来势缓,出血量少而淋漓不止者,称为漏下。多因血热、气虚、瘀血等所致。闭经,又未妊娠者,多因精血亏少,或气血两虚,血海失充,或寒凝、血瘀或痰湿阻滞,冲任不畅所致。

3. 经质、经色异常　经色淡而质稀,多属气血不荣;经色深红质稠,多属血热内炽;经色紫黑有块,少腹刺痛,则多属瘀血阻滞。实证痛经多因寒凝、气滞血瘀引起,虚证多因气血两虚、阳虚所致。

**（二）白带**

问带下应注意询问白带的色、量、质、气味等情况。带下量多稀白,淋沥不绝,多为脾肾虚寒;带下量多色黄,质稠臭秽,多为湿热内盛;赤白带下稠黏臭秽,多为湿毒下注。

## 八、问小儿

小儿科古称"哑科",因小儿无法自诉病情或叙述不清,故多询问其亲属或陪诊者。小儿除问上述相关内容外,还要问出生前后的情况,喂养方法,囟门闭合时间,说话、走路的迟早等。是否患过麻疹、水痘等传染性疾病,是否接受预防接种,有无与传染病患者接触史。父母健康状况,有无遗传疾病以及有无受惊、着凉、伤食等情况。

# 第四节　切　诊

切诊是医者运用手的触觉,对患者体表的一定部位进行触摸、按压,以诊察病情的方法,包括脉诊和按诊两部分。切诊是医者所必备的一项技能,特别是脉诊,正如《难经·六十一难》中所说:"切脉而知之谓之巧。"

## 一、脉诊

脉诊又称切脉、候脉,是中医学一种独特的诊病方法。通过切按脉搏,可诊察脏腑气血的盛衰,判断疾病的病位与病性,推断疾病的进退预后。脉诊古有寸口诊法、三部诊法和遍诊法,现常用寸口诊法。

### (一) 诊脉的部位与临床意义

寸口又称"气口""脉口",是指桡骨茎突内侧一段桡动脉。根据其脉动形象,以推测人体生理、病理状况的一种诊察方法。寸口脉分为寸、关、尺三部(图3-3),正对腕后桡骨茎突为关部,关前为寸部,关后为尺部,两手各有寸、关、尺三部。寸关尺三部又各有浮、中、沉三候,是为三部九候。其临床意义为左寸候心,左关候肝,左尺候肾;右寸候肺,右关候脾,右尺候肾(命门)。

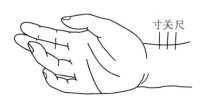

图3-3 脉诊寸关尺部位示意图

### (二) 诊脉的方法和注意事项

诊脉前,应先让患者休息,使呼吸均匀,气血平和,同时周围环境力求安静,以便于医者体会脉象。患者取坐位或仰卧位,将前臂平伸,掌心向上,与心大致同高,并在腕关节部垫上脉枕。医者布指时,先将中指按在掌后高骨处,向内推,寻至有脉搏动处,定为关部,接着以食指按在关前以定寸部,以无名指按在关后以定尺部。三指弯曲呈弓形,指头齐平,以指目接触脉体。布指疏密,应根据患者手臂长短而调整,臂长则略疏,臂短则略密,以适中为度。医者要调匀气息,用自己一呼一吸的时间去衡量患者脉动至数。一呼一吸,称为一息,一息4~5至为正常。切脉时间,每手至少1分钟。

### (三) 正常脉象

正常脉象又称为平脉或常脉,表现为三部有脉,一息四五至,不浮不沉,不大不小,从容和缓,柔和有力,节律一致。古人将平脉的特点概括为"有胃""有神""有根"。有胃之脉象和缓、从容、流利;有神之脉象柔和、有力、节律一致;有根之脉象尺脉有力,沉取不绝。平脉常随年龄、性别、气候、饮食、活动、情绪等因素的影响而产生相应的生理变化。

少数人脉不见寸口,而从尺部斜向手背,称为斜飞脉;若脉出现在寸口的背侧,称为反关脉;还有出现于腕侧其他位置的,都是生理特异的脉位,即桡动脉解剖位置的变异,不属于病脉。

### (四) 常见病脉与主病

机体在病理状态下,脉象往往会发生异常变化,即为病脉。《脉经》提出24种脉象,《濒湖脉学》概括为27种脉象,《诊家正眼》增加疾脉,近代多以28种脉象论述。常见病脉如下。

1. 浮脉 轻取即得,重按稍减而不空,举之泛泛而有余,如循榆荚。一般见于表证,亦见于虚阳外越证。

2. 沉脉 轻取不应,重按始得,举之不足,按之有余,重手按至筋骨乃得。主里证,有力为里实;无力为里虚。亦可见于正常人。

3. 数脉 脉来急促,一息脉来五至以上而不满七至。主热证,亦见于里虚证。

4. 迟脉 脉来迟缓,一息不足四至。主寒证,亦可见于邪热结聚之实热证。

5. 洪脉 指下极大,滔滔满指,状如波涛,来盛去衰。主里实热证。

6. 细脉 脉细如线,应指明显,按之不绝,若丝线之应指。主气血两虚。

7. 滑脉 往来流利,应指圆滑,如珠走盘,漉漉如欲脱。主痰饮、食滞、实热。脉滑和缓

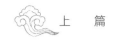

者,可见于青壮年的常脉和妇人的孕脉。

8. 涩脉　往来艰涩不畅,如轻刀刮竹。主气滞、血瘀、精伤、血少、痰食内停。

9. 虚脉　三部脉举之无力,按之空虚,应指松软。主虚证,多为气血两虚。

10. 实脉　三部脉举按皆有力,浮沉皆得,脉大而长。主实证,亦见于常人。

11. 结脉　脉来缓慢,时而一止,止无定数。主阴盛气结,寒痰瘀血,亦可见于气血虚衰。

12. 代脉　脉来迟缓力弱,动而中止,良久方来,止有定数。主脏气衰微,风证,痛证,惊恐。

13. 促脉　脉来急促,时而一止,止无定数。主阳盛实热、气血痰饮宿食停滞、肿痛,亦可见于脏气衰败。

14. 紧脉　脉来绷急,应指有力,状如牵绳转索。主寒证、痛证、食积。

15. 弦脉　端直以长,如按琴弦。主肝胆病、痰饮、痛证。

16. 濡脉　浮而细软,重按即无。主虚证、湿证。

17. 弱脉　沉而细软无力,重取始得,轻取不得。主气血俱虚,阳气虚衰。

18. 微脉　极细极软,按之欲绝,若有若无,模糊不清。主阳气衰微。

19. 疾脉　脉来急疾,一息七八至。主元气将脱。

在临床上,脉象可以单一出现,也可以复合出现。两种或两种以上单一脉相兼复合而成的脉象,称为复合脉,又称相兼脉。一般而言,相兼脉的主病,是组成该相兼脉的各单一脉主病的总和。如浮脉主表证,数脉主热证,浮数脉则主表热证。

## 二、按诊

按诊是对患者的肌肤、手足、脘腹及其他病变部位进行触摸按叩,以测知局部冷热、润燥、软硬、压痛、痞块或其他异常变化,从而推断疾病的部位、性质和病情轻重等情况的一种诊病方法。

### (一) 按肌肤

按肌肤主要了解肌肤的寒热、润燥、肿胀、疼痛等情况,以诊察辨别疾病的虚实寒热和气血盛衰。肌肤灼热者多为阳证、热证;肌肤发凉者多为阴证、寒证。按其皮肤若初按热甚,久按热反转轻者,属表热证;若久按其热反甚,是热自内向外蒸发,属里热证;皮肤凉,多为阳虚;皮肤干燥,为津液不足;肌肤肿胀,按之有凹陷,松手不能即起者为水肿,松手即起者为气肿。疮疡按之肿硬不热多为寒证;肿处灼热、压痛者属热证;按之坚而不热,多尚未成脓;边硬顶软,患处灼热,重按跳痛更甚者,多为有脓。

### (二) 按手足

按手足主要了解手足的寒热。患者手足俱冷,多为阳虚寒盛;手足俱热,为阳热炽盛;手心热,多为阴虚内伤;手背热,多为外感;两足皆凉,多为阴寒内盛;两足心热,多为阴虚证。

### (三) 按脘腹

按脘腹主要了解脘腹的痛与不痛、软与硬、有无痞块,以辨别脏腑虚实、病邪性质及其积聚的程度。腹痛喜按,按之痛减者,多为虚证;腹痛拒按者多为实证;腹满叩之如鼓,小便自利者,为气胀;按之如囊裹水,推之辘辘有声,小便不利,为水臌;腹内有肿块,按之坚而不移,痛有定处者,为癥为积,多属血瘀;肿块时聚时散,按之无形,痛无定处者,为瘕为聚,多因气滞所致。

### (四) 按腧穴

按腧穴是指通过对腧穴的按压,了解穴位的变化和反应,以验证疾病所属脏腑的诊察方法。病变时腧穴处可触及结节或条索状物,有压痛和敏感反应。如肠痈时上巨虚有压痛,胆病时胆俞穴上有条索状物,胃病时胃俞和足三里穴有压痛等。

(赵　勇)

## 复习思考题

1. 简述假神的诊断方法与临床意义。
2. 斑与疹如何鉴别?
3. 试述哮与喘的临床鉴别及病理意义。
4. "但寒不热""但热不寒"的问诊要点有哪些?
5. 切脉的方法与注意事项是什么?

笔记栏

扫一扫,
测一测

# ◇◇◇ 第四章 ◇◇◇

# 辨 证

## ⬇ 学习目标

1. 掌握八纲辨证的辨证方法及相互关系。
2. 熟悉气血津液的辨证要点及临床意义。
3. 熟悉脏腑辨证常见证型的辨证要点。
4. 了解卫气营血辨证的证候分型及特点。

辨证,就是辨别、分析、归纳疾病的证候,它是在中医理论指导下,将四诊收集的病史、症状和体征等资料,进行综合归纳分析,辨明其病因、病位、病性和邪正之间的关系,从而确定为某种性质的证的过程。

辨证的方法主要有八纲辨证、气血津液辨证、脏腑辨证、卫气营血辨证、六经辨证、三焦辨证等。八纲辨证是辨证的纲领,属于纲领证。气血津液辨证是以人体的基本物质的盈亏或运行障碍为主的辨证方法。脏腑辨证是以脏腑功能失调为主,结合病性的辨证方法。卫气营血辨证、六经辨证、三焦辨证是探求疾病部位的辨证方法。

## 第一节 八 纲 辨 证

八纲,即阴、阳、表、里、寒、热、虚、实八种辨证纲领的统称。八纲辨证是将四诊所收集的资料,根据病位的深浅、病邪的性质、邪正斗争的盛衰和病证类别的阴阳等方面情况,进行综合分析,归纳为上述八类不同的证候。八纲辨证是分析疾病共性的辨证方法,是各种辨证的总纲。

疾病的表现纷繁复杂,但基本上都可以用八纲加以归纳。在诊断过程中,有执简驭繁、提纲挈领的作用。如疾病的类别,可分为阴证与阳证;病位的浅深可分为表证与里证;疾病的性质,可分为寒证与热证;邪正的盛衰,可分为实证与虚证。这样,运用八纲辨证就能将错综复杂的临床表现,归纳为阴阳、表里、寒热、虚实四对纲领性证候,从而找出疾病的关键,掌握其要领,确定其类型,预决其趋势,为临床治疗和护理指明方向。其中,阴阳作为总纲又可以概括其他六纲,即表、热、实证属阳;里、寒、虚证属阴。

### 一、表里辨证

表里是辨别病位内外深浅的一对纲领,在外感病辨证中有重要意义。表里辨证可以察知病情轻重,明确病位深浅,预测病理变化趋势。表证病浅而轻,里证病深而重。表邪入里为病进,里邪出表为病退。

（一）表证

表证是指外邪经皮毛、口鼻侵入机体,正气抗邪于肌表所产生的证候。多见于外感病的初期,一般起病急,病程短,病位在皮毛肌腠,病轻易治。

【证候表现】 恶寒发热,头身疼痛,兼鼻塞流涕,咳嗽,喷嚏,咽喉痒痛,舌苔薄,脉浮。

【证候分析】 六淫邪气客于肌表,卫气受遏,失于温养肌表,故恶寒;阻遏卫气的正常宣发,郁而发热。外邪郁滞经络,气血运行不畅,致头身疼痛。肺主皮毛,鼻为肺窍,外邪从皮毛、口鼻而入,肺失宣肃,故鼻塞流涕,咳嗽,喷嚏,咽喉痒痛等。邪在肌表,未伤及里,故舌苔无变化而见薄;正气奋起抗邪,脉气鼓动于外,故脉浮。

【辨证要点】 本证以恶寒发热,苔薄,脉浮等为主要辨证依据。

（二）里证

里证是指疾病部位在内,由脏腑、气血、骨髓等受病而引起的证候。多见于外感病的中、后期及内伤疾病。里证的成因大致有三:或表邪内传入里,侵犯脏腑;或外邪直接侵犯脏腑;或七情内伤、饮食失宜、劳逸失度致脏腑功能失调,气血逆乱。里证范围甚广,除表证外的疾病均可归属。其特点为病位较深,病情一般较重,病程较长。

【证候表现】 里证病因复杂,病位广泛,症状繁多,以或寒或热,或虚或实的形式出现,常见脉症如壮热,烦躁神昏,潮热盗汗,五心烦热,畏寒肢冷,蜷卧神疲,苔厚脉沉。

【证候分析】 以上仅举例说明了几种常见的里证脉症。就寒热表现看,里证当是但热不寒或但寒不热。壮热是热邪入里,里热炽盛之征;烦躁神昏为实热扰乱心神;潮热盗汗,五心烦热为阴虚不能制阳的虚热之征;阳虚生寒,多见畏寒肢冷,蜷卧神疲。苔厚,脉沉,为疾病在内之征。

【辨证要点】 本证病位广泛,表现繁多,其特征是无新起恶寒发热,以脏腑病变表现为主。

附:半表半里证

半表半里证是指外邪由表内传而尚未入里,或里邪透表而尚未达于表,邪正相搏于表里之间的证候,六经辨证中称为少阳病证。

【证候表现】 寒热往来,胸胁苦满,心烦喜呕,默默不欲饮食,口苦咽干,目眩,脉弦。

【证候分析】 邪正分争,正胜则发热,邪胜则恶寒,邪正互有胜负,故见寒热往来;少阳受病,邪热熏蒸,胆热上泛则口苦,津为热灼则咽干,少阳风火上逆,则目眩;少阳脉布于胸胁,邪郁少阳,经气不利,则胸胁苦满;胆热木郁,横犯胃腑,胃气上逆,则默默不欲饮食,甚则欲呕;胆热上扰,内扰心神,故心烦;脉弦是胆气被郁之象。

【辨证要点】 本证以寒热往来,胸胁苦满为主要辨证依据。

## 二、寒热辨证

寒热是辨别疾病性质的一对纲领,也是阴阳偏盛、偏衰的具体表现。阴盛或阳虚表现为寒证,阳盛或阴虚表现为热证。正如《素问·阴阳应象大论》曰"阳胜则热,阴胜则寒",《素问·调经论》曰"阳虚则外寒,阴虚则内热"。

（一）寒证

寒证是感受寒邪,或阳虚阴盛所产生的以寒象为主要表现的一类证候。多由外感寒邪,或内伤久病,耗伤阳气,或过服生冷寒凉,阴寒偏盛所致。有表寒、里寒、实寒、虚寒之分。

【证候表现】 各类寒证的证候表现不尽一致,常见的有恶寒或畏寒喜暖,面色㿠白,肢冷蜷卧,口淡不渴,痰、涎、涕清稀,小便清长,大便溏薄,舌淡苔白润滑,脉迟或紧。

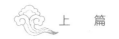

【证候分析】　外寒侵袭或阳气不足,温煦失职,故恶寒或畏寒喜暖,面色㿠白,肢冷蜷卧。阴寒内盛,津液不伤,故口淡不渴。阳虚不能温化水液,致痰、涎、涕、尿等排出物皆清冷。寒邪伤脾或脾阳久虚,运化失司,故大便溏薄。寒湿内生,苔白而润滑。阳气虚弱,鼓动无力,故脉迟;寒主收引,故脉紧。

【辨证要点】　本证以恶寒或畏寒喜暖,口淡不渴,排出物清稀,舌淡苔白润滑,脉迟或紧为主要辨证依据。

（二）热证

热证是感受火热之邪,或阴虚阳亢所产生的以热象为主要表现的一类证候。多因外感火热之邪,或寒邪入里化热,或因七情过极,郁而化热,或过食辛辣温热之品,或房事劳伤,劫夺阴精,阴虚阳亢所致。有表热、里热、实热、虚热之分。

【证候表现】　各类热证的证候表现不尽一致,常见恶热喜冷,口渴喜冷饮,面红目赤,烦躁不宁,痰、涕黄稠,吐血衄血,小便短赤,大便干结,舌红少苔或苔黄而干,脉数。

【证候分析】　阳热偏盛,则恶热喜冷。火热伤阴,津液被耗,故小便短赤,津伤则引水自救,故口渴喜冷饮。火性炎上见面红目赤。热扰心神,则烦躁不宁。津液被阳热煎熬,则痰、涕等分泌物黄稠。火热灼伤血络,迫血妄行,则吐血衄血。肠热津亏,传导失司,见大便燥结。舌红苔黄为热象,少苔或少津为伤阴;阳热亢盛,血行加速,故脉数。

【辨证要点】　本证以恶热喜冷,排出物稠浊,舌红少苔或苔黄而干,脉数为主要辨证依据。

### 三、虚实辨证

虚实是辨别邪正盛衰的一对纲领。虚指正气不足,实指邪气亢盛。正如《素问·通评虚实论》所说,"邪气盛则实,精气夺则虚"。虚实辨证,可根据病者邪正盛衰情况为治疗提供依据。只有辨证准确,攻补适宜,才能免于虚虚实实之误。

（一）虚证

虚证是对人体正气亏虚,脏腑功能低下所致各种临床表现的病理概括。虚证的形成,有先天不足、后天失养和疾病耗损等多种原因,主要包括阴阳、气血、津液、精的不足以及脏腑功能减退等,此处仅介绍阴虚证和阳虚证,其他参照气血津液辨证及脏腑辨证。

【证候表现】　阳虚证:面色㿠白,神疲乏力,少气懒言,畏寒肢冷,身卧嗜睡,尿清便溏,或尿少肿胀,舌淡胖,脉沉迟无力。阴虚证:五心烦热,颧红,口咽干燥,潮热盗汗,舌红少苔,脉细数。

【证候分析】　阳虚则阳失温运而见面色㿠白,神疲乏力,少气懒言,畏寒肢冷,身卧嗜睡等。阳虚不能温化固摄则见尿清便溏或尿少肿胀等症。舌淡胖,脉沉迟无力为阳虚阴盛之征。阴虚则失濡养和滋润,或阴不制阳,可见手足心热,心烦心悸,颧红,潮热盗汗等现象;津液不能上承,故口咽干燥。舌红少苔,脉细数为阴虚阳亢之征。

【辨证要点】　本证一般以久病,病势较缓,耗损过多,体质素弱为主要辨证依据。

（二）实证

实证是对人体邪气亢盛而正气不虚时所致各种临床表现的病理概括。实证的成因有两个方面:一是外邪侵袭,二是脏腑功能失调以致痰饮、水湿、瘀血等病理产物停积体内。随着外邪性质和致病之病理产物的不同,临床表现也各异。

【证候表现】　实证的表现亦不尽相同,常见呼吸气粗,痰涎壅盛,腹胀痛拒按,大便秘结,或下痢,里急后重,小便淋沥涩痛,脉实有力,舌苔厚腻。

【证候分析】　邪阻于肺,宣降失常,而呼吸气粗,痰涎壅盛。实邪积肠胃,腑气不通,见大便秘结,腹胀痛拒按。湿热蕴结肠道,可见下痢,里急后重。湿热下注膀胱,则小便淋沥涩痛。邪正相争,搏击于血脉,故脉实有力。舌苔厚腻为病理产物内停之征。

【辨证要点】 本证以邪气亢盛有余或痰饮、瘀血、结石、积食等病理产物停滞为主要辨证依据。

### 四、阴阳辨证

阴阳是辨别疾病属性的两个纲领,是八纲辨证的总纲。疾病的证候虽然错综复杂,但可将疾病分为阴阳两大类。表证、热证、实证属阳证,里证、寒证、虚证属阴证。

(一) 阴证

凡符合"阴"的一般属性的证候,称为阴证。临床上凡见抑制、沉静、衰退、晦暗等表现的里证、寒证、虚证概属此范围。

【证候表现】 不同的疾病,所表现的阴性证候不尽相同,一般常见面色黯淡,精神萎靡,身重蜷卧,形寒肢冷,倦怠无力,语声低怯,纳差,口淡不渴,大便稀溏,小便清长。舌淡胖嫩,脉沉迟,或弱或细涩。

【证候分析】 面色黯淡,精神萎靡,身重蜷卧,倦怠无力,声低及纳差等是虚证的表现。形寒肢冷,口淡不渴,大便稀溏,小便清长等是里寒的表现。舌淡胖嫩,脉沉迟、弱细涩,均为虚寒舌脉。

【辨证要点】 本证以在里的、正虚的、寒象的症状为主要辨证依据。

(二) 阳证

凡符合"阳"的一般属性的证候,称为阳证。临床上凡见兴奋、躁动、亢进、明亮等表现的表证、热证、实证属此范围。

【证候表现】 一般常见面色红赤,发热,肌肤灼热,心烦,躁动不安,语声粗浊或骂詈无常,呼吸气粗,喘促痰鸣,口干渴饮,大便秘结,小便短赤,脉象浮、洪大、滑实。

【证候分析】 面色红赤,发热,肌肤灼热,神烦躁动,口干渴饮为热证的表现。语声粗浊,呼吸气粗,喘促痰鸣,大便秘结是实证的表现。脉浮、洪大、滑实为表证、实证、热证之征。

【辨证要点】 本证以在表的、邪实的、热象的症状为主要辨证依据。

### 五、八纲之间的关系

在临床应用八纲辨证过程中,虽然每一纲都有其独特的内容,但它们之间又相互关联不能截然分割。如辨别表里应与寒热虚实相联系,辨别虚实又必须与表里寒热相联系。如表证有表寒、表热、表虚、表实之区别,还有表寒里热、表实里虚等错综复杂的病理变化。表证如此,其他里证、寒证、热证、虚证、实证也基本一样。在一定的条件下,表里、寒热、虚实是可以互相转化的,如由表入里、由里出表、寒证化热、热证化寒、虚证转实、实证转虚等。有的病情发展到严重阶段,病势趋于寒极和热极的时候,往往出现与疾病本质相反的假象。因此,在运用八纲辨证时,既要掌握八纲各自不同的辨证、证候特点,又要注意八纲之间的相兼、转化、夹杂、真假,才能对疾病作出全面正确的判断。

## 第二节 气血津液辨证

气血津液辨证是运用气血津液理论,分析、判断气、血、津液有无亏虚或运行障碍的辨证方法。由于气血津液是脏腑功能活动的物质基础,它们的生成及运行又有赖于脏腑的功能

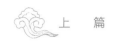笔记栏

活动,因此,在病理上,脏腑病变可以影响气血津液的变化;气血津液的病变也将影响脏腑的功能,故气血津液的病变,与脏腑功能密切相关。气血津液辨证应与脏腑辨证互相参照。

## 一、气病辨证

《素问·举痛论》曰:"百病生于气也。"指出了因气为病的广泛性。气病临床常见证候主要为气虚、气陷、气脱、气滞、气逆五种。

### (一) 气虚证

气虚证是指元气不足,导致气的基本功能减退,或脏腑组织的功能活动减退所表现的证候。常由先天不足,后天失养致使气的生成不足;或久病体虚,劳累过度而使元气耗损太过;或因年老脏腑功能减退而元气自衰等引起。

【证候表现】 少气懒言,语声低微,神疲乏力,呼吸气短,头晕目眩,面色少华,自汗,活动时诸症加剧,舌淡苔白,脉虚无力。

【证候分析】 由于元气亏虚,脏腑功能衰退,故少气懒言,语声低微,神疲乏力,呼吸气短;气虚清阳不升,头目失养,则头晕目眩;气虚毛窍疏松,卫外不固则自汗;劳则耗气,故活动时诸症加剧;气虚无力鼓动血脉,血不上荣于舌、面,而见脉虚无力,面色少华,舌淡苔白。

【辨证要点】 本证以少气懒言,神疲乏力,动则加剧为主要辨证依据。

### (二) 气陷证

气陷证是指气虚无力升举而反下陷的证候。多见于气虚证的进一步发展,或劳累用力过度,损伤某一脏器所致。

【证候表现】 头晕目眩,神疲乏力,少气倦怠,久痢久泄,腹部有坠胀感,脱肛,子宫或胃等内脏下垂,舌淡苔白,脉弱。

【证候分析】 气虚而功能减退,故神疲乏力,少气倦怠;清阳之气不能升举,故头晕目眩;脾气不健,清阳不升,则久痢久泄;气陷于下,诸脏器升举乏力,故见腹部坠胀、脱肛、子宫或胃等内脏下垂。气虚血不足,则舌淡苔白,脉弱。

【辨证要点】 本证以神疲乏力,腹部坠胀,久痢久泄或内脏下垂为主要辨证依据。

### (三) 气脱证

气脱证是指元气亏虚已极,气息奄奄欲脱所表现的危重证候。可由气虚进一步发展而来,或因大汗、剧烈吐泻、大出血,或长期饥饿、极度疲劳、暴邪骤袭等所致。气脱证为危急重证,应及时救护。

【证候表现】 呼吸微弱而不规则,汗出不止,面色苍白,口开目合,手撒身软,神识朦胧,昏迷或昏仆,二便失禁,舌质淡白,苔白润,脉微欲绝。

【证候分析】 元气亏虚至极,肺无力司呼吸,故呼吸微弱而不规则。气脱无以养心,则神失所养,而见神识朦胧,昏迷或昏仆。气脱失于固摄,则汗出不止,二便失禁。气脱无力运血,血不上荣,故见面色苍白。元气亏虚欲脱,脾气外泄,故见口开目合,手撒身软。气脱无以鼓动血脉,故见脉微欲绝。因大失血所致气脱者,称为"气随血脱"。

【辨证要点】 本证以呼吸微弱或不规则,脉微欲绝为主要辨证依据。

### (四) 气滞证

气滞证是指人体局部或全身气机阻滞,运行不畅所表现的证候。多由情志不舒,或邪气内阻,或阳气虚弱,温运无力等致气机阻滞而成。

【证候表现】 胸胁、乳房、脘腹等处胀闷或疼痛,或窜痛,或攻痛,疼痛时轻时重,痛无定处,按之无形,痛胀常随嗳气、矢气、叹息或情绪好转而减轻,或随忧思恼怒而加重,脉象多弦,舌象多无明显变化。

【证候分析】　气机以顺畅为贵,一有郁滞,轻则胀闷,重则疼痛,而常攻窜发作。因气滞的原因不同,胀、痛的部位和状态各异,如胃肠气滞则脘腹胀闷疼痛,肝气郁滞则胁肋窜痛,气滞于经络,则经络所循之处胀满、窜痛。矢气、叹息等可使气机暂时得以通畅,故胀、痛等症可缓解;而忧思恼怒等情志不舒时可加重气机郁滞,故症状加重;弦脉为肝气不舒之象。

【辨证要点】　本证以胀闷疼痛,游走不定,按之无形为主要辨证依据。

（五）气逆证

气逆证是指气机升降失常,逆而向上所致的证候,临床以肺胃之气上逆和肝气升发太过的病变为多见。常因外邪侵袭,饮食不节,痰饮瘀血内阻,寒热刺激,情志过激等引起。

【证候表现】　肺气上逆,见咳嗽喘息;胃气上逆,见呃逆,嗳气,恶心,呕吐;肝气上逆,见头痛,眩晕,昏厥,呕血等。

【证候分析】　肺气上逆,多因感受外邪或痰浊壅滞,使肺气不得宣发肃降,而发咳喘;胃气上逆,可由寒饮、痰浊、食积等停留于胃,阻滞气机,或外邪犯胃,使胃失和降,而为呃逆,嗳气,恶心,呕吐;肝气上逆,多因郁怒伤肝,肝气升发太过,气火上逆而见头痛,眩晕,昏厥,或见呕血。

【辨证要点】　本证以咳喘、呕吐、呃逆、头痛、眩晕等为主要辨证依据。

---

**知识链接**

### 气闭证与气脱证的区别

气闭证与气脱证,一闭一脱,病情危急,应予鉴别。二者临床均有发病急、变化快的特点,均有神志不清或昏迷。然闭证属实,气机闭阻于内而牙关紧闭,两手握固,二便不通,呼吸气粗,无汗,脉有力。脱证属虚,正气暴脱于外而口开不闭,两手撒开,二便失禁,呼吸微弱,汗出不止,脉多无力至极。

---

## 二、血病辨证

血的病证表现很多,因病因不同而有寒热虚实之别,据其临床表现可概括为血虚、血瘀、血热、血寒、血脱五种证候。

（一）血虚证

血虚证是指血液亏虚,不能濡养脏腑、经络、组织,所表现的全身虚弱证候。血虚证的形成或因禀赋不足,或脾胃虚弱,生化乏源,或各种急慢性出血,或久病不愈、思虑过度,暗耗阴血,或瘀血阻络新血不生,或因肠道寄生虫病等。

【证候表现】　面白无华或萎黄,唇甲色淡,头晕眼花,心悸,失眠,手足麻木,妇女经血量少色淡,经期错后或闭经,舌淡苔白,脉细无力。

【证候分析】　人体脏腑组织,赖血液濡养,血盛则肌肤红润,体壮身强,血虚则肌肤失养,面白无华或萎黄,唇、爪甲、舌体皆呈淡白色。血虚脑、目失养,故头晕眼花。心主血脉而藏神,血虚心神失养,则心悸,失眠。脉络失养失充,则手足麻木,脉细无力。女子以血为用,血亏,经血乏源,故经量少,色淡,延期,甚则闭经。

【辨证要点】　本证以面、唇、甲淡白,头晕眼花,心悸失眠为主要辨证依据。

（二）血瘀证

血瘀证是指瘀血内阻,血行不畅所引起的证候。形成血瘀证的原因有寒邪凝滞,气滞血瘀,气虚血瘀,血溢脉外等。

【证候表现】 疼痛如针刺刀割,痛有定处,拒按,夜间加剧。肿块在体表呈青紫色,在腹内按之硬而不移,称为癥积。面色黧黑,肌肤甲错,口唇爪甲紫黯,或皮下紫斑,或肤表丝状如缕,或腹部青筋外露,或下肢筋青胀痛,或大便色黑如柏油等;妇女常见闭经。舌质紫黯,或见瘀斑、瘀点,脉细涩。

【证候分析】 瘀血阻塞经脉,不通则痛,故疼痛;痛如针刺、痛有定处、拒按是瘀血所致疼痛的特点;因夜间血行较缓,瘀阻加重,故夜间痛甚;瘀积不散而凝结,可形成肿块,故外见肿块色青紫,内部肿块触之坚硬不消。瘀血内阻,气血运行不利,肌肤失养,则见面色黧黑,肌肤甲错,口唇、舌体、指甲青紫色黯等;瘀血可致出血,或见大便色黑如柏油;经闭、丝状如缕、青筋显露、舌体紫黯、脉细涩等皆为瘀血之征。

【辨证要点】 本证以痛如针刺,痛有定处,拒按,肿块,唇舌爪甲紫黯,脉涩等为主要辨证依据。

### 知识链接

#### 血瘀证研究

血瘀证与活血化瘀研究一直是传统中医药学和中西医结合研究中最为活跃的领域。自 20 世纪 60 年代以来,陈可冀院士课题组开展血瘀证与活血化瘀的研究,在继承传统中医的基础上,注重创新和发展,系统研究了血瘀证的科学内涵、活血化瘀疗效机制,为以活血化瘀为主治疗心脑血管病奠定了理论基础。在血瘀证基础理论、活血化瘀方药治疗冠状动脉粥样硬化性心脏病(简称冠心病)和介入治疗后再狭窄作用机制、血瘀证诊断和疗效判定标准以及防治冠心病和动脉粥样硬化新药研制开发等方面皆取得了突出成果,推动了中医药现代化研究的进程,带动了中医学基础和临床研究的发展。

（三）血热证

血热证是指邪热侵入血分而迫血妄行所表现的证候。本证多因外感热邪,过食辛辣,嗜酒,情志过激等因素引起。

【证候表现】 身热,面赤,口渴,心烦,失眠,甚或神昏谵语,或咯血、吐血、尿血、衄血、便血,妇女月经先期、量多,舌红绛,脉滑数。

【证候分析】 热在血分,血行加速,故身热,面赤;热炽津伤,故口渴;火热扰心神则心烦,失眠,甚或神昏谵语;血热迫血妄行,血络受伤,故表现为各种出血及妇女月经过多、月经先期等;热迫血行,壅于脉络,则舌红绛,脉滑数。

【辨证要点】 本证以全身热象和出血为主要辨证依据。

（四）血寒证

血寒证是指局部脉络寒凝气滞,血行不畅所表现的证候。血分寒证,有虚实之分,以感受寒邪引起的实寒证为多。

【证候表现】 手足或少腹冷痛,肤色紫黯发凉,喜暖恶寒,得温痛减,妇女月经愆期,痛经,经色紫黯,夹有血块,舌紫黯,苔白,脉沉迟涩。

【证候分析】 寒为阴邪,其性凝滞,寒凝血脉,见手足或少腹冷痛,得温则行,故喜暖怕冷,得温痛减;寒凝胞宫,经血受阻,故妇女经期推迟,痛经,经血色黯有块。肤色紫黯,舌紫黯苔白,脉沉迟涩,皆为寒凝血滞之象。

【辨证要点】　本证以局部冷痛,得温痛减,舌紫黯苔白为主要辨证依据。

（五）血脱证

血脱证是指突然大量出血或长期反复出血,以致血液亡脱所表现的危重证候。

【证候表现】　面色苍白,夭然不泽,头晕目眩,心悸怔忡,气微而短,甚至昏厥,不省人事,舌淡白,脉芤或微欲绝。

【证候分析】　血液大量耗失,血脉空虚,气血不能外荣,故见面色苍白,夭然不泽,舌色淡白,脉芤;气血不能上荣,则见头晕目眩;血液亡脱,心神失养,见心悸怔忡;气随血脱,则见气微而短,甚则昏厥,不省人事,脉微欲绝。

【辨证要点】　本证以有大量血液耗失的病史,又出现面色苍白,气微而短,脉微欲绝等为主要辨证依据。

## 三、气血同病辨证

气和血具有相互依存、相互资生和相互为用的关系,因而,在发病时,两者常相互影响,既见气病,又见血病,称为气血同病。气血同病常见的证候有气滞血瘀、气虚血瘀、气血两虚、气不摄血、气随血脱等。

（一）气滞血瘀证

气滞血瘀证是指由于气滞不行,以致运血障碍所表现的证候。多由情志不遂,或跌仆闪挫,或外邪侵袭等所致。

【证候表现】　胸胁胀满走窜疼痛,性情急躁,兼见痞块,刺痛拒按,妇女闭经或痛经,经血紫黯夹有血块,乳房胀痛等,舌质紫黯或有瘀斑,脉弦涩。

【证候分析】　气行则血行,气滞则血瘀,胀痛、窜痛均为气滞证表现,刺痛为瘀血之象。肝郁气滞,见胸胁胀满走窜疼痛,性情急躁;气滞血凝,则见痞块疼痛拒按,妇女闭经、痛经,经血紫黯有块,乳房胀痛等。舌质紫黯或有瘀斑,脉弦涩为气滞血瘀之征。

【辨证要点】　本证以局部胀痛、窜痛、刺痛,脉弦涩,舌紫或瘀斑为主要辨证依据。

（二）气虚血瘀证

气虚血瘀证是指气虚运血无力,致血液瘀滞所表现的证候。常由各种原因导致气虚,运血无力而逐渐导致瘀血形成。

【证候表现】　面色淡白或晦滞,身倦乏力,少气懒言,疼痛如刺,常见于胸胁,痛处不移,拒按,舌淡黯或有瘀斑,脉沉涩。

【证候分析】　面色淡白,身倦乏力,少气懒言,为气虚之象;气虚运血无力,血行缓慢,脉络瘀阻,不通则痛,故面色晦滞,疼痛如刺,痛处不移,拒按。舌淡黯或有瘀斑,脉沉涩,为气虚血瘀之征。

【辨证要点】　本证虚中夹实,以气虚证和血瘀证的症状共见为主要辨证依据。

（三）气血两虚证

气血两虚证是指气虚与血虚同时存在的证候。多由久病不愈,气虚不能生血,或血虚无以化气而成。

【证候表现】　头晕目眩,少气懒言,乏力自汗,面色淡白或萎黄,心悸失眠,唇甲淡白,舌淡,脉细弱。

【证候分析】　头晕目眩,少气懒言,乏力自汗,为脾肺气虚之象;心悸失眠,为血不养心所致;血虚不能充盈脉络,见唇甲淡白,脉细弱;气血两虚不得上荣于面、舌,则见面色淡白或萎黄,舌淡。

【辨证要点】　本证以气虚证与血虚证症状共见为主要辨证依据。

**（四）气不摄血证**

气不摄血证是因气虚不能统摄血液，血溢脉外所致的出血证候。多因久病、劳倦、饮食不节等导致气虚，摄血失职所致。

**【证候表现】**　吐血，便血，皮下瘀斑，妇女月经过多，崩漏，气短，倦怠乏力，面白无华，舌淡，脉细弱。

**【证候分析】**　气虚统摄无权，致血液离经外溢，溢于胃肠，便为吐血、便血，溢于肌肤，则见皮下瘀斑；脾虚统摄无权，冲任不固，可见月经过多，崩漏；气虚则气短，倦怠乏力，血虚则面白无华。舌淡，脉细弱，皆为气血不足之征。

**【辨证要点】**　本证以出血和气短、倦怠乏力共见为主要辨证依据。

**（五）气随血脱证**

气随血脱证是指大出血时所引起阳气虚脱的证候。多由肝、胃、肺等脏器本有宿疾而脉道突然破裂，或外伤，或妇女崩中，分娩突然大出血等引起。

**【证候表现】**　大出血时突然面色苍白，气少息微，四肢厥冷，大汗淋漓，甚至晕厥，舌淡，脉微细欲绝或浮大而散。

**【证候分析】**　大出血致血脱，血以载气，气随血脱，气脱阳亡，则面色苍白，气少息微，四肢厥冷，大汗淋漓；神随气散，神无所主，则为晕厥。血失气脱，舌体失养则色淡，脉道失充而脉微细欲绝；阳气浮越外散，脉见浮大而散。

**【辨证要点】**　本证以大量出血后随即出现气少息微为主要辨证依据。

## 四、津液病辨证

津液辨证是根据津液的生理和病理特点，辨别疾病当前病理本质是否存在津液亏虚或津液输布与运行障碍的辨证方法。津液病常见的证候有津液不足证和水液停聚证两大类。

**（一）津液不足证**

津液不足证是由于津液亏少，濡润滋养作用减退所出现的以燥化为特征的证候。多由燥热灼伤津液，或因汗、吐、下及失血等所致。

**【证候表现】**　口渴咽干，唇燥而裂，皮肤干枯无泽，小便短少，大便干结，舌红少津，脉细数。

**【证候分析】**　津亏失于濡润滋养，则见皮肤、口唇干燥及咽干等不荣之象；津伤则尿液化源不足，故小便短少；大肠失其濡润，故大便干结。舌红少津，脉细数，皆为津亏内热之象。

**【辨证要点】**　本证以皮肤、口唇、舌咽干燥及尿少便干为主要辨证依据。

**（二）水液停聚证**

水液停聚证是指水液输布、排泄失常致水液停留体内所表现的证候。凡外感六淫，内伤脏腑皆可导致本证。

1. **水肿**　是指体内水液停聚，泛滥肌肤所引起的面目、四肢、胸腹甚至全身浮肿的病证。临床有阳水、阴水之分。

（1）阳水：发病较急，水肿性质属实者称为阳水。多为外感风邪，或水湿浸淫等因素引起。

**【证候表现】**　眼睑先肿，继而头面，甚至遍及全身，小便短少，来势迅速，皮肤薄而光亮，并兼有恶寒发热，无汗，舌苔薄白，脉浮紧；或兼见咽喉肿痛，舌红，脉浮数。

**【证候分析】**　风邪侵袭，肺卫受病，宣降失常，通调失职，以致风遏水阻，风水相搏，泛溢肌肤而成水肿。风为阳邪，上先受之，故水肿起于眼睑、头面，继而遍及肢体。水湿内停，三焦决渎失常，膀胱失于开阖，见小便短少；若伴见恶寒发热无汗，苔薄白，脉浮紧，为风寒袭肺所致之风水；若咽喉肿痛，舌红，脉浮数，是风热袭肺所致之风水。

【辨证要点】 本证以发病急,来势猛,眼睑先肿,继而头面全身浮肿为主要辨证依据。

(2) 阴水:发病较缓,水肿性质属虚者称为阴水。多因劳倦内伤,脾肾阳衰,正气虚弱等因素引起。

【证候表现】 身肿,腰以下为甚,按之凹陷不易恢复,脘闷腹胀,纳呆食少,大便溏稀,面色㿠白,神疲肢倦,小便短少,舌淡,苔白滑,脉沉缓;或水肿日益加剧,小便不利,腰膝冷痛,四肢不温,畏寒神疲,舌淡胖,苔白滑,脉沉迟无力。

【证候分析】 脾主运化水湿,肾主水,故脾虚或肾虚,均可致水液代谢障碍,泛于肌肤而为阴水。阴盛于下,故水肿以腰以下为甚,按之凹陷不起;脾虚运化无力,故见脘闷腹胀,纳呆,便溏;脾主四肢,脾虚水湿内渍,则神疲肢倦;腰为肾府,肾主骨,肾阳虚则腰膝冷痛;肾阳不足,肢体失于温养,故四肢不温,畏寒神疲;阳虚不能温煦于上,故面色㿠白。舌淡胖,苔白滑,脉沉迟无力,为脾肾阳虚,寒水内盛之象。

【辨证要点】 本证以发病较缓,腰以下肿甚为主要辨证依据。

2. 痰饮 痰和饮是由于脏腑功能失调,水液停聚所致的病理产物。痰为津液内停所形成的病理产物中,质地稠浊而黏滞者,其特点是流动性小,不易消散;饮是质地清稀者,其特点是易流动。

(1) 痰证:是指由痰浊内阻脏腑组织或流窜经络等所引起的证候。常由外感六淫、内伤七情,导致肺、脾、肾的气化功能失调,致水液不能正常输布,停聚为痰。痰致病广泛,而有"百病多由痰作祟"之说。

【证候表现】 咳嗽咯痰,痰质黏稠,胸脘满闷,纳呆呕恶,头晕目眩,或神昏而喉中痰鸣,或神志异常而为癫、狂、痴、痫,或肢体麻木,或见瘰疬、瘿瘤、乳癖、痰核等,舌苔白腻,脉滑。

【证候分析】 痰阻于肺,肺失宣降,肺气上逆,则咳嗽咯痰;痰湿中阻,气机不畅,见脘闷,纳呆,呕恶等;痰浊蒙蔽清窍,则头晕目眩,神昏或癫、狂、痴、痫;痰停经络,气血运行不利,可见肢体麻木;停聚于局部,则可见瘰疬、瘿瘤、乳癖、痰核等。苔白腻,脉滑,皆痰湿之征。

【辨证要点】 本证以痰多,胸闷,眩晕,体胖,苔腻,脉滑等为主要辨证依据。

(2) 饮证:是指由饮邪停滞于胃肠、胸胁、心肺、四肢等处所引起的证候。多是在脏腑功能衰退的基础上,因外邪或饮食劳倦等诱发所致。

【证候表现】 咳嗽气喘,痰多而稀,胸闷心悸,甚或倚息不能平卧,或脘腹痞胀,水声辘辘,泛吐清水,或胸胁饱满胀痛,咳唾、转侧加剧,或头晕目眩,小便不利,肢体浮肿,沉重酸困,舌淡胖,苔白滑,脉弦。

【证候分析】 根据饮停留部位的不同,一般按《金匮要略·痰饮咳嗽病脉证并治》将其分为四种。饮停于心肺,谓之"支饮",肺气上逆,则见咳嗽气喘,痰多而稀,胸闷或倚息不能平卧,水饮凌心,则见心悸;饮留胃肠,谓之"痰饮",气机不畅,则脘腹痞胀,水声辘辘,泛吐清水;饮留胸胁,谓之"悬饮",则胸胁饱满胀痛;饮溢四肢肌肤,谓之"溢饮",则肢体浮肿,沉重酸困。饮阻清阳,则头晕目眩。饮乃阳虚津液不化所致,故小便不利,苔白滑,脉弦为饮阻气机之象。

【辨证要点】 本证以胸闷,咳吐痰涎,或脘腹痞胀,呕吐清水,或胸胁饱满,或咳喘,面浮肢肿,苔白滑等为主要辨证依据。

# 第三节 脏 腑 辨 证

脏腑辨证是根据脏腑的生理功能及病理特点,结合八纲、病因、气血等理论,通过四诊收集病情资料,对疾病证候进行归纳,借以推究病机,判断病变的脏腑部位、性质、邪正盛衰的

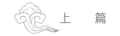笔记栏

一种辨证方法,是临床各科的诊断基础,也是辨证体系中的重要组成部分。脏腑辨证的基本方法,首先应辨明脏腑病位,其次是辨清病性。脏腑的病变复杂,证候多样,本节仅介绍临床常见的一些证候,学习时应掌握要领,知常达变,临床时更应灵活运用。

### 一、心与小肠病辨证

心脉下络小肠,两者互为表里。心主血脉,主神明,开窍于舌。小肠分清泌浊,受盛化物。故心的病变主要表现为血脉运行失常及精神意识思维改变等方面,其病证有虚实两端。虚证多由久病伤正,禀赋不足,思虑伤心等导致心气、心阳受损,心阴、心血亏耗;实证多由痰阻、火扰、寒凝、瘀滞、气郁等引起。心病常见症状有心悸怔忡,心烦,心痛,失眠多梦,健忘,谵语等。小肠的病变主要反映在清浊不分,转输障碍等方面,如小便失常,肠鸣泄泻,腹痛喜温喜按等。小肠实热常见症状有小便赤涩灼痛,尿血等。

#### (一) 心气虚、心阳虚与心阳暴脱证

心气虚证是指心气不足,推动无力所表现的证候。凡禀赋不足,年老体衰,久病或劳心过度均可引起此证。心阳虚证是指心阳虚衰,温运失司所表现的证候。凡心气虚甚,寒邪伤阳,汗下太过等均可引起此证。心阳暴脱证是指阴阳相离,心阳散越所表现的证候。

【证候表现】　心悸怔忡,胸闷气短,活动后加重,面色淡白,或有自汗,舌淡苔白,脉虚,为心气虚;若兼见畏寒肢冷,面色㿠白,心痛,舌淡胖,苔白滑,脉微细,为心阳虚;若突然冷汗淋漓,四肢厥冷,呼吸微弱,面色苍白,口唇青紫,神志不清或昏迷,则是心阳暴脱的危象。

【证候分析】　心气虚衰,鼓动无力,心失所养,则心悸怔忡;心气不足,胸中宗气运转无力,则胸闷气短;劳累耗气,故稍事活动后症状加重;气虚卫外不固,则自汗;气虚运血无力,则面色淡白,舌淡;血行失其鼓动,则脉虚无力。若病情发展,气虚损及阳,阳虚不能温煦肢体,故兼见畏寒肢冷;心阳不振,血脉痹阻,故心痛;阳气失于温煦,血不利,水不行则可见面色㿠白,舌淡胖,苔白滑;阳虚推动血行无力,脉道失充,则脉象微细。若心阳衰败而暴脱,津随气泄,则冷汗淋漓;不能温煦肢体,故四肢厥冷。心阳衰,宗气骤泄,不能助肺司呼吸,故呼吸微弱。阳气外亡,无力推动血行,致络脉瘀滞,不得外荣肌肤,故面色苍白,口唇青紫;心神涣散,则神志不清,甚则昏迷。

【辨证要点】　心气虚证以心悸怔忡,伴气虚证症状为主要辨证依据;心阳虚证以在心气虚证的基础上出现虚寒症状为主要辨证依据;心阳暴脱证以在心阳虚的基础上出现虚脱亡阳症状为主要辨证依据。

#### (二) 心血虚与心阴虚证

心血虚证是指心血不足,心失所养而表现的证候。心阴虚证是指心阴不足,心失所养而表现的证候。两者常因久病耗损阴血,或失血过多,或阴血生成不足,或情志不遂,气火内郁,暗耗阴血等所致。

【证候表现】　心悸怔忡,失眠多梦,为心血虚与心阴虚的共有症状。若兼见眩晕,健忘,面色淡白无华或萎黄,口唇色淡,舌色淡白,脉象细弱等,为心血虚。若见五心烦热,午后潮热,盗汗,颧红,舌红少津,脉细数,为心阴虚。

【证候分析】　血属阴,心之阴血不足,心失所养,致心悸怔忡、心神不宁,甚则失眠多梦。血与阴的表现又有不同,血虚不能濡养脑髓,而见眩晕、健忘,不得上荣则见面白无华、唇舌色淡,不能充盈脉道则脉象细弱;阴虚则阳亢,虚热内生,故五心烦热、午后潮热,寐则阳气入阴,营液受蒸则外流,而为盗汗;两颧发红,舌红少津,脉细数,均为阴虚内热之象。

【辨证要点】　心血虚证以心悸、失眠、健忘与血虚证症状共见为主要辨证依据。心阴虚证以心悸、失眠、心烦与阴虚证症状共见为主要辨证依据。

### （三）心火亢盛证

心火亢盛证是指心火炽盛所表现的证候。凡五志过极、六淫化火，或劳倦，进食辛辣厚味，均可引起此证。

【证候表现】 心中烦热，夜寐不安，面赤口渴，溲黄便干，舌尖红绛，或口舌生疮，或小便短赤，灼热涩痛，脉数有力。甚则狂躁谵语，或见吐血衄血，或见肌肤疮疡，红肿热痛。

【证候分析】 心火内炽，心神被扰，则心中烦热，夜寐不安，甚狂躁谵语。面赤口渴，溲黄便干，脉数有力，均为里热之征。心开窍于舌，心火亢盛，循经上炎，故舌尖红绛或口舌生疮。心与小肠相表里，心火下移小肠，则小便短赤，灼热涩痛。心火炽盛，血热妄行，见吐血衄血。火毒壅滞脉络，局部气血不畅，则见肌肤疮疡，红肿热痛。

【辨证要点】 本证以心烦不寐，口舌生疮，伴实热证症状为主要辨证依据。

### （四）心脉痹阻证

心脉痹阻证是指心脉在各种致病因素作用下痹阻不通所表现的证候。多因年高体弱，病久正虚或过食肥甘等因素，导致阳气虚弱、运血无力或痰浊阻滞、血行缓慢或气滞血瘀。常由劳倦、饮食、感寒、情志刺激而诱发或加重。

【证候表现】 心悸怔忡，心胸憋闷疼痛，痛引肩背内臂，时发时止。或痛如针刺，舌紫黯，有瘀斑、瘀点，脉细涩或结代；或为闷痛，体胖痰多，身重困倦，舌苔白腻，脉沉滑；或剧痛暴作，畏寒肢冷，得温痛缓，舌淡苔白，脉沉迟或沉紧；或疼痛而胀，发作多与情志有关，舌淡红，苔薄白，脉弦。

【证候分析】 本证多先因心气、心阳不足，血行无力，继因瘀血、痰阻、寒凝、气滞等因素导致心脉痹阻不通。心阳不足，心失温养则心悸怔忡。心脉痹阻，血行不畅，故心胸憋闷疼痛，手少阴心经出腋下，循臂内，故疼痛牵引肩背内臂。血瘀心脉，多刺痛；痰阻心脉，多闷痛；寒凝心脉，多剧痛暴作；气滞心脉，多胀痛。

【辨证要点】 本证以胸部憋闷疼痛，痛引肩背内臂，时发时止为主要辨证依据。

### （五）小肠实热证

小肠实热证是指小肠里热炽盛所表现的证候。多由心热下移所致。

【证候表现】 心烦口渴，口舌生疮，小便赤涩，尿道灼痛，尿血，舌红苔黄，脉数。

【证候分析】 心与小肠相表里，经小肠的分清泌浊，尿液归于膀胱。心热下移小肠，故小便赤涩，尿道灼痛；热甚灼伤血络可见尿血；心火内炽，热扰心神，则心烦；津为热灼则口渴；心火上炎则口舌生疮。舌红苔黄，脉数，为里热之征。

【辨证要点】 本证以小便赤涩灼痛及心火热炽症状为主要辨证依据。

## 二、肺与大肠病辨证

肺脉下络大肠，与大肠互为表里。肺主气，司呼吸，主宣发肃降，通调水道，外合皮毛，开窍于鼻；大肠主传导，排泄糟粕。故肺的病变主要表现在气失宣降，肺气上逆，或腠理不固及水液代谢障碍方面，其病证有虚实之分，虚证多见气虚和阴虚，实证多见风寒燥热等邪气侵袭或痰湿阻肺。肺病常见的症状有咳嗽，气喘，胸痛和咯血等。大肠的病变主要表现在传导功能失常方面，常见症状有便秘和泄泻。

### （一）肺气虚证

肺气虚证是指肺气不足和卫表不固所表现的证候。多由久病咳喘，或气的生化不足所致。

【证候表现】 咳喘无力，气少不足以息，动则益甚，痰多清稀，体倦懒言，声音低怯，面色㿠白，或自汗恶风，易于感冒，舌淡苔白，脉虚弱。

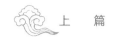
笔记栏

【证候分析】 肺主气,司呼吸,肺气不足,宣降失常,则咳喘气短,动则耗气,故喘息益甚;肺气虚,则体倦懒言,声音低怯;肺气虚不能输布津液,津液聚而成痰,故痰多清稀;肺气虚不能宣发卫气于肌表,腠理不固,故自汗恶风,易于感冒;面色㿠白,舌淡苔白,脉虚弱为气虚之征。

【辨证要点】 本证以咳喘无力,气短懒言,自汗恶风为主要辨证依据。

（二）肺阴虚证

肺阴虚证是指肺阴不足,虚热内生所表现的证候。多由久咳伤阴,痨虫袭肺,或热病后期阴津损伤所致。

【证候表现】 干咳无痰,或痰少而黏,甚或痰中带血,口燥咽干,声音嘶哑,形体消瘦,午后潮热,五心烦热,盗汗,颧红,舌红少津,脉细数。

【证候分析】 肺阴不足,虚火内生,灼液成痰,甚或灼伤肺络,故干咳无痰,或痰少而黏,或痰中带血;阴液不足,上不能滋润咽喉则口燥咽干、声音嘶哑,外不能濡养肌肉则形体消瘦;虚热内炽,则午后潮热,五心烦热,颧红;热扰营阴为盗汗。舌红少津,脉象细数,为阴虚内热之象。

【辨证要点】 本证以干咳少痰,口燥咽干,潮热盗汗为主要辨证依据。

（三）风寒袭肺证

风寒袭肺证是指风寒外袭,肺卫失宣所表现的证候。

【证候表现】 咳嗽痰稀色白,鼻塞流清涕,恶寒重,发热轻,无汗,苔薄白,脉浮紧。

【证候分析】 风寒袭肺,肺失宣降,逆而为咳;寒属阴,故痰液稀薄色白;肺开窍于鼻,肺气失宣,鼻窍通气不畅,致鼻塞流清涕;邪客肺卫,卫气郁遏则恶寒,正气抗邪则发热,寒性收引,腠理闭塞则无汗。舌苔薄白,脉浮紧,为表寒之征。

【辨证要点】 本证以咳痰清稀兼风寒表证症状为主要辨证依据。

（四）风热犯肺证

风热犯肺证是指风热外袭,肺卫失宣所表现的证候。

【证候表现】 咳嗽痰稠色黄,鼻塞流黄浊涕,身热,微恶风寒,口干咽痛,舌尖红,苔薄黄,脉浮数。

【证候分析】 风热袭肺,肺失宣肃,则咳嗽、鼻塞;热邪煎灼津液,故痰稠色黄,涕黄浊,口干咽痛;肺卫受邪,卫气抗邪则发热,卫气被郁则恶风寒;舌尖红,苔薄黄,脉浮数,为风热袭肺之征。

【辨证要点】 本证以咳痰黄稠兼风热表证症状为主要辨证依据。

（五）燥邪犯肺证

燥邪犯肺证是指燥邪外袭,肺卫失宣所表现的证候。

【证候表现】 干咳无痰,或痰少而黏,不易咳出,唇、舌、咽、鼻干燥欠润,或身热恶寒,或胸痛咯血,舌红,苔薄少津,脉浮数或细数。

【证候分析】 燥邪犯肺,津液被伤,气道失润,肺失宣肃,故干咳无痰,或痰少而黏,不易咳出;燥邪伤津,则唇、舌、咽、鼻干燥;燥邪袭表,故见身热恶寒,苔薄脉浮;若燥邪化火,灼伤肺络,可见胸痛咯血;燥邪伤津,津伤阳亢则舌红脉数,邪偏肺卫则脉浮数,若津伤较著则脉细数。

【辨证要点】 本证以干咳少痰,干燥少津或兼表证症状为主要辨证依据。

（六）痰热阻肺证

痰热阻肺证是热与痰内壅于肺所表现的实热证候。多因热邪袭肺,肺热炽盛,灼津为痰;或宿痰内盛,结而化热,痰热互结,壅滞于肺。

笔记栏

【证候表现】　咳嗽气喘,咳痰黄稠或痰中带血,或咯脓血腥臭痰,呼吸急促甚或鼻翼翕动,发热,胸闷胸痛,小便黄,大便秘结,舌红苔黄腻,脉滑数。

【证候分析】　肺热蒸腾,痰壅于内,肺失宣肃,故咳嗽气喘,呼吸急促甚或鼻翼翕动;痰热互结,则咳痰黄稠,若痰热壅滞肺络,致血败肉腐,则咯脓血腥臭痰;里热炽盛,蒸腾于外,故发热;痰热壅肺,气机不畅,故胸闷胸痛;热灼津伤,则小便黄,大便秘结。舌红苔黄腻,脉滑数为痰热内盛之征。

【辨证要点】　本证以咳喘,痰黄稠与里实热症状并见为主要辨证依据。

（七）痰湿阻肺证

痰湿阻肺证是指痰湿阻滞肺系所表现的证候。多由脾气亏虚,或久咳伤肺,或感受寒湿等病邪引起。

【证候表现】　咳嗽痰多,质黏色白易咯,胸闷,甚则气喘痰鸣,舌淡苔白腻,脉滑。

【证候分析】　脾气亏虚,输布失常,湿聚成痰,上渍于肺;或寒湿外袭,肺失宣降,不得布津,湿聚为痰阻肺,故咳嗽痰多,痰液黏腻色白易咯;痰湿阻滞气道,肺气不利,则为胸闷,甚则气喘痰鸣。舌淡苔白腻,脉滑,为痰湿内阻之征。

【辨证要点】　本证以咳嗽痰多,质黏色白易咯为主要辨证依据。

（八）大肠湿热证

大肠湿热证是指湿热蕴结大肠所表现的证候。多因饮食不节或不洁等所致。

【证候表现】　腹痛,下痢脓血,里急后重,或暴注下泻,色黄而臭,伴见肛门灼热,小便短赤,舌红苔黄腻,脉滑数或濡数。

【证候分析】　湿热在肠,阻滞气机,故腹痛,里急后重;湿热蕴结大肠,气血腐化为脓血,故下痢脓血;湿热下迫,见暴注下泻,色黄而臭,肛门灼热;热邪内积,下利伤津,故小便短赤。舌红苔黄腻为湿热之象。湿热为病,湿重于热,脉象多濡数;热重于湿,脉多滑数。

【辨证要点】　本证以腹痛,下痢脓血,或暴泻黄浊臭水为主要辨证依据。

（九）大肠津亏证

大肠津亏证是指津液不足,不能濡润大肠所表现的证候。多由素体阴亏,或久病伤阴,或热病后津伤未复,或妇女产后出血过多等因素所致。

【证候表现】　大便秘结,干燥难解,数日一行,口干咽燥,或伴口臭,头晕等症,舌红少津,脉细涩。

【证候分析】　大肠津亏,肠道失其濡润而传导不利,见大便干结难解,甚或数日一行。阴伤于内,口咽失润,故口干咽燥;大便日久不解,浊气不得下泄而上逆,致口臭头晕。舌红少津为阴伤阳亢,脉细涩为津亏脉道失充之征。

【辨证要点】　本证以大便燥结、排出困难与津亏症状并见为主要辨证依据。

### 三、脾与胃病辨证

脾胃同居中焦,经脉互为络属,构成表里关系。脾主运化,统血,主肌肉四肢,胃主受纳腐熟,脾升胃降,共同完成饮食物的消化吸收与输布过程。脾的病变主要反映在运化功能失常,水湿潴留,清阳不升和脾不统血等方面。常见症状有腹胀腹痛,泄泻便溏,浮肿,出血等。胃的病变主要反映在收纳、腐熟功能障碍,胃失和降,胃气上逆等方面,常见症状有脘痛,呕吐,嗳气,呃逆等。

（一）脾气虚证

脾气虚证是指脾气不足,运化失健所表现的证候。多因饮食失调,劳累过度,以及其他急慢性疾患耗伤脾气所致。

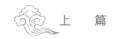笔记栏

【证候表现】 纳少腹胀,饭后尤甚,大便溏薄,肢体倦怠,少气懒言,面色萎黄,形体消瘦或浮肿,舌淡苔白,脉缓弱。

【证候分析】 脾气虚弱,运化无力,故纳少;水谷内停则腹胀,食入则脾气益困,故腹胀尤甚;水湿不化,流注肠中,则大便溏薄;脾主肌肉四肢,肢体失养,则肢体倦怠;脾气不足,则气血生化不足,机体失养,见少气懒言,面色萎黄,形体消瘦。舌淡苔白,脉缓弱,是脾气虚弱之征。

【辨证要点】 本证以纳少腹胀,大便溏薄和气虚证症状共见为主要辨证依据。

（二）脾阳虚证

脾阳虚证是指脾阳虚衰,阴寒内盛所表现的证候。多由脾气虚发展而来,或过食生冷,或肾阳虚弱,命门火衰,火不生土所致。

【证候表现】 腹胀纳少,腹痛喜温喜按,畏寒肢冷,便溏,或肢体困重,或周身浮肿,小便不利,或白带量多质稀,舌淡胖,苔白滑,脉沉迟无力。

【证候分析】 脾阳虚衰,运化失健,则腹胀纳少,便溏;中阳不足,寒凝气滞,故腹痛喜温喜按。阳虚无以温煦,畏寒而四肢不温。中阳不振,水湿不运,则肢体困重,甚或周身浮肿,小便不利;水湿下注,带脉不固,妇女可见白带清稀量多。舌淡胖,苔白滑,脉沉迟无力,皆为阳虚湿盛之征。

【辨证要点】 本证以腹胀,腹痛,便溏和阳虚证症状共见为主要辨证依据。

（三）脾不统血证

脾不统血证是指脾气亏虚不能统摄血液所表现的证候。多由久病脾虚,或劳倦伤脾等引起。

【证候表现】 便血,尿血,肌衄,齿衄,或妇女月经过多,崩漏等。常伴食少便溏,神疲乏力,少气懒言,面色无华,舌淡苔白,脉细弱。

【证候分析】 脾主统血,脾气亏虚,统血无权,则血溢脉外,溢于肠胃为便血;渗于膀胱为尿血;渗于皮下为肌衄;溢于齿龈为齿衄;溢于胞宫为妇女月经过多,甚或崩漏。食少便溏,神疲乏力,少气懒言,面色无华,舌淡苔白,脉细弱等,皆因脾气虚弱,运化无权,气血不足所致。

【辨证要点】 本证以各种慢性出血和脾气虚证症状共见为主要辨证依据。

（四）湿热蕴脾证

湿热蕴脾证是指湿热内蕴中焦所表现的证候。常因感受湿热之邪,或过食肥甘酒酪,酿湿生热所致。

【证候表现】 脘腹痞闷,纳呆呕恶,肢体困重,大便不调,小便短黄,或面目肌肤发黄,色泽鲜明如橘子,皮肤发痒,或身热起伏,汗出热不解,舌红苔黄腻,脉濡数。

【证候分析】 湿热蕴结脾胃,受纳运化失职,升降失常,故脘腹痞闷,纳呆呕恶。脾为湿困,则肢体困重。湿热交阻于下,则大便或干或稀而不爽。湿热内蕴,熏蒸肝胆,胆汁不循常道,外溢肌肤,故皮肤发痒,发黄,色鲜明如橘子。湿遏热伏,热处湿中,湿热郁蒸,故身热起伏,汗出而热不解。舌红苔黄腻,脉濡数,均为湿热内盛之象。

【辨证要点】 本证以脘腹痞闷,肢体困重,大便不调,舌红苔黄腻为主要辨证依据。

（五）寒湿困脾证

寒湿困脾是指寒湿内盛,困阻中阳所表现的证候。多因过食生冷,寒湿内生或寒湿之邪内侵或过食肥甘,中阳被困,寒湿内生。

【证候表现】 脘腹痞闷胀痛,食少便溏,头身困重,口淡不渴,或面目肌肤发黄,色泽晦暗如烟熏,舌淡胖,苔白腻,脉濡缓。

【证候分析】 寒湿伤中阳,脾失健运,故脘腹痞闷胀痛,食少便溏。寒湿困阻,故头身困

重。寒不消水,故口淡不渴。舌淡胖苔白腻,脉濡缓为寒湿困脾之征。寒湿内蕴,阻滞气机,胆汁不循常道,外溢肌肤,故面目肌肤发黄,色泽晦暗。

【辨证要点】　本证以脘腹痞闷胀痛,食少便溏,头身困重,舌淡胖苔白腻为主要辨证依据。

（六）胃阴虚证

胃阴虚证是指胃阴不足所表现的证候。多由胃病久延不愈,或热病后期阴液未复,或平素嗜食辛辣,或情志不遂,气郁化火使胃阴耗伤而致。

【证候表现】　胃脘隐痛,饥不欲食,口燥咽干,大便干结,或脘痞不舒,或干呕呃逆,舌红少津,脉细数。

【证候分析】　胃喜润恶燥,胃阴不足,胃失濡润,胃气不和,受纳不健,致脘部隐痛,饥不欲食,或脘痞不舒,或干呕呃逆;胃阴亏虚,上不能滋润咽喉,则口燥咽干;下不能濡润大肠,故大便干结。舌红少津,脉细数,是阴虚内热的征象。

【辨证要点】　本证以胃脘隐痛,饥不欲食伴阴虚证症状为主要辨证依据。

（七）食滞胃脘证

食滞胃脘证是指食物停滞胃脘不化所表现的证候。多由饮食不节,暴饮暴食,或脾胃素弱,运化失健等因素引起。

【证候表现】　胃脘胀闷疼痛,嗳气吞酸或呕吐酸腐食物,吐后胀痛得减,或兼肠鸣矢气,泻而不爽,泻下物酸腐臭秽,舌苔厚腻,脉滑。

【证候分析】　胃气以降为顺,食停胃脘,胃气郁滞,不通则痛,故脘部胀闷疼痛;胃失和降而上逆,故见嗳气吞酸或呕吐酸腐宿食;吐后实邪得消,胃气通畅,故胀痛得减。食浊下移,积于肠道,可致矢气频频,臭如败卵,泻而不畅,泻下物酸腐臭秽。舌苔厚腻,脉滑为食浊内积之征。

【辨证要点】　本证以暴饮暴食史,胃脘胀闷疼痛,嗳腐吞酸为主要辨证依据。

（八）胃寒证

胃寒证是指阴寒凝滞胃腑所表现的证候。多由腹部受凉,过食生冷,过劳伤中,复感寒邪所致。

【证候表现】　胃脘冷痛,轻则绵绵不已,重则拘急剧痛,遇寒加重,得温则减,口淡不渴,口泛清水,或恶心呕吐,或伴见胃中水声辘辘,舌苔白滑,脉弦或迟。

【证候分析】　寒邪在胃,寒性凝滞,气机郁滞,不通则痛,故胃脘冷痛,遇寒痛增而得温则减。胃气虚寒,不得温化,水饮内停,振之可闻胃部辘辘水声;水饮不化随胃气上逆,可见口淡不渴,口泛清水,或恶心呕吐。舌苔白滑,脉弦或迟,为内有寒饮之征。

【辨证要点】　本证以胃脘冷痛,得温痛减伴全身寒象为主要辨证依据。

（九）胃热证

胃热证是指胃火内炽所表现的证候。多因平素嗜食辛辣肥腻,化热生火,或情志不遂,气郁化火,或热邪内犯等所致。

【证候表现】　胃脘灼痛,吞酸嘈杂,或食入即吐,或渴喜冷饮,消谷善饥,或牙龈肿痛,齿衄口臭,大便秘结,小便短赤,舌红苔黄,脉滑数。

【证候分析】　热炽胃中,胃气不畅,故胃脘灼痛;肝经郁火横逆犯胃,则吞酸嘈杂,呕吐,或食入即吐;胃热炽盛,耗津灼液,则渴喜冷饮,大便秘结,小便短赤;热能消谷,胃热腐熟太过,则消谷善饥。胃络于龈,胃火循经上熏,故见牙龈肿痛,口臭;热伤血络,见齿衄。舌红苔黄,脉滑数,为胃热内盛之象。

【辨证要点】　本证以胃脘灼痛,消谷善饥,口臭伴全身热象为主要辨证依据。

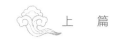

### 四、肝与胆病辨证

肝胆经脉相互络属,互为表里。肝主疏泄,主藏血,在体合筋,其华在爪,开窍于目,其气升发,性喜条达而恶抑郁。胆贮藏、排泄胆汁以助消化,胆主决断而与情志活动有关。肝的病变主要表现在疏泄失常,血不归藏,筋脉不利及目疾等方面。肝的病证有虚实之分,虚证多见肝血、肝阴不足。实证多见气郁火盛、寒滞肝脉、肝胆湿热,或见肝阳上亢、肝风内动等虚实夹杂之证。肝病常见的症状有胸胁少腹胀痛窜痛,精神抑郁或急躁易怒,头晕头痛,肢体震颤,手足抽搐,以及目疾、月经不调或睾丸疼痛等。胆的病变主要表现在胆汁外溢及情志异常方面,故其常见的症状有口苦、黄疸、惊悸、失眠等。

（一）肝气郁结证

肝气郁结证是指肝失疏泄,气机郁滞而表现的证候。多因情志抑郁,或突然的精神刺激以及其他病邪的侵扰而发病。

【证候表现】　胸胁或少腹胀闷窜痛,胸闷喜太息,情志抑郁或烦躁易怒,或咽部梅核气,或颈部瘿瘤,或癥块。妇女可见乳房胀痛,月经不调,痛经,甚则闭经。舌淡红,苔薄白,脉弦。

【证候分析】　肝气郁结,经气不利,故胸胁乳房、少腹胀闷疼痛或窜动作痛。肝主疏泄,气机郁结,情志不疏,则抑郁;久郁不解,失其柔顺舒畅之性,故急躁易怒。气郁生痰,痰随气逆,循经上行,搏结于咽,则见梅核气,积聚于颈项则为瘿瘤。气病及血,气滞血瘀,冲任不调,故月经不调或经行腹痛,甚则闭经。脉弦为肝气郁结之征。

【辨证要点】　本证以情志抑郁,胸胁或少腹胀闷疼痛等为主要辨证依据。

（二）肝火上炎证

肝火上炎证是指肝脏之火上逆所表现的证候。多因情志不遂,肝郁化火,或热邪内犯或酒毒郁热等引起。

【证候表现】　头晕胀痛,面红目赤,口苦口干,急躁易怒,不眠或噩梦纷纭,胁肋灼痛,便秘尿黄,耳鸣如潮,吐血衄血,舌红苔黄,脉弦数。

【证候分析】　肝火循经上攻头目,气血涌盛,故头晕胀痛,面红目赤;胆气上逆,则口苦口干;肝失条达柔顺之性,故急躁易怒;火热内扰,神魂不安,致不眠、噩梦纷纭;肝火内炽,气血壅滞,两胁灼热疼痛;热盛耗津,便秘尿黄;足少阳胆经入耳中,肝热移胆,循经上冲,耳鸣如潮;火伤络脉,血热妄行,见吐血衄血。舌红苔黄,脉弦数,为肝经实火炽盛之征。

【辨证要点】　本证以头晕胀痛,急躁易怒,胁肋灼痛为主要辨证依据。

（三）肝阴虚证

肝阴虚证是指肝阴亏虚,肝失濡养,虚热内扰所表现的证候。多因情志不遂,气郁化火,耗伤肝阴;或热病后期,灼伤阴液;或肾阴不足,水不涵木等。

【证候表现】　头晕眼花,两目干涩,视力减退,或胁肋隐隐灼痛,两颧潮红,口咽干燥,五心烦热,潮热盗汗,舌红少苔,脉弦细数。

【证候分析】　肝阴亏虚,头目失养,故头晕眼花,两目干涩,视力减退。肝络失养,虚火内灼,疏泄失职,故胁肋隐隐灼痛。阴虚不能制阳,虚热内生,故两颧潮红,五心烦热,潮热。阴虚内热,迫津外泄,故盗汗。阴液不能上承,故口干咽燥。舌红少津,脉弦细数,为肝阴不足,虚热内炽之征。

【辨证要点】　本证以头晕、目涩、胁痛与虚热证症状共见为主要辨证依据。

（四）肝血虚证

肝血虚证是指肝血不足所表现的证候。多因脾肾亏虚,生化之源不足,或慢性病耗伤肝血,或失血过多所致。

【证候表现】　眩晕耳鸣,面白无华,爪甲不荣,夜寐多梦,视力减退或雀目,或见肢体麻木,关节拘急不利,手足震颤,肌肉瞤动,妇女常见月经量少、色淡,甚则经闭,舌淡苔白,脉弦细。

【证候分析】　肝血不足,不能上荣头面,故眩晕耳鸣,面白无华;爪甲失养,则干枯不荣;血不足以安魂定志,故夜寐多梦;目失所养,故视力减退,甚为雀盲。肝主筋,血虚筋脉失养,则见肢体麻木,关节拘急不利,手足震颤,肌肉瞤动等虚风内动之象。妇女肝血不足,冲任不充,故月经量少、色淡,甚至闭经。舌淡苔白,脉弦细,为血虚之征。

【辨证要点】　本证以筋脉、爪甲、两目、肌肤等失血之濡养为主要辨证依据。

（五）肝阳上亢证

肝阳上亢证是指肝肾阴虚,不能制阳,致使肝阳偏亢所表现的证候。多因情志过极或肝肾阴虚,致使阴不制阳、水不涵木而发病。

【证候表现】　眩晕耳鸣,头目胀痛,面红目赤,急躁易怒,心悸健忘,失眠多梦,腰膝酸软,头重脚轻,舌红少苔,脉弦有力。

【证候分析】　肝肾之阴不足,肝阳亢逆无制,气血上冲,则眩晕耳鸣,头目胀痛,面红目赤;肝失柔顺,则急躁易怒;阴虚阳亢,心失所养,神不得安,则心悸健忘,失眠多梦;肝肾阴虚,经脉失养,故腰膝酸软;阳亢于上,阴亏于下,上盛下虚,故头重脚轻;舌红少苔,脉弦有力,为肝肾阴虚,肝阳亢盛之象。

【辨证要点】　本证以头晕胀痛,腰膝酸软,头重脚轻为主要辨证依据。

（六）肝风内动证

肝风内动证是指患者出现眩晕欲仆,震颤,抽搐等动摇不定症状为主要表现的证候。临床上常见肝阳化风、热极生风、阴虚动风、血虚生风四种证型。

1. 肝阳化风证　是指肝阳亢逆无制而表现动风的证候。多因肝肾之阴久亏,肝阳失潜而发。

【证候表现】　眩晕欲仆,头摇而痛,项强肢颤,语言謇涩,手足麻木,步履不正,或猝然昏倒,不省人事,口眼喎斜,半身不遂,舌强不语,喉中痰鸣,舌红苔白或腻,脉弦有力。

【证候分析】　肝阳化风,上扰头目,则眩晕欲仆,头痛不止,或头摇不能自制;阳亢灼液为痰,风痰阻络,则项强肢颤,语言謇涩,手足麻木,口眼喎斜,半身不遂;风动于上,阴亏于下,上盛下虚,故步履不正;痰蒙清窍,见猝然昏倒,不省人事;痰随风升,故喉中痰鸣。舌红为阴虚之象,白苔示邪尚未化火,腻苔为夹痰之征;脉弦有力为风阳扰动之征。

【辨证要点】　本证以素有肝阳上亢证之头晕目眩,又突然出现肝风内动之症状为主要辨证依据。

2. 热极生风证　是指热邪亢盛引动肝风所表现的证候。多由邪热亢盛,燔灼肝经,热闭心神而发病。

【证候表现】　高热神昏,躁热如狂,手足抽搐,颈项强直,甚则角弓反张,两目上视,牙关紧闭,舌红或绛,脉弦数。

【证候分析】　热邪蒸腾,充斥三焦,故高热。热入心包,则神昏,躁犹如狂。热灼肝经,津液受烁,筋脉挛急,而见手足抽搐,颈项强直,角弓反张,两目上视,牙关紧闭。热扰营血,则舌色红绛;脉弦数为肝经火热之征。

【辨证要点】　本证以高热、神昏、抽搐共见为主要辨证依据。

3. 阴虚动风证　是指阴液亏虚引动肝风而表现的证候。多由外感热病后期阴液耗损,或内伤久病,阴液亏虚而发病。

【证候表现】　手足震颤、蠕动甚或抽搐,眩晕耳鸣,形体消瘦,五心烦热,颧红潮热,咽干

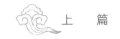

口燥,舌红少津,脉弦细数。

【证候分析】 肝阴不足,筋脉失养,虚风内动而挛急,故手足震颤、蠕动甚或抽搐。阴虚不能上荣头目,故眩晕耳鸣。阴虚不足,形体失养,则见形体消瘦。阴虚不能制阳,虚热内生,故五心烦热,颧红潮热。阴液不能上承,故咽干口燥。舌红少津,脉弦细数,为肝阴不足,虚热内生之征。

【辨证要点】 本证以手足震颤或蠕动,眩晕与阴虚证共见为辨证的主要依据。

4. 血虚生风证 是指血虚筋脉失养所表现的动风证候。多由急慢性出血,或久病血虚引起。该证的临床表现除以手足震颤,肌肉瞤动为主症外,其他与肝血虚证相同,详见"肝血虚证"。

（七）寒凝肝脉证

寒凝肝脉证是指寒邪凝滞肝脉所表现的证候。多因感受寒邪而发病。

【证候表现】 少腹、睾丸坠胀冷痛,或阴囊收缩引痛,受寒则甚,得热则缓,舌苔白滑,脉沉弦或迟。

【证候分析】 肝脉抵少腹绕阴器,寒凝经脉,气血凝滞,故见少腹、睾丸坠胀冷痛。寒为阴邪,性主收引,筋脉拘急,可致阴囊收缩引痛。受寒则甚,得热则缓,舌苔白滑,脉沉弦或迟皆为寒盛之象。

【辨证要点】 本证以少腹、阴部坠胀冷痛为主要辨证依据。

（八）胆郁痰扰证

胆郁痰扰证是指胆失疏泄,痰热内扰所表现的证候。多由情志不遂,疏泄失职,化火生痰而致。

【证候表现】 头晕目眩耳鸣,惊悸不宁,烦躁不寐,口苦呕恶,胸闷太息,舌苔黄腻,脉弦滑。

【证候分析】 胆脉络头目入耳,痰浊上扰,故头晕目眩耳鸣。胆为清净之腑,痰热内扰,胆气不宁,故惊悸不宁,烦躁不寐。胆气郁滞,则胸闷善太息。热蒸胆气上溢口苦,胆热犯胃,胃失和降,则泛恶呕吐。舌苔黄腻,脉象弦滑,为痰热内蕴之征。

【辨证要点】 本证以眩晕耳鸣,惊悸失眠,口苦呕恶,舌苔黄腻为主要辨证依据。

## 五、肾与膀胱病辨证

肾与膀胱经脉相互络属而为表里。肾藏精,主生长发育和生殖,主骨生髓充脑,开窍于耳,其华在发;又主水,主纳气。膀胱具有贮尿排尿的作用。肾的病变主要反映在生长发育、生殖功能、水液代谢的异常方面。肾多虚证,肾病常见的症状有腰膝酸软而痛,耳鸣耳聋,发白早脱,齿牙动摇,阳痿遗精,精少不育,女子经少经闭以及水肿和二便异常等。膀胱的病变主要反映在小便异常方面,膀胱多湿热证,其常见症状为尿频,尿急,尿痛等。

（一）肾阳虚证

肾阳虚证是指肾阳不足,失于温煦,虚寒内生所表现的证候。多由素体阳虚,或年高肾亏,或久病伤肾,以及房劳过度等所引起。

【证候表现】 腰膝酸软而痛,畏寒肢冷,尤以下肢为甚,精神萎靡,面色㿠白或黧黑,舌淡胖苔白,脉沉弱。或男子阳痿,女子宫寒不孕;或大便久泄不止,完谷不化,五更泄泻;或浮肿,腰以下为甚,按之没指,甚则腹部胀满,全身肿胀,心悸咳喘。

【证候分析】 腰为肾之府,肾主骨,肾阳虚衰,失于温养,则腰膝酸软而痛,畏寒肢冷,下肢为甚,精神萎靡,面色㿠白;肾阳极虚,阴寒内生,见面色黧黑,舌淡胖苔白,脉沉弱。肾主生殖,肾阳虚命门火衰,生殖功能减退,男子阳痿,女子则宫寒不孕。火不生土,脾失健运,故久泄不止,完谷不化或五更泄泻;肾阳不足,气化功能障碍,水液内停,溢于肌肤而为水肿,水湿下趋,故腰以下肿甚,按之没指;水势泛滥,阻滞气机,则腹部胀满,水气上凌心肺,见心悸咳喘。舌淡胖,脉沉弱,均为阳虚之征。

【辨证要点】　本证以腰膝酸软,畏寒肢冷为主要辨证依据。

（二）肾气不固证

肾气不固证是指肾气亏虚,固摄无权所表现的证候。多由年高肾气衰弱,或年幼肾气不充,或房劳过度,或久病伤肾引起。

【证候表现】　腰膝酸软,耳鸣耳聋,小便频数而清,或遗尿,小便失禁,或尿后余沥,夜尿多,男子滑精早泄,女子带下清稀,或胎动不安,舌淡苔白,脉沉弱。

【证候分析】　肾气不固,膀胱失约,不能贮藏津液,故小便频数、清长、遗尿,小便失禁或尿有余沥;夜为阴盛阳衰之时,肾气虚则阴寒尤甚,故夜尿多;肾失封藏,精关不固,故滑精早泄;不能固胎涩带,故带下清稀,胎动不安,甚至滑胎;肾主骨生髓,开窍于耳,腰为肾之府,故腰膝酸软,耳鸣耳聋。舌淡苔白,脉沉弱,均为肾气虚而不固之征。

【辨证要点】　本证以腰膝酸软,小便、精液、胎元等不固为主要辨证依据。

（三）肾阴虚证

肾阴虚证是指肾阴不足,失于濡养,虚火内扰所表现的证候。多由久病伤肾,或禀赋不足,房事过度,或过服温燥劫阴之品所致。

【证候表现】　腰膝酸痛,眩晕耳鸣,失眠多梦,男子遗精早泄,女子经少经闭,或见崩漏,形体消瘦,潮热盗汗,五心烦热,咽干颧红,溲黄便干,舌红少津,脉细数。

【证候分析】　肾阴不足,髓海亏虚,骨骼失养,故腰膝酸痛,眩晕耳鸣。肾水亏虚,水火失济,则心神不宁,失眠多梦。阴虚相火妄动,扰动精室,故遗精早泄。女子以血为用,阴亏则经血来源不足,故经量减少,甚至闭经。阴虚阳亢,虚热迫血妄行可致崩漏。肾阴亏虚,虚热内生,见形体消瘦,潮热盗汗,五心烦热,咽干颧红,溲黄便干,舌红少津,脉细数等症。

【辨证要点】　本证以腰酸耳鸣,男子遗精,女子经少伴阴虚内热症状为主要辨证依据。

（四）肾精不足证

肾精不足证是指肾精亏损,以致生长发育及生殖功能障碍为临床表现的证候。多因禀赋不足,先天发育不良,或后天调养失宜,或房劳过度,或久病伤肾所致。

【证候表现】　男子精少不育,女子经闭不孕,性功能减退。小儿发育迟缓,身材矮小,智力和动作迟钝,囟门迟闭,骨骼痿软。成人早衰,发脱齿摇,耳鸣耳聋,健忘恍惚,动作迟缓,足痿无力,精神呆钝,舌淡,脉细弱。

【证候分析】　肾精主生殖,肾精亏,则男子精少不育,女子经闭不孕,性功能减退;精亏无以充养,故小儿发育迟缓,身材矮小,智力迟钝,囟门迟闭,骨骼痿软,成人早衰,如发脱齿摇,耳鸣耳聋等;精少无以充髓实脑,则健忘恍惚,动作迟缓,足痿无力,精神呆钝,舌淡,脉细弱,为虚弱之象。

【辨证要点】　本证以小儿生长发育迟缓,成人性功能减退或早衰为主要辨证依据。

（五）肾不纳气证

肾不纳气证是指肾气虚衰,纳气无权,气不归元所表现的证候。多由久病咳喘,肺虚及肾,或劳伤肾气所致。

【证候表现】　久病咳喘,呼多吸少,气不得续,动则尤甚,自汗神疲,声音低怯,腰膝酸软,舌淡苔白,脉沉弱。或喘息加剧,冷汗淋漓,肢冷面青,脉浮大无根;或气短息促,面赤心烦,咽干口燥,舌红,脉细数。

【证候分析】　肾虚则摄纳无权,气不归元,故气短息促,呼多吸少,气不得续,动则喘甚;

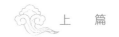

骨骼失养,故腰膝酸软;肺气虚,则神疲,声音低怯;卫外不固则自汗。舌淡苔白,脉沉弱,为气虚之征。若阳气virtual衰欲脱,则喘息加剧,冷汗淋漓,肢冷面青,脉浮大无根;阴阳互根,久延伤阴,阴虚生内热,故面赤心烦,咽干口燥,舌红,脉细数。

**【辨证要点】** 本证以久病咳喘,呼多吸少,气不得续,动则尤甚和肾虚表现为主要辨证依据。

### (六)膀胱湿热证

膀胱湿热证是湿热蕴结膀胱所表现的证候。多由感受湿热,或饮食不节,湿热内生,下注膀胱所致。

**【证候表现】** 尿频尿急,排尿艰涩,尿道灼痛,尿黄赤混浊或尿血,或有砂石,小腹胀痛急迫,或伴见发热,腰酸胀痛,舌红苔黄腻,脉滑数。

**【证候分析】** 湿热蕴结膀胱,热迫尿道,故尿液黄赤混浊,小腹胀痛急迫,尿频尿急,排尿艰涩,尿道灼痛;湿热伤络则尿血;湿热郁久,煎熬成垢,则尿中有砂石;湿蕴郁蒸于肌表,可见发热,波及肾脏,则见腰痛。舌红苔黄腻,脉滑数,为湿热内蕴之象。

**【辨证要点】** 本证以尿频,尿急,尿痛为主要辨证依据。

## 六、脏腑兼病辨证

人体是一个有机整体,各脏腑之间在生理上具有相互资生、相互制约的关系,故发病时相互关联与影响,常有脏病及脏、脏病及腑、腑病及脏、腑病及腑等情况。凡两个或两个以上脏器相继或同时发病者,即为脏腑兼病。脏腑兼病证候较为复杂,一般以脏与脏、脏与腑的兼病为常见。

### (一)心肾不交证

心肾不交证是指心肾水火既济失调所表现的证候。多由五志化火,思虑过度,久病伤阴,房事不节等引起。

**【证候表现】** 心烦不寐,心悸健忘,头晕耳鸣,腰酸遗精,五心烦热,咽干口燥,舌红,脉细数。

**【证候分析】** 若肾水不足或心火独盛,皆可致水火失济,使心火独炽于上而肾阴亏虚于下。心火偏亢,扰动心神,故心烦不寐,心悸;水亏阴虚,骨髓不充,脑髓失养,头晕耳鸣,健忘;腰为肾府,阴液失于濡养则腰酸;精室为虚火扰动,故遗精。五心烦热,咽干口燥,舌红,脉细数,为水亏火亢之征。

**【辨证要点】** 本证以失眠,心烦,耳鸣,腰酸与阴虚证症状为主要辨证依据。

### (二)心肾阳虚证

心肾阳虚证是指心肾两脏阳气虚衰,阴寒内生所表现的证候。多由久病不愈,或劳倦内伤所致。

**【证候表现】** 畏寒肢冷,心悸怔忡,小便不利,肢体浮肿,腰膝冷痛,或唇甲青紫,舌淡黯或青紫,苔白滑,脉沉微细。

**【证候分析】** 心肾阳虚则阴寒内生,血行瘀滞,水气内停,故畏寒肢冷,心悸怔忡,口唇爪甲青紫;肾阳不振,蒸腾气化无权,则肢体浮肿,小便不利;肾阳虚,不能温煦腰膝,故腰膝冷痛;舌淡黯或青紫为阳虚血瘀之象,苔白滑为阳虚水盛之象,脉沉微细为虚弱之象。

**【辨证要点】** 本证以心悸怔忡,腰膝冷痛伴虚寒证症状为主要辨证依据。

### (三)心肺气虚证

心肺气虚证是指心肺两脏气虚,推动无力,宣降失常所表现的证候。多由久病咳喘,耗伤心肺之气,或禀赋不足,年高体弱等因素引起。

【证候表现】　心悸咳喘,气短乏力,动则尤甚,胸闷,痰液清稀,面色㿠白,头晕神疲,自汗声怯,舌淡苔白,脉沉弱或结代。

【证候分析】　心气不足,不能养心,则见心悸。肺气虚弱,宣降无权,气机上逆,为咳喘。气虚则气短乏力,动则耗气,故喘息亦甚;肺气虚不能主气,则胸闷,不能输布精微,水液停聚为痰,故痰液清稀;气虚则运血无力,机体失养,故面色㿠白,头晕神疲,舌淡苔白;卫外不固则自汗;宗气不足故声怯。脉沉弱或结代为气血运行无力或心脉之气不续之象。

【辨证要点】　本证以心悸咳喘兼气虚证症状为主要辨证依据。

（四）心脾两虚证

心脾两虚证是指心血不足,脾气虚弱所表现的证候。多由病久失调,或劳倦思虑,或慢性出血而致。

【证候表现】　心悸怔忡,失眠多梦,眩晕健忘,面色萎黄,食欲不振,腹胀便溏,神倦乏力,或皮下出血,妇女月经量少,色淡质稀,淋漓不尽等,舌质淡嫩,脉细弱。

【证候分析】　心血不足,心失所养,则心悸怔忡,心神不宁,失眠多梦;头目失养,则眩晕健忘;脾气不足,运化失健,故食欲不振,腹胀便溏;气血不足,故面色萎黄无华,神倦乏力,或妇女经量减少,色淡质稀;脾虚不能摄血,可见皮下出血,妇女经血淋漓不尽。舌质淡嫩,脉细弱,为气血不足之征。

【辨证要点】　本证以心悸失眠,面色萎黄,神疲食少为主要辨证依据。

（五）脾肾阳虚证

脾肾阳虚证是指脾肾两脏阳气亏虚,失于温煦,阴寒内生所表现的证候。多由久病、久泻或水邪久停所致。

【证候表现】　面色㿠白,畏寒肢冷,腰膝或腹部冷痛,久泻久痢,或五更泄泻,或下利清谷,或全身水肿,小便不利,舌淡胖,苔白滑,脉沉细。

【证候分析】　脾肾阳虚,无以温煦形体,故面色㿠白,畏寒肢冷,腹部腰膝冷痛;脾肾阳虚,水谷不得腐熟运化,故久泻久痢;阳虚无力运化,水湿溢于肌肤则全身水肿,小便不利。舌淡胖,苔白滑,脉沉细,属阳虚水寒内蓄之象。

【辨证要点】　本证以腰腹冷痛,久泻或水肿兼阳虚症状为主要辨证依据。

（六）肝火犯肺证

肝火犯肺证是指肝经气火上逆犯肺,肺失宣降所表现的证候。多由郁怒伤肝,肝经郁热上逆犯肺所致。

【证候表现】　胸胁灼痛,急躁易怒,头晕目赤,烦热口苦,咳嗽阵作,痰黏量少色黄,甚则咯血,舌红苔薄黄,脉弦数。

【证候分析】　肝经气火内郁,热壅气滞,则胸胁灼痛;肝气不舒,急躁易怒;肝火上炎,见头晕目赤;热蒸胆气上溢,故口苦。木火刑金,肺受火灼,宣肃之令不行,气机上逆,则咳嗽阵作,痰黄黏量少。火灼肺络,络伤血溢,为咯血。舌红苔薄黄,脉弦数,为肝经实火之征。

【辨证要点】　本证以胸胁灼痛,急躁易怒,咳嗽阵作,痰黄或咯血等共见为主要辨证依据。

（七）肝脾不调证

肝脾不调证是指肝失疏泄,脾失健运所表现的证候。多由情志不遂,郁怒伤肝,或饮食不节,劳倦伤脾而引起。

【证候表现】　胸胁胀满窜痛,喜太息,情志抑郁或急躁易怒,腹胀纳呆,便溏不爽,肠鸣矢气,或腹痛欲泻,泻后痛减,舌苔白或腻,脉弦。

【证候分析】　肝失疏泄,经气郁滞,故胸胁胀满窜痛,太息则舒,精神抑郁或急躁易怒。

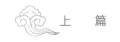

肝失疏泄,脾失健运,气滞湿阻,故腹胀纳呆,便溏不爽,肠鸣矢气;腹中气滞湿阻则腹痛,排便后气滞得畅,故泻后痛减。无明显寒热变化,故见白苔,若湿邪内盛,可见腻苔;脉弦为肝失条达之征。

**【辨证要点】** 本证以腹胀纳呆,便溏矢气,胸胁胀满,抑郁或烦躁为主要辨证依据。

**(八)肝胃不和证**

肝胃不和证是指肝失疏泄,胃失和降所表现的证候。多由情志不遂,肝气郁结,横逆犯胃,胃失和降所致。

**【证候表现】** 脘胁胀闷疼痛,嗳气呃逆,嘈杂吞酸,情绪抑郁或烦躁易怒,舌淡红,苔薄黄,脉弦或带数象。

**【证候分析】** 肝失疏泄,横逆犯胃,肝胃气滞,则脘胁胀闷疼痛,情绪抑郁或烦躁易怒;胃失和降,气机上逆,故嗳气呃逆;肝胃气火内郁,见嘈杂吞酸,苔薄黄,脉弦带数,为气郁化火之象。

**【辨证要点】** 本证以脘胁胀痛,嘈杂吞酸,情绪抑郁或烦躁为主要辨证依据。

**(九)肝肾阴虚证**

肝肾阴虚证是指肝肾两脏阴液亏虚,虚火内盛所表现的证候。多由久病失调,房事不节,情志内伤等引起。

**【证候表现】** 头晕目眩,耳鸣健忘,失眠多梦,咽干口燥,腰膝酸软,胁痛,五心烦热,颧红盗汗,男子遗精,女子经少,舌红少苔,脉细数。

**【证候分析】** 肾阴亏虚,水不涵木,肝阳上亢,则头晕目眩;肾虚不能主骨生髓,清窍失养,则耳鸣健忘,腰膝酸软;虚热内扰,故失眠多梦,五心烦热,两颧发红;津不上润,口燥咽干;筋脉失养,胁部隐隐作痛;虚热内迫营阴则盗汗,扰动精室则梦遗。冲任隶属肝肾,肝肾阴伤,冲任空虚,经量减少。舌红少苔,脉细数,为阴虚内热之征。

**【辨证要点】** 本证以头晕目眩,胁痛,腰膝酸软,耳鸣遗精伴阴虚内热见症为主要辨证依据。

**(十)肝胆湿热证**

肝胆湿热证是指湿热蕴结肝胆所表现的证候。多由感受湿热之邪,或偏嗜肥甘厚腻,酿湿生热,或脾胃失健,湿邪内生,郁而化热,湿热壅滞肝胆所致。

**【证候表现】** 胁肋胀痛,或有痞块,口苦,腹胀,纳少呕恶,大便不调,小便短赤,舌红苔黄腻,脉弦数。或寒热往来,或身目发黄,或阴囊湿疹,或睾丸肿胀热痛,或带浊阴痒等。

**【证候分析】** 肝脉布胁肋,湿热蕴结肝胆,肝失疏泄,气滞血瘀,故胁肋痛,或见痞块。肝木乘土,脾运失健,胃失和降,故腹胀,纳少呕恶。胆气上溢见口苦;湿热内蕴,湿重于热则便溏,热重于湿则大便不爽。湿热下注膀胱,则小便短赤。邪居少阳,枢机不利,则寒热往来。胆汁不循常道而外溢则身目发黄。肝脉绕阴器,湿热循经下注,见阴部湿疹,或睾丸肿胀热痛,或带浊阴痒。舌红苔黄腻,脉弦数,均为肝胆湿热内蕴之征。

**【辨证要点】** 本证以胁肋胀痛,纳少,或阴囊湿疹,或带浊阴痒,舌红苔黄腻为主要辨证依据。

# 第四节　卫气营血辨证

卫气营血辨证是清代叶天士首创的一种论治外感温热病的辨证方法。其将外感温热病根据病位和病情轻重不同分为卫分证、气分证、营分证和血分证。当温热病邪侵入人体,一般先起于卫分,渐次内传入气,然后入营、入血。但这种传变并不是一成不变的,有卫分不经过气分而直接传入营血的,即所谓"逆传心包"。亦有不出现卫分证,而直接出现气分、营分或血分证的。尚有卫气同病、气营两燔、气血两燔等。这里仅介绍按次序传变的顺传证型。

## 一、卫分证

卫分证是指温热病邪侵犯人体肌表,致使肺卫功能失常所表现的证候。其病变主要累及肺卫。

【证候表现】 发热重恶寒轻,咳嗽,咽喉肿痛,常伴有头痛,口微渴,舌边尖红,脉浮数。

【证候分析】 温邪初袭肌表,卫气被郁,肌肤失于温煦,故见恶寒;正邪交争于肌表,则发热;温为阳邪,温热之邪袭体,则发热重,恶寒轻;温热上扰于清窍,则头痛;温热犯表,肺失宣降,故咳嗽;咽喉为肺之门户,温热袭肺,则咽喉肿痛;热邪伤津不甚,则口微渴。舌边尖红脉浮数,为热邪在卫分之征。

【辨证要点】 本证以发热重,微恶风寒,舌边尖红,脉浮数为主要辨证依据。

## 二、气分证

气分证是指温热病邪内入脏腑,正盛邪实,正邪剧争,阳热亢盛所表现的证候。多为温热之邪由表入里,或直入气分所致。由于邪入脏腑、部位的不同,所反映的证候有多种类型,常见的有热壅于肺、热扰胸膈、热在肺胃、热迫大肠等。

【证候表现】 发热不恶寒反恶热,心烦,口渴喜饮,舌红苔黄,脉数。或咳喘胸痛,咯吐黄稠痰;或心烦懊侬,坐卧不宁;或自汗,喘急,烦闷,渴甚,脉数而苔黄燥;或胸痞,烦渴,下利,谵语。

【证候分析】 温热病邪,入于气分,正邪剧争,阳热亢盛,故发热而不恶寒反恶热,舌红苔黄,脉数;热甚津伤故口渴;热扰心神故心烦谵语。若热壅于肺,气机不利,故咳喘胸痛;肺热炼液成痰,故痰多黄稠;若热扰胸膈,郁而不达,故烦闷懊侬,坐卧不宁;若热在肺胃,肺热郁蒸,胃津被灼,则自汗,喘急,渴甚而脉数,苔黄燥。若肺胃之热下迫大肠,肠热炽甚,热结旁流,则胸痞,烦渴,下利。

【辨证要点】 本证以发热不恶寒反恶热,烦渴,舌红苔黄,脉数为主要辨证依据。

## 三、营分证

营分证是指温热病邪内陷的深重阶段表现的证候。营行脉中,内通于心,故营分证以营阴受损,心神被扰的病变为其特点。

【证候表现】 身热夜甚,口渴不甚,心烦不寐,甚或神昏谵语,斑疹隐现,舌质红绛,脉象细数。

【证候分析】 邪热入营,灼伤营阴,真阴被劫,故身热夜甚,脉细数;邪热蒸腾营阴于上,故口渴不甚;心神被扰,故心烦不寐,神昏谵语;热窜血络,可见斑疹隐现而未全透;热势蒸腾,故舌质红绛。

【辨证要点】 本证以身热夜甚,心烦不寐,舌红绛,脉细数为主要辨证依据。

## 四、血分证

血分证是指温热邪气深入血分,损伤精血津液所表现出的证候,是卫气营血病变最后阶段的证候。典型的病理变化为热盛动血,心神错乱。病变主要累及心、肝、肾三脏。临床以

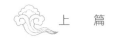

血分实热证和血热伤阴证多见。

（一）血分实热证

血分实热证是指热入血分,热迫血行或热极生风而表现的出血证候或肝风内动证候。

【证候表现】　身热夜甚,烦热躁扰,昏狂,谵妄,斑疹透露,色紫或黑,舌质深绛或紫,脉细数。或吐血,衄血,便血,尿血;或四肢抽搐,颈项强直,角弓反张。

【证候分析】　邪热入血,血属阴,故身热夜甚。血热扰心,故烦热躁扰,甚则昏狂,谵妄;血中热炽,故斑疹色紫或黑,舌质深绛或紫。实热伤阴耗血,故脉细数。血分热极,迫血妄行,见出血诸症;若血热燔灼肝经,引动肝风,可见抽搐,颈项强直,角弓反张等。

【辨证要点】　本证以身热夜甚,烦躁,斑疹色紫,舌深绛或紫为主要辨证依据。

（二）血热伤阴证

血热伤阴证是指血分热盛,阴液耗伤而见的阴虚内热证候。

【证候表现】　低热,或暮热朝凉,五心烦热,口干咽燥,神倦耳聋,心烦不寐,舌红少津,脉虚细数。

【证候分析】　邪热久羁血分,劫灼阴液,阴虚则阳热内扰,故低热,或暮热朝凉,五心烦热;阴精耗竭,不能上荣清窍,故口干咽燥,舌红少津,耳聋失聪;阴精亏损,神失所养,故神倦;精血不足,故脉虚细;阴虚内热,则见脉数。

【辨证要点】　本证以低热,或暮热朝凉,五心烦热,舌红少津,脉细数为主要辨证依据。

# 第五节　其他辨证

临床上病种繁多,疾病的病因、病位、传变方式等不同,故辨证方法有多种,除上述八纲辨证、气血津液辨证、脏腑辨证及卫气营血辨证外,还有六经辨证和三焦辨证等。

## 一、六经辨证

六经辨证始见于《伤寒论》,是东汉张仲景在《素问·热论》等基础上,结合伤寒病证的传变特点所创立的外感病的辨证方法。它以六经(太阳经、阳明经、少阳经、太阴经、少阴经、厥阴经)为纲,将外感病演变过程中所表现的与经络、脏腑相关的各种证候,总结归纳为三阳病(太阳病、阳明病、少阳病),三阴病(太阴病、少阴病、厥阴病)六类,分别从邪正盛衰、病变部位、病势进退及其相互传变等方面阐述外感病各阶段的病变特点。凡是抗病能力强、病势亢盛、以六腑病变为基础的病证,称为三阳病;抗病力衰减,病势虚弱、以五脏病变为基础的病证,称为三阴病。所以,六经病证实际上概括了脏腑和十二经的病变。但是,六经辨证的重点是分析外感风寒所引起的一系列病理变化及其传变规律,不能等于内伤杂病的脏腑辨证。

## 二、三焦辨证

三焦辨证是外感温热病辨证方法之一,是清代吴鞠通根据《黄帝内经》关于三焦所属部位的概念及人体脏器部位所属,将人体躯干划分为上、中、下三个部分,即从咽喉至胸膈属上焦,为心肺所属,脘腹属中焦,为脾胃所属,下腹及二阴属下焦,为肝肾所属;并在《伤寒论》六经辨证和叶天士卫气营血辨证的基础上,结合温病的传变规律而将其归纳为上焦病证、中焦病证和下焦病证,并以此概括温病由上及下的传变过程和疾病发展的初、中、末三个阶段。

上述辨证方法是历代医家通过长期临床实践而总结、概括的结果,它们各有特点和侧重,其中八纲辨证是基础,脏腑辨证与气血津液辨证主要用于杂病,六经、卫气营血和三焦辨证主要用于外感病,在临床应用时应相互联系、互相补充。

### 思政元素

#### 辨证思维在护理中的应用

通过"四诊"和"辨证"的学习,正确认知中医整体观和辨证观的精髓,增进对博大精深中医药文化的了解和自信;进一步理解中医护理学科的性质和内涵,增强学习中医护理知识与技能的动力,提高为其发展做出努力的责任意识;培养中医思维能力,掌握"四诊"和"辨证"的方法,夯实中医护理理论基础,为将来更好地在实践中发挥作用,服务卫生健康事业打下坚实的基础。

（张秀芬）

### 复习思考题

1. 简述心气虚、心血虚、心阳虚、心阴虚证候表现的异同点。
2. 外邪犯肺的常见证型及各自证候特点是什么?
3. 试述肝气郁结、肝火上炎、肝血虚、肝阳上亢四证的病机关系及临证区别。
4. 辨证方法在护理工作中的应用有哪些?

扫一扫,
测一测

# ◆◆◆ 第五章 ◆◆◆

# 方药基本知识

中药是中医防治疾病的主要资源。中药主要来源于天然药及其加工品,包括植物药、动物药、矿物药及部分化学、生物制品类药物。由于中药以植物药居多,故自古以来人们习惯把中药称为"本草"。中药经过加工炮制,在辨证审因、确定治法后,按照一定的组方结构,妥善配伍,制成合适的剂型即为方剂。

## 第一节　中药基本知识

中药学是专门研究中药基本理论和各种药物的来源、采集、炮制及其临床应用等知识的一门学科。本节主要介绍中药的基本知识,包括产地、采集、炮制,中药的四气五味、升降沉浮、归经、毒性以及中药的配伍、用药禁忌及剂量。

### 一、中药的采集与炮制

中药的产地、采收和贮存是否适宜是影响药材质量及临床疗效的重要因素。《神农本草经》指出:"阴干、暴干,采造时月,生熟,土地所出,真伪陈新,并各有法。"历代医家都十分重视中药的产地与采集,并在长期的实践中,积累了丰富的经验和知识。

#### (一)中药的产地

天然药材的分布和生产,离不开一定的自然条件。同一种药物由于产地不同,其质量存在着显著差异。这是由于不同地区的土壤、水质、气候、日照、雨量、肥料等自然条件不同所致,特别是土壤成分的差异对中药质量的影响尤为突出。古人经过长期使用、观察和比较,逐渐形成了"道地药材"的概念和使用"道地药材"的用药原则。"道地药材",是指具有地方特色,质地优良,疗效突出的药材。其中临床疗效是确定道地药材的关键因素。

#### (二)中药的采集

中药材所含有效成分的质和量与中药的采收季节、时间和方法有着密切的关系。总的来说,药材的采收应在有效成分含量最高时进行,同时还要考虑药材的产量及有毒成分的含量。每种植物药材都有一定的采收时节和方法。一般说来,全草入药的,大多在植物充分生长、枝繁叶茂的花前期或刚开花的时候采集。叶类药材通常在花蕾将放或正盛开的时候,即正当植物生长茂盛时期进行采收。花的采收,一般在花正开放时进行。果实和种子,除青皮、乌梅、枳实以外,通常都在果实成熟时采收。根和茎的采收,古人以农历二月、八月为佳。树皮或根皮,通常在春、夏时节,植物生长旺盛,体内浆液充沛时采收,不仅质量好,并且树皮易于剥离。动物类药材因品种不同,采收各异。矿物类药材大多可随时采集。

### 知识链接

**国家保护野生药材**

国家重点保护野生药材物种是根据《濒危野生动植物种国际贸易公约》,并比对曾出现在《中国药典》中的中药材制订的名录,用以保护这些已被国际公约所保护的物种。国家重点保护的野生药材物种 76 种,中药材 42 种。分为三级管理。

Ⅰ级(濒临灭绝状态的):虎骨(已禁用)、豹骨、羚羊角、鹿茸(梅花鹿)。

Ⅱ级(分布区域缩小、资源处于衰竭状态的):鹿茸(马鹿)、麝香、熊胆、穿山甲、蟾酥、哈蟆油、金钱白花蛇、乌梢蛇、蕲蛇、蛤蚧、甘草、黄连、人参、杜仲、厚朴、黄柏、血竭。

Ⅲ级(资源严重减少的):川贝母、伊贝母、刺五加、黄芩、天冬、猪苓、龙胆草、防风、远志、胡黄连、肉苁蓉、秦艽、细辛、紫草、五味子、蔓荆子、诃子、山茱萸、石斛、阿魏、连翘、羌活。

#### (三)中药的炮制

炮制,又称炮炙,是指药物在应用或制成各种剂型前必要的加工处理过程,包括对原药材进行的一般修治整理和部分药物的特殊处理。中药材大多是生药,由于各种原因,不宜直接用于临床,所以必须经过炮制处理,才更符合治疗需要和充分发挥药效。药物经过炮制后的制成品,称为饮片(㕮咀),饮片可供制成各种剂型。炮制的方法很多,炮制是否得当直接关系到药效,而少数有毒药物的合理炮制,更是保证用药安全的重要措施。

中药炮制的目的主要是减轻药物的毒性、副作用或烈性;改变药物的性能或增强药物的疗效;便于制剂或贮存;使药物纯净;除臭矫味,便于服用。

中药的炮制方法大致有修制、水制、火制、水火共制以及其他制法。

### 二、中药的性能

中药的性能是指中药的性质和作用,简称药性。中药的性能是历代医家在长期医疗实践的基础上,从大量药物在临床治疗效果中概括总结出来的。中药的性能主要包括四气五味、升降浮沉、归经及毒性。

#### (一)四气五味

1. 四气 是指药物具有寒、热、温、凉四种不同的药性,又称四性。寒凉与温热是两类不同的属性,寒凉属阴,温热属阳,而寒与凉、热与温仅是程度上的不同。寒凉之性的药物有清热泻火、凉血解毒等作用,如黄芩、黄连、黄柏、大黄等,主要用于减轻或消除热证;温热之性的药物有温中散寒,助阳通脉,回阳救逆的作用,如附子、干姜、肉桂等,主要用于减轻或消除寒证。

此外,还有一类寒热性质不明显的药物,因其药性平和、作用和缓,被称为平性药。平性

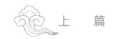

药在实际使用中仍有微温、微凉的不同,未超出四气的范围,故仍称四气或四性,如党参、山药、甘草等。

2. 五味　即酸、苦、甘、辛、咸五种味。《黄帝内经》最早归纳了五味的基本作用,即酸收、苦坚、甘缓、辛散、咸软。五味之外,还有淡味和涩味。

(1) 酸:能收、能涩。具有收敛、固涩等作用。如山茱萸敛汗涩精,五味子敛肺止咳,五倍子涩肠止泻。

(2) 苦:能燥、能泄。具有清热泻火、降泄气逆、通泻大便、燥湿祛湿等作用。如苍术燥湿健脾,大黄泻下攻积、清热泻火,黄柏清热燥湿、泻火解毒。

(3) 甘:能补、能和、能缓。具有补益、滋补、调和、缓急的作用。如黄芪、人参补气,甘草调和诸药,白芍缓急止痛。

(4) 辛:能散、能行。具有发散、行气、行血、开窍的作用。如麻黄、薄荷等解表药具有辛散发汗的作用,木香行气止痛,红花、川芎活血化瘀。一些具有芳香气味的药物往往也标上"辛"味,如麝香、苏合香等,这类芳香药物除有行、散的作用特点外,还有芳香开窍等作用,可用于治疗神昏窍闭证。

(5) 咸:能软、能下。具有泻下通便、软坚散结等作用。如海藻清热消痰、软坚散结,鳖甲滋阴潜阳、软坚散结,芒硝泻热通便、润燥软坚。

(6) 淡:能渗、能利。具有渗湿、利水作用。如茯苓渗湿利水、健脾和胃,薏苡仁利水消肿、渗湿健脾。

(7) 涩:能涩、能止。具有收敛固涩作用。涩味与酸味作用相似。如牡蛎止汗涩精,赤石脂涩肠止泻,乌贼骨收敛止血、止带。

由于中药的性和味从两个不同角度说明药物的性能,因此,对药物性能的准确认识必须把药物的性和味结合起来,才能比较全面地认识药物的功效与作用。如桂枝、薄荷都是辛味,都能发散表邪,然桂枝辛温,能发散风寒;薄荷辛凉,能发散风热。又如生地、黄芪都是甘味,都能补益正气,然生地甘寒,能养阴清热凉血;黄芪甘温,能补中益气。

(二) 升降浮沉

升降浮沉是指药物对机体有向上、向下、向外、向内四种不同的作用趋向。药物升降浮沉的不同作用趋向可以因势利导,驱邪外出,或调整气机,恢复机体的正常功能,达到治疗疾病的目的。"升"是指药物具有上升、升提的作用,主要治疗病势向下的疾病。"降"是指药物具有下降、降逆的作用,主要治疗病势向上的疾病。"浮"是指药物具有上浮、发散的作用,主要治疗病位在表的疾病。"沉"是指药物具有沉降、下行的作用,主要治疗病位在里的疾病。

药物升降浮沉作用趋向的运用,与病位、病势关系密切。就病位而言,病位在上、在表者,宜升浮而不宜沉降,如外感风寒,用麻黄、桂枝发表;病位在下、在里者,宜沉降而不宜升浮,如里实便秘之证,用大黄、芒硝攻下。就病势而言,病势上逆者,宜降而不宜升,如肝阳上亢之头痛,宜用牡蛎、石决明沉降;病势下陷者,宜升而不宜降,如久泻、脱肛,宜用人参、黄芪、升麻等药益气升阳。

药物升降浮沉的作用趋向,与药物的性味、质地、作用有着密切的关系。一般来讲,性属温热,味属辛、甘、淡的药物大多升浮;花、叶、皮、枝等质地较轻的药物大多升浮;具有升阳发表、驱散风邪、涌吐开窍等作用的药物,药性大多是升浮的。性属寒凉,味属苦、酸、咸的药物大多是沉降的;种子、果实、矿物、贝壳等质地较重的药物大多沉降;具有清热泻下、重镇安神、利尿渗湿、消食导滞、息风潜阳、止咳平喘、降逆收敛的药物,药性大多沉降。亦有少数例外,如"诸花皆升,旋覆独降""诸子皆降,苍耳独升"。此外,炮制加工也可以改变药物的升降浮沉,如酒制则升,姜炒则散,醋炒收敛,盐炒下行。

**（三）归经**

归经表示药物的作用部位，就是指药物对于机体某部分的选择性作用，是以脏腑经络为基础的药物作用的定位，即主要对某一经（脏腑及其经络）或某几经发生明显的作用，而对其他经则作用较小，甚至没有作用。如羌活善治太阳经（项部）头痛，葛根、白芷善治阳明经（前额）头痛，柴胡善治少阳经（两颞）头痛，吴茱萸善治厥阴经（巅顶）头痛。同一归经的药物因其性味或升降沉浮不同，而功效不同，而有相同功效的药物因其归经不同，作用的病位也不同。

**（四）毒性**

毒性是指药物对机体的损害性。在古代医籍中常指药物的偏性。所谓"毒药攻邪，五谷为养"，其中"毒药"一词，就是药物的总称。随着医学的发展，人们对药物的认识逐渐深化。为了区别药物的治疗作用和它对人体正气的损伤，渐渐地"毒"就不再指药物的偏性了。药物的性味下所标"有毒""小毒""大毒""剧毒"等，是指这些药物有大小不等的毒性或副作用，用之不当，可导致中毒。认识药物有无毒性以及毒性的强弱，在治疗中是有一定指导意义的。特别是帮助理解作用的峻利或缓和，可能对人体带来的危害，以便适当选用药物和确定用量，如细辛、乌头、甘遂等有毒药物，在病情需要时可适当选用，但由于其毒性大，非特殊需要，一般用量较轻。在特殊情况下，还可采用"以毒攻毒"的方法，治疗某些毒邪炽盛的疾病。

中药的性能是历代医家在数千年医疗实践中总结出来的用药规律。在具体使用药物时，必须将中药的四气五味、升降浮沉、归经、毒性结合起来，才能全面掌握药物的性能，得到满意的治疗效果。

## 三、中药的用法

中药的用法包括配伍、用药禁忌、剂量等。掌握这些知识和方法，按照病情和治疗要求正确应用药物，对于充分发挥药效和确保用药安全，采取正确的护理措施具有十分重要的意义。

**（一）中药的配伍**

配伍是根据病情需要和药物性能，有目的地将两种或两种以上的药物配合应用。配伍是组成方剂的基础，也是中医学用药治病的基本主要形式。药物的功效通过配伍之后会发生复杂的变化，有的能增强药效，有的能降低药效，有的能产生毒性和不良反应，有的能抑制和消除毒副作用等。

《神农本草经》把单味药的应用和药物配伍后可能出现的上述情况总结为七个方面，称为药物的"七情"。"七情"即单行、相须、相使、相畏、相杀、相恶、相反，现将"七情"配伍关系分述如下。

1. 单行 "单方不用辅也"，指药物单独发挥作用，又称独行。用一味药治疗疾病谓单行。如人参治疗气虚欲脱证，马齿苋治疗痢疾。

2. 相须 "同类不可离也"，指性味、功效相近的药物配合同用，可以明显增强其原有疗效的一种配伍方法。如石膏配知母能增强清热泻火的作用。

3. 相使 "我之佐使也"，指以一种药物为主，另一种药物为辅，来提高主药疗效的一种配伍方法。如黄芪配茯苓治脾虚水肿，茯苓能提高黄芪补气利水的作用。

4. 相畏 "受彼之制也"，指一种药物的毒性或副作用能被另一药物减轻或消除的一种配伍方法。如生半夏的毒可被生姜减轻或消除，生半夏畏生姜。

5. 相杀 "制彼之毒也"，指一种药物能减轻或消除另一药物的毒性或副作用的一种配伍方法。如生姜可减轻或消除生半夏的毒性,生姜杀生半夏。

6. 相恶 "夺我之能也",指一种药可使另一种药的功效降低,甚至消失的一种配伍方法。如莱菔子与人参同用,人参的补气作用则被莱菔子削弱。

7. 相反 "两不相合也",指两种药物配伍使用时,能够产生剧烈的毒副作用的一种配伍方法。如贝母反乌头,甘草反甘遂等,详见用药禁忌"十八反""十九畏"。

临床运用药物治疗疾病时,应尽量使用相须、相使的配伍,这样可以充分利用其协同作用和增效作用,以提高治疗疾病的效果;在运用有毒性的药物或具有副作用的药物时,应尽量使用相畏、相杀的配伍,以制约其毒副作用。另外,在运用药物配伍时要尽量避免同时使用"相恶"的药物,防止疗效的降低或丧失;也要尽量避免同时使用"相反"的药物时,防止产生毒副作用。

### (二)中药的用药禁忌

中药用药禁忌主要包括配伍禁忌、妊娠禁忌、证候禁忌、服药时的饮食禁忌。为了保证用药安全和药物疗效,应当注意用药禁忌。

1. 配伍禁忌 中药配伍禁忌是指药物在配伍使用过程中,某些药物的结合使用会降低药物的治疗效果或产生毒副作用,应避免配伍使用。中药配伍禁忌的范围主要包括药物配伍七情中的相反、相恶两个方面,主要是"十八反"和"十九畏"。

(1)十八反:甘草反甘遂、大戟、海藻、芫花;乌头反贝母、瓜蒌、半夏、白蔹、白及;藜芦反人参、沙参、丹参、玄参、苦参、细辛、芍药。

(2)十九畏:硫黄畏朴硝,水银畏砒霜,狼毒畏弥陀僧,巴豆畏牵牛,丁香畏郁金,川乌、草乌畏犀角,牙硝畏三棱,官桂畏赤石脂,人参畏五灵脂。

2. 妊娠禁忌 妇女妊娠期间,应避免使用具有动胎、堕胎或其他有碍胎儿及孕妇健康的药物。如一些药物具有损害胎元,以致堕胎的副作用或毒性作用,必须作为妊娠药物禁忌。根据药物对胎元损害程度不同,一般分为禁用和慎用两类。

(1)禁用药:禁用的药物大多毒性强、药性猛烈,如巴豆、牵牛、斑蝥、麝香、虻虫、水蛭、三棱、莪术、芫花、大戟、甘遂、商陆、水银、轻粉、雄黄、砒霜等。

(2)慎用药:慎用的药物主要有活血破血、攻下导积、行气破滞以及大辛大热之品,如桃仁、红花、乳香、没药、王不留行、大黄、枳实、附子、干姜、肉桂、天南星等。

凡禁用药一般都不能使用,慎用药应根据孕妇病情,斟酌使用。如孕妇患病非用不可,应掌握安全、有效的原则,把握好剂量、炮制和配伍等环节,尽量减轻药物对胎儿及孕妇的危害。

3. 证候禁忌 由于药物具有四气五味及归经等性能,因而,一种药物只适用于某种或某几种特定的证候,而对其他证候无效,甚或出现不良的作用。这种不可被适用的证候即为该药的禁忌证。如麻黄辛温发散,解表发汗力强,适用于外感风寒表实无汗证,而表虚自汗者应禁用;黄精质润甘平,滋阴补肺,适用于肺虚燥咳及肾虚精亏者,脾虚湿盛、中寒便溏者则应忌用。

4. 饮食禁忌 指服药期间对某些食物的禁忌,又称食忌、忌口。患者在服药期间对某些食物不宜食用,若食用可能会加剧病情,或者延长治愈时间。因此,注意服药时的饮食禁忌有利于疾病的治愈。一般在服药期间,应忌食生冷、油腻、腥膻和有刺激性的食物。此外,病情不同,饮食禁忌也有区别,如热性病忌食辛辣、油腻、煎炸类食物;寒性病忌食生冷类食物;疮疡及皮肤病患者忌食腥膻发物及辛辣刺激性食物;失眠烦躁的患者,不宜饮酒和茶等。古代文献上记载的饮食禁忌,可供参考。如地黄、何首乌、常山、蜂蜜忌葱、蒜、萝卜,茯苓忌醋,商陆忌犬肉,鳖甲忌苋菜、薄荷,甘草、黄连、桔梗、乌梅、苍耳子忌猪肉等。

**（三）中药的剂量**

药物的用量包括每一单味药物的用量,方剂中各药物的相对用量,以及制剂的实际服用量。不过通常所指的是每味药物的用量,主要指一味中药在汤剂中的成人一日内服量。

药物剂量的大小,对其效用有一定的影响。药量过小,则起不到治疗效果;药量太大,病轻药重,未必能获得预期的疗效,有时还可能造成中毒等不良后果。确定中药的剂量,要从安全、有效的原则出发,一般来讲,应根据以下几方面因素来考虑。

1. 药物性能与剂量 剧毒药或作用峻烈的药物,用量宜小;质松量轻的药物如花、叶、皮、枝或干品药材等用量宜小;质坚体重的药物如矿物、介壳类用量宜大;鲜药含水分较多,用量宜大。

2. 药物配伍与剂量 单味药使用时剂量宜大;复方中,君药(主药)比臣药(辅药)剂量要大;入汤剂要比入丸、散剂量大。

3. 患者情况与剂量 一般来讲,老年、小儿、妇女产后及体质虚弱者用量宜小,成人及体质壮实者用量宜大;病轻、病势缓、病程长者用量宜小,病重、病势急、病程短者用量宜大。

4. 季节、地域与剂量 发汗解表药夏季用量宜小,冬季用量宜大;解表药在严寒冬天的北方,用量宜重;在炎热夏天的南方,用量宜轻。

中药的剂量,大多以重量单位计算,个别的药物也有以数量、容量计算的。重量计算的单位为克。

# 第二节 中药分类及常用中药

根据药物的功效和主治,中药一般可分为解表药、清热药、泻下药、祛风湿药、化湿药、利水渗湿药、温里药、理气药、止血药、活血化瘀药、化痰止咳平喘药、平肝息风药、消食药、安神药、补益药、固涩药、驱虫药、开窍药等。

## 一、解表药

凡以发散表邪、解除表证为主要功效,用于治疗外感表证为主的药物,称解表药,又名发表药。本类药多味辛质轻,入肺、膀胱经,偏行肌表,能促进机体发汗,从而驱除表邪。《素问·阴阳应象大论》云:"其在皮者,汗而发之。"适用于恶寒、发热、头痛、身痛、无汗或有汗、鼻塞、流涕、脉浮等表证。部分药物还具有利水消肿、止咳平喘、透疹、止痛或通窍等功效。根据解表药的药性及功效主治的不同,可分为发散风寒药和发散风热药两大类。

**（一）发散风寒药**

本类药物性味多辛温,以发散风寒邪气为主要功效,一般发汗作用较强,适用于外感风寒表证,症见恶寒发热、无汗或汗出不畅、头痛、身痛、舌苔薄白、脉浮紧等。部分药物对咳喘、水肿、疮疡兼有风寒表证及痹证初起也可应用。其常用药物见表5-1。

表5-1 常用发散风寒药

| 药物 | 性味 | 归经 | 功效 | 主治 | 用量(g) |
|------|------|------|------|------|---------|
| 麻黄 | 辛、微苦,温 | 肺、膀胱经 | 发汗解表,宣肺平喘,利水消肿 | 风寒感冒,咳嗽气喘;水肿兼有表证 | 2~10 |
| 桂枝 | 辛、甘,温 | 心、肺、膀胱经 | 发汗解肌,温通经脉,助阳化气,平冲降逆 | 风寒感冒;胸痹心痛;中焦虚寒,风寒痹痛 | 3~10 |

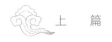 笔记栏

续表

| 药物 | 性味 | 归经 | 功效 | 主治 | 用量(g) |
|------|------|------|------|------|---------|
| 防风 | 辛、甘,微温 | 肝、脾、膀胱经 | 祛风解表,除湿止痛,解痉 | 外感风寒,风寒湿痹;破伤风 | 3~10 |
| 荆芥 | 辛,微温 | 肺、肝经 | 解表散风,透疹消疮,止血 | 风寒表证,麻疹不透,风疹瘙痒;吐衄下血 | 3~10 |
| 紫苏叶 | 辛,温 | 肺、脾经 | 解表散寒,行气和胃 | 风寒表证;脾胃气滞,胸闷呕吐,妊娠呕吐 | 3~10 |
| 生姜 | 辛,微温 | 肺、脾、胃经 | 解表散寒,温中止呕,温肺化饮,解毒 | 外感风寒,恶寒无汗;虚寒呕吐,腹痛腹胀;寒痰湿痰,咳喘痰壅;解半夏毒 | 3~10 |
| 白芷 | 辛,温 | 胃、大肠、肺经 | 祛风散寒,通窍止痛,消肿排脓,燥湿止带 | 外感风寒头痛(阳明经头痛);牙痛,鼻塞鼻渊;疮疡肿毒;寒湿带下 | 3~10 |
| 细辛 | 辛,温,有小毒 | 肺、肾、心经 | 祛风解表,散寒止痛,温肺化饮,通窍 | 外感风寒,头痛;牙痛,寒饮咳喘 | 1~3 |

### (二)发散风热药

本类药物性味多辛凉,以发散风热为主要功效,发汗力一般较弱。适用于外感风热或温病初起邪在卫分,症见发热、微恶风寒、咽干口渴、舌苔薄黄、脉浮数等。部分药物兼有清热利咽、透疹、明目、止咳等作用。其常用药物见表5-2。

表5-2 常用发散风热药

| 药物 | 性味 | 归经 | 功效 | 主治 | 用量(g) |
|------|------|------|------|------|---------|
| 薄荷 | 辛、凉 | 肺、肝经 | 疏散风热,清利头目,利咽透疹,疏肝行气 | 外感风热;头痛目赤;麻疹不透;肝气郁滞证 | 3~10 |
| 菊花 | 辛、甘、苦,微寒 | 肺、肝经 | 散风清热,平肝明目,清热解毒 | 风热感冒,温病初起;肝阳上亢,头痛眩晕;目赤肿痛;疮痈肿毒 | 10~15 |
| 柴胡 | 苦、辛,微寒 | 肝、胆经 | 和解退热,疏肝解郁,升阳举陷 | 感冒发热,少阳证;肝气郁结;内脏下垂 | 3~10 |
| 葛根 | 甘、辛,凉 | 脾、胃、肺经 | 解肌退热,生津止渴,透疹,升阳止泻 | 感冒头痛项强;热病烦渴;麻疹不透;热痢泄泻 | 10~20 |

## 二、清热药

凡以清泄里热为主要作用,治疗里热证为主的药物,称为清热药。清热药性属寒凉,寒能清热,沉降入里,主要适用于里热实证,部分药物也适用于虚热证。根据清热药的功效及主治证的不同,将其分为清热泻火药、清热燥湿药、清热凉血药、清虚热药、清热解毒药五类,主要用于治疗气分实热证、湿热证、血分实热证、虚热证及热毒证。清热药大多药性寒凉,过用易伤脾胃,故脾胃虚弱者慎用。

### (一)清热泻火药

本类药物主要用于气分实热证及脏腑火热证,症见高热烦渴、汗出、神昏谵语、脉洪大有力、苔黄或燥等里热炽盛的实热证。若里热盛而正气虚,须配伍补虚药。其常用药物见表5-3。

表5-3 常用清热泻火药

| 药物 | 性味 | 归经 | 功效 | 主治 | 用量(g) |
|---|---|---|---|---|---|
| 石膏 | 辛、甘,大寒 | 肺、胃经 | 生用:清热泻火,除烦止渴;煅用:收敛生肌,止血 | 气分实热证;肺热喘咳;胃火牙痛;疮疡不敛,烫伤 | 15~60 |
| 知母 | 苦、甘,寒 | 肺、胃、肾经 | 清热泻火,生津润燥 | 气分实热证;肺热燥咳;消渴;肺肾阴虚,骨蒸潮热;肠燥便秘 | 6~12 |
| 栀子 | 苦,寒 | 心、肺、三焦经 | 泻火除烦,清热利湿,凉血解毒。焦栀子:凉血止血 | 热病心烦;湿热黄疸;血热出血;淋证涩痛;火毒疮疡 | 3~10 |
| 夏枯草 | 辛、苦,寒 | 肝、胆经 | 清肝火,散郁结 | 目赤肿痛,头痛眩晕,瘰疬、瘿瘤;乳痈肿痛 | 9~15 |
| 芦根 | 甘,寒 | 肺、胃经 | 清肺胃热,生津止渴,止呕,利尿 | 热病烦渴;胃热呕哕;肺热咳嗽,热淋涩痛 | 15~30,鲜品加倍 |
| 天花粉 | 甘、微苦,微寒 | 肺、胃经 | 清热生津,消肿排脓 | 肺热燥咳,热病伤津,痈肿疮疡 | 10~15 |
| 决明子 | 甘、苦、咸,微寒 | 肝、大肠经 | 清热明目,润肠通便 | 目赤肿痛,羞明多泪,目暗不明,头痛,眩晕,肠燥便秘 | 10~15 |

（二）清热燥湿药

本类药物主要用于湿热证,如湿温或暑温夹湿、脾胃湿热、肝胆湿热、湿热流注关节等,舌苔多黄腻。因其苦寒伐胃、性燥伤阴,故脾胃虚寒、津伤阴亏者应慎用。其常用药物见表5-4。

表5-4 常用清热燥湿药

| 药物 | 性味 | 归经 | 功效 | 主治 | 用量(g) |
|---|---|---|---|---|---|
| 黄芩 | 苦,寒 | 肺、胆、大肠、小肠经 | 清热燥湿,泻火解毒,止血,安胎 | 湿热下痢,黄疸;肺热咳嗽;热病烦渴;痈肿疮毒;血热吐衄;胎动不安 | 3~10 |
| 黄连 | 苦,寒 | 心、胃、肝、大肠经 | 清热燥湿,泻火解毒 | 湿热泻痢;高热神昏;心烦不寐;痈肿疔疮;血热出血;消渴;湿疹、耳道流脓(外用) | 2~10,外用适量 |
| 黄柏 | 苦,寒 | 肾、膀胱经 | 清热燥湿,泻火除蒸,解毒疗疮 | 湿热痢疾,带下,黄疸;疮疡湿疹;骨蒸劳热,盗汗,遗精 | 3~10 |
| 龙胆草 | 苦,寒 | 肝、胆经 | 清热燥湿,泻肝胆火 | 湿热黄疸,湿疹,带下;肝火头痛,目赤、胁痛;惊风抽搐 | 3~6 |
| 苦参 | 苦,寒 | 心、肝、胃、大肠、膀胱经 | 清热燥湿,杀虫止痒,利尿 | 湿热痢疾,带下,黄疸;皮肤瘙痒,湿疹湿疮;淋证涩痛 | 3~10 |

（三）清热解毒药

本类药物以清解火热毒邪为主要功效,适用于热毒所致的痈肿疮毒、丹毒、痄腮、咽喉肿痛、热毒下痢、虫蛇咬伤、癌肿、水火烫伤及其他急性热病。本类药物易伤脾胃,中病即止,不可过服。其常用药物见表5-5。

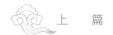
笔记栏

表5-5 常用清热解毒药

| 药物 | 性味 | 归经 | 功效 | 主治 | 用量(g) |
|---|---|---|---|---|---|
| 金银花 | 甘,寒 | 肺、胃、大肠经 | 清热解毒,疏散风热 | 外感风热,温病初起;咽喉疼痛;痈肿疮疡;热毒痢疾 | 6~15 |
| 连翘 | 苦,微寒 | 肺、心、小肠经 | 清热解毒,消肿散结,疏散风热 | 外感风热,温病初起;咽喉肿痛;疮痈肿毒,瘰疬结核 | 6~15 |
| 板蓝根 | 苦,寒 | 心、胃经 | 清热解毒,凉血,利咽 | 温病发热,头痛,咽痛,身发斑疹;丹毒,痄腮 | 9~15 |
| 贯众 | 苦,微寒;有小毒 | 肝、脾经 | 清热解毒,凉血止血,杀虫 | 风热表证,热毒斑疹,痄腮;血热出血;肠道寄生虫 | 5~10 |
| 野菊花 | 苦,辛,微寒 | 肺、肝经 | 清热解毒,泻火平肝 | 痈疽疔疖,咽喉肿痛;目赤肿痛,头痛眩晕 | 9~15 |
| 穿心莲 | 苦,寒 | 肺、心、大肠、膀胱经 | 清热解毒,凉血,消肿 | 温病初起,咽喉肿痛,肺痈,肺热咳嗽;痈肿疮毒,毒蛇咬伤 | 6~10 |
| 白头翁 | 苦,寒 | 胃、大肠经 | 清热解毒,凉血止痢 | 热毒血痢,湿热痢疾 | 6~15 |
| 败酱草 | 辛,苦,微寒 | 肝、胃、大肠经 | 清热解毒,消痈排脓,祛瘀止痛 | 肠痈,肺痈,皮肤疮痈;产后瘀阻腹痛 | 9~15,大剂量15~30 |
| 鱼腥草 | 辛,微寒 | 肺经 | 清热解毒,消痈排脓,利尿通淋 | 肺痈吐脓,肺热咳嗽;热毒疮痈;湿热淋证 | 15~30 |

### (四)清热凉血药

本类药物主要用于清解营分、血分实热,如温热病热入营血,症见身热不眠、躁扰不安、神昏谵语、吐血、衄血、发斑、舌绛、脉数等。部分药物还有养阴生津、活血散瘀等作用。其常用药物见表5-6。

表5-6 常用清热凉血药

| 药物 | 性味 | 归经 | 功效 | 主治 | 用量(g) |
|---|---|---|---|---|---|
| 生地黄 | 甘,苦,寒 | 心、肝、肾经 | 清热凉血,养阴生津 | 热入营血,吐衄便血;阴虚内热;内热消渴,阴虚诸证 | 10~30 |
| 玄参 | 甘、苦、咸,微寒 | 肺、胃、肾经 | 清热凉血,滋阴泻火,解毒散结 | 热入营血,温毒发斑;津伤便秘,骨蒸劳嗽;目赤咽痛,瘰疬,痈肿疮毒 | 9~15 |
| 牡丹皮 | 苦,辛,微寒 | 心、肝、肾经 | 清热凉血,活血散瘀 | 热病斑疹,吐衄,虚热证;血滞经闭,痛经,疮痈,跌打伤痛 | 6~12 |
| 赤芍 | 苦,微寒 | 肝经 | 清热凉血,散瘀止痛 | 温毒发斑,吐血衄血;癥瘕腹痛,跌打损伤;肝热目赤肿痛 | 6~12 |

### (五)清虚热药

本类药物主要以清虚热、退骨蒸为主要功效,适用于肝肾阴虚,虚火内扰所致的骨蒸潮热、午后发热、手足心热、虚烦不眠、遗精盗汗、舌红少苔、脉细数等。其常用药物见表5-7。

表5-7 常用清虚热药

| 药物 | 性味 | 归经 | 功效 | 主治 | 用量(g) |
|---|---|---|---|---|---|
| 青蒿 | 苦,辛,寒 | 肝、胆经 | 清虚热,除骨蒸,解暑热,截疟 | 热病伤阴,阴虚发热,劳热骨蒸;中暑;疟疾寒热 | 6~12 |

续表

| 药物 | 性味 | 归经 | 功效 | 主治 | 用量(g) |
|------|------|------|------|------|---------|
| 地骨皮 | 甘,寒 | 肺、肾经 | 凉血退蒸,清肺降火 | 阴虚发热,骨蒸盗汗;咯血衄血,肺热咳嗽 | 9~15 |
| 银柴胡 | 甘,微寒 | 肝、胃经 | 清虚热,除疳热 | 阴虚发热,骨蒸盗汗;疳积发热 | 3~10 |
| 胡黄连 | 苦,寒 | 肝、胃、大肠经 | 退虚热,除疳热,清湿热 | 骨蒸潮热;小儿疳热;湿热泻痢,痔疮肿毒 | 3~10 |

### 三、泻下药

凡以泻下通便为主要功效,用于治疗里实积滞证为主的药物,称为泻下药。本类药为沉降之品,多归大肠经。除了泻下通便的作用以外,部分药还兼有解毒、活血祛瘀等作用,可用于疮痈肿毒及瘀血证。泻下药根据作用强弱及适应证的不同,可分为攻下药、润下药及峻下逐水药。其中攻下药、峻下逐水药作用峻猛,易伤正气及脾胃,故年老体虚、脾胃虚弱者当慎用;妇女胎前产后及月经期忌用。同时应注意中病即止,切勿过剂,以免损伤胃气。而对于有毒性的泻下药,一定要严格掌握炮制法度,控制用量,确保用药安全。

**(一)攻下药**

本类药物既有较强的泻下通便作用,又有清热泻火之效。大多苦寒沉降,主入胃、大肠经,适用于大便秘结、燥屎坚结、腹满急痛及实热积滞之证。应用时常辅以行气药,以增强泻下及消除胀满作用。其常用药物见表5-8。

表5-8 常用攻下药

| 药物 | 性味 | 归经 | 功效 | 主治 | 用量(g) |
|------|------|------|------|------|---------|
| 大黄 | 苦,寒 | 脾、胃、大肠、肝、心包经 | 泻下攻积,清热泻火,凉血解毒,逐瘀通经,利湿退黄 | 积滞便秘;血热吐衄;目赤咽肿;热毒疮疡,烧烫伤;瘀血诸证;黄疸,淋证 | 3~15 |
| 芒硝 | 咸、苦,寒 | 胃、大肠经 | 泻下通便,软坚散结,清火消肿 | 积滞便秘;咽痛,口疮,疮痈肿痛;回乳(外敷) | 6~12 |
| 番泻叶 | 甘、苦,寒 | 大肠经 | 泻热通便,利水 | 热结便秘;腹水肿胀 | 2~6 |

**(二)润下药**

本类药物具有润燥滑肠作用,多为植物种仁,富含油脂,味甘质润,入脾、大肠经。润下药作用和缓,适用于年老体弱、久病、产后血虚、热病伤津等所致的肠燥津枯便秘。其常用药物见表5-9。

表5-9 常用润下药

| 药物 | 性味 | 归经 | 功效 | 主治 | 用量(g) |
|------|------|------|------|------|---------|
| 火麻仁 | 甘,平 | 脾、胃、大肠经 | 润肠通便 | 肠燥便秘 | 10~15 |
| 郁李仁 | 辛、苦、甘,平 | 脾、大肠、小肠经 | 润肠通便,利水消肿 | 肠燥便秘;水肿胀满,脚气浮肿 | 6~10 |

笔记栏

**（三）峻下逐水药**

本类药能引起剧烈腹泻,部分兼能利尿,使体内潴留的水饮经二便排出,以消除肿胀,适用于全身水肿、胸腹积水、痰饮积聚、喘满壅实而正气未衰之证。本类药大多有毒,攻伐力强,副作用大,易伤正气,不可久服,使用时常配伍补益药以保护正气。孕妇忌用,体虚者慎用。其常用药物见表5-10。

表5-10　常用峻下逐水药

| 药物 | 性味 | 归经 | 功效 | 主治 | 用量(g) |
|---|---|---|---|---|---|
| 甘遂 | 苦,寒;有毒 | 肺、肾、大肠经 | 泻水逐饮,消肿散结 | 水肿,臌胀;风痰癫痫;疮痈肿毒 | 0.5~1.5 |
| 京大戟 | 苦,寒;有毒 | 肺、脾、肾经 | 泻水逐饮,消肿散结 | 胸腹积水,痰饮积聚;疮痈肿毒,瘰疬痰核 | 1.5~3 |
| 芫花 | 辛、苦,温;有毒 | 肺、肾、脾经 | 泻水逐饮,祛痰止咳;外用杀虫疗疮 | 胸胁停饮,水肿,咳嗽痰喘;疥癣秃疮,痈肿 | 1.5~3 |

## 四、祛风湿药

凡以祛除风寒湿邪、解除痹痛为主要作用,常用于治疗风湿痹证为主的药物,称为祛风湿药。本类药物味多辛苦,辛能祛除风湿,苦能燥湿除邪。肝主筋、肾主骨、脾主肌肉,祛风湿药能祛除留着于肌肉、经络、筋骨的风湿之邪,主要用于风湿痹痛,关节不利、肿大,筋脉拘挛,腰膝酸软,下肢痿弱等症,部分药物兼有止痹痛、通经络、强筋骨等作用。根据药性和功效的不同,祛风湿药分为祛风寒湿药、祛风湿热药、祛风湿强筋骨药三类。

**（一）祛风寒湿药**

本类药物性味多辛、苦、温,入肝、脾、肾经。有较好的祛风、除湿、散寒、止痛、通经络等作用,尤以止痛为其特点,主要适用于风寒湿痹,肢体关节疼痛,筋脉拘挛,痛有定处,遇寒加重等。其常用药物见表5-11。

表5-11　常用祛风寒湿药

| 药物 | 性味 | 归经 | 功效 | 主治 | 用量(g) |
|---|---|---|---|---|---|
| 独活 | 辛、苦,微温 | 肾、膀胱经 | 祛风除湿,通痹止痛 | 风寒湿痹;风寒夹湿表证;少阴头痛 | 3~10 |
| 威灵仙 | 辛、咸,温 | 膀胱经 | 祛风湿,通经络,止痹痛,治骨鲠 | 风湿痹痛;诸骨鲠喉 | 6~10 |
| 川乌 | 辛、苦,热;有大毒 | 心、脾、肝、肾经 | 祛风除湿,温经止痛 | 风寒湿痹;心腹冷痛,寒疝疼痛;跌打损伤 | 3~9 |
| 木瓜 | 酸,温 | 肝、脾经 | 舒筋活络,和胃化湿 | 风湿痹证;脚气水肿;吐泻转筋 | 6~9 |

**（二）祛风湿热药**

本类药物性味多辛、苦、寒,入肝、脾、肾经。具有良好的祛风除湿、通络止痛、清热消肿之功,主要用于风湿热痹、关节红肿热痛等。其常用药物见表5-12。

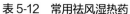

表5-12 常用祛风湿热药

| 药物 | 性味 | 归经 | 功效 | 主治 | 用量(g) |
|---|---|---|---|---|---|
| 秦艽 | 苦、辛,微寒 | 胃、肝、胆经 | 祛风湿,清湿热,止痹痛,退虚热 | 风湿痹证;脑卒中半身不遂;骨蒸潮热,小儿疳热;湿热黄疸 | 3~10 |
| 防己 | 苦,寒 | 膀胱、肺经 | 祛风止痛,利水消肿 | 风湿痹证;小便不利,水肿;湿疹疮毒 | 5~10 |
| 丝瓜络 | 甘,平 | 肺、胃、肝经 | 祛风,通络,活血,下乳 | 风湿痹证;胸胁胀痛;乳汁不通,乳痈 | 5~12 |

### (三)祛风湿强筋骨药

本类药物主入肝、肾经,除祛风湿外,兼有一定的补肝肾、强筋骨的作用,主要用于风湿日久,肝肾虚损,腰膝酸软,脚弱无力等,亦可用于肾虚腰痛、骨痿、软弱无力者。其常用药物见表5-13。

表5-13 常用祛风湿强筋骨药

| 药物 | 性味 | 归经 | 功效 | 主治 | 用量(g) |
|---|---|---|---|---|---|
| 五加皮 | 苦、辛,温 | 肝、肾经 | 祛风湿,补肝肾,强筋骨,利水 | 风湿痹证,筋骨痿软,小儿行迟;体虚乏力,水肿,脚气 | 5~10 |
| 桑寄生 | 苦、甘,平 | 肝、肾经 | 祛风湿,补肝肾,强筋骨,安胎 | 风湿痹证;崩漏经多,妊娠漏血,胎动不安 | 9~15 |

## 五、化湿药

凡以化湿运脾为主要功效,用于治疗湿阻中焦证为主的药物,称为化湿药,亦称芳香化湿药。适用于湿浊内阻,脾为湿困,运化失常所致的脘腹痞满、呕吐泛酸、大便溏薄、食少体倦、舌苔白腻等。部分药物亦有解暑、行气、止呕、止泻之功,故湿温、暑湿、中焦气滞、呕吐、泄泻等亦可选用。化湿药气味芳香,入汤剂宜后下,不应久煎,以免挥发油散失而降低疗效。本类药物多辛温香燥,易耗气伤阴,故阴虚血燥及气虚患者慎用。其常用药物见表5-14。

表5-14 常用化湿药

| 药物 | 性味 | 归经 | 功效 | 主治 | 用量(g) |
|---|---|---|---|---|---|
| 藿香 | 辛,微温 | 脾、胃、肺经 | 芳香化湿,和中止呕,发表解暑 | 湿滞中焦;呕吐;暑湿,湿温初起 | 3~10 |
| 佩兰 | 辛,平 | 脾、胃经 | 芳香化湿,发表解暑 | 湿阻中焦;暑湿,湿温初起 | 3~10 |
| 苍术 | 辛、苦,温 | 脾、胃、肝经 | 燥湿健脾,祛风散寒,明目 | 湿阻中焦证;风湿痹证;风寒夹湿表证;夜盲 | 3~9 |
| 厚朴 | 辛、苦,温 | 脾、胃、肺、大肠经 | 燥湿消痰,下气除满 | 湿阻中焦;胃肠气滞;痰饮喘咳 | 3~10 |
| 砂仁 | 辛,温 | 脾、胃、肾经 | 化湿行气,温中止泻,安胎 | 湿阻中焦;脾胃虚寒,吐泻;妊娠恶阻,胎动不安 | 3~6 |
| 豆蔻 | 辛,温 | 肺、脾、胃经 | 化湿行气,温中止呕,开胃消食 | 湿阻中焦及脾胃气滞证;湿温初起;呕吐;食积不化 | 3~6 |

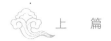

## 六、利水渗湿药

凡能通利水道、渗泄水湿,用以治疗水湿内停病证为主的药物,称为利水渗湿药。本类药物味多甘淡,性平或寒凉,归膀胱、肾及小肠经,作用趋于下行,主要用于小便不利、水肿、泄泻、痰饮、淋证、黄疸、湿疮、带下、湿温等病证。

利水渗湿药易耗伤津液,对阴亏津少、肾虚遗精遗尿者,须慎用或忌用。某些药物有较强的通利作用,孕妇应慎用。根据药物性能特点及临床应用之不同,本类药可分为利水消肿药、利尿通淋药和利湿退黄药三类。

### (一)利水消肿药

本类药性味甘淡平或微寒,淡能渗泄水湿,服药后能通畅小便,增加尿量,故有利水消肿的作用。主要用于水湿内停之水肿、小便不利,以及泄泻、痰饮等证。部分药物兼具健脾之效,对脾虚有湿者,起到标本兼治的作用。其常用药物见表5-15。

表5-15 常用利水消肿药

| 药物 | 性味 | 归经 | 功效 | 主治 | 用量(g) |
|---|---|---|---|---|---|
| 茯苓 | 甘、淡,平 | 心、脾、肾经 | 利水渗湿,健脾,宁心安神 | 水肿,小便不利;痰饮;脾虚泄泻;心悸失眠 | 10~15 |
| 猪苓 | 甘、淡,平 | 肾、膀胱经 | 利水渗湿 | 水肿,小便不利,泄泻,淋证 | 6~12 |
| 泽泻 | 甘、淡,寒 | 肾、膀胱经 | 利水渗湿,泄热,化浊降脂 | 水肿,小便不利,痰饮,泄泻;淋证,带下;高脂血症 | 6~10 |
| 薏苡仁 | 甘、淡,微寒 | 脾、肾、肺经 | 利水消肿,渗湿,健脾,除痹,清热排脓 | 水肿,小便不利,脾虚泄泻,肺痈,肠痈,湿痹拘挛 | 10~30 |

### (二)利尿通淋药

本类药物以利尿通淋为主要功效,常用于下焦湿热所致的小便短赤、热淋、血淋、石淋、膏淋等病证,味苦或甘淡,性寒凉,部分药物还可用治暑温、湿温、经闭、乳汁不下等病证。其常用药物见表5-16。

表5-16 常用利尿通淋药

| 药物 | 性味 | 归经 | 功效 | 主治 | 用量(g) |
|---|---|---|---|---|---|
| 车前子 | 甘,寒 | 肾、肝、肺经 | 利尿通淋,止泻,清肝明目,清肺化痰 | 热淋水肿,小便不利;泄泻;肝热目赤昏花;痰热咳嗽 | 9~15 |
| 石韦 | 苦、甘,微寒 | 肺、膀胱经 | 利尿通淋,清肺止咳,凉血止血 | 淋证;肺热咳嗽;血热出血 | 6~12 |
| 木通 | 苦,寒 | 心、小肠、膀胱经 | 利尿通淋,清心除烦,通经下乳 | 热淋;心烦尿赤,口疮;乳汁不下,血瘀闭经 | 3~6 |
| 滑石 | 甘、淡,寒 | 胃、膀胱经 | 利水通淋,清热解毒,收湿敛疮 | 热淋,石淋;暑温,湿温;湿疹,痱子(外用) | 10~20 |
| 海金沙 | 甘,寒 | 膀胱、小肠经 | 清热利湿,通淋止痛 | 淋证,水肿 | 6~15 |

### (三)利湿退黄药

本类药以清利湿热、利胆退黄为主要功效,适用于湿热黄疸,症见目黄、身黄、小便黄等。

其性味多苦寒,部分药物还可用于湿疮痈肿、蛇伤、烫伤等。其常用药物见表5-17。

表5-17 常用利湿退黄药

| 药物 | 性味 | 归经 | 功效 | 主治 | 用量(g) |
|---|---|---|---|---|---|
| 茵陈 | 苦、辛,微寒 | 脾、胃、肝、胆经 | 清利湿热,利胆退黄 | 黄疸;湿温,湿疮,湿疹 | 10~15 |
| 金钱草 | 甘,微寒 | 肝、胆、肾、膀胱经 | 除湿退黄,利尿通淋,解毒消肿 | 湿热黄疸;热淋,石淋;痈肿疔疮,虫蛇咬伤 | 15~60 |
| 虎杖 | 苦,微寒 | 肝、胆、肺经 | 利胆退黄,清热解毒,散瘀止痛,化痰止咳 | 湿热黄疸,淋浊;疮痈肿毒;跌打损伤,经闭;肺热咳嗽 | 9~15 |

## 七、温里药

凡以温里祛寒为主要功效,治疗里寒证为主的药物,称温里药。本类药物均味辛而性温热,辛能行、能散,温能通,善走脏腑而能温里祛寒,温经止痛,故可用于治疗里寒证,尤以里实寒证为佳。本类药物多辛热燥烈,易动火伤阴,故凡实热证、阴虚火旺、津血亏虚者忌用,孕妇慎用,有毒药须注意炮制、用法及剂量,避免中毒。其常用药物见表5-18。

表5-18 常用温里药

| 药物 | 性味 | 归经 | 功效 | 主治 | 用量(g) |
|---|---|---|---|---|---|
| 附子 | 辛、甘,热;有毒 | 心、肾、脾经 | 回阳救逆,补火助阳,散寒止痛 | 亡阳证;阳虚证;寒湿痹证 | 3~15 |
| 肉桂 | 辛、甘,热 | 肾、脾、心、肝经 | 补火助阳,散寒止痛,温经通脉,引火归原 | 肾阳虚证;寒凝诸痛;寒凝血瘀证 | 1~5 |
| 干姜 | 辛,热 | 脾、胃、心、肺经 | 温中散寒,回阳通脉,温肺化饮 | 脾胃寒证;亡阳证;寒饮咳喘 | 3~10 |
| 吴茱萸 | 辛、苦,热;有小毒 | 肝、脾、胃、肾经 | 散寒止痛,降逆止呕,助阳止泻 | 寒滞肝脉诸痛证;胃寒呕吐;虚寒泄泻 | 2~5 |

## 八、理气药

凡以疏通气机、行气解郁为主要功效,治疗气滞证或气逆证为主的药物,称理气药。本类药物多为辛香苦温,辛香行散,味苦降泄,性温通行,归脾、胃、肝、肺经。主要适用于脾胃气滞所致的脘腹胀满、恶心呕吐、嗳腐吞酸、便秘或腹泻;肝气郁结所致的胁肋胀痛、疝气疼痛、月经不调、乳房胀痛;肺气壅塞所致的胸闷不畅、咳嗽气喘等病证。本类药物大多辛温香燥,易耗气伤阴,故气虚、阴虚者慎用。因其含挥发油,故入汤剂不宜久煎。其常用药物见表5-19。

表5-19 常用理气药

| 药物 | 性味 | 归经 | 功效 | 主治 | 用量(g) |
|---|---|---|---|---|---|
| 陈皮 | 辛、苦,温 | 脾、肺经 | 理气健脾,燥湿化痰 | 脾胃气滞证;痰湿壅滞证 | 3~10 |
| 枳实 | 苦、辛、酸,微寒 | 脾、胃经 | 破气消积,化痰除痞 | 胃肠积滞证;痰阻气滞证 | 3~10 |
| 木香 | 辛、苦,温 | 脾、胃、大肠、胆经 | 行气止痛,健脾消食 | 脾胃气滞证;脾胃气虚,呕吐泄泻 | 3~10 |

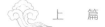

续表

| 药物 | 性味 | 归经 | 功效 | 主治 | 用量(g) |
|---|---|---|---|---|---|
| 沉香 | 辛、苦,温 | 脾、胃、肾经 | 行气止痛,温中止呕,纳气平喘 | 寒凝气滞诸痛证;胃寒呕吐;虚喘证 | 1~5 |
| 香附 | 辛、微苦、微甘,平 | 脾、肝、三焦经 | 疏肝理气,调经止痛 | 肝郁气滞证;月经不调,痛经,乳房胀痛 | 6~10 |
| 川楝子 | 苦,寒;有小毒 | 肝、小肠、膀胱经 | 疏肝泄热,行气止痛,杀虫 | 肝郁化火所致诸痛证;虫积腹痛 | 5~10 |

### 九、止血药

凡以制止体内外出血为主要功效,治疗各种出血证为主的药物,称止血药。主要用于咯血、衄血、吐血、便血、尿血、崩漏、紫癜以及外伤出血等体内外各种出血病证。止血药均入血分,因心主血、肝藏血、脾统血,故本类药物以归心、肝、脾经为主,尤以归心、肝二经者为多。根据其药性的敛、温、散、寒之异,分为收敛止血药、温经止血药、化瘀止血药和凉血止血药四类。

#### (一)收敛止血药

本类药物大多味涩,或为炭类,或质黏,故能收敛止血。广泛用于各种出血病证。然其收涩,有留瘀恋邪之弊,故临证多与化瘀止血药或活血祛瘀药同用。对于出血有瘀或出血初期邪实者,当慎用。其常用药物见表5-20。

表5-20　常用收敛止血药

| 药物 | 性味 | 归经 | 功效 | 主治 | 用量(g) |
|---|---|---|---|---|---|
| 仙鹤草 | 苦、涩,平 | 肺、肝、脾经 | 收敛止血,止痢,截疟,解毒,补虚 | 出血证;疟疾;腹泻,痢疾;痈肿疮毒;脱力劳伤 | 10~15 |
| 白及 | 苦、甘、涩,寒 | 肺、胃、肝经 | 收敛止血,消肿生肌 | 出血证;痈肿疮疡,手足皲裂,水火烫伤 | 3~10 |
| 藕节 | 甘、涩,平 | 肝、肺、胃经 | 收敛止血,散瘀 | 出血证 | 10~15 |

#### (二)温经止血药

本类药物性多温热,能温内脏、益脾阳、固冲脉而统摄血液,具有温经止血之效。适用于脾不统血、冲脉失固之虚寒性出血病证,热盛火旺之出血证者忌用。其常用药物见表5-21。

表5-21　常用温经止血药

| 药物 | 性味 | 归经 | 功效 | 主治 | 用量(g) |
|---|---|---|---|---|---|
| 艾叶 | 苦、辛,温 | 肝、脾、肾经 | 温经止血,散寒调经,安胎,祛湿止痒 | 虚寒性出血病证;痛经,宫冷不孕;胎动不安;皮肤瘙痒(外用) | 3~10 |
| 灶心土 | 辛,温 | 脾、胃经 | 温中止血,止呕,止泻 | 脾虚失血;胃寒呕吐;脾虚久泻 | 15~30 |
| 炮姜 | 苦、涩,温 | 脾、胃、肝经 | 温经止血,温中止痛 | 脾胃虚寒,脾不统血之出血病证;虚寒性腹痛、腹泻 | 3~6 |

#### (三)化瘀止血药

本类药物止血兼化瘀,具有止血而不留瘀的特点,适用于瘀血内阻,血不循经之出血病证。部分药物还有消肿、止痛等作用,可用于跌打损伤、经闭、瘀滞心腹疼痛等病证。本类药物具行散之性,出血而无瘀者及孕妇须慎用。其常用药物见表5-22。

表5-22 常用化瘀止血药

| 药物 | 性味 | 归经 | 功效 | 主治 | 用量(g) |
|------|------|------|------|------|---------|
| 三七 | 甘、微苦,温 | 肝、胃经 | 化瘀止血,消肿定痛 | 出血证;跌打损伤,瘀血肿痛 | 研末吞服1~3,煎服3~10 |
| 茜草 | 苦,寒 | 肝经 | 凉血,祛瘀,止血,通经 | 出血证;血瘀经闭,跌打损伤,风湿痹痛 | 10~15 |
| 蒲黄 | 甘,平 | 肝、心包经 | 止血,化瘀,通淋 | 出血证;瘀血痛证;血淋尿血 | 5~10 |

### (四) 凉血止血药

本类药能清泄血分之热而止血,其性寒凉,味多甘苦,入血分,适用于血热妄行所致的各种出血病证。因其寒凉之性,原则上不宜用于虚寒性出血。其常用药物见表5-23。

表5-23 常用凉血止血药

| 药物 | 性味 | 归经 | 功效 | 主治 | 用量(g) |
|------|------|------|------|------|---------|
| 大蓟 | 苦、甘,凉 | 心、肝经 | 凉血止血,散瘀解毒消痈 | 血热出血证;痈肿疮毒 | 10~15 |
| 小蓟 | 苦、甘,凉 | 心、肝经 | 凉血止血,散瘀解毒消痈 | 血热出血证;痈肿疮毒 | 5~12 |
| 地榆 | 苦、酸,微寒 | 肝、大肠经 | 凉血止血,解毒敛疮 | 血热出血证;水火烫伤,湿疹,痈肿疮毒 | 10~15 |
| 侧柏叶 | 苦、涩,寒 | 肺、肝、大肠经 | 凉血止血,化痰止咳,生发乌发 | 血热出血证;肺热咳嗽;血热脱发,须发早白 | 10~15 |
| 白茅根 | 甘,寒 | 肺、胃、膀胱经 | 凉血止血,清热利尿 | 血热出血;热淋,水肿;胃热呕逆,肺热咳喘 | 10~30,鲜品加倍 |

## 十、活血化瘀药

凡以疏通血脉、促进血行、消散瘀血为主要功效,用于治疗瘀血证为主的药物,称活血化瘀药,或活血祛瘀药,简称活血药。本类药味多辛、苦,性多偏温,部分动物药具有咸味,主归心、肝经。其主治广泛,涉及临床内、外、妇、儿各科病证,如产后腹痛、痈肿、痹痛、胸痹、跌打损伤等。本类药物行散力强,易耗血动血,不宜用于妇女月经过多以及其他出血证无瘀血现象者,对于孕妇尤当慎用或忌用。其常用药物见表5-24。

表5-24 常用活血化瘀药

| 药物 | 性味 | 归经 | 功效 | 主治 | 用量(g) |
|------|------|------|------|------|---------|
| 川芎 | 辛,温 | 肝、胆、心包经 | 活血行气,祛风止痛 | 血瘀气滞痛证;风湿痹痛 | 3~10 |
| 延胡索 | 辛、苦,温 | 肝、脾、心经 | 活血,行气,止痛 | 血瘀气滞诸痛证 | 3~10 |
| 郁金 | 辛、苦,寒 | 肝、胆、心经 | 活血止痛,行气解郁,清心凉血,利胆退黄 | 血瘀气滞之胸胁腹痛;热病神昏,癫痫;血热出血证;肝胆湿热证 | 3~10 |
| 丹参 | 苦,微寒 | 心、心包、肝经 | 活血调经,凉血消痈,清心除烦 | 血瘀所致月经不调,血瘀疼痛;疮疡痈肿;心烦不寐 | 5~15 |

笔记栏

续表

| 药物 | 性味 | 归经 | 功效 | 主治 | 用量(g) |
|---|---|---|---|---|---|
| 红花 | 辛,温 | 心、肝经 | 活血通经,散瘀止痛 | 血瘀痛经,经闭,产后瘀滞腹痛;癥瘕积聚,跌打损伤;疮疡肿痛 | 3~10 |
| 桃仁 | 苦、甘,平 | 心、肝、大肠、肺经 | 活血化瘀,润肠通便,止咳平喘 | 各种瘀血证;肠痈,肺痈;肠燥便秘;咳嗽气喘 | 5~10 |
| 益母草 | 辛、苦,微寒 | 肝、心、膀胱经 | 活血调经,利水消肿,清热解毒 | 月经不调,经闭,痛经;水肿,小便不利;疮痈肿毒 | 9~30 |
| 牛膝 | 苦、酸,平 | 肝、肾经 | 活血通经,补肝肾,强筋骨,引血下行,利尿通淋 | 血瘀疼痛经闭;肾虚腰酸腿软;气火上逆、血热妄行之出血证;淋证,水肿,小便不利 | 5~12 |
| 鸡血藤 | 苦、微甘,温 | 肝、肾经 | 调经止痛,活血补血,舒筋活络 | 血瘀血虚之月经不调;风湿痹痛,肢体麻木,半身不遂 | 9~15 |

## 十一、化痰止咳平喘药

凡能祛痰或消痰,治疗"痰证"为主的药物,称为化痰药;凡能制止或减轻咳嗽、喘息,用于治疗咳喘证为主的药物,称止咳平喘药。痰、咳、喘三者相互兼杂,一般咳喘多夹痰,痰多易致咳喘,故治疗上化痰药常与止咳药配伍使用。根据药物的性能特点及临床应用的不同,可将其分为温化寒痰药、清化热痰药及止咳平喘药三类。

### (一) 温化寒痰药

本类药物味多辛苦,性多温燥,归肺、脾、肝经,有温肺祛寒、燥湿化痰之功,部分药物外用有消肿止痛、软坚散结的作用。主治寒痰、湿痰证,如咳嗽气喘、痰多色白、苔腻等;或痰浊上壅,蒙蔽清窍的眩晕;或肝风夹痰所致的癫痫惊厥、脑卒中痰迷;以及痰阻经络所致的瘿瘤、瘰疬、阴疽流注及肿瘤等。温燥之性的温化寒痰药,不宜用于热痰、燥痰之证。其常用药物见表5-25。

表5-25　常用温化寒痰药

| 药物 | 性味 | 归经 | 功效 | 主治 | 用量(g) |
|---|---|---|---|---|---|
| 半夏 | 辛,温;有毒 | 脾、胃、肺经 | 燥湿化痰,降逆止呕,消痞散结;外用消肿止痛 | 湿痰证,寒痰证;呕吐;胸痹,结胸,心下痞,梅核气;瘿瘤瘰疬,痈疽肿毒,毒蛇咬伤 | 3~9 |
| 天南星 | 苦、辛,温;有毒 | 肺、肝、脾经 | 燥湿化痰,祛风解痉;外用消肿止痛 | 湿痰寒痰;风痰眩晕,脑卒中,癫痫;瘰疬痰核,毒蛇咬伤,痈疽肿痛 | 3~9 |
| 白芥子 | 辛,温 | 肺经 | 温肺化痰利气,散结通络止痛 | 寒痰喘咳,悬饮;阴疽流注,肢体麻木,关节肿痛 | 3~9 |
| 旋覆花 | 苦、辛、咸,微温 | 肺、脾、胃、大肠经 | 降气,行水,消痰,止呕 | 痰饮壅肺或痰饮蓄结证;噫气,呕吐 | 3~9 |

### （二）清化热痰药

本类药物味甘质润，药性寒凉，有清化热痰、润燥化痰的功效，主要适用于热痰壅肺所致的咳嗽气喘、痰多黄稠、舌红苔黄腻等；或燥痰犯肺所致的咳嗽气喘、痰少稠黏、咳痰不爽。清化热痰药易伤阳助湿，故寒痰、湿痰及脾胃虚寒者忌用。其常用药物见表5-26。

表5-26　常用清化热痰药

| 药物 | 性味 | 归经 | 功效 | 主治 | 用量(g) |
| --- | --- | --- | --- | --- | --- |
| 桔梗 | 苦、辛,平 | 肺经 | 宣肺,祛痰,排脓,利咽 | 咳嗽痰多,胸闷不畅;肺痈吐脓;咽喉肿痛,失音 | 3~10 |
| 浙贝母 | 苦,寒 | 肺、心经 | 清热化痰止咳,解毒散结消痈 | 风热,痰热咳嗽;瘰疬,瘿瘤,疮痈,肺痈,乳痈 | 5~10 |
| 瓜蒌 | 甘、微苦,寒 | 肺、胃、大肠经 | 清热化痰,宽胸散结,润肠通便 | 痰热咳喘;胸痹,结胸;肺痈,肠痈,乳痈;肠燥便秘 | 9~15 |
| 竹茹 | 甘,微寒 | 肺、胃、心、胆经 | 清热化痰,除烦止呕 | 肺热咳嗽;痰热心烦不寐;胃热呕吐,妊娠恶阻;凉血止血 | 5~10 |
| 前胡 | 苦、辛,微寒 | 肺经 | 降气化痰,疏散风热 | 痰热咳喘;风热咳嗽 | 3~10 |

### （三）止咳平喘药

本类药物味辛、苦、甘,性温或寒,故其作用就有宣肺、清肺、润肺、降肺、敛肺及化痰之别。主要适用于外感、内伤等多种原因所致的咳嗽气喘、痰壅气逆、胸膈痞闷等病证。表证、麻疹初起,不能单投止咳药,更不能过早使用敛肺止咳药,当以疏解宣发为主,少佐止咳药。个别麻醉镇咳定喘药,因易成瘾,用之须慎。其常用药物见表5-27。

表5-27　常用止咳平喘药

| 药物 | 性味 | 归经 | 功效 | 主治 | 用量(g) |
| --- | --- | --- | --- | --- | --- |
| 苦杏仁 | 苦,微温;有小毒 | 肺、大肠经 | 降气止咳平喘,润肠通便 | 咳喘诸证;肠燥便秘 | 5~10 |
| 紫苏子 | 辛,温 | 肺、大肠经 | 降气化痰,止咳平喘,润肠通便 | 痰壅气逆咳喘;肠燥便秘 | 3~10 |
| 款冬花 | 辛,温 | 肺经 | 润肺下气,止咳化痰 | 咳喘 | 5~10 |
| 枇杷叶 | 苦,微寒 | 肺、胃经 | 清肺止咳,降逆止呕 | 肺热咳嗽;胃热呕逆 | 10~15 |

## 十二、平肝息风药

凡以平肝潜阳、息风止痉为主要功效,治疗肝阳上亢或肝风内动病证的药物,称平肝息风药。本类药物主要适用于肝阳上亢所致头昏目眩、烦躁易怒、惊悸失眠,以及肝风内动所致痉挛抽搐等病证。使用时应根据引起肝阳上亢及肝风内动的病因及兼症适当配伍。本类药物有性偏寒凉或性偏温燥之不同,故当注意使用。若脾虚慢惊者,不宜用寒凉之品;阴虚血亏者,当忌温燥之品。平肝息风药可分为以平肝阳为主要作用的平抑肝阳药和以息肝风、止痉为主要作用的息风止痉药两类。

### （一）平抑肝阳药

本类药物多为质重之介类或矿石类药物,少数为植物药,具有平抑肝阳或平肝潜阳之功效。主要适用于肝阳上亢之头晕目眩、头痛、耳鸣及肝火上攻之面红、口苦、目赤肿痛、烦躁

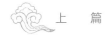 笔记栏

易怒、头痛头昏等症。亦用治肝阳化风、痉挛抽搐及肝阳上扰、烦躁不眠者,当分别配伍息风止痉药与安神药。其常用药物见表5-28。

表5-28　常用平抑肝阳药

| 药物 | 性味 | 归经 | 功效 | 主治 | 用量(g) |
|---|---|---|---|---|---|
| 石决明 | 咸,寒 | 肝经 | 平肝潜阳,清肝明目 | 肝阳上亢,眩晕头痛;目赤翳障 | 10~30 |
| 珍珠母 | 咸,寒 | 肝、心经 | 平肝潜阳,清肝明目,镇心安神 | 肝阳上亢,眩晕头痛;目赤肿痛,视物昏花;惊悸失眠 | 10~30 |
| 牡蛎 | 咸,微寒 | 肝、肾经 | 益阴潜阳,软坚散结,收敛固涩,制酸止痛 | 肝阳上亢,头晕目眩;瘰疬痰核,癥瘕积聚;滑脱诸证;胃痛泛酸 | 9~30 |
| 赭石 | 苦,寒 | 肝、心、胃经 | 平肝潜阳,重镇降逆,凉血止血 | 肝阳上亢,头晕目眩;呃逆、呕吐、嗳气等;气逆喘息;血热吐衄,崩漏 | 9~30 |
| 蒺藜 | 辛、苦,平;有小毒 | 肝经 | 平肝疏肝,祛风明目 | 肝阳上亢,头目胀痛;胸胁胀痛,乳闭胀痛;目赤翳障,风疹瘙痒,白癜风 | 6~10 |

### (二)息风止痉药

本类药物多系虫药,入肝经,以息肝风、止痉挛抽搐为主要功效。适用于温热病热极生风、肝阳化风、血虚生风等所致之眩晕欲仆、项强肢颤、痉挛抽搐等症,以及风阳夹痰、痰热上扰之癫痫、惊风抽搐,或风毒侵袭引动内风之破伤风痉挛抽搐、角弓反张等症。部分兼有平肝潜阳、清泻肝火作用的息风止痉药,亦可用治肝阳眩晕和肝火上攻之目赤、头痛等。其常用药物见表5-29。

表5-29　常用息风止痉药

| 药物 | 性味 | 归经 | 功效 | 主治 | 用量(g) |
|---|---|---|---|---|---|
| 羚羊角 | 咸,寒 | 肝、心经 | 息风止痉,平肝潜阳,清肝明目,清热解毒 | 肝风内动,惊痫抽搐;肝阳上亢,头晕目眩;肝火上炎,目赤头痛;温病发斑 | 1~3 |
| 牛黄 | 苦,凉 | 肝、心经 | 息风止痉,清心化痰,开窍醒神,清热解毒 | 热盛动风,惊厥抽搐;热闭神昏,口噤,痰鸣;咽喉肿痛,溃烂及痈疽疔毒 | 0.15~0.35 |
| 天麻 | 甘,平 | 肝经 | 息风止痉,平抑肝阳,祛风通络 | 肝风内动,惊痫抽搐;肝阳头痛;中风不遂,风湿痹痛 | 3~10 |
| 钩藤 | 甘,微寒 | 肝、心包经 | 息风止痉,清热平肝 | 肝风内动,惊痫抽搐;头痛,眩晕 | 3~12 |
| 地龙 | 咸,寒 | 肝、脾、膀胱经 | 清热定惊,通经活络,平喘,利尿 | 高热抽搐,癫狂;中风不遂;风湿痹证;肺热痰喘;小便不利或尿闭不通 | 5~10 |
| 全蝎 | 辛,平;有毒 | 肝经 | 息风镇痉,攻毒散结,通络止痛 | 痉挛抽搐;疮疡肿毒,瘰疬结核;风湿顽痹,头痛 | 3~6 |

## 十三、消食药

凡以消除胃肠积滞、促进消化为主要功效,用于治疗饮食积滞的药物,称为消食药。本类药物性味多甘平,归脾、胃经,具有消食导滞、健运脾胃的作用。主要适用于因饮食积滞导致的脘腹胀满、恶心呕吐、嗳腐吞酸、不思饮食、大便失常,以及脾胃虚弱之消化不良等证。本类药物虽作用和缓,但仍有耗气之弊,故气虚而无积滞者慎用。其常用药物见表5-30。

表5-30　常用消食药

| 药物 | 性味 | 归经 | 功效 | 主治 | 用量(g) |
|------|------|------|------|------|---------|
| 山楂 | 酸、甘,微温 | 脾、胃、肝经 | 消食健胃,行气散瘀 | 乳、肉食积证;泻痢腹泻;瘀血证 | 9~12 |
| 六神曲 | 甘、辛,温 | 脾、胃经 | 消食和胃 | 食积证 | 6~15 |
| 麦芽 | 甘,平 | 脾、胃、肝经 | 消食行气,健脾开胃,回乳消胀 | 米面薯芋食滞证;妇女断乳 | 9~15,大剂量30~120 |
| 莱菔子 | 辛、甘,平 | 脾、胃、肺经 | 消食除胀,降气化痰 | 食积气滞证;痰壅喘咳证 | 5~12 |

## 十四、安神药

凡以安定神志为主要功效,治疗心神不宁病证的药物,称安神药。主要用于治疗心神不宁的心悸怔忡、失眠多梦、健忘等;亦可作为惊风、癫狂等病证的辅助药物。部分安神药还可用于热毒疮肿、肝阳眩晕、自汗盗汗、肠燥便秘、痰多咳喘等证。

本类药物多属对症治标之品,特别是矿石类重镇安神药及有毒药物,只宜暂用,不可久服,应中病即止。矿石类安神药,入汤剂时须打碎先煎、久煎,但朱砂除外,朱砂可拌染他药同煎或研末冲服或入丸散;作丸散剂时须配伍健脾养胃之品,以免伤胃耗气。根据药物功效及临床应用不同,可分为重镇安神药及养心安神药两类。

### (一)重镇安神药

本类药物多为矿石、化石、介类药物,质重沉降,具有镇惊安神、平肝潜阳等作用,适用于心火炽盛、痰火扰心、肝郁化火及惊吓等引起的心神不宁、心悸失眠及惊痫、肝阳眩晕等。部分药物兼有清热解毒、纳气平喘、收敛固涩等功效。其常用药物见表5-31。

表5-31　常用重镇安神药

| 药物 | 性味 | 归经 | 功效 | 主治 | 用量(g) |
|------|------|------|------|------|---------|
| 朱砂 | 甘、微寒;有毒 | 心经 | 清心镇惊,安神解毒 | 心神不宁,心悸,失眠;惊风,癫痫;疮疡,咽痛,口疮 | 0.1~0.5 |
| 磁石 | 辛、咸,寒 | 心、肝、肾经 | 镇惊安神,平肝潜阳,聪耳明目,纳气定喘 | 心神不宁,惊悸失眠,癫痫;头晕目眩;耳鸣,耳聋,目昏;肾虚喘促 | 9~30 |
| 龙骨 | 甘、涩,平 | 心、肝经 | 镇惊安神,平肝潜阳,收敛固涩,收湿敛疮 | 心悸失眠,惊痫癫狂;肝阳眩晕;滑脱诸证;湿疮湿疹,疮疡溃后不敛(煅用外用) | 15~30 |

### (二)养心安神药

本类药物多为植物种子、种仁,具有甘润滋养之性,故有滋养心肝、益阴补血、交通心肾等作用。主要适用于阴血不足、心脾两虚、心肾不交所致的心悸怔忡、虚烦不眠、健忘多梦、遗精、盗汗等。部分药物尚有止咳平喘、敛汗的功效。其常用药物见表5-32。

表 5-32　常用养心安神药

| 药物 | 性味 | 归经 | 功效 | 主治 | 用量(g) |
|---|---|---|---|---|---|
| 酸枣仁 | 甘,平 | 心、肝、胆经 | 养心益肝,宁心安神,敛汗,生津 | 心悸失眠,多梦;体虚多汗;津伤口渴 | 10~15 |
| 柏子仁 | 甘,平 | 心、肾、大肠经 | 养心安神;润肠通便 | 阴血不足,虚烦失眠,心悸怔忡;肠燥便秘 | 10~15 |
| 远志 | 辛、苦,微温 | 心、肾、肺经 | 安神益智,交通心肾,祛痰,消肿 | 心悸失眠健忘;痰阻心窍,癫痫发狂;咳嗽痰多;痈疽疮毒,乳房肿痛 | 3~10 |
| 合欢皮 | 甘,平 | 心、肝经 | 解郁安神,活血消肿 | 心神不宁,忧郁失眠;跌打骨折,血瘀肿痛;肺痈,疮痈肿毒 | 6~12 |

## 十五、补虚药

凡以补虚扶弱、纠正人体气血阴阳之不足为主要功效,治疗各种虚证的药物,称为补虚药,亦称补益药。根据各种药物功效及主要适应证的不同,可分为补气药、补血药、补阳药及补阴药四类。部分补虚药药性滋腻,不易消化,甚则影响脾胃运化功能,故可适当配伍健脾消食药顾护脾胃。虚弱证一般病程较长,补虚药宜采用蜜丸、煎膏(膏滋)、片剂、口服液、酒剂等便于保存、服用并可增效的剂型。补虚药如作汤剂,一般宜适当久煎,使药味尽出。

(一)补气药

本类药物性味多甘温或甘平,能补益脏腑之气,增强机体抵抗力,尤其以补益脾气、肺气作用显著。适用于脾气虚所致的神疲乏力、大便溏薄,甚或中气下陷、气虚欲脱等,或肺气虚所致的少气懒言、语声低微或喘促、易出虚汗等症。服用补气药如出现胸闷、腹胀、食欲不振等症,可适当配伍理气药同用。其常用药物见表 5-33。

表 5-33　常用补气药

| 药物 | 性味 | 归经 | 功效 | 主治 | 用量(g) |
|---|---|---|---|---|---|
| 人参 | 甘、微苦,微温 | 脾、肺、心、肾经 | 大补元气,补脾益肺,生津养血,安神益智 | 元气虚脱;脾肺气虚证;消渴,热病气虚津伤口渴;心悸,失眠,健忘 | 3~9 |
| 党参 | 甘,平 | 脾、肺经 | 补脾益肺,生津养血 | 脾肺气虚证;气津两伤证;气血两虚证 | 9~30 |
| 西洋参 | 微苦、甘,凉 | 心、肺、肾经 | 补气养阴,清热生津 | 气阴两伤证;热病气虚津伤口渴及消渴 | 3~6 |
| 太子参 | 甘、微苦,平 | 脾、肺经 | 补气健脾,生津润肺 | 食少倦怠;心悸失眠多汗;肺虚咳嗽 | 9~30 |
| 黄芪 | 甘,微温 | 脾、肺经 | 补气升阳,固表止汗,利水消肿,生津养血,托毒排脓 | 脾胃气虚及中气下陷证;肺气虚及表虚自汗证;气虚浮肿,小便不利;血虚证,气血两虚证;消渴证;气虚血滞的关节痹痛,半身不遂;疮疡难溃或溃久难敛 | 9~30 |
| 白术 | 苦、甘,温 | 脾、胃经 | 健脾益气,燥湿利水,止汗,安胎 | 脾气虚证;痰饮水肿;气虚自汗;胎动不安 | 6~12 |

(二)补血药

凡能补血,以治疗血虚证为主的药物,称为补血药。补血药甘温质润,主入心肝血分。

广泛用于各种血虚证,症见面色苍白或萎黄、唇甲淡白、眩晕耳鸣、心悸怔忡、失眠健忘,或月经愆期、经少色淡,其则闭经,舌淡脉细等。补血药多滋腻黏滞,故脾虚湿阻、气滞食少者慎用。其常用药物见表5-34。

表5-34 常用补血药

| 药物 | 性味 | 归经 | 功效 | 主治 | 用量(g) |
|---|---|---|---|---|---|
| 当归 | 甘、辛,温 | 肝、心、脾经 | 补血活血,调经止痛,润肠通便 | 血虚诸证;月经不调,经闭痛经;虚寒腹痛,跌打损伤,风湿痹痛,痈疽疮疡;血虚肠燥便秘 | 6~12 |
| 熟地黄 | 甘、微温 | 肝、肾经 | 补血滋阴,益精填髓 | 血虚诸证;肝肾阴虚诸证 | 9~15 |
| 白芍 | 苦、酸,微寒 | 肝、脾经 | 养血敛阴,柔肝止痛,平抑肝阳 | 阴血不足所致月经不调;肝气不舒诸证;肝阳上亢;阴虚盗汗 | 6~15 |
| 何首乌 | 苦、甘、涩,微温 | 肝、肾经 | 制用:补肝肾,益精血,乌须发,强筋骨;生用:解毒,截疟,润肠通便 | 血虚诸证;精血亏虚诸证;久疟不止;疮痈,瘰疬,肠燥便秘 | 制:6~12 生:3~6 |
| 阿胶 | 甘,平 | 肺、肝、肾经 | 补血,止血,滋阴,润肺 | 血虚诸证;出血证;阴虚证 | 3~9 |

### (三)补阳药

凡能补助人体阳气,以治疗各种阳虚病证为主的药物,称为补阳药。本类药物性味多甘温,或咸温,或辛热,能温补人体之阳气。补阳药又有助心阳、温脾阳、补肾阳之别。主要适用于肾阳不足引起的畏寒肢冷,腰膝酸软,性欲淡漠,阳痿早泄,精寒不育或宫冷不孕,尿频遗尿;脾肾阳虚所致之脘腹冷痛,或阳虚水泛之水肿;肺肾两虚,肾不纳气之虚喘,以及肾阳亏虚,下元虚冷,崩漏带下等。补阳药性多燥烈,易助火伤阴,故阴虚火旺者忌用。其常用药物见表5-35。

表5-35 常用补阳药

| 药物 | 性味 | 归经 | 功效 | 主治 | 用量(g) |
|---|---|---|---|---|---|
| 鹿茸 | 甘、咸,温 | 肾、肝经 | 补肾阳,益精血,强筋骨,调冲任,托疮毒 | 肾阳虚衰、精血不足证,肾虚骨弱,腰膝无力,小儿五迟,妇女冲任虚寒所致崩漏带下;疮疡久溃不敛,阴疽疮肿内陷不起 | 1~2(从小剂量开始逐渐增加) |
| 淫羊藿 | 辛、甘,温 | 肝、肾经 | 补肾阳,祛风湿,强筋骨 | 肾阳虚衰证;肝肾不足或风湿久痹 | 6~10 |
| 紫河车 | 甘、咸,温 | 肺、肝、肾经 | 温肾补精,益气养血 | 阳痿遗精,不孕;久咳虚喘,骨蒸劳嗽;虚劳羸瘦,产后少乳 | 2~3 |
| 巴戟天 | 辛、甘,微温 | 肾、肝经 | 补肾阳,祛风湿,强筋骨 | 肾阳虚弱,精血不足证;肝肾不足,或风湿久痹 | 3~10 |
| 杜仲 | 甘,温 | 肝、肾经 | 补肝肾,强筋骨,安胎 | 腰膝酸痛,筋骨无力;妊娠漏血,胎动不安 | 6~10 |
| 续断 | 苦、甘、辛,微温 | 肝、肾经 | 补肝肾,强筋骨,续折断,止崩漏 | 腰膝酸软,风湿痹痛;崩漏,胎漏;跌打损伤,筋伤骨折 | 9~15 |
| 肉苁蓉 | 甘、咸,温 | 肾、大肠经 | 补肾阳,益精血,润肠通便 | 肾阳不足,精血亏虚证;肠燥便秘 | 10~15 |

笔记栏

| 药物 | 性味 | 归经 | 功效 | 主治 | 用量(g) |
|---|---|---|---|---|---|
| 补骨脂 | 苦、辛,温 | 肾、脾经 | 温肾助阳,温脾止泻,纳气平喘 | 肾阳虚之阳痿、腰膝冷痛、遗精、遗尿、尿频;肾虚作喘;脾肾阳虚泄泻 | 6~10 |
| 益智仁 | 辛,温 | 肾、脾经 | 暖肾固精缩尿,温脾止泻摄唾 | 肾气不固证;泄泻,多唾涎 | 3~10 |
| 冬虫夏草 | 甘,温 | 肺、肾经 | 补肾益肺,止血化痰 | 阳痿遗精,腰膝酸痛;久咳虚喘,劳嗽咯血 | 3~9 |

### (四)补阴药

凡以滋养阴液、生津润燥为主要作用,治疗阴虚证的药物,称为补阴药。本类药物主要适用于阴液亏虚所致咽干口燥、便秘尿黄,及阴虚内热所致五心烦热、潮热盗汗等病证。本类药大多滋腻碍胃,脾胃虚弱、痰湿内阻、腹满便溏者慎用。其常用药物见表5-36。

表5-36 常用补阴药

| 药物 | 性味 | 归经 | 功效 | 主治 | 用量(g) |
|---|---|---|---|---|---|
| 北沙参 | 甘、微苦,微寒 | 肺、胃经 | 养阴清肺,益胃生津 | 肺阴虚证;胃阴虚证 | 5~12 |
| 麦冬 | 甘、微苦,微寒 | 心、肺、胃经 | 养阴生津,润肺清心 | 胃阴虚证;肺阴虚证;心烦失眠;便秘 | 6~12 |
| 天冬 | 甘、苦,寒 | 肺、肾经 | 养阴润燥,清肺生津 | 肺阴虚证;肾阴虚;便秘 | 6~12,鲜品15~30 |
| 石斛 | 甘,微寒 | 胃、肾经 | 益胃生津,滋阴清热 | 胃阴虚证;肾阴虚证 | 6~12 |
| 女贞子 | 甘、苦,凉 | 肝、肾经 | 滋补肝肾,乌须明目 | 肝肾阴虚,须发早白 | 6~12 |

## 十六、固涩药

凡以收敛固涩为主要功效,治疗各种滑脱病证的药物,称为固涩药,亦称收涩药。本类药物味多酸涩,性温或平,归肺、脾、肾、大肠经,具有固表敛汗、涩肠止泻、固精缩尿、止血止带、敛肺止咳、固崩止带等作用。本类药根据性味及作用特点的不同,可分为固表止汗药、敛肺涩肠药、固精缩尿止带药三类。

### (一)固表止汗药

本类药物多为甘平之品,入肺、心经,以固表止汗为主要功效,适用于卫阳不固、津液外泄的自汗及阴虚内热、迫津外泄的盗汗等病证。其常用药物见表5-37。

表5-37 常用固表止汗药

| 药物 | 性味 | 归经 | 功效 | 主治 | 用量(g) |
|---|---|---|---|---|---|
| 麻黄根 | 甘,平 | 肺经 | 固表止汗 | 自汗,盗汗 | 3~9 |
| 浮小麦 | 甘,凉 | 心经 | 固表止汗,益气,除热 | 自汗,盗汗;骨蒸劳热 | 15~30 |
| 糯稻须根 | 甘,平 | 心、肝经 | 固表止汗,益胃生津,退虚热 | 自汗,盗汗;虚热不退;骨蒸劳热 | 15~30 |

### (二)敛肺涩肠药

本类药物味多酸涩,入肺、大肠经,具有敛肺止咳、涩肠止泻之效,适用于肺虚咳喘,久泻久痢、大便溏薄、脘腹冷痛、喜温喜按等虚寒病证。其常用药物见表5-38。

表5-38 常用敛肺涩肠药

| 药物 | 性味 | 归经 | 功效 | 主治 | 用量(g) |
|---|---|---|---|---|---|
| 五味子 | 酸,温 | 肺、肾、心经 | 收敛固涩,益气生津,补肾宁心 | 久咳虚喘;自汗盗汗;遗精滑精;久泻不止;津伤口渴,消渴;失眠多梦 | 3~6 |
| 乌梅 | 酸,平 | 肝、脾、肺、大肠经 | 敛肺,涩肠,生津,安蛔 | 肺虚久咳;久泻久痢;虚热消渴;蛔厥腹痛,呕吐 | 6~12 |
| 五倍子 | 酸、涩,寒 | 肺、大肠、肾经 | 敛肺降火,涩肠止泻,涩精止遗,敛汗止血,收湿敛疮 | 咳嗽,咯血;久泻,久痢;遗精,滑精;自汗,盗汗;崩漏,便血痔血;湿疮肿毒 | 3~6 |
| 肉豆蔻 | 辛,温 | 脾、胃、大肠经 | 温中行气,涩肠止泻 | 胃寒气滞证;虚寒泻痢 | 3~10 |
| 赤石脂 | 甘、酸、涩,温 | 大肠、胃经 | 涩肠止泻,收敛止血,生肌敛疮 | 久泻,久痢;崩漏,便血;疮疡久溃不敛(外用) | 9~12 |

（三）固精缩尿止带药

凡以涩精止遗、固涩小便、止带为主要作用的药物,称为固精缩尿止带药。本类药物主要适用于肾虚失藏,精关不固之遗精、滑精,肾气不固,膀胱失约之遗尿、尿频,冲任不固之妇女带下等。本类药酸涩收敛,对外邪内侵、湿热下注所致的遗精、尿频等不宜使用。其常用药物见表5-39。

表5-39 常用固精缩尿止带药

| 药物 | 性味 | 归经 | 功效 | 主治 | 用量(g) |
|---|---|---|---|---|---|
| 山茱萸 | 酸、涩,微温 | 肝、肾经 | 补益肝肾,收敛固涩 | 肝肾不足证;遗精滑精,遗尿尿频;崩漏带下,月经过多;大汗不止 | 6~12 |
| 覆盆子 | 酸、甘,微温 | 肝、肾、膀胱经 | 益肾固精缩尿,养肝明目 | 遗精滑精,遗尿尿频;肝肾不足,目暗不明 | 6~12 |
| 桑螵蛸 | 甘、咸,平 | 肝、肾经 | 固精缩尿,补肾助阳 | 遗精滑精,遗尿尿频,白浊;阳痿 | 5~10 |
| 芡实 | 甘、涩,平 | 脾、肾、心经 | 健脾止泻,益肾固精,祛湿止带 | 脾虚久泻,肾虚遗精,带下 | 10~15 |

## 十七、常用药食两用中药

药食两用中药是指按照传统既是食品又是中药材,具有传统食用习惯,且列入国家中药材标准(包括《中华人民共和国药典》及相关中药材标准)中的动物和植物可使用部分(包括食品原料、香辛料和调味品)。2014年11月,在国家卫生和计划生育委员会发布的《按照传统既是食品又是中药材物质目录管理办法》征求意见稿中又新增了人参、山银花、当归、夏枯草等15种药食同源品种。按照其使用部位可分成6类,即花、叶、果实(皮)、根茎、种子及其他类。以下主要介绍常用药食两用中药的性味、归经、功效、主治及常用量(表5-40~表5-45)。

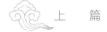

表 5-40　常用药食两用中药——花类

| 药物 | 性味 | 归经 | 功效 | 主治 | 用量(g) |
|---|---|---|---|---|---|
| 槐花 | 苦,微寒 | 肝、大肠经 | 凉血止血,清肝泻火 | 血热出血证;肝热目赤,头痛眩晕 | 5~10 |
| 丁香 | 辛,温 | 脾、胃、肾经 | 温中降逆,补肾助阳 | 脾胃虚寒,呃逆呕吐;肾虚阳痿 | 1~3 |
| 白扁豆花 | 甘,平 | 脾、胃、大肠经 | 消暑化湿 | 暑湿泄泻,带下 | 5~10 |
| 玫瑰花 | 甘、微苦,温 | 肝、脾经 | 行气解郁,和中,止痛 | 肝郁气滞证;跌打损伤 | 3~6 |
| 蒲公英 | 苦、甘,寒 | 肝、胃经 | 清热解毒,消肿散结,利尿通淋 | 热毒疮痈;热淋,湿热黄疸 | 10~15 |

表 5-41　常用药食两用中药——叶类或茎叶类

| 药物 | 性味 | 归经 | 功效 | 主治 | 用量(g) |
|---|---|---|---|---|---|
| 荷叶 | 苦、涩,平 | 心、肝、脾经 | 清暑利湿,升阳止血 | 暑热病证;脾虚泄泻,出血证 | 3~10 |
| 桑叶 | 甘、苦,寒 | 肺、肝经 | 疏风散热,清肺润燥,清肝明目 | 风热感冒,温病初起;肺热咳嗽,燥热咳嗽;头晕头痛,目赤昏花 | 5~10 |
| 马齿苋 | 酸,寒 | 肝、大肠经 | 清热解毒,凉血止血,止痢 | 热毒血痢;疮痈肿毒;崩漏便血;热淋,血淋 | 15~30 |

表 5-42　常用药食两用中药——果实(皮)类

| 药物 | 性味 | 归经 | 功效 | 主治 | 用量(g) |
|---|---|---|---|---|---|
| 八角茴香 | 辛,温 | 肝、肾、脾、胃经 | 温阳散寒,理气止痛 | 寒疝腹痛,肾虚腰痛,胃寒呕吐,脘腹冷痛 | 3~6 |
| 胡椒 | 辛,热 | 胃、大肠经 | 温中散寒,下气消痰 | 胃寒腹痛,呕吐泄泻 | 0.6~1.5 |
| 大枣 | 甘,温 | 脾、胃、心经 | 补中益气,养血安神 | 脾虚证;脏躁,失眠证 | 6~15 |
| 枸杞子 | 甘,平 | 肝、肾、肺经 | 滋补肝肾,益精明目 | 肝肾亏虚证;阴虚劳嗽 | 6~12 |
| 花椒 | 辛,温;有小毒 | 脾、胃、肾经 | 温中止痛,杀虫止痒 | 脾胃寒证;湿疹瘙痒,阴痒,蛔虫腹痛 | 3~6 |
| 香橼 | 辛、苦、酸,温 | 肝、脾、肺经 | 疏肝理气,和中,化痰 | 肝郁气滞证;脾胃气滞证;痰湿壅肺证 | 3~10 |
| 桑椹 | 甘、酸,寒 | 心、肝、肾经 | 滋阴补血,生津润燥 | 肝肾阴虚证;津伤口渴,消渴及肠燥便秘 | 9~15 |
| 龙眼肉 | 甘,温 | 心、脾经 | 补益心脾,养血安神 | 气血不足,心悸怔忡,健忘失眠;血虚萎黄 | 9~15 |
| 罗汉果 | 甘,凉 | 肺、大肠经 | 清热润肺,利咽开音,滑肠通便 | 肺热燥咳;咽痛失音;肠燥便秘 | 9~15 |

表5-43 常用药食两用中药——根茎类

| 药物 | 性味 | 归经 | 功效 | 主治 | 用量(g) |
|---|---|---|---|---|---|
| 山药 | 甘,平 | 脾、肺、肾经 | 补脾养胃,生津润肺,补肾涩精 | 脾虚证;肺虚证;肾虚证;消渴气阴两虚证 | 15~30 |
| 玉竹 | 甘,平 | 肺、胃经 | 养阴润燥,生津止渴 | 肺阴虚证;胃阴虚证 | 6~12 |
| 甘草 | 甘,平 | 心、肺、脾、胃经 | 补脾益气,清热解毒,祛痰止咳,缓急止痛,调和诸药 | 心气不足;脾气虚证;痰多咳嗽;脘腹及四肢挛急作痛;热毒疮痈 | 2~10 |
| 百合 | 甘,寒 | 肺、心经 | 养阴润肺,清心安神 | 肺阴虚证;心阴虚证 | 6~12 |

表5-44 常用药食两用中药——种子类

| 药物 | 性味 | 归经 | 功效 | 主治 | 用量(g) |
|---|---|---|---|---|---|
| 白果 | 甘、苦、涩,平;有毒 | 肺、肾经 | 敛肺定喘,止带缩尿 | 哮喘痰嗽;带下,白浊,小便频数,遗尿 | 5~10 |
| 赤小豆 | 甘、酸,平 | 心、小肠经 | 利水消肿,解毒排脓 | 水肿,小便不利,黄疸;痈疮肿毒 | 9~30 |
| 黑芝麻 | 甘,平 | 肝、肾、大肠经 | 补肝肾,益精血,润肠燥 | 精血亏虚证;肠燥便秘 | 9~15 |
| 莲子 | 甘、涩,平 | 脾、肾、心经 | 补脾止泻,止带,益肾固精,养心安神 | 脾虚泄泻;带下证;遗精滑精;心悸失眠 | 6~15 |
| 核桃仁 | 甘,温 | 肾、肺、大肠经 | 补肾,温肺,润肠 | 腰膝酸软,阳痿遗精;虚寒咳嗽;肠燥便秘 | 6~9 |
| 白扁豆 | 甘,微温 | 脾、胃经 | 健脾化湿,和中消暑,解毒 | 脾气虚证;暑湿吐泻;食物中毒 | 9~15 |
| 小茴香 | 辛,温 | 肝、肾、脾、胃经 | 散寒止痛,理气和胃 | 寒疝,睾丸偏坠,少腹冷痛,痛经;中焦寒凝气滞证 | 3~6 |
| 刀豆 | 甘,温 | 胃、肾经 | 降逆止呕,温肾助阳 | 呃逆,呕吐;肾虚腰痛 | 6~9 |

表5-45 常用药食两用中药——其他类

| 药物 | 性味 | 归经 | 功效 | 主治 | 用量(g) |
|---|---|---|---|---|---|
| 蜂蜜 | 甘,平 | 肺、脾、大肠经 | 补中,润燥,止痛,解毒;外用生肌敛疮 | 中虚脘腹挛急疼痛;肺虚燥咳及肠燥便秘;解乌头类药毒 | 15~30 |
| 饴糖 | 甘,温 | 脾、胃、肺经 | 补益中气,缓急止痛,润燥止咳 | 中虚脘腹疼痛;肺虚干咳少痰 | 30~60 |
| 鸡内金 | 甘,平 | 脾、胃、小肠、膀胱经 | 消食健胃,固精止遗,通淋化石 | 饮食积滞,小儿疳积;遗精遗尿;石淋涩痛,胆胀胁痛 | 3~9 |
| 淡豆豉 | 苦、辛,凉 | 肺、胃经 | 解表除烦,宣发郁热 | 外感表证,寒热头痛;烦躁胸闷,虚烦不眠 | 6~12 |

笔记栏

# 第三节　方剂基本知识

方剂学是研究和阐明方剂的制方原理及其临床运用规律的一门学科。方剂,是在辨证审因,确定治法之后,依据组方基本结构,选择合适的药物,酌定用量、剂型及用法,按中医药理论科学配伍而成的药物组合。药物组成方剂后,能使药物之间相互协调,加强药效,减少某些药物的毒副作用,从而更好地发挥药物的整合治疗作用。要组织好一首有效方剂,必须重视两个重要环节:一是严密的组方基本结构;二是熟练的药物配伍技巧。

## 一、方剂的组成及变化

方剂不是药物简单地相加,而是根据病情的需要,在辨证审因、确定治法的基础上,按照一定的组方原则,选择适合的药物,酌定剂量组合而成。组方的原则是根据《素问·至真要大论》所说:"主病之谓君,佐君之谓臣,应臣之谓使。"即以君、臣、佐、使来说明方剂中药物配伍的主次关系和用药原则,这样才能达到重点突出、扬长避短、全面兼顾、提高疗效的目的。

（一）方剂组成的原则

方剂一般由君药、臣药、佐药和使药四个部分组成。其中君、臣、佐、使的确定,主要是以药物针对病机的主次而在方中所起作用的大小为依据。

1. 君药　是针对主病或主症起主要治疗作用的药物,又称主药。君药药力居全方之首。

2. 臣药　又称辅药。臣药的作用根据情况可分为两种:一是辅助君药加强治疗主病或主症的药物;二是针对重要的兼病或兼症起主要治疗作用。臣药的药力次于君药。

3. 佐药　佐药的作用根据情况可分为三种:一是协助君、臣药加强治疗作用或直接治疗次要的兼症,可称为佐助药;二是用以消除或减缓君、臣药的毒性与烈性,可称为佐制药;三是根据病情需要,用与君药性味相反而又能在治疗中起相成作用的药物,可称为反佐药。

4. 使药　使药的作用根据情况可分为两种:一是能引导方中诸药直达病所,可称为引经药;二是调和诸药,协调药性,可称为调和药。

方剂正是通过这个原则,将各具特性的药物组合成方剂,这样既可使主次分明,配合严谨,又可减轻毒副作用,使之符合病情的需要,满足辨证论治的要求,产生最理想的疗效。每一方剂的君、臣、佐、使是否齐备,全视具体病情、治疗要求,以及所选药物的功效来决定。但是,任何方剂组成中,君药是不可缺少的。至于方剂组成中君、臣、佐、使的药味多少与药量相对轻重,并无严格规定。通常君药的药力强,药味少,而药量偏重(有毒药或烈性药除外);臣、佐药的药力较弱,药味较多,且用量相对偏轻。

（二）方剂组成的变化

方剂的组成既有严格的原则性,又有较大的灵活性。临床辨证组方时必须根据具体病情而灵活变化。药物的选择、配伍的安排、药量的轻重及剂型、服法等,都与体质、年龄、四时、地域等因素密切相关。方剂的组成变化归纳起来主要有下列三种。

1. 药味加减的变化　在临床实践中为了适应变化的病情,对方剂中的药味"随证加减",做到"师其法而不泥其方,师其方而不泥其药"。

2. 药量增减的变化　药物的用量直接决定药力的大小,有时用量的变化还会改变方剂的配伍关系,从而可能改变方剂的功效。在临床实践中为适应病情需要,必须改变药物的用量。

3. 剂型配制的变化　随着主症轻重缓急的变化,在方剂组成药物不变的基础上,通过配制不同的剂型,可以改变功用快慢与药力峻缓,达到治愈病证的目的。如患者服用汤剂后诸症好转,为巩固疗效,改汤剂为丸剂,以方便长期服用。

### 二、方剂的剂型

剂型是根据不同的药性和治疗目的,将药物制备成特定的应用形式。方剂的剂型历史悠久,汉代以前就有汤、丸、散、膏、酒、丹等多种剂型,明代《本草纲目》所载剂型已有40余种。新中国成立后,随着制药工业的发展,又出现了许多新的剂型,如片剂、胶囊、注射剂、气雾剂等。现将几种常用剂型的制备方法与特点介绍如下。

1. 汤剂　把药物配齐后用水或黄酒等浸透后,煎煮一定时间,去渣取汁,称为汤剂。汤剂一般多为内服用,如麻黄汤、大承气汤等,亦可外用。汤剂内服的特点是吸收快、疗效迅速、便于加减变化、能全面灵活地照顾各种病证的特殊性。汤剂是目前临床使用最广泛的一种剂型。汤剂的不足之处是服用量大,某些药的有效成分不易煎出或易挥发散失,不适于大规模生产,其次还不便于携带。

2. 散剂　将药物研碎均匀混合成干燥粉末状制剂,称为散剂。散剂分内服、外用两种,内服一般以温水冲服,量小者可直接吞服,如七厘散;外用一般作为外敷,如金黄散。散剂的特点是制作简便、便于携带、吸收较快、节省药材、不易变质。

3. 丸剂　把药物研成细末,用蜜、水或米糊、面糊、酒、醋、药汁等作为赋形剂制成圆形的固体剂型,称为丸剂。丸剂大多用于内服,临床常用的丸剂有蜜丸、水丸、糊丸、浓缩丸等几种。丸剂的特点是吸收缓慢、药力持久、服用携带贮存比较方便。丸剂是目前临床常用的剂型之一。

4. 膏剂　把药物用水或植物油煎熬浓缩而成的一种制剂,称为膏剂。膏剂有内服和外用两种,内服膏剂有流浸膏、浸膏、煎膏三种,外用膏剂又分为软膏剂和硬膏剂两种。膏剂的特点是服用简单、贮存方便、便于携带。

5. 酒剂　把药物放入白酒或黄酒中浸泡或加温同煮后去渣取液而制成的剂型,称为酒剂。酒剂古称"酒醴",俗称"药酒",一般可内服或外用。酒剂的特点是活血通络、易于发散、增强药效,故适于祛风通络和补益剂中使用。

6. 丹剂　把药物研成细末或加糊等制成各种形状的制剂,称为丹剂。丹剂有内服与外用两种。丹剂没有固定形状。内服丹剂是丸剂的一种,因其用贵重药品制成,所以不称丸而称丹。丹剂的特点是药力持久,服用、携带、贮存方便。

7. 茶剂　把药物制成固体状或粗末状,使用时以沸水泡汁代茶饮,称为茶剂。茶剂的特点是制法简单、服用方便、患者易于接受。

8. 露剂　多用新鲜的含有挥发性成分的药物,将药物放在水中加热蒸馏取得的蒸馏液,称为露剂。如金银花露、青蒿露等。露剂的特点是气味清淡,便于口服,可当饮料使用。

9. 锭剂　把药物研成细末加入赋形剂制成不同形状的固体制剂,称为锭剂。锭剂内服、外用均可,内服时可将锭捣碎,用水化服,外用大多磨汁涂患处。锭剂的特点是携带方便、使用简单、便于贮存。

10. 条剂　把桑皮纸粘药后捻成细条状,或捻成细条状后再粘药物,而制成的一种外用制剂,称为条剂。条剂的特点是可直接外用,使用方便。如可将条剂插入形状不同的疮口或瘘管内,以发挥药效。

11. 线剂　把丝线或棉线浸泡于药液中或与药液同煮而制成的一种外用制剂,称为线剂。如用于结扎瘘管或赘肉,使其自行萎缩脱落。线剂的特点是直接外用、使用方便。

12. 栓剂　把药物细粉与基质混合制成一定形状的固体制剂,纳入管腔融化或溶解释放药力的一种外用制剂,称为栓剂,古称塞药。如消痔栓用于治疗痔疮。栓剂的特点是直接外用、减少药毒、使用方便。

13. 糖浆剂　把药物煎煮去渣浓缩后,加入适量蔗糖溶解制成制剂,称为糖浆剂。糖浆剂的特点是服用方便、吸收较快、适宜儿童服用。

14. 片剂　把药物加工提炼后与辅料混合压制成圆片状剂型,称为片剂。如穿心莲片、银翘解毒片等。片剂的特点是用量准确、易于携带、服用方便。

15. 冲剂　把药物或药材提取物加工成细粉状或颗粒状等的制剂,称为冲剂。用时以开水冲服。冲剂的特点是体积小、口感好、服用方便。

16. 针剂　将中药制成灭菌溶液,可供皮下、肌内、静脉注射使用的一种制剂,称为针剂,亦称注射剂。如复方丹参注射剂、柴胡注射液。针剂的特点是剂量准确、作用迅速、给药方便。

以上剂型各有特点,临床使用应根据病情和剂型特点灵活选择。此外,尚有胶囊剂、灸剂、熨剂、灌肠剂、搽剂、气雾剂等,临床中都在广泛使用,而且在不断研发创新,这里就不一一赘述。

## 第四节　方剂的分类及常用方剂

根据方剂的功效主治,本节选用常用方剂,如解表剂、泻下剂、和解剂、清热剂、温里剂、补益剂、理气剂、理血剂、祛风剂、治燥剂、祛湿剂、祛痰剂等。

### 一、解表剂

凡是以解表药为主组成,具有发汗、解肌、透疹等作用,主治表证的方剂,统称为解表剂。属于"八法"中的"汗法"。解表剂又分为辛温解表、辛凉解表、扶正解表三类。辛温解表剂,适用于风寒表证,代表方如麻黄汤、桂枝汤、九味羌活汤等;辛凉解表剂,适用于风热表证,代表方如银翘散、桑菊饮、麻杏石甘汤、柴葛解肌汤、升麻葛根汤等;扶正解表剂,适用于素体虚弱又有外邪表证者,代表方如败毒散、参苏饮、麻黄附子细辛汤、加减葳蕤汤等(表5-46)。

服用解表剂,煎煮方药既不可太过,又不可不及,否则影响治疗效果;服用解表药,汗出不能太过,应以微微汗出为佳;服药期间应禁食生冷、油腻之品,以免影响药物发挥治疗作用。

表 5-46　常用解表剂

| 分类 | 代表方剂 | 药物组成 | 功用 | 主治 |
|---|---|---|---|---|
| 辛温解表 | 麻黄汤 | 麻黄、桂枝、杏仁、甘草 | 发汗解表,宣肺平喘 | 外感风寒表实证 |
| | 桂枝汤 | 桂枝、芍药、甘草、生姜、大枣 | 解肌发表,调和营卫 | 外感风寒表虚证 |
| 辛凉解表 | 银翘散 | 连翘、金银花、苦桔梗、薄荷、竹叶、生甘草、荆芥穗、淡豆豉、牛蒡子 | 辛凉透表,清热解毒 | 温病初起 |
| | 桑菊饮 | 桑叶、菊花、桔梗、杏仁、连翘、芦根、甘草、薄荷 | 疏风清热,宣肺止咳 | 风温初起,表热轻证 |
| | 麻杏石甘汤 | 麻黄、杏仁、石膏、甘草 | 辛凉宣肺,清肺平喘 | 外感风邪,邪热壅肺证 |
| 扶正解表 | 败毒散 | 柴胡、前胡、川芎、枳壳、羌活、独活、茯苓、桔梗、人参、甘草 | 散寒祛湿,益气解表 | 气虚,外感风寒湿表证 |

## 二、泻下剂

凡是以泻下药为主组成,具有通下、攻积、逐水等作用,主治腑气不通证(里实证或虚滞证)的方剂,统称为泻下剂。属于"八法"中的"下法"。泻下剂主要分为四类:寒下剂、温下剂、润下剂、逐水剂。寒下剂适用于里热积滞证,代表方有大承气汤等;温下剂适用于里寒积滞证,代表方有大黄附子汤等;润下剂适用于肠燥津亏,大便秘结证,代表方有麻子仁丸等;逐水剂适用于水饮壅盛于里的实证,代表方有十枣汤等(表5-47)。

使用泻下剂时应中病即止,对年老体虚、孕妇及产后津亏引起的便秘更应慎用。同时,服药期间忌食油腻及不易消化的食物,以免重伤胃气。

表5-47 常用泻下剂

| 分类 | 代表方剂 | 药物组成 | 功用 | 主治 |
|------|---------|---------|------|------|
| 寒下 | 大承气汤 | 大黄、厚朴、枳实、芒硝 | 峻下热结 | 阳明腑实证,热结旁流证 |
| 温下 | 大黄附子汤 | 大黄、附子、细辛 | 温里散寒,通便止痛 | 寒积腹痛 |
| 润下 | 麻子仁丸 | 麻子仁、白芍、枳实、大黄、厚朴、杏仁 | 润肠泄热,行气通便 | 胃肠燥热,脾约便秘证 |
| 逐水 | 十枣汤 | 芫花、甘遂、大戟、大枣 | 攻逐水饮 | 悬饮,水肿 |

## 三、和解剂

凡是以寒热药,或补泻药,或疏敛药等并用为主组成,具有寒热并治,补泻兼施,疏敛兼顾等作用,治疗少阳病证、肝脾失调证、脾胃不和证,以及疟疾等病证的一类方剂,统称为和解剂。属"八法"中的"和法"。

根据本类方剂的不同作用,常用和解剂可分为和解少阳剂、调和肝脾剂、调和脾胃剂三类。和解少阳剂,适用于少阳病证,代表方如小柴胡汤、大柴胡汤等;调和肝脾剂,适用于肝脾不和证,代表方如四逆散、痛泻要方、逍遥散等;调和脾胃剂,适用于脾胃不和证,代表方如半夏泻心汤等(表5-48)。

凡邪在表,未入少阳;或邪已入里,阳明热盛者,不宜使用和解剂。若邪在表,误用和解剂,则易引邪入里;若邪已入里,误用和解剂,则会延误病情。凡劳倦内伤,饮食失调,气血两虚而症见寒热者,忌用。

表5-48 常用和解剂

| 分类 | 代表方剂 | 药物组成 | 功用 | 主治 |
|------|---------|---------|------|------|
| 和解少阳 | 小柴胡汤 | 柴胡、黄芩、人参、半夏、甘草、生姜、大枣 | 和解少阳 | 伤寒少阳证、热入血室证等 |
| | 大柴胡汤 | 柴胡、黄芩、芍药、半夏、生姜、枳实、大枣、大黄 | 和解少阳,内泻热结 | 少阳阳明合病 |
| 调和肝脾 | 四逆散 | 甘草、枳实、柴胡、芍药 | 透邪解郁,疏肝理脾 | 阳郁厥逆证,肝脾气郁证 |
| | 逍遥散 | 柴胡、当归、白术、白芍、薄荷、煨姜、炙甘草 | 疏肝解郁,养血健脾 | 肝郁脾弱血虚证 |
| 调和寒热 | 半夏泻心汤 | 半夏、黄芩、黄连、干姜、人参、大枣、甘草 | 寒热平调,消痞散结 | 寒热错杂之痞证 |

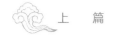

 笔记栏

### 四、清热剂

凡是以清热药为主组成,具有清热、凉血、解毒等作用,主治里热证的方剂,统称为清热剂。属于"八法"中的"清法"。清热剂分为清气分热、清营凉血、清热解毒、清脏腑热、清虚热五类。清气分热剂,适用于气分热证,代表方如白虎汤等;清营凉血剂,适用于营血热证,代表方如清营汤、犀角地黄汤等;清热解毒剂,适用于热毒痈疡证,代表方如黄连解毒汤、普济消毒饮等;清脏腑热剂,适用于脏腑热证,代表方如导赤散、龙胆泻肝汤、泻白散等;清虚热剂,适用于虚热证,代表方如青蒿鳖甲汤等(表5-49)。

使用清热剂的原则是在表证已解,热已入里,但尚未结实的情况下使用;若邪热仍在表,应解表;里热已成腑实,则宜攻下。使用时应注意寒凉药易伤胃,必要时配伍护胃之品。

表 5-49　常用清热剂

| 分类 | 代表方剂 | 药物组成 | 功用 | 主治 |
|---|---|---|---|---|
| 清气分热 | 白虎汤 | 石膏、知母、甘草、粳米 | 清热生津 | 气分热盛证 |
| 清营凉血 | 清营汤 | 犀角(现用适量水牛角代)、生地黄、玄参、竹叶心、麦冬、丹参、黄连、金银花、连翘 | 清营解毒,透热养阴 | 热入营分证 |
| 清热解毒 | 黄连解毒汤 | 黄连、黄芩、黄柏、栀子 | 泻火解毒 | 三焦热盛、火毒证 |
| 清脏腑热 | 导赤散 | 生地黄、木通、生甘草、竹叶 | 清心利水,养阴 | 心经热盛或移于小肠证 |
|  | 龙胆泻肝汤 | 龙胆草、黄芩、栀子、车前子、泽泻、川木通、当归、地黄、柴胡、甘草 | 清肝胆,利湿热 | 肝胆实火上炎证,肝经湿热下注证 |
|  | 泻白散 | 地骨皮、桑白皮、甘草、粳米 | 清泄肺热,止咳平喘 | 肺热喘咳证 |
| 清热祛暑 | 六一散 | 滑石、甘草 | 清暑利湿 | 暑湿证 |
| 清虚热 | 青蒿鳖甲汤 | 青蒿、鳖甲、生地黄、知母、丹皮 | 养阴透热 | 温病后期,邪伏阴分证 |

### 五、温里剂

凡是以温热药、补益药为主组成,具有温中祛寒、回阳救逆、温经通脉等作用,治疗里寒证的方剂,统称为温里剂。属于"八法"中的"温法"。温里剂又分为温中祛寒、回阳救逆、温经通脉等三类。温中祛寒剂,适用于脾胃虚寒证,代表方如理中丸等;回阳救逆剂,适用于阳虚阴寒证,代表方如四逆汤等;温经通脉剂,适用于寒袭经络筋脉骨节证,代表方如当归四逆汤等(表5-50)。

本类药物多辛温燥热,对阴虚、血虚、血热者应忌用;并应辨别寒热真假,如是真热假寒者,不可使用。

表 5-50　常用温里剂

| 分类 | 代表方剂 | 药物组成 | 功用 | 主治 |
|---|---|---|---|---|
| 温中祛寒 | 理中丸 | 人参、干姜、甘草、白术 | 温中祛寒,补气健脾 | 脾胃虚寒证 |
| 回阳救逆 | 四逆汤 | 附子、干姜、甘草 | 回阳救逆 | 心肾阳衰、寒厥证 |
|  | 参附汤 | 人参、附子 | 回阳益气固脱 | 阳气暴脱证 |
| 温经散寒 | 当归四逆汤 | 当归、桂枝、白芍、细辛、甘草、通草、大枣 | 温经散寒,养血通脉 | 血虚、寒厥证 |

## 六、补益剂

是以补益药为主组成,具有益气、补血、温阳、滋阴等作用,主治虚证的方剂,统称为补益剂。属于"八法"中的"补法"。补益剂分补气、补血、气血双补、滋阴、补阳、阴阳俱补六类。补气剂,适用于气虚证,代表方如四君子汤、补中益气汤等;补血剂,适用于血虚证,代表方如四物汤、当归补血汤等;气血双补剂,适用于气血两虚证,代表方如八珍汤、十全大补汤等;滋阴剂,适用于阴虚证,代表方如六味地黄丸、杞菊地黄丸等;补阳剂,适用于阳虚证,代表方如肾气丸、右归丸等;阴阳双补剂,适用于阴阳俱虚证,代表方如地黄饮子等(表5-51)。滋补药,煎煮时间宜久。

表5-51　常用补益剂

| 分类 | 代表方剂 | 药物组成 | 功用 | 主治 |
|---|---|---|---|---|
| 补气 | 四君子汤 | 人参、白术、茯苓、甘草 | 益气健脾 | 脾胃气虚证 |
| | 补中益气丸 | 黄芪、党参、白术、甘草、陈皮、当归、升麻、柴胡 | 补中益气,升阳举陷 | 脾虚证,气虚发热证 |
| 补血 | 四物汤 | 当归、川芎、白芍、熟地黄 | 补血调血 | 营血虚证 |
| | 当归补血汤 | 黄芪、当归 | 补气生血 | 血虚发热证 |
| 气血双补 | 八珍汤 | 人参、白术、茯苓、甘草、当归、川芎、白芍、熟地黄 | 益气补血 | 气血两虚证 |
| | 十全大补汤 | 党参、白术、当归、熟地黄、黄芪、肉桂、甘草、茯苓、白芍、川芎 | 温补气血 | 气血两虚证 |
| 滋阴 | 六味地黄丸 | 熟地黄、山茱萸、山药、泽泻、牡丹皮、茯苓 | 滋补肝肾 | 肝肾阴虚证 |
| | 百合固金汤 | 百合、川贝母、麦冬、熟地黄、生地黄、当归、白芍、甘草、桔梗、玄参 | 润肺滋肾,化痰止咳 | 肺肾阴虚,虚火上炎证 |
| 补阳 | 肾气丸 | 干地黄、山药、山茱萸、泽泻、茯苓、牡丹皮、桂枝、附子 | 补肾助阳 | 肾阳不足证 |
| 阴阳双补 | 地黄饮子 | 地黄、巴戟天、山茱萸、石斛、肉苁蓉、附子、五味子、肉桂、白茯苓、麦冬、菖蒲、远志 | 滋肾阴,补肾阳,开窍化痰 | 下元虚衰,痰浊上泛之喑痱证 |

## 七、理气剂

凡是以理气药为主组成,具有行气、降气作用,主治气郁、气逆的方剂,统称为理气剂。属于"八法"中的"消法"。理气剂又分为行气剂、降气剂两类。行气剂适用于气郁证,涉及肝脾等脏腑,代表方如越鞠丸等;降气剂,适用于气逆证,代表方如苏子降气汤等(表5-52)。

理气剂多芳香辛燥,易伤津耗气,故年老体弱、阴血不足、孕妇及气郁、气逆者,应酌情减量,并兼顾正气。

表5-52　常用理气剂

| 分类 | 代表方剂 | 药物组成 | 功用 | 主治 |
|---|---|---|---|---|
| 行气 | 越鞠丸 | 香附、川芎、苍术、栀子、神曲 | 行气解郁 | 六郁病 |
| 降气 | 苏子降气汤 | 紫苏子、半夏、当归、甘草、前胡、厚朴、生姜、肉桂、苏叶、大枣 | 降气平喘,祛痰止咳 | 上实下虚喘咳证 |

## 八、理血剂

凡是以理血药为主组成,具有活血化瘀,散结消癥或止血等作用,主治瘀血证或出血证的方剂,统称为理血剂,属于"八法"中的"消法"。此处主要介绍活血祛瘀剂与止血剂两类。活血祛瘀剂,适用于瘀血阻滞病证,代表方如血府逐瘀汤;止血剂,适用于各种出血证,代表方如小蓟饮子(表5-53)。

活血祛瘀剂对于月经过多、妇女经期及孕妇应慎用或禁用。使用止血剂属于治标,病情缓解后,应审因论治。

表 5-53　常用理血剂

| 分类 | 代表方剂 | 药物组成 | 功用 | 主治 |
| --- | --- | --- | --- | --- |
| 活血祛瘀 | 血府逐瘀汤 | 桃仁、红花、当归、生地黄、川芎、赤芍、牛膝、桔梗、柴胡、枳壳、甘草 | 活血祛瘀,行气止痛 | 胸中血瘀证 |
| 止血 | 小蓟饮子 | 生地黄、小蓟、滑石、木通、蒲黄、藕节、淡竹叶、当归、栀子、炙甘草 | 凉血止血,利水通淋 | 热结下焦之血淋、尿血 |

## 九、祛风剂

凡是以辛散祛风药或平息内风药为主组成,具有疏散外风,或平息内风等作用的方剂,称为祛风剂。可分为疏散外风、平息内风两类。疏散外风剂,适用于外风证,代表方如川芎茶调散等;平息内风剂,适用于内风证,代表方如羚角钩藤汤、镇肝熄风汤等(表5-54)。祛风剂药性多温燥,津液不足、阴虚有热者应慎用。

表 5-54　常用祛风剂

| 分类 | 代表方剂 | 药物组成 | 功用 | 主治 |
| --- | --- | --- | --- | --- |
| 疏散外风 | 川芎茶调散 | 薄荷、荆芥、细辛、防风、川芎、白芷、羌活、甘草 | 疏风止痛 | 外感风邪头痛 |
| 平息内风 | 镇肝熄风汤 | 怀牛膝、赭石、龙骨、牡蛎、龟板、白芍、玄参、天冬、川楝子、生麦芽、茵陈、甘草 | 镇肝息风,滋阴潜阳 | 类中风(阴虚阳亢,气血逆上) |

## 十、治燥剂

凡是以轻宣辛散药或甘凉滋润药为主组成,具有轻宣外燥,或滋阴润燥等作用,主治燥病的方剂,统称为治燥剂。治燥剂又分为轻宣外燥、滋阴润燥两类。轻宣外燥剂,适用于外燥证,代表方如杏苏散等;滋阴润燥剂,适用于内燥证,代表方如增液汤等(表5-55)。

使用治燥剂,其一,应辨清外燥内燥,外燥宜舒散,内燥宜滋润。其二,疏散外燥易伤津,药量宜轻;滋润内燥易壅滞,应酌情配伍辛开药。其三,燥证夹湿者,治宜相互兼顾,用药应有主次之分。

表 5-55　常用治燥剂

| 分类 | 代表方剂 | 药物组成 | 功用 | 主治 |
| --- | --- | --- | --- | --- |
| 轻宣外燥 | 杏苏散 | 苏叶、半夏、茯苓、前胡、苦桔梗、枳壳、甘草、生姜、大枣、杏仁、橘皮 | 轻宣凉燥,理肺化痰 | 外感凉燥证 |
| 滋阴润燥 | 增液汤 | 玄参、麦冬、生地黄 | 增液润燥 | 阳明温病,津亏便秘证 |

## 十一、祛湿剂

凡是以祛湿药为主组成,具有利湿化湿、燥湿行水、通淋泄浊等作用,主治湿病的方剂,统称为祛湿剂。祛湿剂属于"八法"中"消法"。祛湿剂又分为燥湿和胃、清热利湿、利水渗湿、温化水湿、祛风胜湿五类。燥湿和胃剂,适用于湿困脾胃证,代表方如平胃散等;清热利湿剂,适用于湿热蕴结证,代表方如茵陈蒿汤、甘露消毒丹等;利水渗湿剂,适用于水湿内盛证,代表方如五苓散、防己黄芪汤等;温化水湿剂,适用于阳虚寒湿证,代表方如苓桂术甘汤、实脾散等;祛风胜湿剂,适用于风寒湿证,代表方如羌活胜湿汤等(表5-56)。

表5-56 常用祛湿剂

| 分类 | 代表方剂 | 药物组成 | 功用 | 主治 |
|---|---|---|---|---|
| 燥湿和胃 | 平胃散 | 苍术、厚朴、陈皮、甘草 | 燥湿运脾,行气和胃 | 湿滞脾胃证 |
| | 藿香正气散 | 藿香、大腹皮、白芷、紫苏、茯苓、半夏曲、白术、陈皮、厚朴、桔梗、炙甘草 | 解表化湿,理气和中 | 外感风寒、内伤湿滞证 |
| 清热利湿 | 茵陈蒿汤 | 茵陈、栀子、大黄 | 清热,利湿,退黄 | 湿热黄疸 |
| | 甘露消毒丹 | 飞滑石、黄芩、茵陈、石菖蒲、川贝母、木通、藿香、连翘、薄荷、白蔻仁、射干 | 利湿化浊,清热解毒 | 湿温时疫之湿热并重证 |
| 利水渗湿 | 五苓散 | 猪苓、泽泻、白术、茯苓、桂枝 | 利水渗湿,温阳化气 | 膀胱气化不利之蓄水证 |
| 温化水湿 | 苓桂术甘汤 | 茯苓、桂枝、白术、甘草 | 温阳化饮,健脾利湿 | 中阳不足之痰饮证 |
| 祛风胜湿 | 羌活胜湿汤 | 羌活、独活、藁本、防风、甘草、蔓荆子、川芎 | 祛风,胜湿,止痛 | 风湿在表证 |

## 十二、祛痰剂

凡是以祛痰药为主组成,具有化痰调饮等作用,主治各种痰病的方剂,统称为祛痰剂。祛痰剂属于"八法"中的"消法"。祛痰剂又分为燥湿化痰、清热化痰、润燥化痰、温化寒痰、化痰息风五类。燥湿化痰剂,适用于痰湿证,代表方如二陈汤等;清热化痰剂,适用于痰热证,代表方如清气化痰丸等;润燥化痰剂,适用于燥痰证,代表方如贝母瓜蒌散等;温化寒痰剂,适用于寒痰证,代表方如苓甘五味姜辛汤等;化痰息风剂,适用于风痰证,代表方如半夏白术天麻汤等(表5-57)。

表5-57 常用祛痰剂

| 分类 | 代表方剂 | 药物组成 | 功用 | 主治 |
|---|---|---|---|---|
| 燥湿化痰 | 二陈汤 | 半夏、橘红、白茯苓、甘草、生姜、乌梅 | 燥湿化痰,理气和中 | 湿痰证 |
| 清热化痰 | 清气化痰丸 | 陈皮、杏仁、枳实、黄芩、瓜蒌仁、茯苓、胆南星、制半夏、姜汁 | 清热化痰,理气止咳 | 痰热咳嗽 |
| 润燥化痰 | 贝母瓜蒌散 | 贝母、瓜蒌、天花粉、茯苓、橘红、桔梗 | 润肺清热,理气化痰 | 燥痰咳嗽 |

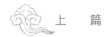

续表

| 分类 | 代表方剂 | 药物组成 | 功用 | 主治 |
|------|---------|---------|------|------|
| 温化寒痰 | 苓甘五味姜辛汤 | 茯苓、甘草、干姜、细辛、五味子 | 温肺化饮 | 寒饮咳嗽 |
| 化痰息风 | 半夏白术天麻汤 | 半夏、天麻、茯苓、橘红、白术、甘草 | 化痰息风,健脾祛湿 | 风痰上扰证 |

（杨　龄）

### 复习思考题

1. 简述中药的四性五味。
2. 中药服药的饮食宜忌有哪些?
3. 简述常用中药的分类。
4. 试述中药毒性的防护。
5. 方剂组成的原则是什么?

扫一扫,
测一测

下　篇

## ◆◆◆ 第六章 ◆◆◆

# 中医护理基本知识

> ### ↘ 学习目标
>
> 1. 了解食物性味功效与分类以及影响情志的因素。
> 2. 熟悉饮食护理以及病后调护的基本原则。
> 3. 熟悉中医用药八法护理要点以及常见病证的饮食宜忌。
> 4. 掌握病情观察的方法以及中医护理健康教育的内容与方法。
> 5. 掌握预防七情致病的对策以及中药汤剂煎煮法与给药方法。

中医护理基本知识包括病情观察、起居护理、饮食护理、情志护理、用药护理、病后调护和健康教育等内容,这些基本知识是临床开展辨证施护的基础,也是指导护理工作实践的基本方法。

## 第一节 病 情 观 察

中医护理学认为,人是一个有机的整体,人体局部的病变可以影响全身,而脏腑的病变也可从五官、四肢、体表等反映出来。病情观察是指医护人员在临床治疗护理工作中运用望诊、闻诊、问诊、切诊的方法收集患者的病情资料,通过辨证分析归纳,了解疾病的病因、病机、病性和病位,对病情做出判断的过程。在临床护理工作中应及时发现病情变化,准确掌握病情,为患者提供及时准确的治疗照护。

### 一、病情观察的目的和要求

病情观察是护士的基本职责,也是护理工作的一项重要内容,它贯穿于整个护理过程,及时、准确地观察病情可为诊断、治疗、护理疾病和预防并发症提供依据。

(一) 病情观察的目的

1. 为制订护理计划提供依据　疾病发生后,可对机体造成不同程度的损害,并产生不同的反应,这些反应以一定的形式表现于外,即症状和体征。护士通过观察疾病的临床表现,综合分析、判断为何病何证及其病因、病位和病性,提出护理问题,制订护理计划,为实施护理措施提供依据。

2. 判断疾病的转归及预后　对患者的症状和体征进行动态的观察,可判断疾病的转归和预后。原有症状减轻说明病情好转,在原有病情基础上出现新的症状,说明病情加重或恶化。舌苔、脉象由异常趋向正常,表示病情好转,反之则为病情加重。食欲是“胃气”强弱的重要指征,如病情好转,患者的精神状态与食欲常随之好转。重病后患者渐知饥能食,多表明"胃气"来复,病将向愈。

3. 及早发现危重证候和并发症 多数危重症或并发症的发生和发展,都有一个由轻到重的过程,有些可能还有先兆,护士通过细致入微的观察,及时、准确地掌握或预见病情变化,可为危重患者的抢救赢得时间。如患者血压忽高忽低、体温骤升骤降、呼吸时快时慢,常为正气虚衰的表现;高热患者突然出现体温骤降、面色苍白、大汗淋漓、脉微欲绝,为亡阳证候。发现这些情况,应及时向医生报告,配合救治,及时采取措施。

4. 了解治疗效果和用药反应 中医学治疗疾病常以中药治疗为主要手段,护士应指导正确服用药物,密切观察服药后的疗效,有无出现各种不良反应。治疗后病情好转,表明治疗有效;病情加重,表明疗效不佳。用药后患者常出现各种反应,如服解表药后的周身微微汗出,常为表解之象;服攻下剂后的腹泻,表明已达釜底抽薪之良效;服解表药后大汗淋漓,表明可能气随汗脱;服攻下剂后泻下不止,表明可能伤津耗气。此外,药物的毒性反应,也应仔细观察。

（二）病情观察的要求

病情观察的具体要求有以下三方面。

1. 观察内容重点明确 护士应熟悉患者的病情和当前治疗护理的要求,有重点、有目的地对疾病的证候进行观察。如郁证患者应重点观察情绪变化,肺痈患者应重点观察咳嗽的性质与痰液的色、质、量等变化。

2. 观察方法科学有效 病情观察是否及时准确,将直接影响病情转归。护理人员应具备全面的专业知识结构,及时、准确地了解病情的变化,如脉搏短绌患者应由两名护士同时听心率和脉率,以准确判断患者的病情变化。

3. 观察结果客观真实 对患者病情要及时进行细致、准确地记录。对能用计量表示的,要记录具体数量,如体温、尿量等;对不能量化的症状和体征,描述要客观、真实,如对疼痛患者,以谈笑如常、蜷卧不动、转侧不安、呻吟呼号等表达疼痛的轻重程度。

## 二、病情观察的原则与方法

病情观察应遵循以下原则和方法。

（一）病情观察的原则

1. 运用中医理论观察病情 护士在进行病情观察时,应以中医基础理论为指导,以整体观念和审证求因为原则,通过望、闻、问、切等手段,收集患者的病情资料,及时、准确、细致地进行病情观察,掌握疾病变化规律,为辨证施护提供依据。

2. 掌握证候传变规律

（1）了解脏腑的虚实变化:人体各脏腑有一定的生理功能,脏腑与脏腑及全身组织器官(如肌肉、皮毛、骨骼、筋脉以及五官、二阴)之间都有一定的联系。只有了解脏腑的虚实变化,才能掌握证候传变规律,分清疾病的轻重缓急,及时发现患者的病情变化,这是指导病情观察的重要依据。

（2）观察经络传变反应:人体是有机的整体,各脏腑在生理活动中保持协调统一,主要靠经络的沟通、联络。经络不仅是外邪由表入里、脏腑之间病变相互影响的途径,也是脏腑与体表组织之间病变相互影响的途径。通过经络的传导,内脏的病变可以反映于外表。如肝气郁结常见两胁、少腹胀痛;足阳明胃经入上齿,手阳明大肠经入下齿,故胃肠积热的患者可见齿龈肿痛。手少阴心经循行于上肢内侧后缘,故胸痹心痛患者不仅表现为心前区疼痛,而且常放射至上肢内侧尺侧缘。这些疾病的表现都是经络与所属脏腑联系的体现。

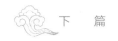 

（二）病情观察的方法

1. 运用四诊方法观察病情　望、闻、问、切是中医学诊察收集病情的基本方法。运用四诊的方法对患者进行有目的的病情观察和分析,并收集病情资料,为正确进行辨证施护提供依据。护士应具有扎实的专业知识、敏锐的观察能力、较强的记忆能力、创造性的思维能力和精湛的技术操作能力,以及时发现患者的病情变化,为治疗抢救赢得时机。

2. 运用辨证方法分析病情　通过四诊所获得的病情资料,运用各种辨证的方法进行分析,进一步判断病性、病位,明确证型,为辨证施护及制订护理措施提供依据。临床的辨证方法包括八纲辨证、脏腑辨证、卫气营血辨证、三焦辨证、六经辨证、经络辨证、气血津液辨证等。

### 三、病情观察的内容

病情观察的内容包括一般状况、主要症状与体征、舌象与脉象、各种排泄物、药物效果与反应及情志变化等。

（一）一般状况

一般状况包括神、面色、形体姿态、声音、气味、头面、颈项、五官、四肢、齿、咽喉、皮肤、体温、脉搏、呼吸、血压、睡眠、饮食、体重等。这些内容简单易取,对疾病的治疗和预后有较大的指导意义。如观察得神或失神能反映机体正气的盛衰和脏腑功能的强弱。

（二）主要症状与体征

入院时要详细了解主要症状和体征发生的时间、部位、性质、诱发因素及伴随症状等,住院期间及时观察其变化。对症状体征的观察和描述要准确、客观,如观察腹水患者腹水增减情况,在目测的同时结合称体重、量腹围的方法。

（三）舌象与脉象

1. 舌象　是病情观察的重要内容,主要是望舌质和舌苔两方面。舌象的变化,能迅速客观地反映正气的盛衰、病邪的深浅、邪气的性质、病情的进展,是判断疾病转归和预后的重要依据。如观察温热病患者的舌质,舌质由淡红→红→红绛→绛紫,表示病邪由卫→气→营→血,说明病势由浅入深,由轻转重;反之,则说明病情由里出表,由重转轻。

2. 脉象　能反映全身脏腑功能、气血、阴阳的生理病理信息,是窥视体内功能变化的窗口,可以判断疾病的病位与推断疾病的预后,从而为诊断提供重要依据。如外感风热表证可见浮脉,若热邪亢盛者会出现脉数而有力。通过诊脉可以了解气血的虚实、阴阳的盛衰、脏腑功能的强弱以及邪正力量的消长。

（四）各种排泄物

通过观察排泄物如大小便、呕吐物、痰液、汗液、妇女经带等的形、色、量、质的变化,可以了解脏腑的病变和邪气的性质。

（五）药物效果与反应

药物治疗是临床最常用的治疗方法,护士应注意观察其疗效及副作用。如使用峻下剂时观察有无虚脱等情况,使用甘遂、芫花时观察有无腹痛、腹泻等胃肠道刺激症状。

（六）情志变化

异常的情绪变化可直接损伤脏腑而致病或加重病情,反之,各种疾病也会引起相应的情绪变化。如大怒会引起脑卒中的发生,脑卒中患者久卧病床也会引起抑郁、焦虑等情绪改变。因此护士应及时了解患者的精神状态及情绪变化。

# 第二节 起居护理

起居护理是指患者在患病期间，护理人员根据病情予以相应的指导和精心合理的生活照料。其目的是保养患者的正气，调整机体内外阴阳的平衡，增强机体抗御外邪的能力，促进疾病的治疗和康复。

## 一、起居有常

《灵枢·本神》指出："智者之养生也，必顺四时而适寒暑。"中医养生的一个基本要求是"起居有常"，即起居作息、日常生活要有规律，这是强身健体、延年益寿的重要原则。若起居作息毫无规律，恣意妄行，会导致适应能力减退、抵抗力下降、发病率增加等老化现象的出现，进而引起早衰，影响寿命。

### （一）顺应四时，平衡阴阳

中医学认为人与自然界是一个有机的整体。《素问·宝命全形论》指出："人以天地之气生，四时之法成"，《灵枢·邪客》主张"人与天地相应"。因此，在护理工作中，应根据四时阴阳变化和自然界的规律，指导患者生活起居。自然界有春、夏、秋、冬四季变化，春夏属阳，秋冬属阴，其气候规律一般为春温、夏热、长夏湿、秋燥、冬寒。人体的生理活动也随着季节的变化而改变，以适应自然规律，保持机体内外环境的协调统一，祛病延年。若不顺应其变化，则可导致疾病的发生或加重。因此，在护理中应春保肝，夏保心，秋保肺，冬保肾，并遵循"春夏养阳，秋冬养阴"的原则。

春季阳气生发，但气候变化较大，应"夜卧早起，广步于庭"，适度运动，使春气之升发有序，阳气之增长有路，符合"春夏养阳"的要求。在衣着方面，应遵循"春捂秋冻"的原则，随时注意增减衣被，注意保暖，做到"虚邪贼风，避之有时"。此外，春季应心情舒畅，心胸开阔，情绪乐观，顺应肝气的疏泄条达，使体内阳气得以疏发，保持与外界环境的协调和谐。春季阳气升发，饮食上应多吃辛甘发散为阳之品，以顺应肝之疏泄，如葱、大枣、花生等。不宜多吃酸味食物，以免影响阳气的升发和肝气的疏泄。

夏季气候炎热，人体阳气易于向外发泄，应"夜卧早起，无厌于日"，适当午休，以避炎热，消除疲劳。在衣着方面，应选用麻纱、丝绸等易散热、透汗、舒适、凉爽的面料。汗出后及时沐浴更衣，以免受凉。居室宜阴凉、通风，但避免直接吹风，空调温度不宜过低，保持空气新鲜。夏季应多食清心泻火，清热解暑之品，如苦瓜、菊花茶、绿豆汤、赤豆汤、酸梅汤等，切忌因贪凉而暴食冷饮、冰水、生冷瓜果等，以免寒凉太过伤及脾胃。忌食肥腻、辛辣、燥热等品，以免助阳化火，酿生湿热，影响脾胃的消化功能。

秋季为"阳消阴长"的过渡阶段，气候冷热多变，稍不留意便易感受外邪，旧病也易复发。秋天应"早卧早起，与鸡俱兴"。在衣着方面，应遵循"春捂秋冻"的原则，有意识地让人体逐渐适应向寒冷季节转换的环境变化。秋季总的气候特点是干燥，燥邪伤人，易伤肺气，耗人阴津，可多吃新鲜蔬菜瓜果，如梨、苹果、甘蔗、荸荠等，以润肺生津。

冬季气候寒冷，阴气盛极，阳气潜伏，宜"早卧晚起，必待日光"。早睡以养人体阳气，晚起以护人体阴精。在衣着方面，要随气候变化及时增减衣服。冬天是一年四季中营养物质最易蓄积的时期，可在医生指导下适当进补。日常生活中应心平气和，情绪安静、愉快，避免情志过激，最忌恐惧、惊吓和烦躁，以免影响阳气潜藏。

（二）睡眠充足,适当锻炼

睡眠是人体的一种生理需要,也是调节阴阳平衡的重要手段。在睡眠状态下,身体各组织器官大多处于休整状态,气血主要灌注于五脏,使其得到补充和修复。睡眠质量受睡眠时间、舒适度、安静程度、空气、温度及光线等多种因素的影响,要保证人体的高质量睡眠,就要安卧有方,如养成按时就寝、按时起床的作息规律,睡眠环境舒适、安静、无噪声、温度合适等。

"服药千朝,不如独眠一宿",睡眠不足,易耗伤正气。患者应有充足的休息和睡眠时间,应督促患者养成按时就寝、按时起床的作息规律。病重患者则应卧床休息,但要避免昼息夜作,阴阳颠倒。

在病情允许的情况下,凡能下床活动的患者每天都应保持适度的活动与锻炼。适度的活动能使气血流畅,筋骨坚实,提神爽志,增强抵御外邪的能力,有利于机体功能的恢复。尤其对脑力劳动者,适度的运动更能促进疾病的康复。

（三）慎避外邪,形神共养

患病之人正气虚弱,六淫和疫疠之气等外邪易于侵袭。在生活起居护理中应遵循"虚邪贼风,避之有时"的原则。指导患者根据四时气候的变化及时添减衣物,在反常气候或遇到传染病流行时,要注意避之有时,或采取其他方式提高机体抗病能力,避免外邪的侵袭。

在生活起居护理中,既要注意形的保养,更要注重神的调摄。形是神的物质基础,神是形的外在表现,两者密切相关,相辅相成。所谓养形,是指通过适当的休息和活动,提供充足的营养和医疗条件,对人的五脏六腑、气血津液、四肢百骸、五官九窍等形体进行摄养和护理;所谓养神,是指应用各种方式调节患者的情志活动,使其达到情绪稳定、心平气和的精神状态,以利于疾病的康复。

## 二、劳逸适度

古人认为劳和逸必须"中和",有常有节,不偏不过。劳逸结合应遵循"动静结合""形劳而不倦"的原则,过度疲倦会损害人体,过度安逸亦可致病。适度的活动有利于通畅气血,活动筋骨,增强体质,健脑强神;而适度的休息,又可以消除疲劳,恢复体力和脑力。因此,只有动静结合,劳逸适度,才能活动筋骨,通畅气血,强健体魄,增强毅力,保持旺盛的生命活力。

（一）避免过劳

孙思邈在《备急千金要方·道林养性》中指出:"养性之道,常欲小劳,但莫大疲及强所不能堪耳。"劳动是健康的源泉,是人生不可缺少的一个方面,经常合理的体力劳动和脑力劳动可使机体精气充沛而神旺,经络通畅,气血调和,肢节滑利,增强体质,提高抗病能力,但劳动必须适度。中医学认为,过度劳累常常是疾病发生的重要原因之一。实验证明,无论体力劳动还是脑力劳动,若过度劳倦均能降低机体抵抗力,影响内在脏腑器官的功能。即使是看上去并不过分用力的日常视、立、行,若是持续过久,也会损害机体。

1. 避免久视　久视伤血,"目受血而能视",若用眼过度,会耗伤气血。无论年轻人还是老年人,若过于用目,如用电脑、看书、看电视、看戏剧、看电影太久,都有可能造成血虚,引起头晕目眩,两目干涩。因此,在日常生活中用目持续时间不宜过久,若需长时间用目,则必须每隔30~60分钟适当休息,眺望远景或闭目养神。

2. 避免久立　《养生论》说:"久立伤骨,损于肾。"站立是人体最基本的体位之一。久站不动,身体的重量全部压在脊椎和下肢骨上,下肢骨骼、肌肉的负担增加,血液回流不畅,从而出现气滞血瘀,导致疾病。如下肢静脉曲张、痔疮、两足浮肿等。若长期从事久站工作,可在站立时行甩腿动作、扭膝运动或在睡前按摩双腿及温水泡脚。

3. 避免久行 《养生论》指出:"久行伤筋,劳于肝。"人的行动是以气血为基础,还须调动肌肉、筋骨等功能作用才能完成。长时间行走奔跑,不仅耗伤气血,还会使肌肉、筋脉处于疲劳状态。适度的步行有益于健康,但若长时间疾步行走,超过了机体的耐受能力,就有可能使无病者积劳成疾,有病者疾病加重。

4. 避免神劳 神劳即用脑过度,精神过度疲劳。中医学认为,心主神而藏血,脾在志为思,故思虑劳神过度,最易耗伤心血,损伤脾运。脑力劳动者要善于用脑,劳而不倦,保持大脑常用不衰。应注意与体力劳动相结合,用脑时间不宜过长,每天都应有一定时间的体力活动,如早操、体育锻炼、庭院劳动等,以解除精神疲劳。"思"要有节制,能为者则为之,不能为者即舍之,强求者,常常枉费心神。

（二）避免过逸

过逸是指过度的空闲,包括体力劳动和脑力劳动两个方面。中医学认为:"逸则气滞。"一旦形体过度安逸,肌肉筋骨活动过少,容易使人气血迟滞而不得流畅,脾胃消化功能减退,引起食欲减退、身体软弱无力,抵抗力下降。同时筋骨肌肉日久不用,必然会"用进废退",肢体痿弱无力或肥胖臃肿,动则气喘、心悸。因此,在日常生活中要避免过度安逸。

1. 避免久卧 适当的躺卧可以使人身心放松,有助于消除疲劳,但卧床过久则会"伤气"。久卧可使人的气血运行迟缓,阳气不伸而伤气,导致气血阻滞,脏腑功能受到影响。研究证明,睡眠并非越多越好,睡眠过多和睡眠不足同样可引起机体功能紊乱,只有合适的睡眠才能达到宁神养气,保持健康的目的。

2. 避免久坐 久坐伤肉,由于长时间处于坐位,臀部皮肤毛囊易受堵塞而生疖、毛囊炎等。久坐可引起脾胃积滞而使脏腑气机不畅,消化不良,气短乏力。此外,久坐者还易得颈椎病、肩周炎和冠心病等。因此,脑力劳动者和老年人要避免久坐,可每天做数次转胯运动、旋腰转脊及腰部按摩。

### 三、环境适宜

病室环境与居处环境一样影响人的健康,整洁安静的病室环境有利于疾病的康复,反之,也能影响患者的身心健康,故医护人员应尽力给患者提供适宜的病室环境。同时护理人员应主动掌握四时气候变化的规律,做到春季防风,夏季防暑,秋季防燥,冬季防寒,为患者创造良好的休养环境。

（一）病室安排恰当

舒适的病室环境有助于患者的治疗和康复,在护理中应根据患者的病证性质安置合适的医疗环境。如寒证、阳虚证者,多畏寒怕风,应将患者安置在向阳温暖的房间,使其感到温暖舒适;热证、阴虚证者,多恶热喜凉,可集中在背阳凉爽的房间,使患者感到心静凉爽。病室要保持安静,避免噪声,特别是心气虚的患者更应注意,以免过大的声响使其心悸不已。

（二）病室通风整洁

病室要保持清洁整齐、空气清新。病室内常有各种分泌物、排泄物等秽浊之气,会影响患者的食欲和休息。因此,病室应定期清洁消毒,保持地面、床、椅等用品的整洁。经常通风换气,保持室内空气新鲜,使患者神清气爽、气血通畅,加快疾病康复,但是对于身体虚弱或已感受寒邪的患者,要在通风时注意保暖,避免寒邪侵犯。

（三）病室温湿适宜

病室应保持适宜的温度,一般以 18~22℃为宜。室温过高,患者会感到燥热难受,易感暑邪;室温过低,患者会感到寒冷,易感寒邪。不同的病证要根据具体情况做出相应的调整,

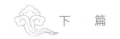
如阳虚证、寒证患者室温应偏高些,以 20~26℃为宜;阴虚证、热证患者可略低些,以 16~20℃为宜。病室湿度一般以 50%~60% 为宜,阳虚、湿盛患者,湿度宜偏低;阴虚证、燥证患者,湿度可略高些。

### (四)病室光线适度

病室光线要充足而柔和,使患者感到舒适而不刺眼,同时应避免日光直射患者的面部。患者休息时,光线宜暗,应用窗帘遮挡。对不同病证可适当调节光线,如热证、阳亢患者,光线宜暗;痉病、癫狂病者,避免强光刺激;寒证、风寒湿痹患者,光线要充足。

# 第三节 饮 食 护 理

饮食是维持人体生命活动的物质基础,是人体五脏六腑、四肢百骸得以濡养的源泉。饮食不当可使人体正气虚弱,免疫力下降,导致多种疾病发生。《素问·刺志论》记载:"谷盛气盛,谷虚气虚,此其常也,反此者病。"饮食护理是在中医理论指导下,基于辨证施护的原则,对患者进行营养和膳食方面的调护。

## 一、饮食护理的重要性

饮食与健康和疾病有着密切的关系。中医学认为,合理的饮食和良好的饮食习惯是维持机体正常功能的关键。对于患病之人,历代医家在治疗疾病时,除了药物调治外,更重视饮食调养。《备急千金要方·食治》明确指出:"食能排邪而安脏腑,悦神爽志,以资血气。若能用食平疴释情遣疾者,可谓良工。"

中医学认为,食物与药物相似,也有性味归经之别,也具有治疗疾病的作用,所以古代有"药食同源"之说。饮食不当,如摄入不足或过多、食不以时、性味过常、饮食不洁,则会损害健康,导致疾病发生或加重。因此,对未病之人进行饮食调护可以扶助正气、预防疾病;对患者来说,饮食调护能扶正祛邪,缩短病程;尤其是慢性病或重病恢复期患者,饮食调护能促进康复,提高生活质量。

## 二、饮食护理的基本原则

饮食护理应根据个体的体质特点,在辨证施食的理论指导下,遵循以下基本原则。

### (一)饮食有节,适时定量

饮食要适时、定量,不可过饥,更不能暴饮暴食。过饥则气血生化失源,营养精微得不到补充,久之则气血虚衰;过饱则加重胃肠负担,影响消化和吸收。清代龙之章《蠢子医》记载:"纵然适口莫乱食,只食八分便已是。"食无定时,或忍饥不食,会扰乱脾胃正常功能,影响营养吸收和输送。护理人员应指导患者按时进餐,养成良好的饮食习惯。

### (二)合理膳食,不可偏嗜

食物有四气五味,各有归经,若饮食偏嗜则可导致人体脏腑阴阳失调而发生多种疾病。如过食肥甘厚味可助湿生痰、化热,或生疮疡等病证;偏食辛辣致脾胃积热,上则口腔破溃、牙龈出血,下则大便干燥,或酿成痔疮下血之症等。《灵枢·师传》说:"食饮者,热无灼灼,寒无沧沧。"过食生冷会损伤脾胃之阳气,致寒湿内生,发生腹痛、泄泻等脾胃寒证;妇女行经期过食生冷易患月经不调、痛经、闭经等疾患;过热的食物,易烫伤消化道,发生糜烂溃疡,日积月累易致癌变。因此,患者的饮食应清淡、多样化,粗细相宜,寒热相适,荤素搭配,比例适当,营养全面。三餐安排合理,食物的色、香、味、形俱全,忌肥甘厚味、嗜食偏好。

**(三) 重视脾胃,注意卫生**

脾胃为后天之本,气血生化之源,是人体消化饮食及化生气血的重要器官。脾胃功能的健全与否直接影响食物的消化、吸收及输布。张仲景在《金匮要略·禽兽鱼虫禁忌并治》中指出:"秽饭馁肉臭鱼,食之皆伤人。"饮食护理中还应注意食物卫生。饮食不洁或摄入有毒食物,可引起胃肠疾病和食物中毒,严重者可危及生命。同时,进食环境宜整洁、宁静,气氛轻松愉快。指导患者饭前洗手、饭后漱口,养成良好的饮食卫生习惯。还应注意大病初愈后,不可摄入高营养食物或强进荤腥油腻之品,以免加重脾胃负担,导致食复。

**(四) 辨证施食,相因相宜**

疾病有寒、热、虚、实之分,食物有四性五味之别。在饮食调护中应根据病位、病性及患者的年龄、体质强弱、天时地理诸因素,结合食物的性味归经加以选择,遵循"寒者热之,热者寒之,虚则补之,实则泻之"的调护原则,注意不同疾病的饮食宜忌,做到因证、因时、因地和因人施食。如体胖者多痰湿,饮食宜清淡,多食蔬菜、瓜果,忌食肥甘厚腻、助湿生痰之品;老年人脾胃功能虚弱,运化无力,宜食清淡、温热熟软之品,忌生冷、黏硬、不易消化的食物。

### 三、食物的性能和功效

"药食同源",食物也具有四性五味、归经和升降浮沉的作用趋向,只是其性能不如药物强烈。在饮食调护方面,应按病证的性质,选择适宜的食品。

**(一) 食物的性能**

1. **四性** 是指食物具有的寒、热、温、凉四种属性,习称"四气"。食物的属性一般可通过其功效来反映,如具有清热作用的食物其性寒凉,具有散寒作用的食物其性温热;反之,具有寒凉特性的食物多有清热、润燥、生津等作用,具有温热特性的食物多有温里、散寒、助阳等作用。平性食物作用较缓和,无明显偏性。

(1) 寒性食物:性味苦寒、甘寒,具有滋阴、清热、泻火、凉血或解毒的功效,适用于热性体质和热性病证。常见寒性食物有柿子、绿豆、苦瓜、冬瓜、茄子、西瓜、香蕉、海带、葫芦、莴笋、荸荠、柠檬、黑鱼和芦荟等。寒性食物易损伤阳气,故阳气不足、脾胃虚弱者应慎用。

(2) 热性食物:性味辛温、辛热,具有温中祛寒、益火通阳的功效,适用于寒性体质或寒性病证,如脾胃虚寒所致的呕吐、腹痛、泄泻等。常见热性食物有辣椒、胡椒、花椒、桂皮、高良姜、白酒等。热性食物多辛香燥烈,容易助火伤津,热病、阴虚火旺者应忌用。

(3) 温性食物:性味甘温,具有温中、散寒、通阳、补气的功效,适用于阳虚证或实寒证较轻者。常见温性食物有羊肉、鸡肉、牛肉、狗肉、鲢鱼、鳙鱼、蚕蛹、扁豆、葱白、生姜、大蒜、韭菜、桂圆肉、荔枝、橘子、南瓜、糯米、栗子、红糖等。这类食物比热性食物平和,但仍有一定的助火、伤津、耗液的功效,热证、阴虚火旺者应慎用或忌用。

(4) 凉性食物:性味甘凉,具有清热、养阴的功效,适用于热性体质及热性病证的初期。常见凉性食物有甲鱼、鸭肉、小麦、大麦、鸭蛋、豆腐、黄瓜、梨、菠菜、薏苡仁、罗汉果、丝瓜和绿茶等。凉性食物比寒性食物平和,但久用损伤阳气,阳虚、脾气虚损者应慎用。

(5) 平性食物:性味较平和,为日常生活中的常见食物。常见平性食物有鸡蛋、玉米、番薯、胡萝卜、牛奶、猪肉、鸽肉、蚕豆、赤小豆、鲫鱼、鲤鱼、山药、莲肉、香菇和黑木耳等。

2. **五味** 食物"五味",是指食物具有辛、甘(淡)、酸、苦、咸(涩)五种味道。主要来自味觉器官对饮食的感受,同时结合食物作用于人体所发生的反应,经反复验证归纳出来的。不同味的食物具有不同的作用,相同味的药物或食物,其作用相近或有共同之处。《素问·脏气法时论》中指出:"辛酸甘苦咸,各有所利,或散或收,或缓或急,或坚或耎,四时五脏,病随五味所宜也。"

(1) 辛味:能散、能行,即行气、行血、散风寒和散风热的功效。如萝卜、洋葱、芫荽、陈皮、薄荷和生姜等。主要适用于表证、气滞血瘀证。

(2) 甘味:能补、能缓,即补虚和中、缓急止痛的功效。如糯米、山药、大枣、粳米、鸡肉、饴糖、蜂蜜和甘草等。主要适用于虚证、痛证等。

(3) 苦味:能泄、能燥,即泻下、清热、通泄和燥湿的功效,如苦瓜、茶叶、香椿、白果和蒲公英等。主要适用于热证、湿证等。

(4) 酸(涩)味:能收、能涩,即收敛固涩的功效,如乌梅、山楂、柠檬、菠萝、五味子和金樱子等。主要适用于虚汗、久泻、遗精、带下、崩漏下血等精不内藏的病证。

(5) 咸味:能下、能软,即软坚散结,亦能泻下的功效,如海带、海藻、紫菜、海虾、海参、鱿鱼、乌贼鱼和淡菜等。主要适用于热结便秘、痰核、瘿瘤和瘰疬等病证。

(6) 淡味:能渗、能利,即渗湿利水,如茯苓、薏苡仁、冬瓜、荠菜和白茅根等。主要适用于水肿、小便不利等。

### (二) 食物的归经

归经是指食物对机体某部分的选择性作用,主要指食物对某脏腑及其经络发生作用,而对其他脏腑和经络作用相对较小或没有作用。因此,在选用食物时,要综合考虑食物性能的多样性,以有利于发挥食物的调护作用,收到预期的效果。按其主要归经,常见食物分类如下。

归心经的食物:百合、龙眼肉、莲子、酸枣、小麦等。

归肺经的食物:梨、甘蔗、荸荠、枇杷、白果、罗汉果等。

归脾经的食物:粳米、小米、大豆、大枣、猪肉、莲藕等。

归肝经的食物:马齿苋、芹菜、胡萝卜、佛手、黑芝麻等。

归肾经的食物:猪肾、羊肾、海参、海马、火腿、桑椹等。

归胃经的食物:粳米、小米、糯米、扁豆、土豆、萝卜、牛肉等。

归膀胱经的食物:刀豆、玉米、冬瓜、肉桂、茴香等。

归小肠经的食物:赤小豆、冬瓜、苋菜等。

归大肠经的食物:马齿苋、茄子、苦瓜、荞麦、木耳等。

### (三) 食物的功效

食物的功效是对食物的预防、治疗和保健等作用与疗效的直接概括,是食物治疗疾病的主要依据。食物的功效是由它自身固有偏性(性能)如"性""味""归经""升降浮沉"等特性决定的。

1. 滋养功效　食物进入人体,通过胃的消化、脾的运化,然后输布全身,成为水谷精微而滋养人体。这种后天的水谷精微和先天的真气结合,形成人体的正气,从而维护正常的生命活动和抗御邪气。此外,食物还形成维持机体生命的基本物质"精"。"精"藏于五脏,是脏腑功能活动和思维意识活动的基础,即"神"的基础。"精、气、神"为人体之三宝,生命之所系,而它们都离不开饮食的滋养。

2. 预防功效　广义地说,所有关于饮食的保健措施都以预防疾病、延年益寿为目的。食物对人体的滋养功效,本身就是一项重要的保健预防措施。合理安排饮食可保证机体的营养,使五脏功能旺盛、气血充实,通过食物的全面配合,或有针对性地增加某些食物可以预防和治疗某些疾病。中医学早在一千多年以前,就有用动物肝脏预防夜盲症,用海带预防甲状腺肿大,用谷皮、麦麸预防脚气病,用水果和蔬菜预防维生素 C 缺乏症等记载。

3. 延缓衰老功效　饮食调理进行抗衰防老多从补益肺、脾、肾入手。肺"司呼吸""天气通于肺",脾为"水谷之海""气血生化之源",肾为机体的"先天之本",因为"肾藏精","受五脏六腑之精而藏之"。肺、脾、肾三脏的实质性亏损以及其功能的衰退,常导致若干老年性疾患。在日常生活中注重饮食养生保健,及时消除病因,使机体功能协调,能够起到延缓衰老、延年益寿的作用。

4. 治疗功效 食物与药物都有治疗疾病的功效。但食物与人们的关系更为密切,所以历代医家都主张"药疗"不如"食疗"。

(1)补益脏腑:中医学认为米面、果菜等有改善人体功能,补益脏腑气血的功效,主张体质虚弱或慢性虚证患者可用血肉有情之品来滋补,如鸡汤可用于虚劳,当归羊肉汤可用于产后血虚。

(2)泻实祛邪:某些食物具有祛邪安脏的功效,如大蒜治痢疾,山楂消食积,鳗鱼治肺痨,薏苡仁祛湿,藕汁治咯血,赤小豆治水肿,猪胰治消渴,蜂蜜润燥等。

(3)调整阴阳:饮食得当可起到维持阴阳调和的功效,阳虚患者可选牛肉、羊肉等甘温、辛热类食品,阴虚患者可选百合、淡菜、甲鱼等甘凉、咸寒类食品养阴生津。

## 四、食物的分类

食物可分成五大类:一是谷类及薯类,包括米、面、杂粮等;二是动物类,包括肉、禽、鱼、蛋、奶及奶制品等;三是豆类及其制品,包括大豆及其他干豆类;四是蔬菜水果类,包括鲜豆、根茎、叶菜、茄果等;五是纯能量类,包括动植物油、淀粉、食用糖、酒类等。此外,食物也可按形态与加工方式分为米饭、粥食、汤羹、菜肴、饮料、酒剂、散剂、蜜饯、糖果、膏类等,或按食物功效分为补益正气(具有营养保健作用)和祛除邪气(具有治疗作用)两大类。

**(一)具有营养保健作用的食物**

1. 润肤养颜类 黄精、甲鱼、枸杞子、薏苡仁、肉皮等。

2. 延年益寿类 人参、黄芪、白术、山药、鳖、鱼、瘦肉、苹果、贝类、芝麻、花生、蜂王浆、茶等。

3. 美发乌发类 何首乌、当归、熟地黄、黑芝麻、黑豆、核桃肉、葵花籽、大麦、葛根、海藻、动物肝肾等。

4. 强身健体类 小麦、糯米、排骨、瘦肉等。

5. 增加免疫力类 冬虫夏草、山楂、大蒜、芦荟、生姜、香菇、蜂胶、薏苡仁等。

6. 增强记忆力类 蛋黄、芝麻、核桃、黄花菜、蘑菇、大豆、牛奶、鱼、卷心菜、木耳等。

**(二)具有治疗作用的食物**

1. 辛温解表类 生姜、大蒜、胡椒、芫荽、花椒等。

2. 辛凉解表类 杨桃、薄荷、桑叶、菊花、葛根等。

3. 化痰类 海藻、海带、紫菜、萝卜、罗汉果、雪梨等。

4. 止咳平喘类 白果、杏仁、冬瓜仁、橘、梨、萝卜等。

5. 清热解毒类 西瓜、冬瓜、黄瓜、苦瓜、绿豆、扁豆、乌梅、金银花等。

6. 利水类 西瓜皮、冬瓜皮、绿豆、赤豆、玉米须、葫芦、鲤鱼、黑鱼等。

7. 祛风湿类 薏苡仁、鳝鱼、樱桃、乌梢蛇等。

8. 润肠通便类 核桃仁、芝麻、松子、香蕉、蜂蜜等。

9. 行气类 佛手、玫瑰花、绿梅花、代代花、金橘等。

10. 止血类 花生红衣、黄花菜、木耳、莲蓬、藕等。

11. 活血类 山楂、茄子、酒、醋等。

12. 安神类 莲子、酸枣、百合、荔枝、龙眼、山药、鹌鹑、牡蛎肉等。

13. 涩肠止泻类 大蒜、马齿苋可用于热性泄泻,焦山楂、焦麦芽、焦谷芽、炒陈皮等用于伤食泻,薏苡仁、莲子、炒山药用于脾虚泄泻。

14. 驱虫类　槟榔、榧子、乌梅、南瓜子、椰子、胡萝卜等。

15. 降脂、降压类　荞麦、燕麦、小米、玉米、冬瓜、丝瓜、菠菜、西红柿、油菜、苋菜、海藻、紫菜、山楂、黑木耳、香菇、大蒜、洋葱、茶叶、荷叶、莲心、芹菜、荸荠、海蜇、蜂蜜、豆类等。

16. 催乳类　鲫鱼、猪蹄、鱼头、生南瓜子等。

17. 降糖止渴类　玉竹、枸杞子、玉米须、水芹、蘑菇、鳝鱼、泥鳅、鲜贝、甲鱼、绿豆、丝瓜、冬瓜、苦瓜、南瓜、山药、豌豆、茭白、乌梅、马齿苋等。

18. 消炎类　大蒜、菠菜根、马齿苋、冬瓜子、油菜、山慈菇等。

19. 防癌抗癌类　玉米、番木瓜、动物血、薏苡仁、葡萄、山楂、无花果、猕猴桃、芦笋、番茄、大蒜、百合、银耳、黑木耳、海参、扇贝、牡蛎、牛奶等。

**(三) 常用食疗方**

食疗方是在中医理论指导下,将两种或两种以上的食物(含药食两用品)按照一定的配方原则组合而成,以发挥其扶正祛邪、防病治病的作用。

1. **食疗方的配方原则**　它与方剂学的配方规律相一致,亦即遵循君、臣、佐、使的配方原则,与搭配中的主料、辅料和佐助料相结合。

(1) 主料(君):是根据食疗的需要而发挥主要作用的食物,可由一种或两种以上的食物所组成。如猪肺粥,猪肺益肺气,薏苡仁健脾气,两者共同发挥补脾益肺之功,均为主料,以治疗喘证。

(2) 辅助料(臣):是辅助主料以加强食物的功效,或治疗兼症的食物。如银耳鸡蛋羹中,重用银耳养阴润肺为主料,配用鸡蛋养阴润燥,以增强银耳的功效,为辅助料,治疗肺阴虚引起的咳嗽。

(3) 佐助料(佐、使):是消除主料的毒性或副作用,或调味增色,或引导主、辅料归入机体某脏腑经络的食物。如多种菜肴类食疗食物中,常用的姜、葱、花椒、胡椒、黄酒等,能够去膻解腥,为佐助料。

2. **食物配伍方法**　在中医理论指导下,采用两种以上食物配合应用,发挥相互协同作用。适当的配伍,增强食物的效用和可食性,起到相得益彰的作用。把单味食物的应用及食物与食物之间的配伍关系称为食物的"七情",包括单行、相须、相使、相畏、相杀、相恶、相反。除单行外,其余六方面均有配伍关系,主要分为协同和拮抗两个方面。食物的协同配伍包括相须、相使,拮抗方面包括相畏、相杀、相恶和相反。

(1) 相须:功效相似的食物配伍使用,起到协同增效的作用。如治疗阳痿的韭菜炒胡桃仁,韭菜与胡桃仁均有温肾壮阳之功,配合使用,则壮阳之力倍增。

(2) 相使:以一类食物为主,另一类食物为辅,使主要食物的功效得以加强。如治疗痹证的桑枝酒中,辛散活血通经的酒,加强了桑枝的祛风湿作用;治风寒感冒的姜糖饮中,温中和胃的红糖,增强了生姜温中散寒的功效。

(3) 相畏:一种食物的不良作用能被另一种食物减轻或消除。螃蟹性寒凉,可引起腹泻、腹痛、呕吐,能被紫苏减轻或消除。

(4) 相杀:一种食物能减轻或消除另一种食物的不良作用,实际上相畏和相杀是同一配伍关系从不同角度的两种说法。

(5) 相恶:一种食物能减弱另一种食物的功效。如萝卜能减弱补气类食物(如山药、山鸡、人参、黄芪等)的功效。

(6) 相反:两种食物合用,可能产生不良作用,形成了食物的配伍禁忌。食物的配伍禁忌比药物的配伍禁忌(十八反、十九畏)更复杂。如柿子忌茶、白薯忌鸡蛋、葱忌蜂蜜等。但对食物禁忌的经验,目前尚缺乏科学、严谨的证据,有待今后的研究予以验证。

附:食疗方举例

1. 补益类 根据气血阴阳的不足,有益气类、养血类、滋阴类、助阳类。

(1)益气类食疗方:参归炖母鸡(《乾坤生意》)

原料:母鸡1只,人参15g,当归15g,葱白、生姜、黄酒、食盐各适量。

制法:母鸡去毛及内脏,洗净,入砂锅;加水、黄酒、葱白、生姜大火烧开,撇去污沫,改用小火炖至熟烂,再加入人参、当归、食盐,炖约1小时即可。

功效:益气养血,益精填髓。

(2)养血类食疗方:桑椹龙眼膏(《民间验方》)

原料:桑椹1 000g,龙眼肉500g,蜂蜜适量。

制法:将桑椹、龙眼肉洗净,放入锅内,加清水以小火煎煮至汁液黏稠时,调入蜂蜜,边搅拌,边小火热,数分钟后即可停火,待凉装瓶备用。

功效:养血滋阴,补肝益肾。

(3)滋阴类食疗方:生地黄鸡(《肘后备急方》)

原料:生地黄250g,乌雌鸡1只,饴糖150g。

制法:鸡宰杀洗净,去内脏备用;生地黄洗净,切片,入饴糖,调拌后入鸡腹,于旺火上笼蒸2~3小时,待熟烂后食肉饮汁。

功效:滋补肝肾,补益心脾。

(4)助阳类食疗方:当归生姜羊肉汤(《金匮要略》)

原料:羊肉500g,当归10g,生姜20g,黄酒、食盐各适量。

制法:羊肉冲洗干净,切成小块,放入砂锅内,加黄酒、生姜、当归、清水,大火烧开,改用小火炖至羊肉熟烂,以食盐调味。分餐食用。

功效:温阳补虚,祛寒止痛。

2. 泻实类 包括解表类、清热类、温里类、行气类、活血类、止咳化痰平喘类、利水类、通便类、消导类、祛风湿类。

(1)解表类食疗方:姜糖苏叶饮(《本草汇言》)

原料:生姜10g,紫苏叶15g,冰糖适量。

制法:先把生姜洗净切成片备用;将生姜片、紫苏叶放入茶杯中,用开水冲泡,温浸10~15分钟即可饮用,以冰糖调味,代茶饮。或以生姜、紫苏叶两味原料如常法煎汤,每日2次。

功效:辛温解表,理气和胃。

(2)清热类食疗方:五汁饮(《温病条辨》)

原料:梨1 000g,鲜藕500g,鲜芦根100g,鲜麦冬50g,鲜荸荠500g。

制法:先把五种原料洗净,然后将芦根切成段,加水煎汤取汁;梨去皮核、荸荠去皮、鲜藕去节、麦冬切碎或剪碎,将处理过的后四味原料放入榨汁机内搅拌,取榨好的汁液倒入容器中,代茶饮。

功效:清热生津,甘寒润燥。

(3)温里类食疗方:胡椒煲猪肚(《饮食疗法》)

原料:猪肚1个,胡椒、黄酒适量。

制法:将胡椒、食盐、黄酒入洗净的猪肚内,然后用线缝好扎紧,慢火煲煮至熟烂。每周1次。

功效:健脾益胃,温中散寒。

(4)行气类食疗方:香橼浆(《食物疗法精萃》)

原料:鲜香橼1~2个,麦芽糖适量。

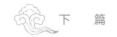

制法:将香橼切碎,放入带盖的碗中,加入等量的麦芽糖,隔水蒸数小时,以香橼烂为度。每服 1 匙,早晚各 1 次。

功效:行气开郁。

(5) 活血类食疗方:山楂饮(《简便单方》)

原料:山楂片 15g,冰糖适量。

制法:山楂片洗净,与冰糖一起放入茶杯中,以沸水冲泡,温浸 10~15 分钟即可饮用,代茶饮。

功效:活血化瘀,通络止痛。

(6) 止咳化痰平喘类食疗方:杏仁炖雪梨(《饮食疗法》)

原料:杏仁 10g,雪梨 1 个,冰糖适量。

制法:取杏仁、雪梨放入盅内,隔水炖 1 个小时以冰糖调味,食雪梨饮汤。功效:清热,化痰,平喘。

(7) 利水类食疗方:鲤鱼赤小豆汤(《外台秘要》)

原料:鲜鲤鱼 1 条(约重 500g),赤小豆 15g。

制法:鲤鱼去除鳃、鳞、头及内脏,冲洗干净备用;赤小豆洗净,放入锅内,加清水,大火烧开后改用小火,煮至豆熟时,加入鲤鱼,继续炖煮至鲤鱼熟烂即成。不加调料,淡食。

功效:利水消肿。

(8) 通便类食疗方

1) 黑芝麻粥(《冯氏锦囊秘录》)

原料:黑芝麻 30g,粳米 100g,白糖适量。

制法:先将黑芝麻放入锅内干炒,炒出香味,倒入小盘中备用;粳米洗净,如常法煮粥,临熟时加入黑芝麻,煮至米烂即可停火,以白糖调味。

功效:滋肝补肾,润肠通便。

2) 松子粥(《士材三书》)

原料:松子仁 15g,粳米 100g。

制法:粳米洗净,如常法煮粥,米将熟时,加入松子仁煮至粥成。每日 1 剂,1~2 次分服。

功效:养阴润燥,滑肠通便。

(9) 消导类食疗方:萝卜丝饼(《清宫食谱》)

原料:白萝卜 150g,面粉、食盐适量。

制法:将白萝卜洗净,刮成丝,调入清水、面粉、食盐,上火烙成薄饼。

功效:下气宽中,消食导滞。

(10) 祛风湿类食疗方:薏苡仁酒(《经验方》)

原料:薏苡仁粉 500g,酒曲适量。

制法:薏苡仁粉蒸熟,摊凉,与适量的酒曲拌匀,发酵酿制成酒。

功效:祛风除湿。

## 五、饮食宜忌

中医学所指的饮食宜忌包括广义和狭义两种。广义的饮食宜忌涉及食物与体质、地域、季节、年龄、病情以及饮食的调配、用法、用量等方面;狭义的则指饮食与病情方面的宜忌。临床上,患者的饮食调护应注意饮食宜忌。

### (一) 疾病饮食宜忌

疾病饮食宜忌是在患病期间或病后康复期,患者不能食用某些食物,以免影响疾病的康复。

1. 饮食宜忌与疾病的关系 饮食宜忌是根据病证的寒热虚实、阴阳偏盛偏衰,结合食物的四气五味、升降浮沉及归经等特性来确定的。食物的性味、功效等应与疾病的属性相适应,否则会影响疗效。如热证患者忌辛辣、醇酒、炙烤等热性食物;虚证患者以清淡而富于营养的食物为宜,不宜吃耗气损津、腻滞难化的食物。另外,中医学将能引起旧疾复发、新病加重的食物称为"发物"。如腥、膻、辛辣等食物,为风热证、痰热证和斑疹疮疡患者所忌;龙眼、荔枝、羊肉、狗肉等温热性食物,为阴虚燥热型糖尿病患者所忌。

2. 常见病证的饮食宜忌

(1) 阳虚病证:阳虚证多元阳不足,宜食用性味甘温的温补之品,忌食生冷或寒凉饮食。阳虚证往往消化功能欠佳,进食应循序渐进,忌暴饮暴食。常用补阳食物有羊肉、狗肉、鹿肉、花椒、虾、牛鞭、韭菜、冬虫夏草、蛤蚧和胡桃仁等。常用温补食物有鸡肉、猪肚、带鱼、海参、粳米、糯米、高粱、洋葱、大蒜、生姜、酒、饴糖、刀豆、扁豆、香菜、大枣、杨梅、杏子、栗子、樱桃和龙眼等。

(2) 阴虚病证:阴虚证多真阴不足,宜滋阴与清热兼顾,选用填精、养血、滋阴的食物,兼顾理气健脾。忌油腻厚味、辛辣食物,以防燥热损伤阴液。常用补阴食物有猪肉、鸭蛋、鸭肉、龟甲胶、鳖甲胶、小麦、番茄、银耳、木耳、芝麻、桑椹、苹果、百合、玉竹、枸杞子、酸枣仁和豆浆等。

(3) 气虚病证:气虚证多与肺、脾、心、肾虚损有关,食疗应以分别补其脏虚为原则,因"气之根在肾",补气时可酌情加枸杞子、桑椹和蜂蜜等益肾填精之品。补气类食品易致气机壅滞,影响食欲,可配伍少许行气之品如陈皮、玫瑰花、砂仁等,忌寒湿、油腻、厚味食物。常用补气食物有鸡肉、猪肚、鹅肉、鹌鹑、牛肉、兔肉、鲈鱼、青鱼、泥鳅、粳米、扁豆、山药、无花果、马铃薯、大枣、栗子和冰糖等。

(4) 血虚病证:脾胃是血液生化之源,补血必须先健脾胃,脾胃强健则生化之源不绝。中医学认为"气能生血",故常在补血药中,配以益气之品。常用的健脾补气食物有山药、大枣等。常用补血食物有乌骨鸡、动物血、动物肝脏、猪心、猪蹄、阿胶、菠菜、荔枝、龙眼肉、花生衣和红糖等。

(5) 肺系病证:主要包括咳嗽、喘证、咯血等,多与肺失宣发肃降有关。饮食宜清淡、易消化,忌食辛辣、油腻、甜黏类食物,禁烟酒及海腥发物。咳嗽痰黄可选枇杷、梨等清热化痰之品;痰白清稀者避免食用生冷瓜果;痰中带血宜食藕汁、梨、茄子等清热止血;久病肺阴虚者可选食百合、银耳、甲鱼等滋阴补肺之品;哮喘患者常与过敏有关,应禁食发物。

(6) 心系病证:心悸、心痛、失眠等病证与心主血脉、心主神明失常有关。饮食宜清淡、低盐,多食富含维生素 B、维生素 C 及豆制品类食物。食盐应控制在每日 6g 之内。烹饪用油应以植物油为主,如玉米油、菜籽油。忌高脂、高胆固醇类食物,如猪油、动物内脏,忌食烟酒、浓茶、咖啡及辛辣刺激之品。

(7) 脾胃病证:包括胃脘痛、呕吐、泄泻、便秘等,系脾胃运化失常所致。日常饮食应以清淡、细软、易消化、富有营养的食物为主,宜进蔬菜、瘦肉、鸡蛋、鱼类等。忌生冷、煎炸、硬固和刺激性食品,忌土豆、黄豆、番薯等易胀气食物。脾胃寒凉宜食温性食品;胃热者忌辛辣;胃酸过多,应避免食用刺激胃液分泌的食物,如浓茶、咖啡、巧克力和辣椒等;胃酸缺乏,可于饭后口含话梅或食山楂片;消化道出血者应进食无渣流质,如牛奶、米汤;腹泻者以少油半流质或软饭为宜,忌食生冷瓜果等寒凉滑润食物;呕吐剧者应暂禁食,好转后可进流质或半流质饮食,再逐渐恢复软食、普食,忌饱食。

(8) 肝胆病证:黄疸、腹胀等病证常与肝的疏泄功能失常有关。饮食宜清淡、营养丰富,

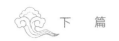

多食蛋、奶、鱼、瘦肉及豆制品,忌食油腻生冷、辛辣食物。急性期以素食为宜,多食新鲜水果。肝硬化腹水者应予低盐或无盐饮食,肝性脑病患者应控制动物蛋白的食入量。

(9) 肾系病证:以水肿、消渴、淋浊、遗精等为主症。饮食宜清淡,富于营养,可多食动物性补养类食物。水肿者应低盐或无盐饮食,可食用冬瓜、赤小豆、薏苡仁、玉米须以利尿消肿;肾虚者可选用牛、羊、狗肉及蛋类。

(10) 外感病证:与外感风邪有关,以发热为主,如感冒、中暑、痢疾等。宜清淡饮食,如面条、米粥、新鲜蔬菜、水果等。忌食腥腻、酸涩之品,如肥肉、鱼虾、食醋等,以防外邪内陷入里,变生他证。

(11) 疮疡皮肤病证:宜清淡饮食,多食蔬菜水果。忌虾、蟹、猪头肉等荤腥发物。

(二) 四时饮食宜忌

春季阳气初升,天气由寒转暖,万物萌发生机,人体阳气得以升发,肝气得以疏泄,气血趋向于体表。春季风邪当令,人体易为风邪所伤。饮食宜增甘少酸,以辛温、升散为主,宜选韭菜、南瓜、生姜、芫荽、胡椒等食物;不宜过食生冷、辛辣、酸性黏滞及过于热性食品,以免助热动火,触发肝阳上亢。

夏季炎热,腠理开泄,耗气伤津,体弱者易为暑邪所伤而致中暑。长夏暑湿,人体脾胃功能趋于减弱,食欲降低,若饮食不节,贪凉饮冷,易致脾阳损伤,出现腹痛、腹泻等脾胃病证。饮食宜清暑利湿,益气生津,可选金银花、绿豆、赤小豆、苦瓜、冬瓜、紫菜和西瓜等清热解暑利湿的食物及番茄、苹果、葡萄、菠萝和鸭肉等益气生津的食物;不宜过食生冷及冰镇的食物,同时注意饮食卫生。

秋季燥邪当令,最易伤肺,人体易为燥邪所伤而致津伤肺燥。初秋之气,夏季余热未清,为温燥,人体津液未复。饮食宜清淡平和、滋润清鲜,不宜过于辛辣香燥。深秋之气,寒意渐加,为凉燥,饮食宜逐渐转向味浓肥鲜,增加滋补的分量,宜选扁豆、莲子、银耳、杏仁、花生、猪肺、甲鱼、鲤鱼、蜂蜜和乳品等柔润之品。

冬季气候寒冷,阴寒偏盛,人体阳气收敛潜藏,阴精内藏,饮食宜温补助阳,补肾益精。宜选狗肉、牛肉、羊肉、鸡肉、龟肉、虾仁、海参、鹿茸、核桃、枸杞子和板栗等温补滋阴之品。

(三) 因地饮食宜忌

不同地区由于地势高低、气候条件及生活习惯和饮食习惯的不同,人的生理活动和病变特点也不尽相同。故在饮食调护时,应根据不同的地域分别配制膳食。东南沿海气候温暖潮湿,易感湿热,宜食清淡利湿之品;西北高原气候寒冷干燥,易受寒伤津,宜食温阳散寒或生津润燥的食物。

(四) 因人饮食宜忌

饮食调护应根据患者体质、年龄、性别等生理差异,给予不同的调护。体胖者多痰湿,饮食宜清淡,多食蔬菜、瓜果,忌食肥甘厚腻、助湿生痰之品;体瘦者多阴虚内热,津亏血少,多食滋阴、养血、生津之品,忌辛辣、燥热之品。儿童稚阴稚阳,脏腑娇嫩,气血未充,生机旺盛,但易伤食吐泻,应以调养脾胃为主,食物宜多样化,不可偏嗜,忌食过于温燥、滋腻、峻补之品。老年人气血渐虚,阴阳渐衰,多患虚证或虚实夹杂证,饮食宜选易消化、富有营养的食物,宜平补久服,顾护胃气,慎食难以消化及寒凉、黏硬等食物。

妇女有经、孕、产、乳之生理现象,屡伤于血,血常不足而气常有余。平日应多食补血行气膳食。妇女在月经期,应少吃寒凉食物,以免引起痛经;孕妇在妊娠期因胎热,宜食甘平、甘凉补益之品,少食易引起胀气和难消化食物,如荞麦面、高粱米、番薯等,慎食辛辣、滑利、破气、破血动胎食物,以免耗伤阴血而影响胎元;哺乳期宜多用鸡、鸭、鲫鱼、牛肉、猪蹄等炖汤,既补充营养,又促进乳汁分泌,少吃生冷及辛辣之物。

**（五）食物搭配宜忌**

有些食物相互搭配可提高功效，如当归生姜羊肉汤中，温补气血的羊肉与补血止痛的当归、温中散寒的生姜配伍，可增强补虚散寒止痛之功，同时还可以去除羊肉的腥膻味；薏米粥中添加红枣，可防止薏苡仁清热利湿过偏之性。有些食物间搭配相互克制，能削弱食疗效果，应避免，如食用羊肉、狗肉之类温补气血的食物，不应同时吃绿豆、鲜萝卜、西瓜等，否则会减弱前者的温补作用。但有时利用食物间性能相克，缓其大寒大热，对人体有益，如水产品多为寒性，加姜、葱同煮，以辛温而调其寒；有些食物合用，可能产生不良作用，应当注意，如柿子忌茶，白薯忌鸡蛋，葱忌蜂蜜。

**（六）食物制作宜忌**

制作食疗方时，还应注意制作宜忌，特别是加入部分中药时，为把药性充分析出，应使用适宜的锅具。如滋补类食疗方宜选择蒸煮炖法，可使用砂锅、不锈钢锅，忌铝、铁等金属锅具，以免发生化学反应，造成中毒。另外，有些食材烹制方式不同而具有不同的功用，如生藕能清热生津、凉血止血，而煮熟则滋补力较强。

**（七）服药饮食宜忌**

《调疾饮食辨》中说："患者饮食，藉以滋养胃气，宣行药力，故饮食得宜足为药饵之助，失宜则反与药饵为仇。"服药期间，有些食物对所服之药有不良影响，应忌服。

1. 一般忌食 服药期间，忌食生冷、黏腻、酒、酪、腥臭等不易消化或有特殊刺激性的食物。

2. 特殊忌口 某些药物有特殊忌口，如甘草、黄连、桔梗、乌梅忌猪肉，薄荷忌鳖肉，茯苓忌醋，鳖鱼忌苋菜，天冬忌鲤鱼，白术忌大蒜、桃、李，人参忌山楂、萝卜、茶叶，土茯苓忌茶，半夏忌羊肉、羊血、饴糖，厚朴忌豆类，丹皮忌蒜、芫荽等。

3. 西药忌口 服用某些西药，饮食方面也要注意一些禁忌。如服铁剂时忌饮茶，以免影响铁剂的吸收；服用维生素 C 时忌动物肝脏、牛奶、乳酸、咖啡等；服用红霉素时忌酸性食物，如醋、酸梅汤；使用氨基比林时忌含亚硝酸丰富的食物，如泡菜、干制海鲜类食物等。

# 第四节 情 志 护 理

情志是指意识、思维、情感等精神活动。《素问·阴阳应象大论》中归纳其为五志，后又衍化为七情，即喜、怒、忧、思、悲、恐、惊七种情志状态。《素问·汤液醪醴论》指出："精神不进，志意不治，故病不可愈。"七情六欲，人皆有之，情志活动是人类的正常生理现象。一旦情志过极，超出常度，就会引起脏腑气血功能紊乱，导致疾病的发生。

## 一、情志与健康的关系

正常情况下，七情是人体精神活动的外在表现，是人体对外界事物和现象作出的七种情志反应。《素问·气交变大论》说："有喜有怒，有忧有丧，有泽有燥，此象之常也。"若外界各种精神刺激程度过重或持续时间过长，造成情志的过度兴奋或抑制，则可导致人体阴阳失调，气血不和，经络阻塞，脏腑功能紊乱而发病。如《灵枢·寿夭刚柔》所说："忧恐忿怒伤气，气伤脏，乃病脏。"明代龚居中《红炉点雪·忌忧郁》记载："夫气贵舒而不贵郁，舒则周身畅利，郁则百脉违和，故曰喜则气缓，然缓者，因有徐和、畅利之义。"可见，情志与健康密切相关，情志不畅可导致疾病的发生。

**（一）七情平稳，气血调和**

七情乃人之常情，七情正常，则脏腑气机条达，气血调畅，脏腑功能活动加强，有利于维

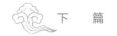

护人体健康,增强抗病能力。费伯雄曾云:"夫喜、怒、忧、思、悲、恐、惊,人人共有之境。若当喜而喜、当怒而怒、当忧而忧,是即喜、怒、哀、乐也。"喜是一种积极、肯定的情志,保持"喜"的心情,可缓和紧张情绪,振奋精神,正如"人逢喜事精神爽,雨后青山分外明"。一般认为,怒是一种消极、否定的情绪,但亦有积极的一面,如适当的发怒有助于肝气的疏泄条达。

(二)情志异常,伤及脏腑

七情太过可直接影响脏腑的生理功能,如《灵枢·百病始生》曰:"喜怒不节则伤脏",不同的情志刺激可伤及不同的脏腑。疾病的全过程,即是人体脏腑阴阳气血失调的过程。由于情志过激能够损伤脏腑的神和气,神伤,则脏腑阴阳气血无所主;气伤,则脏腑阴阳气血随之失调。所以在疾病过程中,如果产生过激的情志变化,就会加重脏腑阴阳气血的紊乱,使病情加重。

1. 直接伤及内脏　生理上情志与五脏有着密切的关系。人的精神情志受到外界不良刺激,脏腑气血失调,就会产生疾病。一般认为,喜伤心,怒伤肝,思伤脾,悲、忧伤肺,惊、恐伤肾。从临床上看,七情致病以心、肝、脾三脏为多见,其中心在七情发病中起主导作用,心为五脏六腑之大主,精神之所舍,七情发生之处,故七情太过首先伤及心神,然后影响其他脏腑。《灵枢·口问》曰:"悲哀愁忧则心动,心动则五脏六腑皆摇。"又如郁怒伤肝,肝气横逆,又常犯脾胃,出现肝脾不和等证。

2. 影响脏腑气机　"百病生于气也"。中医学认为,疾病之所以发生是由于体内气机升降异常所致。《素问·举痛论》云:"怒则气上,喜则气缓,悲则气消,恐则气下……惊则气乱……思则气结。"异常情志变化易导致脏腑气机紊乱,升降出入运动失常,脏腑功能活动失调。

过度愤怒使肝气上冲,血随气逆,并走于上,出现头痛头晕、面红目赤,或呕血,甚则昏厥猝倒。过度喜乐,使心气涣散,神气不能收持,出现精神不能集中,甚则喜笑不休、失神狂乱。过度悲忧,可耗伤肺气,临床常见精神萎靡、意志消沉、胸闷乏力、少气懒言。过度恐惧,可使肾气不固,气泄于下,表现为二便失禁、滑精等症。突然受惊,可致心气紊乱,气血失和,心神失常,出现心悸、失眠多梦、小儿夜啼,甚则精神失常等症。过度思虑,导致脾气郁结,运化失常,出现纳呆、脘腹胀满、便溏泄泻等症。

3. 影响病情变化　人体是统一的整体,在疾病过程中,情志的异常变化往往会影响病势的发展与变化。一方面,七情太过伤及一脏,亦会累及他脏,从而使全身气机功能紊乱,病情加重。另一方面,患者脏腑气血功能失调,容易产生不良情绪,加重情志的异常波动,使脏腑气血功能失调加剧,病情恶化。

## 二、影响情志变化的因素

情志变化受多种因素影响,如自然环境因素和社会因素、个体的内在因素和病理因素等。

(一)社会因素

社会因素可以影响人的心理。政策环境、社会地位和生活条件的变化,都可能引起情志紊乱而发病;男女之间的婚恋纠葛、家庭生活不协调或亲人的生离死别等精神创伤,均可引起强烈的情志变化。《素问·疏五过论》说:"切脉问名,当合男女。离绝菀结,忧恐喜怒,五脏空虚,血气离守。"此外,社会动乱、流亡生活、饥饿灾荒等,也是重要的情志刺激来源。

(二)自然环境

自然环境是影响人情绪变化的重要因素。在自然环境中,一些非特异性刺激因素作用于人体,可使情绪发生相应变化。幽雅、安静、协调的生活环境、喜闻的气味、优美动听的乐曲,使人心情舒畅、精神振奋、工作效率得以提高;而喧嚣吵闹、杂乱无章、气味腥臭的环境,则使人感到压抑、沉闷,或厌倦、烦躁,工作和学习效率会明显下降。另外,不同的色彩也会使人产生不同的感觉,如红色使人兴奋、情绪激昂,黑白色象征肃穆和庄重,从而影响人的情绪。

（三）病理因素

机体脏腑气血病变,也会引起情志的异常变化。《素问·调经论》指出:"血有余则怒,不足则恐。"《灵枢·本神》认为:"肝气虚则恐,实则怒……心气虚则悲,实则笑不休。"说明脏腑病变可导致情志的改变,五脏虚实不同,亦可引起不同的情志变化。

（四）个体因素

人的体质有强弱之别,性格有刚柔之分,年龄有长幼之殊,性别有男女之异,这些差异使个体对同样的刺激,会有不同的情绪反应。

1. 体质差异　体质强弱不同,对情志刺激的耐受力也存在差别。《医宗必读》记载:"外有危险,触之而惊,心胆强者不能为害,心胆怯者触而易惊。"说明体质较强者,一般情况下不易为情志所伤;体质较弱者,轻微的情志刺激就可能诱发疾病。

2. 性格差异　性格是个性心理特征的重要方面。一般而言,性格开朗乐观之人,心胸宽广,遇事心气平静而自安,不易为病;多愁善感之人,心胸狭隘,感情脆弱,情绪常激烈波动,易酿成疾患。这种耐受性的差异,与人的意志勇怯密切相关。意志坚定者,善于调节自己的感情,使之免于过激;意志怯弱者,经不起七情六欲的刺激,易做情绪的俘虏,必然发生病变。《素问·经脉别论》云:"当是之时,勇者气行则已,怯者则着而为病也",说的就是这个道理。

3. 年龄差异　儿童脏腑娇嫩,气血未充,中枢神经系统发育尚不完备,多为惊、恐刺激致病;成年人血气方刚,奋勇向上,又处在各种错综复杂的环境中,易怒、思为病;老年人常感孤独寂寥,易为忧郁、悲伤、思虑致病。

4. 性别差异　男性属阳,以气为主,性格多刚悍,对外界刺激有两种倾向:一种不易引起强烈变化,另一种表现为亢奋形式,多为狂喜、大怒,因气郁致病者较少。女性属阴,以血为先,其性多柔弱,较男性更易因情志而致病,女性对于情志的刺激,以悲忧、哀思致病多见。故《外台秘要》有"女属阴,得气多郁"之说。

## 三、情志护理的原则

情志护理是以中医理论为指导,动态把握患者的情志变化,应用科学的护理方法,改善和消除不良情绪,从而达到预防和治疗疾病目的的一种方法。在情志护理中,护理人员应遵循基本原则,以达到干预的效果。

（一）诚挚体贴,全面照顾

由于角色、环境的改变,患者的情志状态和行为常异于常人,出现焦虑、紧张、悲观、抑郁等负性情绪。《备急千金要方》曰:"见彼苦恼,若已有之","先发大慈恻隐之心,誓愿普救含灵之苦"。护士在工作中,应根据患者情绪的个体状况,以和蔼、诚恳的态度,同情、关怀的情感,给予关心和帮助,帮助其树立战胜疾病的信心,协助患者适应新的生活环境。同时,还要注意病室内外环境的美化、饮食的调护、睡眠的调节、社会支持系统的保障,从而使患者产生安全感,保持稳定、乐观的情绪,使脏腑、气血功能旺盛,促使疾病痊愈。

（二）因人施护,有的放矢

《灵枢·寿夭刚柔》中指出:"人之生也,有刚有柔,有弱有强,有短有长,有阴有阳。"患者

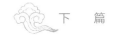 笔记栏

由于职业、年龄、生活阅历、性格等不同，所患疾病及病程长短的不同，其心理状态也不同。因此，在情志护理过程中，应遵循因人施护的原则。如新入院患者，常因环境不熟悉或生活不习惯，产生紧张或忧虑、恐惧等情绪。护士应主动了解、评估患者的心理状况，用专业知识和技能指导或引导患者，正确对待自身的疾病和预后，积极配合治疗与护理，帮助解决存在的心理问题。

### （三）乐观豁达，怡情养性

孙思邈在《备急千金要方·养性序》中指出："夫养性者，欲所习以成性，性自为善……性既自善，内外百病自然不生，祸乱灾害，亦无由作，此养性之大经也。"修身养性，保持心情舒畅，能使机体神安气顺、心清形静、气血调和、脏腑功能平衡协调，从而有益于健康。对患者而言，无论病情轻重，结局如何，乐观豁达的心态均可以促进疾病的康复。护理人员应积极疏导患者，创造良好的治护环境，帮助患者树立战胜疾病的信心。

### （四）避免刺激，稳定情绪

《素问·痹论》指出："静则神藏，躁则消亡。"《素问·生气通天论》曰："起居如惊，神气乃浮。"尤其是患病时，患者适应噪声的能力减弱。某些体质虚弱或犯心惊、癫狂等症的患者，听到轻微的声响就会坐立不安、心惊肉跳，影响睡眠与休息。而安静的环境能增进舒适，促进睡眠，有利于疾病的康复。因此，护士在日常工作时应注意四轻：说话轻、走路轻、操作轻、关门轻。对于前来探视的亲友，可根据患者的病情，适时提醒其保持情绪稳定，言语平和，避免给患者带来不良刺激。

## 四、情志护理的方法

情志护理的方法多种多样，可根据患者的具体病情选择适宜的干预方法，以达到良好的效果。

### （一）关怀体贴

护理人员应具备同理心，即"视人犹己"，善于体贴患者的疾苦，以满腔的热情对待工作、关心患者，理解、体谅他们的负性情绪，以取得其信任。疾病状态下，患者常感到苦闷、忧愁、焦虑。护士应态度和蔼、语言亲切、温和礼貌。同时，还应注意营造适宜康复的环境，从而使患者从思想上产生安全感，保持稳定、乐观的情绪，增强战胜疾病的信心。

### （二）言语开导

言语开导是通过正确、巧妙的语言，对患者进行劝说开导，使其正确认识情志刺激与健康和疾病的关系，以积极的态度配合治疗和护理的方法。对于患者遇到的困难，应积极帮助解决。对患者出现的焦虑、沮丧、恐惧等情绪，护士应适时地"告之以其败，语之以其善，导之以其便，开之以其所苦"。同时，说理开导要做到因人而异、耐心细致，对患者抱有同情心，同时尊重他们的隐私，动之以情，晓之以理，以解除其心中疑虑。

### （三）释疑解惑

释疑解惑是指根据患者的心中疑虑，借助一定的方式，解除患者对事物的误解和疑惑，增强其战胜疾病的信心，促进疾病的康复。患者常常会对疾病、治疗产生各种疑惑顾虑和猜测，或小病疑大，或轻病疑重，或久病疑死，最终疑虑成疾。成语故事"杯弓蛇影"便是这样的案例。因此，护士应动态观察患者的情绪变化，帮助其了解疾病的相关知识，使患者从迷惑中解脱出来。

### （四）移情易性

移情易性，又称转移法，指借助一定的方法和措施转移患者的情绪和注意力，以消除不良情绪的方法，又称移精变气法。移情是指排遣情思，使思想焦点转移他处，或改变内心焦

虑的指向性,使其转移到其他事物上,即转移注意力。易性是指改易心志,包括改变其错误认知、不良生活习惯,或促使不良情绪适度宣泄。常用的移情方法有言语诱导法、琴棋书画法、运动法、升华超脱法,护士可根据患者的情况灵活选择。

（五）发泄解郁

发泄解郁法是指通过发泄、哭诉等方式,将忧郁、悲伤等不良情绪宣泄出来,达到释情开怀、摆脱苦恼的目的,从而恢复愉快、平和心境的情志护理方法。古人云:"神者,伸也,人神好伸而恶郁,郁者伤神,为害非浅","郁者发之"。常用的发泄解郁法有:挥泪痛哭法、倾诉苦衷法、"模拟"发泄法等。对于确有悲郁之情的患者,护理人员应因势利导,引导其向家属、朋友或医护人员哭诉苦衷,使悲郁之情得以发泄舒展,使气机调畅。但哭泣不宜过久、过重,以免伤身。

（六）以情胜情

以情胜情,又称情志相胜法,是指有意识地运用一种情志制约另一种情志,达到减轻甚至消除不良情志,从而保持良好的精神状态。张从正的《儒门事亲·九气感疾更相为治衍》中记载:"悲可以治怒,以怆恻苦楚之言感之;喜可以治悲,以谑浪亵狎之言娱之;恐可以治喜,以恐惧死亡之言怖之;怒可以治思,以污辱欺罔之言触之;思可以治恐,以虑彼志此之言夺之。"临床常用的以情胜情法有激怒疗法、喜乐疗法、悲哀疗法、惊恐疗法、思虑疗法等。护理人员应动态把握患者对情志刺激的敏感程度,选择恰当的方法,并控制好度,避免过犹不及。

（七）暗示法

暗示法指医护人员运用语言、动作、表情等方式,使患者在不经意间受到积极暗示,接受医护人员的某种观点、信念、态度等,从而消除其精神负担,增强其战胜疾病信心的一种护理方法。暗示不仅影响人的心理与行为,且能影响其生理功能。"望梅止渴""草木皆兵"等成语故事,即是暗示疗法的典型例证。暗示干预应注意以下方面:①患者的受暗示性是各不相同的,应区别对待;②施护前须取得患者充分的信任与合作;③每一次施护过程应尽量取得成功,如不成功,则会动摇患者的信心,影响患者对施治者的信任。

（八）顺情从欲

顺情从欲是指顺从患者的意志、情绪,满足其身心需要,用以治疗情志不遂所致病证的一种方法。"意念未遂,所求不得"是导致形神疾病的常见原因。张景岳认为:"若思虑不解而致病者,非得情舒愿遂,多难取效。"对于患者心中的欲望,在护理中应注意理性分析,区别对待。若是合理的,条件又允许,应尽力满足其所求或所恶,创造条件以改变其环境,或对其想法表示同情、理解和支持等。反之,对那些不切实际的想法、欲望,不可一味地迁就和纵容。

## 五、预防七情致病的方法

预防胜于治疗,预防情志致病能起到事半功倍的效果。只要做到清净养神、养性修身、怡情快志,保持七情平和,就可以避免情志致病。

（一）清静养神

清静养神,是指采取各种措施使精神保持淡泊宁静的状态,不为七情六欲所干扰。我国历代医家均认为神气清静,五脏安和,可健康长寿。而患病之人对于情志刺激尤为敏感,调摄精神就更为重要。只有将"静"融于人的日常生活中,做到精神内守,心平气和,精气才能日见充实,形体亦可随之健壮,从而达到《素问·上古天真论》所说的"恬惔虚无,真气从之,精神内守,病安从来"的境界。清静养神的方法很多,精神内守、意守为

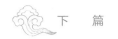

清净养神的主要方法。要树立清静为本的思想,不过分劳耗心神,乐观随和,做到静神不用,劳神有度,用神不躁。此外,还要努力减少外界对神气的不良刺激,创造清静养神的有利条件。

### (二) 养性修身

古人把道德和性格修养作为养生的一项重要内容,认为养生和养德密不可分,甚至把养性和养德列为摄生首务。养德可以养气、养神,有利于神定心静,气血调和,精神饱满,形体健壮,使"形与神俱",从而健康长寿。道德高尚的人,待人宽厚,性格豁达,志向高远,对生活充满希望和乐趣。他们一般都具有良好的心理素质,始终保持积极向上的精神状态,能控制和调节自己的情绪。而道德低下、个性狭隘者,则常常会用神不当。

### (三) 怡情快志

保持积极、乐观、愉快、舒畅的心情是情志养生的重要方法。善于摄生的人会创造健康的精神生活,在工作、学习和劳动之余,往往有自己的赋闲消遣方式,如游行于田园山水之间,往来于长幼亲朋之中,沉浸于欢歌笑语,闲情于琴棋书画,安心于居家操持等,从而得到精神满足和充分的休息与调整。引导患者保持愉悦的心情和良好的精神状态,热爱生活,融入社会,和谐人际关系,建立有利于身心健康的生活工作环境。

### (四) 平和七情

1. 以理胜情　即考虑问题要符合客观规律,能用理性克服情志上的冲动,使情志活动保持在适度状态而不过激,思虑有度,喜怒有节。

2. 以耐养性　即有良好的涵养,遇事能够忍耐而不急躁、愤怒,日常生活中能淡泊名利,淡忘烦恼。

3. 以静制动　神静则宁,情动则乱,应倡导清静少欲,避大喜大怒,常保平和心境。静神之法很多,如练气功、书法、绘画等皆能怡神静心。

4. 以宣消郁　悲哀忧伤的最佳消除方法,就是及时用各种方法宣泄情绪,以免气机郁遏而生疾患。宣泄的方法很多,如向亲朋好友倾诉、挥泪痛哭等,用个人喜欢的方法发泄情绪,避免寂寞独处等。

5. 思虑有度　思虑过度可致心脾损伤。对于力所不及、智所不能之事,不要空怀想象过于追求,以免导致疾病的发生。用心思虑的时间不宜太长。平常应坚持体育锻炼,晚间不宜熬夜太过,要养成按时作息的好习惯。

6. 慎避惊恐　惊恐对人体的危害极大。过度的惊恐可致气机紊乱,心神受损,肾气不固。要有意识地锻炼自己,培养勇敢坚强的性格,以预防惊恐致病。此外,还应避免接触易导致惊恐的因素和环境。

### 思政元素

**世界卫生组织的"四维"健康观**

世界卫生组织(World Health Organization,WHO)从人的整体阐述健康的含义,提出"健康不仅是没有疾病或不虚弱,而是一种在身体上、精神上和社会适应上的完好状态"的"四维"健康观念。要进一步理解人体自身、人与自然、人与社会相协调的重要性。掌握生活起居、饮食调护、情志调适等方面的护理方法,提升自我调护的能力,成为生理健康、心理健康、道德健康、社会适应健康的高层次护理专业人才。

# 第五节　用药护理

中药治疗是中医学临床治疗疾病最常用的方法与手段,中药用药护理是护理工作重要的一项内容。护理人员应正确地掌握各种药物的给药途径、方法及用药后的观察等,使其更好地发挥药物疗效,提高治疗效果。

## 一、中医用药"八法"及护理

中医用药"八法"是在中医辨证论治指导下的八种基本治疗大法的总称,是清代程钟龄归纳总结提出的常用的治疗方法。主要指汗法、吐法、下法、和法、温法、清法、消法、补法。这八种方法既可以单独使用,也可以配合使用。在运用"八法"治疗时,护理得当,才能使患者病情得以恢复。

### (一)汗法与护理

1. 概念　汗法,又称解表法,是运用具有解表发汗作用的药物,通过开泄腠理、调畅营卫、宣发肺气等,使肌表的外感六淫之邪随汗出而解的一种治法。《素问·阴阳应象大论》:"其在皮者,汗而发之。"汗法适用于一切外感疾病初期,病邪在表等证。此外,疮疡初起、麻疹疹未透发、外感风寒兼有湿邪或风湿痹证、实证水肿兼表证等,也可用汗法。由于病性有寒热之分,体质有强弱不同,使用汗法要区别辛温、辛凉的运用,以及汗法与补法等其他治疗方法的结合。年高体弱、久病体虚、失血伤津等禁用或慎用汗法。

2. 护理要点

(1) 病情观察:观察有无出汗,汗出时间、部位、汗量等。以周身微汗为度,注意不可过汗。若汗出热退、脉静身凉,可停药。若无汗,则药效不够;若出汗过多,则易致伤阴耗液,应及时处理。

(2) 生活起居:保持室内空气新鲜,注意避风保暖,尤忌汗出当风。表证者多有畏寒、恶风,或发热,注意休息,保持适当活动,以防再感风寒而加重病情。汗出过多时,应及时用干毛巾或热毛巾擦干,注意避风寒。

(3) 饮食护理:宜清淡易消化食物,忌酸性和生冷、厚腻食物。注意饮食卫生,不食腐败酸馊食物。

(4) 用药护理:药物武火快煎,热服。服药后啜热粥约200ml或喝温开水,以助药力,促进发汗。若与麻黄、葛根同用时,一般不需喝热粥,防出汗太过。服用含麻黄的药方后,注意观察患者血压与心率。

(5) 注意事项:汗法用于表证时,忌用冷敷、乙醇擦浴等物理降温法。以免因冷而致汗孔闭塞,汗不易出,使邪无出路而入里化热成变证。

> 📖 **知识链接**
>
> 汗法理论的应用与思辨
>
> 汗法最早源于《黄帝内经》,在《伤寒论》中已运用广泛。张从正将其与吐法、下法共称为"攻邪派"三法。汗法位于八法理论之首,与其他治法不可分离。解表剂可归属于发汗剂,但汗法的应用不仅仅局限于解表剂,同时并非所有的太阳表证都单一地使用汗法。要准确把握发汗的力度,以辨证的角度来理解汗法的禁忌证。由此可见,汗法运用的过程中不可拘泥于古、不懂变通,而应当注意辨别思考,以更好地治疗疾病。

（二）吐法与护理

1. 概念　吐法，又称催吐法，是运用具有涌吐作用的药物，通过涌吐，使停留在咽喉、胸膈、胃脘等部位的痰涎、宿食或毒物等从口中吐出的一种治法。吐法适用于病位居上、病势急暴、内蓄实邪等证，如中风痰壅，宿食壅阻胃脘，毒物尚在胃中等。此外，痰涎壅盛的癫狂等，也可用吐法。其包括峻吐法、缓吐法和外探法三种。吐法对幼儿、年老体弱、心脏病、高血压、孕妇应慎用或忌用。

2. 护理要点

（1）病情观察：观察呕吐物的量、色、性质等，并记录。严重呕吐者，应观察患者脉象、血压的变化，遵医嘱给予静脉输液，调节水、电解质、酸碱平衡。

（2）生活起居：病室空气流通，保持新鲜无异味，嘱患者注意保暖，避免风寒，防吐后体虚，复感外邪。吐后给予温开水漱口，及时清理呕吐物。

（3）饮食护理：予清淡、易消化的素食。忌食生冷、肥甘厚味或黏腻之品。呕吐后不要立即进食，以防食复。

（4）用药护理：药物小剂量分次服用，中病即止。呕吐时，卧床患者应将其头偏向一侧，防止呕吐物误入呼吸道。服药后不吐者，可用压舌板、小勺、手指等刺激咽喉部，助其呕吐。呕吐不止者，根据催吐药的种类可分别用下列方法处理：服巴豆吐泻不止者，可用冷稀粥解之；服藜芦呕吐不止者，可用葱白汤解之；若是误服其他有毒物而呕吐不止者，可用甘草、贯众、绿豆煎汤解之。

（三）下法与护理

1. 概念　下法，又称泻下法，是运用具有泻下作用的药物，通过荡涤肠胃，泻出肠胃中积滞、积水、瘀血，使停留在肠胃的宿食、燥屎、冷积、瘀血、结痰、停水等从下窍而出的一种治法。下法适用于邪在肠胃而燥屎内结或热结旁流及停痰留饮、瘀血积水等邪正俱实证。《素问·阴阳应象大论》："中满者，泻之于内。"由于病性有寒热虚实之分，病邪有兼夹不同，故下法有寒下、温下、润下、逐下、攻补兼施的区别，运用下法时必须辨证准确，用药精当。妇女经期、孕期及脾胃虚弱者等禁用或慎用下法。

2. 护理要点

（1）病情观察：观察排泄物性质、数量、次数及颜色，伴有的腹痛情况及生命体征等变化。若因泻下太过出现虚脱，应配合医生，及时采取措施。温下药物服药后腹痛减轻，肢体转温，为病情好转之势。

（2）生活起居：保持生活规律，起居有常，根据寒热辨证要求，调节病室温度、湿度。习惯性便秘患者，应注意适当运动，养成定时排便习惯，也可采取按摩、针刺等方法。

（3）饮食护理：服用寒下药物期间可暂禁食，待燥屎泻下再予米汤、糜粥等养胃气之品。饮食宜清淡、易消化，多吃水果和蔬菜。应忌硬固、油腻、辛辣食物及饮酒等。服用温下药物期间应注意给予温热性食物。

（4）用药护理：使用下法，饭前温服，中病即止，不可久服。根据不同方药，采用不同的煎煮方法。寒下药适用于里实热证，忌同时服用辛燥、滋补药，服药后出现轻微腹痛为正常现象，待通便后腹痛会自然消失。温下药适用于因寒成结之里实证，药宜取连续轻泻。润下药适用于肠燥津亏，大便秘结之病证，在服药期间应配合食疗以润肠通便，应养成定时排便习惯。逐水药适用于水饮壅盛于里之实证，此类药有毒而峻猛，易伤正气，故体虚、孕妇忌用，有恶寒表证者不可服用。服药后注意心下痞满及腹胀腹满缓解情况。

（四）和法与护理

1. 概念　和法，又称和解法，是运用具有疏泄与和解作用的药物，使在半表半里的邪气得以解除,使失和的脏腑、阴阳、表里得以恢复协调的一种治法。和法适用于邪犯少阳、肝脾不和、寒热错杂、表里同病等证。病邪在表、未入少阳,或邪已入里的实证及虚寒证等,应忌用或慎用和法。

2. 护理要点

(1)病情观察:服用和解少阳的药物期间,应注意观察患者体温、脉象,及出汗情况;服用调和胃肠药物,应观察腹胀与呕吐情况、排泄物的性质与量。

(2)饮食护理:饮食宜清淡易消化,忌生冷、油腻及辛辣之品,尤其是对胆气不舒证患者,服用和解少阳的药物期间,应忌食萝卜。

(3)用药护理:和法的方药中常以柴胡为主药,服药时忌同时服用碳酸钙、维生素 $D_2$ 胶性钙、硫酸镁、硫酸亚铁等西药,以免相互作用产生毒副作用。服用调和肝脾药物期间,应加强情志护理,使患者心情舒畅。

(五)温法与护理

1. 概念 温法,又称祛寒法,是运用具有温热散寒作用的药物,通过温里祛寒以治疗里寒证的一种治法。《素问·至真要大论》中的"寒者热之""治寒以热",就是温法的理论依据。温法适用于寒邪直中脏腑、寒饮内停、阳气衰微等证。由于里寒证的形成和发展过程中,往往阳虚与寒邪并存,所以治疗上温法又常与补法配合运用。真热假寒者、素体阴虚者等禁用或慎用温法。

2. 护理要点

(1)病情观察:注意观察患者神志、面色、体温、血压、脉象及四肢回温的病情变化。如出现异常情况,应及时采取措施。

(2)生活起居、饮食护理均以"温"法护之,注意保暖,宜进温热饮食,忌食生冷寒凉、厚腻之品。

(3)用药护理:服药中出现咽喉疼痛、舌红、咽干等,为虚火上炎,应及时停药。服用温中祛寒药治疗久病体虚者,由于药力缓,见效时间长,应嘱咐患者要坚持服药。服用回阳救逆药治疗阳气衰微、阴寒内盛或昏迷的患者时,可通过鼻饲给药。

(六)清法与护理

1. 概念 清法,又称清热法,是运用具有清热、泻火、解毒、凉血等作用的药物,以清除里热之邪的一种治法。《素问·至真要大论》中的"热者寒之""治热以寒",就是清法的理论依据。清法适用于里热证、火证、热毒证、血热证以及虚热证等里热病证。热证容易伤津耗气,使用清法时常配伍生津、益气之品。真寒假热、虚阳上越等证,脾胃虚寒者、孕妇等禁用或慎用清法。

2. 护理要点

(1)病情观察:注意观察患者生命体征。邪在气分服用药物后,体温渐降,汗止渴减,神清脉静,为病情好转;若还是高热烦渴不减,并出现神昏谵语、斑疹、舌质红绛等,提示病由气分转为气营两燔,病情加重。若出现高热,并四肢抽搐或惊厥,则热盛动风,应积极采取救治措施。对疮疡肿毒之症,应观察肿块消长之势,若已成脓,应切开引脓。热邪清除后应及时停药,以免久服损伤脾胃。

(2)生活起居:保持病室空气新鲜,室温、衣被、饮食、服药等均宜偏凉。

(3)饮食护理:给以清淡易消化的流质或半流质,多食蔬菜水果类及维生素食物,鼓励患者多饮水、西瓜汁、梨汁等生津止渴之品。

(4)用药护理:根据不同方药,选择正确的煎煮方法,汤剂宜取汁凉服或微温服,苦寒滋阴药久服易伤胃或内伤中阳,必要时添加温胃、和胃药。

笔记栏

**（七）消法与护理**

1. 概念　消法，又称消导法，是运用具有消散或破消作用的药物，通过消食导滞、行气活血、化痰利水，以及驱虫的方法，使气、血、痰、食、水、虫等所结成的有形邪实得以消散的一种治法。消法适用于饮食停滞、气滞血瘀、水湿内停、痰饮不化等证。年老体弱、脾胃虚弱、孕妇等禁用或慎用消法。

2. 护理要点

（1）病情观察：观察腹痛、腹胀及呕吐情况，大便次数、性状，水饮消退情况等。若是湿热滞食，内阻肠胃的泄泻，服药过程需注意排便与腹痛情况，如出现泻下如注或伤津脱液等表现，应立刻停药，并采取措施。应用消痞积药，应注意观察患者的局部症状，如疼痛，肿块大小、质地、活动度、有无压痛、边缘是否光滑等。

（2）饮食护理：服药期间，饮食宜清淡，忌过饱。婴幼儿可减少乳食量，必要时可暂停喂乳。肝气不和，应给理气消食食物，如山楂、橘饼。

（3）用药护理：消导之剂，要根据其方药的气味清淡、重厚之别，采用不同的煎药法。如药味清淡，临床取其气者，煎药时间宜短；如药味重厚，取其质者，煎药时间宜延长。服用消食剂时不可与补益药、收敛药同服，以免降低药效。汤剂宜饭后服用，与西药同服应注意配伍禁忌，如山楂丸味酸，忌与氢氧化铝、碳酸氢钠等碱性药物同服，以免酸碱中和，降低药效。不可久服，中病即止。

**（八）补法与护理**

1. 概念　补法，又称补益法，是运用具有补养作用的药物，主治各种虚证，恢复人体正气的一种治法。补法包括补气、补血、补阴、补阳等。运用补法要注意辨证，防止"闭门留寇""虚不受补"及滥用补药等。真实假虚证、脾胃虚弱者等禁用或慎用补法。

2. 护理要点

（1）病情观察：服药期间，应注意观察血红蛋白、体重等情况变化。

（2）生活起居：由于阳虚多寒，阴虚多热，病室的温度、湿度可根据患者的临床症状进行调整，合理安排生活起居，保持充足睡眠，适当锻炼身体，提高抗病能力。

（3）饮食护理：饮食宜清淡、易消化，忌食辛辣、油腻、生冷之品，也应忌食萝卜和纤维素多的食物，以减缓排泄，增加吸收。饮食上应对证进补：①阳虚证者可选用牛、羊肉和桂圆、大枣等温补之品，忌生冷瓜果和凉性食品；②阴虚、血燥者应选用银耳、淡菜、甲鱼等清补等物，忌辛辣、炙煿之品；③气虚证者可选山药、母鸡人参汤、黄芪粥等益气之品；④血虚者可选动物血、猪肝、大枣等补血之品。补益药一般宜饭前空腹服用。

（4）用药护理：补益药大多质重味厚，宜文火久煎，以使有效成分充分煎出。阿胶需烊化，贵重药品应另煎或冲服，并合理保管药物。宜空腹或饭前服下。补益药见效缓慢，用药时间长，应坚持服药。

（5）情志护理：虚证患者大多处在大病初愈或久病不愈等情况，护理人员应加强对患者的心理疏导，给予精神上的安慰和鼓励。

（6）注意事项：若遇外感，应停服补药以防"闭门留寇"。

以上中医用药"八法"是根据八纲辨证及药物的主要作用归纳总结而成，随着中医医疗护理实践的不断探索，除吐法极少使用外，临床常单种治法使用或多种治法合用，内容十分丰富。故应根据个体临床实际情况，在辨证的基础上实施合理的护理措施，做好辨证施护。

## 二、中药汤剂煎煮法

传统汤剂仍为目前中药临床常用的剂型，也是中药给药的主要途径，即根据不同药性和治疗需要配伍后,将切细、打碎或炮制过的药物加水煎煮,滤取其药液的方法。其煎煮方法十分讲究,如明代李时珍指出:"凡服汤药,虽品物专精,修治如法,而煎药者鲁莽造次,水火不良,火候失度,则药亦无功。"中药在煎煮过程中发生两种变化:一是单味药物有效成分的溶出;二是药物中各种活性成分进行化合反应。为了保证中药的用药效果,医护人员应指导患者及家属掌握中药汤剂的正确煎煮方法。

（一）煎药器具

最好用陶瓷器皿中的砂锅、砂罐。还可用搪瓷器皿或不锈钢锅,此类容器材质稳定,在药物煎煮过程不易与药物成分发生化学反应,且受热均匀,导热性缓和,是理想的煎药容器。煎药忌用铁、铜、铝等金属器具,其主要原因这些金属活性较强,性质不稳定,在应用过程中易与药物成分发生化学反应,如与鞣质类成分可生成鞣酸铁等,使药物的有效成分降低,甚则出现对人体有害的物质,产生毒性。

（二）药物浸泡

中药煎煮前浸泡既有利于有效成分的充分溶出,又可缩短煎煮时间,避免因煎煮时间过长,导致部分有效成分耗损、破坏过多。煎药前多数药物宜用冷水浸泡,以药材浸透为原则,一般以浸泡 30~60 分钟为宜。以花、叶、草类药物浸泡 20~30 分钟,根茎、种子、果实类浸泡 60 分钟,夏季气温高,浸泡时间不宜过长,以免变质。另外,煎药前不可用水洗药,因为某些中药成分中含有糖和苷类等易溶于水的物质;还有些中药是经过炮制的,如添加蜜、醋和酒等,若用水洗,会丧失一部分有效成分,降低药效。

（三）煎药用水

煎药用水必须洁净澄清,无异味,含矿物质及杂质少。一般汤剂经水煎两次,其中70%~80% 的有效成分已析出,三煎、四煎中只剩下 20%~30%,所以临床多采用两煎法。一般生活饮用水都可用来煎煮中药。煎药加水要适量,第一煎加水超过药面 3~5cm 为宜,第二煎加水超过药面 2~3cm 为宜。另一种加水方法是按平均每 1g 药加水约 10ml,计算出该方总的需水量,一般第一煎将总水量的 70% 加入,第二煎加入剩余的 30%。如果煎煮花、叶、全草类等吸水性好的药物,加水量适当多一些,矿物类、贝壳类加水量应少;煎煮种子类、果实类等吸水性差的药物时,加水量可稍减。煎药时应一次将水加足,避免在煎药过程中频频加水。如确实需要加水时,应加开水,以防药液温度骤降,影响药物有效成分析出。如不慎将药煎干,应弃去,不可加水再煎后服用。

（四）煎煮火候

一般药宜先武火后文火,即未沸前用大火,沸后用小火保持微沸状态,以免药汁溢出或过快熬干。解表药及芳香性药物等,一般武火迅速煮沸,改用文火维持 10~15 分钟即可。有效成分不易煎出的矿物类、骨质类、贝壳类、甲壳类及补益药等,一般宜文火久煎,使有效成分充分溶出。如《本草纲目》曰:"先武后文,如法服之,未有不效者。"在煎煮过程中,尽量少开锅盖,以免药物成分挥发。

（五）煎药时间

煎药时间主要根据药物和疾病的性质决定,先用武火煮沸状态,沸腾开始计算煎煮时间。具体见表 6-1。

表 6-1　煎药时间表

| 药物类别 | 第一煎沸后煮 | 第二煎沸后煮 |
| --- | --- | --- |
| 一般药物 | 30 分钟 | 25 分钟 |
| 解表药物 | 20 分钟 | 15 分钟 |

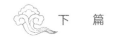

续表

| 药物类别 | 第一煎沸后煮 | 第二煎沸后煮 |
|---|---|---|
| 滋补药物 | 60 分钟 | 50 分钟 |
| 有毒药物 | 60~90 分钟 | 60 分钟 |

#### （六）煎煮次数

每剂中药一般可煎 2~3 次，目的是避免浪费。第一次煎煮时药物有效成分会自动溶解在水中，如果浓度达到平衡有效成分就不再溶出了，这时要将药液滤出，重新加水进行再次煎煮，有效成分才能继续溶出。在最后一次煎煮时，趁热将药液滤出后，可将药渣包好绞取剩余药液，可增加药液成分约 15%~25%。

#### （七）特殊煎法

对于一些成分与质地特殊的中药，为保证药物的效果，煎煮方法和煎煮时间也有特殊要求。

1. 先煎　是将需要先煎的药物先用武火煮沸一段时间后，再加入其他一般药物和适量的水，继续煎煮。先煎的目的是增加药物的溶解度或降低药物毒性，充分发挥药物的疗效。

质地坚硬、有效成分不易煎出的矿石类药物，贝壳类及角、骨、甲类药物等必须先煎，如矿石类药物有生石膏、寒水石、磁石、赭石、海浮石和紫石英等，贝壳类药物有海蛤壳、牡蛎、珍珠母等，角、骨、甲类药物有水牛角、鹿角、龙骨、龟甲、鳖甲和穿山甲等。

有毒的药物必须先煎才能够达到减毒或去毒的目的，如乌头、附子等，必须先煎 1~2 小时。乌头类药物含有乌头碱而有毒，久煎 2 小时以上可使乌头碱分解而降低毒性；附子久煎也能降低毒性，并提高温补阳气的功效。

2. 后下　是指其他一般的药物快要煎好的时候再加入的药物。一般应在煎药结束前的 5~10 分钟放入为宜。有些药物的有效成分在煎煮时间较长时容易被破坏或被挥发，后下的目的是保护药物的有效成分。

有效成分不耐高温的药物必须后下，如钩藤、杏仁、大黄、番泻叶等。宜在煎好前 10~15 分钟放入。钩藤含钩藤碱，煎煮时间长则其降压的有效成分被破坏；杏仁含苦杏仁苷，久煎会减弱其止咳作用；大黄、番泻叶的泻下作用也会因久煎而被破坏。

有效成分中含有挥发油的药物必须后下，如木香、沉香、藿香、佩兰、檀香和降香等含有一些芳香气味的药物；又如薄荷、白豆蔻等入煎剂也须后下。

3. 包煎　一般要用纱布将需要包煎的药物包好后再与其他药一起煎煮。包煎的药物因其特殊的质地或成分而妨碍煎煮和服用，应单独包好后再煎。

质地妨碍煎煮和服用的药物，如蒲黄、海金沙、葶苈子、车前子和紫苏子等质地较轻、较细的药物，煎煮时容易飘浮在药液上面而不能与水充分接触，包煎既方便煎煮，又有利煎出其有效成分；又如旋覆花、辛夷花和枇杷叶等含绒毛类药物，包煎可以避免绒毛脱落混入汤液而刺激咽喉引起咳嗽。

成分妨碍煎煮和服用的药物，如秫米、浮小麦等成分中含有淀粉的药物，在煎煮过程中易粘锅而焦煳、焦化，入煎时也要用纱布包裹。

4. 另煎　也称另炖，是将需要另炖的药物单独隔水炖好或煎好，再把它合入其他煎好的药物中。另炖的目的是避免贵重药物的有效成分被其他药渣吸附而造成浪费。应当单独煎煮 1~2 小时以上。如人参、西洋参、鹿茸、燕窝等药物必须另炖、另煎。

5. 烊化　将需要烊化的药物单独烊化后再与其他药汁兑服。如阿胶、龟甲胶和鹿角胶等含有胶质的药物，煎煮容易黏附于其他药渣及锅底，既浪费药材，又容易使药物焦煳，必须另行烊化。

6. 冲服　一些贵重的药物或不宜水煎的药物需要先将药物研成粉末,再用开水或煎好的药液冲服。冲服的目的是有利于发挥药物的功效,并节省药物资源。如珍珠粉、琥珀粉、三七粉等贵重的药物,一般最好冲服;如鸡内金、苍术、芒硝和玄明粉等不宜水煎的药物,也宜冲服。

7. 泡服　又称炬服,一些挥发性较强、容易析出有效成分的药物可以采用泡服。可用刚煮沸的开水浸泡 30 分钟,泡服的特点是效果较好且制作方便。如番泻叶、胖大海、菊花等就可以放在茶杯里加入沸水或刚煎煮好的药液中泡服。

8. 煎汤代水　某些挥发性强、体积大、用量多或与其他药物同煎时容易使药液浑浊难以服用的药物,如玉米须、金钱草等可煎汤代水服用,糯稻根、灶心土等可煎汤后静置取澄清汤液服用。

目前,各类医疗机构都提供代煎中药的服务,即使用煎药机煎煮中药,把中药和水装入煎药机容器里自动加热煎煮,将煎好的药液灌注到专用的塑料袋内,包装密封后发给患者服用。

## 三、中药给药方法

中药给药是中医学治疗疾病最常用的一种手段,服药护理也是护士的主要工作职责。因此,必须正确掌握给药途径、方法、时间和服药禁忌等。

### (一) 给药途径

传统的中药给药途径主要是内服和外用两种,常用的汤药、粉药等通过内服给药,药物熏洗、药物外敷药等通过外用给药。除此之外,还有静脉给药、口腔黏膜给药等。如口服的有汤剂、散剂、膏剂、丸剂等;如外用的有膏剂、熏剂、栓剂、药条、锭剂等。近代,中药给药途径又增加了注射剂、胶囊剂、气雾剂、膜剂等新剂型。

### (二) 给药时间

给药时间是中医学给药规则的重要内容。中医学强调不同的药物、不同的病证,应选择不同的时间给药,一般分次给药内服,一日量分 2~3 次。于早、晚或早、中、晚饭前或饭后0.5~1 小时给药。

1. 根据中药功效确定给药时间　可参考本节"中医用药'八法'及护理"中的内容,此外:①平喘药宜在哮喘发作前 2 小时服用,才能恰到好处地发挥平喘作用;②截疟药在发作前 3~5 小时服用;③安神药宜在睡前半小时服用;④驱虫药宜清晨空腹或晚上睡前服用;⑤调经药一般根据证候,于经前和经期服用不同的药物,如肝气郁滞的痛经,经前 3 天服疏肝理气之剂,在经期宜服理气活血止痛之剂。

2. 给药时间可按疾病的部位确定　《神农本草经》记载:"病在胸膈以上者,先食后服药;病在心腹以下者,先服药而后食;病在四肢血脉者,宜空腹而在旦;病在骨髓者,宜饱食而在夜。"即病在上焦,宜食后服;病在下焦,宜食前服;补益药宜空腹服;峻下逐水药宜晨起空腹服;安神药、缓泻药宜睡前服;对胃肠有刺激的,应食后服;治疟药宜在发作前 2 小时服;急病、重病则不拘时服;慢性病应按时服。这些服药时间对提高疗效具有重要的临床意义。

3. 给药时间与人体时间节律关系　给药时间应在人体生命节律的基础上,根据不同的治疗目的和药物作用及脏腑的四时特点,选择符合生命节律的给药时间,提高药物的治疗效果。

补阳升散的药物,一般应于阳旺气升时服用;补阴沉降的药物,一般应于阴旺气降时服用。根据这一规律,将传统的给药时间划分为 2 个时区,即清晨至午前,阳旺气升时,服用补

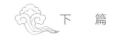

阳升散的药物,如扶阳益气、温中散寒、活血化瘀、行气利湿、消肿散结的药物等;午后至子夜前,气降阴旺时,服用补阴沉降的药物,如滋阴补血、收敛固涩、重镇安神、定惊息风和清热解毒药物等。

（三）服药温度

服药温度一般指中药汤剂或用于送服药物时的水、酒或其他的送服液体的温度,有温服、热服、冷服之分。

1. 温服　是将煎好的汤剂或送药的液体等放温后再服用。中医学认为冷（凉）者属阴,阴盛损阳,胃气属阳,患者胃气弱时再进冷汤,势必更伤阳气,对病情不利。温服又可减轻某些药物的不良反应,如瓜蒌、乳香、没药等对胃肠道有刺激作用,易引起恶心、呕吐,温服能减轻上述反应。需温服的汤剂,放置放冷后,应重新加热服用,有利于沉淀的有效成分重新溶解。

2. 热服　是将刚煎好的药液趁热服下。常用于寒证用热药或真热假寒证用寒药,属"寒者热之"和"治热以寒"之法,以减少患者服药格拒。不论是汤剂或中成药,理气、活血、化瘀、解表、补益之剂宜热服。

3. 凉服　将煎好的汤剂放冷后服下。常用于热证用寒药或真寒假热证用热药。属"热者寒之""热药冷服""治寒以热,凉而行之"大法。不论是汤剂或中成药,一般止血、收敛、清热、解毒、祛暑之剂宜凉服。服药呕吐者宜先口服少许姜汁或嚼少许陈皮,然后再凉服。

（四）服药剂量

一般疾病服药,多采用每日 1 剂,早晚 2 次或早、中、晚 3 次分服,每次 200~250ml。病情急重者,可每隔 4 小时左右服药 1 次。发汗药、泻下药应中病即止,以得汗、得下为度。呕吐患者服药宜小量频服。

（五）服药护理

可参考本节"中医用药'八法'及护理"中的内容,此外:①危重患者服药后,应严密观察其神志、瞳孔、生命体征、四肢寒温及唇面颜色变化;②服药后出现异常情况,如腹痛、气短、面色苍白、大汗出、脉沉细等,应及时处理;③服用药酒时,切勿过量,以免引起头昏头痛、呕吐、心悸等不良反应;④服驱虫药后,要告知患者药后可能出现轻度腹痛,注意观察大便有无寄生虫排出,并记录排虫的时间、数量及种类;⑤服排石药后,应嘱患者做跳跃运动,要注意患者大小便中有无结石排出;⑥婴幼儿服药时,可加少量糖类,便于吞服,并注意防止药物吸入气管;⑦闭证患者,可用鼻饲法服药。

## 四、中药内服法与护理

中药内服法与护理除上述内容之外,还涉及解表类药、泻下类药、温里类药、清热类药、理气活血类药、补益类药、安神类药的服法与护理,具体内容可参见本节"中医用药'八法'及护理"中的内容。

## 五、中药外用法与护理

外用法是指将药物直接作用于体表,通过皮肤、黏膜吸收发挥疗效而达到治疗目的的一种治疗方法。常用有药膏、掺药、吹药等。

（一）膏药的用法与护理

膏药,古称薄贴,又称硬膏,是以膏药敷贴治疗疾病的一种外治法。膏药是按处方将药物置于植物油中煎熬去渣,加入黄丹再煎,凝结后将熬成的药膏摊在布上或纸上而成。

1. 适用范围　具有消肿止痛、活血通络、软坚散结、拔毒透脓、祛腐生新、祛风胜湿等作用。用于外科痈疡疖肿,已成脓未溃,或已溃脓毒未尽和瘰疬、痰核、风湿、跌打损伤等病证。

2. 操作及护理方法　使用前先将膏药四角剪去,清洁局部皮肤,将膏药放在热源上烘烤加温,使药膏软化后再敷贴患处。加温时应注意不宜过热,以免烫伤皮肤。膏药敷贴后,应加以适当固定。使用后,应注意观察皮肤反应,如局部出现丘疹、水疱、红肿或瘙痒感较重,应随即取下膏药。除去膏药后,局部可用松节油擦拭干净。

（二）药膏的用法与护理

药膏,为药粉与饴糖、蜂蜜、植物油、鲜药汁、酒、醋、凡士林、水等赋形剂调和而成的厚糊状软膏。敷于肌肤通过皮肤吸收后,可达到行气活血、疏通经络、祛邪外出等目的。

1. 适用范围　具有消瘀止痛、舒筋活血、接骨续筋、温通经络、清热解毒、生肌拔毒的功效。用于痈肿疮疡和跌打损伤各期的瘀血、肿胀、疼痛、骨折等。

2. 操作及护理方法　先清洁局部皮肤,将药膏涂在大小适宜、折叠为 4~6 层的桑皮纸或纱布上,敷于患处后包扎,关节部位采用 8 字形或螺旋形包扎。一般 2~3 天换药 1 次。

（三）熏洗疗法与护理

熏洗疗法,是将药物煎汤或用开水冲泡后,趁热进行全身或局部的浸泡、淋洗、熏蒸、湿敷。通过药物加热后的热力、药力的局部刺激,药物通过皮肤的吸收和蒸汽渗透的作用,达到温通经络、活血消肿、祛风除湿、杀虫止痒等目的。

1. 适用范围　熏洗疗法具有疏通经络、活血化瘀、消肿止痛、祛风除湿、杀虫止痒等作用。可用于跌打损伤、肢体关节疼痛和活动不利,以及各类皮肤疾患等,坐浴可用于妇科和肛肠科疾患。

2. 操作及护理方法　遵医嘱正确配置好药液,药液温度一般以 40~50℃为宜,洗浴时要防止烫伤。洗浴时间每次 30~40 分钟,如有必要,可先熏后洗。患者坐浴和全身洗浴时,应注意观察病情,如发现异常,应随时停止洗浴。妇女月经期间,不宜坐浴。除此之外,还可以用熏法进行室内外空气消毒、灭蚊虫和某些皮肤病疾患的治疗。

（四）熨敷疗法与护理

熨敷疗法,是用药物、药液直接加温,或煎汤敷于局部特定部位或穴位上,利用温热和药物的作用,以达到行气活血、散寒止痛、祛瘀消肿的目的。熨法有药熨法、盐熨法、醋熨法、坎离砂熨法和水熨法等。

1. 适用范围　具有温通经络、散寒止痛、活血祛瘀等功用。可用于虚寒性脘腹痛、跌打损伤、寒湿痹痛、癃闭、泄泻、腹水等。

2. 操作及护理方法　遵医嘱备好熨敷所需用品,如准备好热水袋、热熨袋或将药物加热装入袋中等。温度要适宜,一般不可超过 70℃。将热熨袋放置于需热熨部位,时间为30~60 分钟,温度不足时可加温复用。熨敷期间注意随时听取患者对热感的反应,观察局部情况,以免烫伤皮肤,必要时可随时停止热敷。阳热实证患者不宜使用熨敷法。

（五）掺药疗法与护理

掺药疗法,是将药物制成极细粉末直接撒布于创面局部,以达到祛腐生新、清热止痛、生肌收口、促进创面愈合的目的。

1. 适用范围　疮疡创面、皮肤溃烂或湿疹、口腔黏膜炎症或溃疡等。

2. 操作及护理方法　清洁创面后,将药粉均匀撒布于创面上,用消毒纱布或油膏纱布覆盖,一般 1~2 天换药 1 次。祛腐拔毒药末有时会刺激创面,引起疼痛,应告知患者,以便取得合作。

（六）吹药疗法与护理

吹药疗法,是将药物制成精细粉末,利用喷药管,将药粉喷撒于病灶的一种外治法。

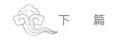

1. 适用范围　主要用于掺药法难于达到的部位,如咽喉、口腔、耳、鼻等处的炎症、溃疡等。

2. 操作及护理方法　准备好药末和喷药管。吹口腔、咽喉时,嘱患者洗漱口腔后,端坐靠背椅上,头向后仰,张口屏气,查清部位,用压舌板压住舌根,手持吹药器,将适量药物均匀吹入患处。吹药完毕后,令患者闭口,半小时内不要饮水进食,一般每日可吹 2~4 次。咽喉部吹药,气流压力不能过大过猛,以防药末直接吹入气管引起呛咳。小儿禁用玻璃管作为吹药工具,以防咬碎损伤口腔。吹耳、鼻时,先拭净鼻腔和耳道,观察好病变部位,用吹药器将药末吹至患处。

### (七) 鲜药捣敷法与护理

鲜药捣敷法,是将某些具有药用作用的新鲜植物药洗净、捣碎,直接敷于患处,利用植物药浆汁中的有效成分达到清热解毒、消肿止痛、收敛止血等目的。

1. 适用范围　外科阳证,如红肿热痛、创伤表面浅表出血、皮肤瘙痒、虫蛇咬伤等。常用的鲜药有蒲公英、紫花地丁、马齿苋、仙人掌、七叶一枝花、野菊花叶等。

2. 操作及护理方法　将新鲜药材放入容器内捣碎或用手揉烂,直接敷于患处,如条件允许应给予固定包扎。使用时应注意洗净药物,清洁局部皮肤,防止感染。

### (八) 酊剂的用法与护理

酊剂是将药材用规定浓度的乙醇提取或溶解而成的澄清液体制剂。

1. 适用范围　用于疮疡未溃及多种皮肤疾病,如消肿止痛酊等。

2. 操作及护理方法　涂抹于患处使用。应注意凡溃疡破溃,或皮肤有糜烂者均为禁用。

## 六、中草药中毒及不良反应的护理

由于中草药多是动植物及矿物质,属于天然物质,常误认为中药就是绝对安全的。但仍有一些中草药在使用过程中发生中毒或不良反应,轻者给患者带来痛苦,重者会造成生命危险。因此,临床用药必须加强用药安全教育与管理。一旦发生中毒及不良反应,应积极进行解救与护理。

### (一) 常见有毒中草药的分类

1. 生物碱类　雷公藤、曼陀罗、乌头、天南星、马兜铃、阿片、毒芹等。

2. 苷类　万年青、夹竹桃、半夏、商陆、芫花、鸦胆子、乌桑、八角枫等。

3. 毒蛋白类　相思子、苍耳子、巴豆、蓖麻子、望江南等。

4. 毒蕈类　红茴香、白果、藤黄、狼毒、细辛等。

5. 动物类　蟾酥、斑蝥、鱼胆、蜈蚣等。

6. 矿物类　砒霜、辰砂、雄黄、轻粉、白降丹、红升丹、密陀僧、硫黄等。

### (二) 常见的中草药中毒原因

对于药物毒性的认识,从古至今有着很大的差异。古人认为"毒"为药物的总称,如《淮南子》云:"神农尝百草之滋味……一日而遇七十毒。"也有认为是药物的偏性,这种偏性既是中药发挥临床疗效的基础,但也是药物损伤机体导致的毒副反应。如《素问·五常政大论》根据药物偏性的大小,指出:"大毒治病十去其六,常毒治病十去其七,小毒治病十去其八,无毒治病,十去其九。"而现代认为药物的"毒"指药物的毒副作用包括毒性作用和副作用,毒性作用是指用药后引起机体损害性反应。副作用是指在常用剂量时出现的与治疗需要无关的不适反应。一般比较轻微,对机体危害不大,停药后能消失。本节内容主要介绍具有毒副作用的中药中毒的原因。归纳起来主要有以下几个方面。

1. 中药本身剧毒的因素　因中药本身含有剧毒成分,如乌头含乌头碱,马钱子含士的宁等,均有严格的用量用法,稍有不慎,易引起中毒。

2. 中药误用因素 一般均非正常使用或误用因素,有药名相似,或异名同物,或异物同名,或物形相像,容易导致误食,发生中毒,如广豆根误为北豆根,商陆误为人参,洋金花叶误为紫苏叶等。

3. 用量过大或用药时间过长 有些人误认为中药无毒或毒性小,不必严格控制剂量,在求治心切的情况下,盲目加大用量或长期使用,导致中毒。如曾报道有人大量服用人参出现鼻出血,大剂量使用黄芪出现剧烈腹痛,长期使用雷公藤出现再生障碍性贫血等。

4. 炮制因素 中药在应用之前,一般需经过加工炮制,尤其是毒性较强的中药,如炮制得当,可以进一步增加疗效,降低中药毒副作用。但是,如果不合理炮制或炮制不完全,反而疗效降低或增加毒副作用。如雄黄有毒,水飞后使药粉达到极细和纯净,降低毒性,便于制剂;如马钱子砂烫,其士的宁生物碱含量把握应到位,否则影响其疗效或易中毒。

5. 配伍因素 单味中药成分复杂,组方后复方制剂的化学成分就更为复杂。有时药物本身毒性不大,却可因配伍不当而产生毒性。对此,古人就提出"十八反"和"十九畏"之说,如甘草反甘遂,乌头反瓜蒌、天花粉,若无充分根据和应用经验,一般不使用,以避免毒性反应的发生。

6. 个体差异 由于个体差异,对某些药物的耐药性差异,甚至高度敏感,也常引起中毒。如白芍、熟地黄、牡蛎本为无毒之品,个别患者服用后引起过敏。

(三) 中药中毒的临床表现

中药药物成分复杂,尤其是一些具有毒性的中药,其药性多峻猛,临床用药稍有不慎,易出现中毒现象,甚至危及患者的生命。

1. 过敏反应 一般临床症状较轻,常见皮肤荨麻疹风团或疱疹,此外兼见胸闷较轻、咳喘、烦躁不安,部分患者出现恶心、呕吐、腹痛、腹泻等消化道症状,亦有因过敏性休克致死者。过敏反应多在用药后短期内出现,通常注射剂比口服更常见。

2. 中毒反应

(1) 消化系统症状:恶心、呕吐、上腹闷胀或烧灼样感,腹痛、腹泻,甚至呕血、便血。如雷公藤、乌头类、雪上一枝蒿、藜芦等中毒可出现上述症状。

(2) 神经系统症状:头晕、头痛、神志模糊、躁动不安、谵妄、抽搐、口麻、肢麻或瘫痪等,如马钱子、洋金花、生川乌、草乌、商陆、苦杏仁等中毒。

(3) 循环系统症状:胸闷气短、心慌心悸、心律不齐、心搏骤停,如乌头、藜芦、商陆等中毒可出现上述症状。

(4) 泌尿系统症状:尿频、尿急、尿痛、血尿、少尿或无尿,如关木通、斑蝥、马兜铃等中毒可出现上述症状。

(5) 中毒性休克:昏迷、血压下降、不省人事、呼吸不规则、脉搏细弱,如洋金花、断肠草、山豆根、白果、甜瓜蒂、红娘子等中毒可出现上述症状。

(6) 其他:色素沉着,全身皮肤水肿、变硬,再生障碍性贫血,药物中毒性肝炎等。见于雄黄、红升丹、黄药子、蟾蜍皮、金果等中药中毒。

(四) 中药中毒的解救方法与护理

中药中毒与其他毒物一样,具有来势急、病情变化快的特点,因此一定要准确、及时地进行解救与护理。

1. 立即停止接触有毒药物 发生中草药中毒时,应立即停止接触及服用有毒药物。

2. 快速排出尚未吸收的毒物 如皮肤表面或黏膜部位中毒,用清水充分洗涤,对于非水溶性的毒物,则可选用适当溶剂。口服药物中毒,在服药后 2~3 小时内首选洗胃,不宜洗

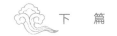

胃时,可用机械法(如手指、筷子、匙柄等)刺激咽部进行催吐,并配合催吐剂,阻止人体对毒素的吸收;为了迅速排出已进入肠道毒素或残留于肠道的毒素,可采用 25%~50% 的硫酸钠或硫酸镁溶液口服,或番泻叶导泻,或使用生理盐水或肥皂水高压灌肠;如果有毒中草药会腐蚀肠黏膜,应先让患者服下植物油、牛奶、蛋清、豆浆、淀粉等,以保护肠黏膜。

3. 加速已吸收毒物的排出和解毒　如果有毒药物已吸收进入血液和组织时,必须进行解毒和加速已吸收毒物排出的处理。可根据中毒药物性状、成分、作用而选择不同的解毒方法和解毒剂,如应用利尿剂、解毒剂、血液透析、腹膜透析、中药解毒剂等。最常用的中药解毒剂有绿豆、甘草、生姜、蜂蜜等。

4. 严密观察病情变化,对症处理　由于中药种类多,成分复杂及剂量、中毒方式、处理时间的差异,中毒反应各有不同。同时,药物不同成分对不同组织、不同器官、不同系统的亲和力不同,出现症状也有不同,因此,必须密切观察病情,如生命体征、神志、面色、瞳孔等变化,及时记录各种排泄物的性质、气味、颜色和量的变化,并做好送检工作,以便早日诊断治疗。特别是无特效解救方法时,更应及时予以支持疗法和对症处理。患者若出现烦躁不安、惊厥,遵医嘱给予镇静剂,如氯丙嗪、水合氯醛等;出现呕泻剧烈,注意水、电解质紊乱,及时补液;出现呼吸困难,给予半卧位,吸氧等,呼吸衰竭的患者,遵医嘱给予呼吸兴奋剂等。病床两旁应加装床档,以免患者坠床,必要时可使用约束带。

# 第六节　病后调护

病后调护是指病后正气渐复,邪气已衰,脏腑功能逐渐恢复,病情趋于好转,或痊愈阶段的调护。护理人员应加强患者情志护理,给予合理的饮食调护,鼓励适当锻炼以增强体质,使病邪彻底清除,脏腑功能完全恢复。若护理不当,可使病邪在体内复燃,导致脏腑气血紊乱,阴阳失调,而使疾病复发。

## 一、防止因外邪复病

大病初愈之人,往往正气不足,卫外防御功能亦必然薄弱,故常常因感受六淫之邪、疫疠等外邪侵袭而引起疾病复发。因此,要扶助正气,做好起居、饮食等护理。

### (一) 扶正助卫

人体卫气布于体表,是抵御六淫之邪侵入的主要力量。卫气充盛,外邪难以侵入,卫气为中焦水谷之气所补充,因此调节饮食,加强营养,补益脾肾是必要的措施。还可利用自然调护,日光浴晒背部或全身,借助日光直补阳气,一般除冬季外,以晨起阳光温煦不烈为日光浴的最佳时间。还可通过皮肤与冷空气经常接触,使卫气得到锻炼,卫外开合功能更为灵敏。所以,适当锻炼皮肤(以不凉为宜)可以提高卫气的反应能力。

### (二) 谨避外邪

患者在病后恢复阶段,由于气血阴阳平衡仍在渐渐恢复,适应能力较弱,应根据气候变化适时增减衣服,居室环境也应保持适当温度、湿度,以防外邪侵入。养成良好的生活习惯,起居有常,饮食有节,情志调畅,适当运动,提高抗邪能力。

## 二、防止因食复病

脾胃为后天之本,气血化生之源。病后初愈,余邪未尽,脾胃虚弱,不可强食、纵食、暴食。否则,因饮食不节导致疾病的复发,即所谓"食复"。《素问·热论》所说:"病热少愈,食肉则复,多食则遗,此其禁也。"

(一)合理膳食

由于病后初愈者具有阴阳平衡不稳及正虚邪恋的特点,在饮食调补时,应防止偏补太过或因补滞邪。饮食应结构合理,荤素搭配,营养丰富;饮食宜清淡、易消化,少食多餐,定时定量;饮食应卫生,避免生冷、炙煿、坚硬、不洁饮食。辨证施养,如寒病者,偏于温养,但不宜过燥;热病者,宜清养,应防其过寒。

(二)注意忌口

处于病后初愈患者,由于病邪余焰未熄,凡有助于增邪伤正的饮食,皆应注意忌口。如热病者忌温燥、辛辣之品,水肿者忌盐,瘾疹者忌鱼、虾和海鲜等。

### 三、防止因劳复病

大病初愈,因形体劳倦,或心神过劳及房事过度等引起疾病复发,称为劳复。

(一)防形体劳倦

大病初愈,形体活动过度耗气是引起劳倦的一个方面;另一方面,足不出户,久卧或久坐也易发生"久坐伤肉,久卧伤气,久立伤骨"等情况,也属劳倦的表现。故病后初愈之人应量力而施,劳逸适度,做到动静结合,以"小劳不倦"为原则,使气血流畅,促进康复。

(二)防劳神劳心

劳神劳心过度,会伤及心脾两脏,耗尽气血,所以,应及时消除各种不良致病因素,让患者安心静养。调整生活制度,做一些轻微的体力劳动和脑力劳动,保持心情舒畅。

(三)防房劳复病

肾主藏精,为先天之本,房劳过度易伤肾精。故大病、久病之后,势必伤及肾。如再行房事,必令其更虚。因此,凡大病初愈后,应分别对患者及其配偶强调在身体完全康复前宜独宿静处,不犯房劳,以免病情反复。

### 四、防止因情复病

情志所伤,可直接影响相应的脏腑,使气血失调,脏腑功能紊乱,所以,在病证后期应注意调畅情志,防止五志过极,以免因情病复。

(一)调畅情绪

病情后期,脏腑功能恢复需要一段时间,患者容易产生急躁及忧思情绪,这些情绪都可以影响脏腑功能,导致病情加重。因此,要让患者树立乐观情绪,保持心情舒畅,学会调整情绪。

(二)避免情志异常

病情后期,如果出现情志异常波动,可使病情加重,或迅速恶化。因此,应避免五志过极,以免因五志变化对各脏腑的不同影响,使脏腑失调,加重病情。

## 第七节　中医护理健康教育

### 一、健康

健康是人类生命存在的正常状态,是经济发展、社会进步、民族兴旺的保证,也是人类最宝贵的财富和人类永远追求的理想目标。我国宪法明确规定:维护全体公民健康和提高各族人民的健康水平,是社会主义建设的重要任务之一。健康的需求具有无限性的特征,提供全生命周期的高品质健康服务,提高全民健康水平,是人类共同的理想和目标,也是实现"健康中国"战略的现实需要。

(一) 健康的含义

世界卫生组织(WHO)1948 年在其《组织法》中明确提出了"健康不仅是没有疾病或不虚弱,而是一种在身体上、精神上和社会适应上的完好状态"的三维健康观。1989 年 WHO 在三维健康观的基础上,把道德健康列入健康范畴,即从道德的观念出发,每个人不仅对个人的健康负有责任,同时也对社会健康承担义务。WHO 提出的健康概念打破了传统的健康就是没有疾病的认识,阐明了健康包含生理的、心理的、社会的、道德的四个方面,从人的整体阐述健康的含义。

1. 生理健康　即肉体健康,它是指人体的结构完整和生理功能正常。这是生物医学的基本认识。人体的生理功能指以结构为基础,以维持人体生命活动为目标,协调一致的复杂而高级的运动形式。生理健康是其他健康的基础。

2. 心理健康　即精神健康,它是以生理健康为基础并高于生理健康,是生理健康的发展。判断心理是否健康的三项原则是:①心理与环境的同一性,指心理反映客观现实,无论在形式或内容上均应同客观环境保持一致;②心理与行为的整体性,指一个人的认识、体验、情感、意识等心理活动和行为在自身是一个完整和协调一致的统一体;③人格的稳定性,指一个人在长期的生活经历过程中形成的独特的个性心理特征,具有相对的稳定性。

3. 道德健康　道德健康以生理健康和心理健康为基础并高于生理健康和心理健康,是生理健康和心理健康的发展。道德健康的最高标准是"无私利他";基本标准是"为己利他";最低标准是"不损害他人"。不健康的表现是"损人利己"和"损人不利己"或"纯粹害人"。

4. 社会适应健康　主要指人在社会生活中的角色适应,包括职业角色、家庭角色及婚姻、家庭、工作、学习、娱乐中的角色转换与人际关系的适应。社会适应良好,不仅要具有生理健康、心理健康和道德健康,而且要具有较强的社会交往能力、工作能力和广博的文化科学知识;不仅能胜任个人在社会生活中的各种角色,而且能创造性地取得成就贡献于社会,达到自我成就,自我实现,这是健康的最高境界。缺乏角色意识,发生角色错位是社会适应健康不良的表现。所以,社会适应健康是以生理健康、心理健康、道德健康为基础而发展了的高级健康层次。

构成健康的四个方面并非孤立的或简单的相加,而是相互支持、相互影响的,任何一方面的不健康,都会影响其他三方面的健康。当身体有病时,不但影响正常生活和工作,还带来许多精神上的烦恼和痛苦。此外,许多事实证明,良好的心理状态可使人体的生理功能处于最佳状态或加快疾病的康复,反之,则会破坏其中的生理功能,引发各种疾病或加重原有疾病的病情。

(二) 健康的特性

人体的健康状况始终处于变化之中,并且具有以下特性。

1. 相对性　从健康的概念中可以看出绝对的健康在现实中是不存在的,人类只能达到相对的健康或接近健康。

2. 动态性　健康是一个动态的概念,只有使健康经常处于动态的平衡之中,才能保持和促进健康。

3. 可得性　每个人都可通过自身的努力获得健康,如学习卫生保健知识,提高自我保健能力,改变不良生活方式和习惯,合理营养,起居有常,适当锻炼,改善生活和工作环境,自我调适心理等等。

**（三）健康与疾病的关系**

健康与疾病是两个复杂的概念,是连续、动态的过程,处于同一条连线上,其活动范围从最佳健康到濒临死亡。任何人任何时候的健康状况都占据这条连线上的某一位置,这条连线上的任何一点都是身心、社会文化等方面功能的综合表现,而非单纯的生理疾病表现。健康是一种状态,是不断变化的,因此没有绝对静止的健康状态。健康和疾病这对矛盾在一定条件下相互转化,健康和疾病之间很难找到明显的界线,每个人每时每刻都处在健康和疾病的连续过程中的某一点上,并不断变化着。最佳健康更多的是强调促进健康和预防疾病的保健活动,而不是单纯的治疗活动。

**（四）影响健康的因素**

影响健康的因素很多,但最主要的影响因素包括生物因素、环境因素和生活方式因素以及医疗保健服务因素等四大因素。

1. 生物因素

(1) 遗传因素:由某些遗传和非遗传的缺陷而导致人体发育畸形、代谢障碍、内分泌失调和免疫功能异常。

(2) 生物性致病因素:由病原微生物引起的传染病、寄生虫病和感染性疾病。

(3) 个人的生物学特征:包括年龄、性别、形态和健康状况等。例如,不同的人处在同样的危险因素下,对健康的危害性大不相同。

2. 环境因素　环境是人类赖以生存和发展的社会和物质条件的总和,人类是在不断变化的环境中生存和发展的。环境包括自然环境和社会环境。通常情况下,人类依赖环境而生存,但环境中也存在着大量危害健康的因素。

(1) 自然环境:自然环境包括阳光、空气、水、气候、地理等,是人类赖以生存和发展的物质基础,是人类健康的根本。生态破坏和环境污染必然对人体健康造成危害,而且这种危害具有效应慢、周期长、范围大、人数多、后果重的特点。保持自然环境与人类的和谐,对维护、促进健康有着十分重要的意义。

(2) 社会环境:又称文化-社会环境,包括社会制度、法律、经济、文化、教育、人口、民族、职业等。社会制度确定了与健康相关的政策和资源保障;法律、法规规定了对人类健康权利的维护;经济决定着与健康密切相关的衣、食、住、行;文化决定着人的健康观及与健康相关的风俗、道德、习惯;人口拥挤会给健康带来负面影响;民俗影响着人的饮食结构、生活方式;职业决定着人们的劳动强度、方式和环境等。社会环境还包括人际关系、社会状态等。

3. 行为和生活方式因素　行为和生活方式因素是指因自身不良行为和生活方式,直接或间接给健康带来的不利影响。行为是影响健康的重要因素,几乎所有影响健康因素的作用都与行为有关。生活方式是人们一切生活活动的总和,它包括人们的生活水平、生活习惯、爱好、生活目标和人们对生活的态度等。人的生活方式受家庭、社会、文化、宗教和风俗的影响,形成的行为和习惯与健康密切相关。良好的行为和生活方式可增进健康,防治疾病,不良的行为和生活方式则严重危害健康。如平时不注意建立健康的行为,极易因此而造成营养不良、肥胖症、高血压、糖尿病、冠心病和精神性疾病等。

4. 卫生保健服务因素　卫生保健服务是卫生保健机构和专业人员为防治疾病,增进健康而运用卫生资源和医疗手段,有计划、有目的地向个人、群体和社会提供必要的服务活动的过程。卫生保健服务的主要任务是做好三级预防,即以改善环境、增进健康为目的的一级预防;在疾病的临床前期及时采取"三早"措施(早期发现、早期诊断、早期治疗)的二级预防;以防止病残,促进康复为目的的三级预防。在卫生保健服务中,卫生资源的分配、卫生保健人员的素质和数量、医疗服务的优劣、医疗服务制度的完善程度以及人民群众获得卫生保健

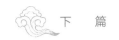

服务的便利与否,都会对人类的健康产生重大的影响。

## 二、健康教育与健康促进

随着医学模式和健康观念的转变,健康教育的理论和实践得到了快速的发展,在卫生健康事业发展中发挥着越来越重要的作用。

### (一) 健康教育

健康教育是通过信息传播、认知教育和行为干预,帮助个人和群体掌握卫生保健知识,树立健康观念,自愿采纳有利于健康的行为和生活方式的教育活动和过程。它是一种有计划、有组织、有系统和有评价的教育活动,是联结卫生知识和健康行为改变的桥梁。其目的是通过传播和教育手段,向社会、家庭和个人传授卫生保健知识,教育人们树立健康意识,提高自我保健能力,养成健康行为,纠正不良习惯,消除或减轻影响健康的危险因素,预防疾病,促进健康和提高生活质量。健康教育是提高卫生保健服务质量的战略和方法,其实质是一种干预,它提供人们行为改变所必需的知识、技术与服务(如免疫接种、定期体检)等,使人们在面临促进健康、疾病的预防、治疗、康复等各个层次的健康问题时,有能力做出行为抉择。健康教育与传统意义上的卫生宣传不同,卫生宣传是健康教育的重要措施,而健康教育是整个卫生事业的组成部分,也是创造健康社会环境的"大卫生"系统工程的一部分。根据1988 年第 13 届世界健康大会提出的新概念:健康教育是一门研究以传播保健知识和技术,影响个体和群体行为,消除危险因素,预防疾病,促进健康的科学。它重点研究知识传播和行为改变的理论、规律和方法,以及社区教育的组织、规划和评价的理论与实践。

1. 健康教育的功能

(1) 帮助个体和群体掌握卫生保健知识和技能,树立健康观念,自愿采纳有利于健康的行为和生活方式。

(2) 使人们有效地预防、减少、推迟高血压、糖尿病等各种慢性非传染性疾病的发生。

(3) 有效地控制传染病的传播与流行。

(4) 预防和减少慢性疾病发生,有效降低医疗费用支出,遏止医疗费用的急剧上涨。

(5) 促进提升健康素养,提高人们自我健康管理和有效利用医疗服务的能力,满足日益增长的不同健康服务需求。

2. 健康教育的特点

(1) 多学科性和跨学科性:健康教育学是一门交叉学科,涉及医学、社会学、行为学、教育学、传播学、心理学等多学科理论知识。从大学科的角度看健康教育既具有自然科学特征也具有社会科学特征,而且更偏重社会科学,这是健康教育的学科特点。

(2) 以行为改变为目标:健康教育的一切内容都是围绕人的行为问题,所以改变人们不健康行为和帮助人们建立健康行为是健康教育的工作目标。

(3) 以传播、教育、干预为手段:健康教育主要是使用传播、教育和干预的手段来促使人们的行为发生改变。将传播、教育和干预统筹进行以提高成效。

(4) 注重计划设计和效果评价:全面的、完整的健康教育项目应该从科学的设计开始。要到人群和社区中去,对健康问题进行诊断(分析),确定健康教育项目的主攻方向。对健康教育项目的实施过程和效果进行评价是健康教育的一个重要内容。

3. 健康教育的研究领域

(1) 按目标人群或场所:①医院健康教育;②社区健康教育;③学校健康教育;④职业人群健康教育;⑤家庭健康教育;⑥消费者健康教育;⑦与卫生有关行业(如饮食服务、食品卫生等)的健康教育。

笔记栏

(2) 按教育目的或内容：①疾病防治的健康教育；②人生三阶段的健康教育；③营养健康教育；④环境保护的健康教育；⑤心理卫生教育；⑥生殖健康教育（包括性疾病、艾滋病、安全性行为等）；⑦安全教育；⑧控制吸烟酗酒和滥用药物（吸毒）的教育；⑨死亡教育。

(3) 按业务技术或责任：①健康教育的行政管理；②健康教育的组织实施；③健康教育的计划设计；④健康教育人才培训；⑤健康教育的评价；⑥健康教育材料的制作与媒介开发；⑦社区开发的组织。

### （二）健康促进

世界卫生组织（WHO）给健康促进的定义："健康促进是促进人们维护和提高他们自身健康的过程，是协调人类与他们环境之间的战略，规定个人与社会对健康各自所负的责任。"健康促进作为一种宏观策略，为了促进公众健康，需要协调不同部门之间的行为。调配资源并将规划付诸行动，并为健康教育改变人们的行为提供政策和环境上的支持。

健康促进的含义：一是健康促进着眼于整体人群的健康，致力于促进个体、家庭、社会充分发挥各自的健康潜能，其中包括培养有利于健康的生活方式和行为，促进社会的、经济的、环境的以及个人有利于健康因素的发展。包括人们日常生活的各个方面，而不仅限于造成疾病的某些特定危险因素。二是健康促进的活动主要作用于影响健康的危险因素。三是健康促进运用多学科理论，采用多种形式相配合的综合方法促进人群的健康。工作方法包括传播、教育、立法、财政、组织、社会开发等。四是健康促进特别强调社区群众的积极有效地参与，强调启发个体和群众对自身健康负责并且付诸行动。五是开展健康促进不仅需要卫生部门的努力，还要有社会领域各方面的参与。

### （三）健康教育与健康促进的意义

1. 健康教育与健康促进是实现初级卫生保健的先导。《阿拉木图宣言》把健康教育列为初级卫生保健八项任务之首，并指出健康教育是所有卫生问题、预防方法及控制措施中最为重要的。1985年第42届世界卫生大会通过了关于健康促进、公共信息和健康教育的决议，再次强调《阿拉木图宣言》的重要性并紧急呼吁把健康教育和健康促进作为初级卫生保健的内容。为了完成初级卫生保健其他七项任务，必须有健康教育作为基础和先导。同时，实现初级卫生保健目标所需的最根本性的条件，如领导重视、群众参与、部门协作均需有健康教育的开发、动员、组织与协调。因此，健康教育是关系到能否实现初级卫生保健任务的关键，健康教育在实现所有健康目标、社会目标和经济目标中具有重要地位和价值。

2. 健康教育与健康促进是卫生健康事业发展的必然趋势。当今发达国家和中国的疾病谱、死亡谱发生了根本性变化，其主要死因除了传染性疾病外，冠心病、肿瘤、脑卒中已成为这些国家的主要死因。研究证实不良行为和生活方式是这些慢性疾病的危险因素。解决行为和生活方式问题不能期望医药，而只能依靠社会性措施的突破。健康教育和健康促进的核心是促使人们建立新的行为和生活方式，指定一系列使行为和生活方式向有益于健康发展的策略，减低危险因素，预防各种"生活方式病"，这正是一种社会性的突破。

3. 健康教育与健康促进是一项低投入、高产出、高效益的保健措施。健康教育引导人们自愿放弃不良的行为和生活方式，减少自身制造的危险，追求健康的目标，从成本 - 效益的角度看是一项投入少、产出高、效益大的保健措施。健康促进在促使环境改变中虽需要一定的资源保证，但它所需的资源投入与高昂的医疗费用形成鲜明的对照。

4. 健康教育与健康促进是提高广大群众自我保健意识的重要渠道。自我保健是指人们为维护和增进健康，为预防、发现和治疗疾病，自觉采取的卫生行为并做出的与健康有关的决定。自我保健包括了个人、家庭、同事、团体和单位等开展的以自助为特征（包括互助）的保健活动。它是保健模式从"依赖型"向"自助型"发展的体现，它能发挥自身的健康潜能和个人的主观能动性作用,提高人们的健康责任感。通过健康教育和健康促进,提高居民自我保健意识和能力,增强其自觉性和主动性,促使人们实行躯体上的自我保护,心理上的自我调节,行为生活方式上的自我控制和人际关系上的自我调整,提高人口健康素质。

### 三、中医护理健康教育

中医护理健康教育是护理人员把健康与教育有机结合,在中医理论指导下,将中医护理的知识、方法与技能与其他健康相关的知识与信息结合起来,通过丰富多彩的形式和方法进行有针对性的健康教育活动。早在1953年,国际护士协会就通过了《护士伦理学国际法》,规定护士的基本职责包括三个方面:保护生命、减轻病痛和促进健康。随着医学模式与健康观念的转变,人们对健康的需求已不仅仅停留在维持生命和没有病痛的水平上,而是要不断地保持和促进健康。护士不仅要对患者的疾病提供治疗和护理,还要为促进个体健康提供服务,指导有关的护理知识和技能,使其对疾病防患于未然,正确地对待疾病,减轻其心理负担,调动主观能动性,自觉地配合医疗、护理,减少可能出现的并发症和避免疾病复发,增强患者的自护能力,提高生活质量。

#### (一) 中医护理健康教育的特色与内容

中医护理学是中医药学的重要组成部分,是随着中医药学的形成和发展而逐渐兴起的学科。它是在中医学理论体系指导下,以整体观念为主导,应用辨证施护的方法以及传统的护理技术,指导临床护理、预防保健、康复养生等方面,以保护人民健康的一门应用学科。中医护理学理论体系具有整体观念、辨证施护、防护结合以及独特的护理方法技术等方面的特点。

1. 中医护理健康教育的特色　中医护理的整体观念是指"天人合一"的整体观,是中医护理学关于人体自身的完整性及人与自然、社会环境的统一性的认识。整体观念认为:人体是一个由多层次结构构成的有机整体。构成人体的各个部分之间、各个脏腑形体官窍之间,结构上不可分割,功能上相互协调、相互为用,病理上相互影响。人生活在自然和社会环境中,人体的生理功能和病理变化,必然受到自然环境、社会条件的影响,人类在适应和改造自然与社会环境的斗争中维持着机体的生命活动。整体观念作为方法论和指导思想,贯穿于生理、病理、诊法、辨证、养生、治疗、康复、护理等整个中医理论体系之中,构成了中医护理学的一大特点。辨证施护是中医护理的精髓,它是运用中医理论,从整体观出发,将四诊(望闻问切)所收集的有关资料进行综合分析,判断疾病的病因、病变部位、性质、邪正盛衰等情况,辨明病证,从而制订护理计划,实施护理措施的过程(包括辨证施药、辨证施膳、辨证施养等)。辨证是实施护理措施的前提和依据,施护是辨证的目的,辨证与施护是护理疾病过程中相互联系、不可分割的两个方面,是理论和实践相结合的体现,是指导临床各科开展中医病证护理的基本法则。防护结合是指采取一定的预防与护理措施,防止疾病的发生和发展。中医学强调防护结合,早在《黄帝内经》中就有了"治未病"的记载,如《素问·四气调神大论》说"不治已病治未病,不治已乱治未乱",阐述了未病先防和既病防变的理论与方法。强调固护人体正气和防止病邪侵入是护理预防工作的两个重要方面。人体要顺从四时寒暑的变化,保持与外界环境的协调统一;要调摄情志,应尽量减少不良的精神刺激和过度的情绪变动;生活起居要有规律,注重保养正气;要养成良好的饮食习惯,注重饮食质与量,合理安排饮食,并注意饮食卫生;要锻炼健身,固护正气,增强机体抗御外邪的能力等等,以上这些预防医学的思想,都延续至今,指导着疾病防护实践,也是中医护理健康教育的重要内容。

随着中医学的发展,经过几千年的锤炼,中医护理学在养生保健、治疗康复等方面形成了独特的护理方法与技术,如生活起居护理、预防护理、情志护理、饮食护理和中药用药护理等独特的方法,以及具有操作简便、疗效确切、安全易行等特点的传统护理技术,包括艾灸、拔罐、刮痧、穴位按摩、耳穴压豆、穴位贴敷、药熨、熏洗、中药保留灌肠等,在临床护理、预防保健、康复养生中具有独特的作用,体现了中医护理的特色。

2. 中医护理健康教育的内容　在我国传统医药学中一直包含着丰富的中医护理内容,许多护理理论和护理技术都散在记录于历代医药学文献中。我国现存最早的由春秋战国时期各医家著成的医学典籍《黄帝内经》中,就论述了疾病护理、饮食护理、起居护理、情志护理、养生康复护理、服药护理以及针灸、推拿、导引、热熨、洗药等护理技术。比如在饮食起居调理方面,提出"动作以避寒,阴居以避暑"(《素问·移精变气论》),"食饮有节,起居有常,不妄作劳"(《素问·上古天真论》)。在心理护理方面,认为患者的精神状态对疾病的发展、预后有着很大影响,指出"精神不进,志意不治,故病不可愈",并告诫医护人员应了解患者各方面的喜恶,量其所宜,随顺调之,对骄恣纵欲,不遵守疾病禁忌的人,应耐心开导,使其消除疑虑,遵守禁忌,服从治疗。《灵枢·本神》的"顺四时而适寒暑"理论,指出了四时养生起居的规律,也是人与天地相应的整体观体现。对五脏病证的护理,《素问·脏气法时论》指出:"病在脾……禁温食饱食、湿地濡衣","病在肺……禁寒饮食寒衣"。在饮食护理方面,《黄帝内经》中亦有具体的论述:"谷肉果菜食养尽之,无使过之伤其正也","饮食自倍,肠胃乃伤"。这些内容指出饮食要有节,食物的寒凉温热要与季节相适应。在情志护理方面,《黄帝内经》强调了不良的情志刺激可导致人体气血失调,脏腑功能紊乱,能诱发和加重病情,如"怒则气上""喜则气缓""悲则气消""恐则气下""惊则气乱""思则气结",以及"喜伤心""怒伤肝""思伤脾""悲伤肺""恐伤肾"等。数千年来,在历代医家的共同努力下,中医护理的内容不断得到充实和发展,为中医护理提供了较为系统的理论依据和更加丰富的实践经验,并逐渐成为一门独立的学科。

中医护理以整体观和辨证观为指导,不仅注重生理护理,也注重心理(情志)、社会等方面的护理。中医护理方法和技术是护理实践中的重要手段,在临床护理、预防保健、康复养生中具有明显的优势和特色,中医护理还强调预防为主的护理原则,它与现代护理健康教育的内容和目的完全吻合。因其实用性、可操作性和具有的特色效果赢得民众的欢迎以及应有的价值和地位。随着中医药事业的发展,健康观念和疾病谱的改变,中医护理在健康教育和健康促进中的地位和作用越来越受到了国际护理界的关注和青睐,护理人员如何利用健康教育的各种方法和手段,丰富健康教育的内容,运用独特的中医护理理论和方法技术进行健康教育,更好地发挥中医护理的特色优势,与现代护理健康教育内容结合起来,取长补短,指导养生保健、防病治病,更好地发挥健康教育的作用,提升健康教育的效果,促进民众身心健康,提高健康水平,对建立中国特色的护理健康教育模式,更好地服务于"健康中国"战略具有重要的意义。

(二)护理健康教育的原则与程序

1. 护理健康教育的原则　护理健康教育的目标是使受教育者获取中医护理以及相关方面的健康知识,并进一步建立健康行为。因此在开展护理健康教育时,应遵循以下原则:

(1)实用性原则:健康教育的内容十分广泛,护士在对患者或健康人进行教育时,应该首先选择那些对受教育者实用的内容和形式,通过教育使其受益,从而增加接受健康教育的兴趣。

(2)可行性原则:护士对患者健康教育必须考虑患者接受和实施的可行性。

(3)针对性原则:护理健康教育必须考虑教育对象,根据不同的群体和个体的特点及需求分类进行(如妇女、老人、孩子以及职业情况等等)。因为不同的教育对象,其接受能力及行为习惯都可能不同,有针对性的教育内容和教育手段,将使受教育者更容易接受,并获得教育效果。

(4) 保护性原则:任何护理措施包括护理健康教育措施都必须注意对患者及家属的身心保护。如对癌症初期患者,医护人员与家属需共同采取必要的保护性措施,避免给患者带来突如其来的心理打击。护理人员可通过逐步的健康教育措施,增加患者的适应性,使其安然度过心理危险期。

(5) 阶段性原则:根据患者的疾病发展或健康人的身心发展不同阶段采取相应的护理健康教育措施。如对心血管病初期的患者应引导其正确对待疾病,克服心理压力;在恢复阶段,则要引导患者学习康复知识,进行必要的行为指导。

(6) 程序性原则:护理健康教育与临床护理一样,必须贯彻护理程序,即通过评估、诊断、计划、实施、评价的过程,保证护理健康教育的及时和有效。贯彻护理健康教育程序是开展护理健康教育最重要的保证。

护理健康教育是一项复杂的知识传播和行为改变的过程,护理人员在遵循这些基本原则的同时,还必须根据每个受教育者不同的情况,灵活多样地选择教育内容和手段,以获得最佳的教育效果。

2. 护理健康教育的程序　护理程序是开展整体护理的基本框架,同时也是开展护理健康教育的基本框架。它是一种有计划、有目标、有评价的系统教育活动。通过教育活动,帮助人们形成正确的行为和观念,以促进人们的身心健康。只有严格按照护理健康教育程序,评估患者需求,确定教育目标,制定教育计划,实施教育措施,评价教育效果,才能有效地达到向患者传播健康知识、建立健康行为的目标。

(1) 评估:评估是系统地收集受教育者及家属有关的学习需求的资料,以及身体、心理、社会、文化等各方面信息,并加以分析和评价的过程。评估内容的重点是:学习的兴趣、学习的能力、学习的方法、生理和心理状态等。评估还包含对受教育者及家属的态度和需求评估等。由于疾病的发展是不断变化的,所以护士在进行评估活动时,应该连续跟踪进行评估,及时掌握个体情况变化,了解教育对象对自身健康的认识以及对治疗、护理、检查、操作、手术、用药的态度与反应。通过评估,有助于建立符合个体实际情况的护理健康教育诊断。

(2) 诊断:诊断是对受教育个体及家属所需健康知识和帮助的一种判断,它建立在评估的基础上,所有的教育计划活动由此而引发,并作为制定护理健康教育计划的依据。

(3) 计划:计划是对将开展的健康教育活动作出安排,是护理健康教育活动的指南,也是护理健康教育实施和评价的基础,包括对教育诊断项目次序的排列、教育目标的确定、教育方法的选择、学习资源的利用等。

(4) 实施:实施是将护理健康教育计划中的各项教育措施落实于教育活动中的过程,包括了实施的方法、实施前的准备、时间的合理安排、实施记录等。在实施健康教育的过程中,护理人员的作用受专业水平、表达能力、应变能力、观察能力、决策能力、沟通技巧和社会信誉等因素的影响;受教育者的作用主要受兴趣、态度和文化背景等因素的制约。在健康教育的过程中护士与受教育者之间是互相影响的。因此,护理人员是保证健康教育计划得以实施的关键,同时还必须充分发挥患者的作用。

(5) 评价:对教育效果做出判断,必要时进行重新评估。评价是评审教育活动的结果,对教育目标的达成度和护理教育活动取得的效果作出客观判断的过程。主要包括评价教育目标是否实现和重审护理健康教育计划。评价的重点应该放在知识的掌握和行为的改变上,评价的标准要以患者为中心。

(三) 护理健康教育分类与方法

1. 护理健康教育分类　护理健康教育也是一个十分宽泛的概念,按教育场所可分为:

医院护理健康教育、社区护理健康教育、学校健康教育、职业场所健康教育、家庭健康教育等;按目标人群可分为:儿童护理健康教育、青少年护理健康教育、妇女护理健康教育、老年护理健康教育等;按教育的目的或内容可分为:疾病护理健康教育、营养护理健康教育、生理与病理健康教育、心理护理健康教育等。开展不同领域的护理健康教育实践和研究,对丰富护理健康教育理论和实践,建立具有中国特色的护理健康教育学科体系,具有十分重要意义。

2. 护理健康教育的方法　有效地应用教育学的方法开展健康教育活动是进行中医护理健康教育的有效途径。不同的教育方式具有不同的教育效果,而有针对性的教育手段会给我们开展护理健康教育提供最佳的教育方法。

(1) 语言教育方法:又称作口头教育方法,即通过语言的交流与沟通,讲解及宣传中医护理以及相关的护理健康教育知识,增加受教育者对健康知识的理性认识,如讲授法、谈话法、咨询法、座谈法等。语言教育特点是简便易行,一般不受客观条件的限制,不需要特殊的设备,随时随地都可进行,具有较大的灵活性。

1) 讲授法:讲授是指教育者通过循序渐进的叙述、描绘、解释等向学习者传递信息,传授知识,阐明概念,以帮助学习者理解和认识健康问题,树立健康的态度和信念。护理健康教育课程的讲授主要是针对患有相同或近似疾病的多数患者或健康人群,通过集中讲授某一专题的健康内容,达到向听讲者传递健康知识以及中西医护理疾病防治和康养知识方法的目的。

2) 谈话法:谈话法是教育者根据所教育者已有的知识和经验,通过提问,引导受教育者对所提问题得出结论,从而获得知识并解决问题的一种教学方法。谈话法的方式可分为正式交谈与非正式交谈。按教育程序进行的谈话属于正式交谈,要有谈话计划及谈话记录。在护理工作中进行的非正式交谈是对正式交谈的一种补充,可进一步巩固教育效果并密切护患关系。

3) 咨询法:咨询法是提供帮助和指导的一种形式。护理健康教育咨询是指护士解答有关疾病、健康及生活中的各种疑问,帮助其避免或消除不良心理、行为、社会因素的影响,作出健康行为决策,以增进身心健康的过程。咨询是一种双向交流形式,交流双方都有共同的求知探索欲望。护士对于咨询者的提问,要细心聆听,并快速思考恰当的答案,但不要急于做出结论,必要时可向咨询者提出有关问题,以丰富问题内涵,掌握更多信息,以便准确地回答问题。

4) 座谈法:座谈法是通过召开座谈会的方式,大家畅所欲言,各抒己见,就一个或多个问题展开讨论,取得共识的一种教育方法。应用座谈会开展护理健康教育有助于及时了解多数患者的健康状况,针对共性问题给予解答,扩大患者之间以及护患之间的了解和认识。座谈会要有计划和主题,座谈主题应该是参加人员共同关心和感兴趣的问题,座谈过程中要加以引导,座谈结束要作出总结。

(2) 文字教育方法:通过一定的文字传播媒介和受教育者的阅读能力来达到健康教育目标的一种方法,如读书指导法、作业法、标语法、传单法、墙报法等。其特点是不受时间和空间条件限制,既可针对大众进行广泛宣传,又可针对个体进行个别宣传,而且受教育者可以对宣传内容进行反复学习,花费上也比较经济。

1) 读书指导法:读书指导法是护士指导受教育者通过阅读教育手册和参考书以获得知识或巩固知识的方法。患者健康知识的获得,固然有赖于护士的讲授,但要领会、消化、巩固和扩大知识还必须靠他们自己去阅读,护士应善于利用受教育者学习的特点,帮助患者掌握读书方法,提高自学能力。同时,护士要帮助受教育者选择书籍,制定大概的学习计划和目标,及时检查读书效果,解答读书中遇到的疑问。

2) 实习作业法:实习作业法是根据教学目标的需要,组织受教育者进行实际操作,将理论知识用于实践的一种教学方法。在护理健康教育中,通过实习作业使受教育者掌握促进身心健康的康复作业方法,达到自我护理与促进健康的目的。运用实习作业法的基本要求是:让患者明确实习作业的目的和要求;按照实习作业项目的规定,在相应的理论指导下进行;在实习作业进行过程中,要加强指导,给患者以具体的帮助;实习作业结束时,护士应对患者的实习作业活动进行检查和评价。

3) 传单法:传单一般是指单页的文字及美术宣传品,可结合实际,针对读者的需要,比较详尽地阐述某一问题。传单制作简便,成本较低,覆盖面较广。在使用传单法进行护理健康教育时,应掌握以下一些原则:传单宣传的内容要科学、准确、通俗、易懂,要有针对性和可读性;传单制作最好图文并茂,如在文字间配合一些图片、漫画、表格等,可起到直观、形象的宣传效果;传单一般是一种单向性传播知识的宣传形式,可放在护士站固定的地方,便于患者或家属自取阅读;某些传单宣传内容是相对稳定的,一次印量可多一些,以减少印刷成本,供长期使用。

4) 墙报法:墙报是布置在墙上黑板、橱窗、展牌等宣传形式,其设备简单,形式多样,图文并茂,为群众所喜闻乐见。

5) 标语法:标语是一种大众化的宣传形式,内容简练,意义明确,既有鼓励性和号召性,又有感染性和说理性,广泛应用于各种宣传场合。

(3) 形象教育方法:利用形象艺术创作健康教育宣传材料,并通过人的视觉的直观作用进行护理健康教育的方法。例如,美术摄影法、标准模型法等。形象教育方法要求制作者有较高的绘画、摄影、制作等技能,否则,粗糙的形象会影响护理健康教育效果。

(4) 实践教育方法:通过指导受教育者的实践操作,达到掌握一定的健康护理技能,并用于自我或家庭护理的一种教育方法。例如,指导糖尿病患者掌握血糖自测法,指导高血压患者掌握自测血压法,指导骨折患者掌握功能锻炼法等等。

(5) 新媒体技术应用方法:新媒体作为一种新兴的大众媒介,使健康传播渠道更加多元化。所谓新媒体,是相对于传统媒体而言的,是在报刊、广播、电视等传统媒体以后发展起来的新的媒体形态,是利用数字技术,网络技术,移动技术,通过互联网、无线通信网以及电脑、手机、数字电视机等终端,向用户提供信息和娱乐的传播形式和媒体形态。新媒体技术具有互动性、个性化、及时性、交融性等传播特点,已成为健康传播的新工具。它能将平面媒体信息获取的枯燥性、延迟性、非互动性等不足的方面整合,运用数字技术、无线技术和互联网等改善健康教育受众群体对于信息量冗杂的劣势,使得信息在保证量的基础上更加能使多个受众群体得到及时的沟通反馈,更大程度上清除了信息的冗余。新媒体技术以其形式丰富、互动性强、渠道广泛、覆盖率高、精准到达、性价比高、推广方便等特点,已经在护理健康教育领域逐渐发挥越来越重要的作用。

(6) 综合教育方法:将口头、文字、形象、电化、实践等多种健康教育方法适当配合、综合应用的一种健康教育方法。例如,举办健康教育展览或知识竞赛等。综合性的健康教育方法具有广泛的宣传性,适合大型的宣传活动,而在医院病房,可以举办一些小型的专题展览,如,糖尿病区举办"糖尿病护理健康教育展览",也将收到有针对性的良好的健康教育效果。

**(四) 护理人员在健康教育中的地位和作用**

随着"健康中国"战略的实施和以人的健康为中心的护理模式的推进,使护理的内涵不断丰富,护士的职能也随之扩大,向各类人群开展具有护理特色的健康教育已成为社会发展和医学进步赋予护士的一项新的重要职能。

1. 健康教育是护士的职责和义务　回顾护理学发展史,护士履行教育义务的观念早已有之,早在南丁格尔时代就提出"护士应当同时也是卫生导师和宣传教育家"的科学论断。我国 1997 年颁布的第一部《护士注册法》,也明确规定健康教育是护士应尽的义务。现代护理学赋予护士的根本任务是"帮助患者恢复健康,并帮助健康人提高健康水平"。其中帮助的含义不仅体现了患者渴望得到护士和其他医务人员帮助的生理心理需要,而且也表明,帮助患者是护士应尽的义务和责任。根据这一任务,护理活动被分为两大类,一类是帮助患者保持生命、减轻痛苦、恢复健康的临床护理活动;一类是帮助患者获得健康知识、预防疾病、提高自我保健能力、建立健康行为的健康教育活动。对患者而言,两种活动所起的作用是相辅相成的,对护士而言,两种活动所赋予护士的职责也同等重要。即护士不仅要担负促进患者康复的照顾义务,而且应承担起促进健康的教育义务。

2. 护理人员在健康教育中的地位

(1) 护理人力资源丰富且分布广泛:护理工作是医疗卫生工作的重要组成部分。据统计,2019 年全国注册护士总数已达到 445 万人。护士是专业卫生人员队伍中的一支重要力量,也是健康教育的主力军。护士的分布几乎涉及各级各类医疗卫生机构的所有科室以及社区卫生院等,丰富的人力资源为健康教育的实施提供了保障。

(2) 护理人员是与患者接触最密切的群体:护士不论是在医院,还是在社区卫生服务中,是接触患者最多的人,最有时间和机会对患者进行健康教育。频繁接待入院、出院,大量的基础护理,多次反复的治疗、护理操作,面对面的监护等,都为护士履行教育义务提供了机会。而在社区护理中,健康教育又是社区护理中最基本、最重要的组成部分之一。

(3) 护理人员在健康教育中有着独特的优势:护士受过系统的专业培训,具有丰富的疾病护理知识与技能,大量的临床实践使护士积累了丰富的疾病护理经验,尤其是随着高等护理教育的发展和优质护理的开展,使护士的专业服务水平和健康教育的理念能力得到明显进步和提升。

3. 护士在健康教育中的角色作用　护士在健康教育中扮演着教育者、咨询者、组织管理者、协调者、代言者、联络者和研究者的角色,其作用主要体现在以下三方面。

(1) 桥梁作用:健康教育是一种特殊的教学活动,护士作为教育者不同于一般意义上的教师。学校教师关心的是教育,其职责是将知识传授给学生。而护士关心的是提供教育服务,其职责不仅传授知识,而且还要关注学习者的行为。教育的目的是帮助患者建立健康行为。因此,护士的作用是按健康教育的知 - 信 - 行模式,在不健康行为与健康行为之间架起一座传授知识和矫正态度的桥梁。这种桥梁作用要求护士必须把教学重点放在帮助患者建立健康行为上。

(2) 组织作用:护士是患者教育的具体组织者和实施者,健康教育计划的制定、教育内容、教育方法的选择和教学进度的控制都由护士来策划和决定。有目的、有计划、有评价的教育活动就是通过护士的组织来实现的,护士组织教学的能力强弱对健康教育效果有直接影响。因此,护士必须掌握健康教育的基本原则和基本技能,创造性地做好患者的教学组织工作。

(3) 协调作用:健康教育是一个完整的教育系统,虽然教育计划可由护士来制定,但在实施教育中,需要各类人员的密切配合,护士作为联络者应发挥与医生、专职教育人员、营养师、物理治疗师的协调作用,以满足患者的教育需求。

(刘淑娟　施　慧　梁清芳　孙秋华)

扫一扫，
测一测

## 复习思考题

1. 试述饮食护理的原则与常用食物的性味。

2. 疫情防控背景下的情志护理策略如何？

3. 马女士,56 岁。胃脘冷痛,面色苍白,身寒肢冷,呕吐 3 次,为清水痰涎,舌淡苔润,脉沉迟弱。针对该患者：

（1）根据脏腑辨证,病位在何脏腑？

（2）应采用八法中的哪一种方法？

（3）其护理措施有哪些？

4. 中医护理健康教育的内容和方法有哪些？

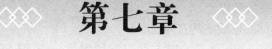

# 第七章

# 体　质

体质与健康和疾病密切相关,是人体生命活动的重要表现形式。《灵枢·寿夭刚柔》指出"人之生也,有刚有柔,有弱有强,有短有长,有阴有阳","形有缓急,气有盛衰,骨有大小,肉有坚脆,皮有厚薄",说明体质的差异性是生而就有的,而体质不仅存在个体差异性,也存在群体趋同性。

## 第一节　概　述

体质调护是指在中医理论指导下,根据体质类型的不同,采取不同的养生保健措施,纠正体质的偏颇,达到未病防病、有病治病的目的。

### 一、体质的概念

人的体质包括"体"与"质"两方面内容。"体"就是指人的机体、形体,也可引申为躯体及其生理功能。"质"就是指人的素质、特质、性质。中医学的体质即机体素质,是指人体生命活动中,在先天禀赋和后天获得的基础上所形成的与自然及社会环境相适应的形态结构、生理功能和心理状态方面综合的、相对稳定的固有特性。简而言之,所谓体质,是指在人生理、心理共性基础上,不同个体所呈现出的生理、心理的特殊性。

中医学的体质,既强调先天禀赋的因素,又强调后天获得对人体体质形成的影响。先天禀赋是人体体质形成的基础,后天因素对体质的转化与差异性的体现有重要作用,充分体现了人与社会的统一、人与自然的统一及中医学"形神合一"的生命观、"天人合一"的整体观。

### 二、体质的形成与影响因素

体质实质上是通过组织器官所表现出来的脏腑精气血阴阳之偏颇和功能活动之差异,是人体生命活动状况的综合反映。体质禀承于先天,得养于后天,其形成、发展和变化受到年龄、性别、饮食营养、生活起居、社会环境、心理因素等多重因素的共同影响,具有形成缓

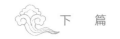

慢,相对稳定,动态可变的特点。

**(一) 先天禀赋是体质形成的内在基础**

人体之精血来源于父母,体质禀赋与父母密切相关。《灵枢·天年》云:"人之始生……以母为基,以父为楯。"父母生殖之精相结合后形成胚胎,胚胎禀受母体气血的滋养而不断发育形成人体,若父母精气不足,则胚胎孱弱,成为虚弱体质形成的内在因素。若禀赋阴虚,多发展为"瘦长型"的"阴虚质";禀赋阳虚,多发展为"肥胖型"的"痰湿质"。因此,先天禀赋是体质形成的内在基础,是人体体质强弱的前提条件,先天禀赋决定了体质相对稳定的一面。

**(二) 后天环境是体质形成的外在条件**

体质形成于先天,定型于后天,体质的稳定性是相对的,不是一成不变的,体质具有动态可变性。每一机体生长壮老的过程都会受到外界环境诸多因素的影响,如地理环境、饮食、劳逸、精神、疾病等,这些因素既可影响体质的强弱变化,也可影响人的体质类型。后天环境对体质的形成与发展起着重要的制约作用,是体质形成的外在条件。

1. 地理环境与体质 人的体质与所处的地域、气候及气象条件等地理环境因素密切相关。《素问·异法方宜论》曰:"东方之域……鱼盐之地,海滨傍水,其民食鱼而嗜咸……故其民皆黑色疏理,其病皆为痈疡,其治宜砭石……西方者,金玉之域,沙石之处……其民陵居而多风,水土刚强,其民不衣而褐荐,其民华食而脂肥,故邪不能伤其形体,其病生于内,其治宜毒药……北方者……其民乐野处而乳食,脏寒生满病……南方者……其民嗜酸而食胕,故其民皆致理而赤色,其病挛痹……中央者……其民食杂而不劳,故其病多痿厥寒热。"论述了东、南、西、北、中五方因地域气候不同、居民饮食习惯不同,因而人之体质亦不同,发病特点也存在差异,应采取毒药、砭石、导引等不同的治疗手段与护理方法,体现了地理环境因素对体质的重要影响。

2. 饮食营养与体质 饮食营养是人类生存的必要条件,在维持人体生长发育和生理功能,预防疾病、保持健康等方面发挥重要的作用,故《灵枢·五味》有"故谷不入,半日则气衰,一日则气少矣",《千金翼方·养老食疗》有"安身之本,必资于食"的记载。健康的饮食习惯、科学合理的膳食结构、全面而充足的营养可增强人的体质,甚至可以转变一些偏颇体质为平和体质。若饮食失当,后天失养,肠胃乃伤,脏腑阴阳气血失调,则人体体质随之发生改变。如饥饱无度,可损伤脾胃,形成气虚的体质;嗜食寒凉之品,易致阳虚体质;嗜食辛燥之品,易致阴虚体质;嗜食肥甘厚腻之品,易致湿热体质。总之,饮食营养因素与体质的形成、发展、甚至是变化都有着密不可分的关系。

3. 生活起居与体质 生活起居主要包括劳逸、起居等内容,是人类生存和保持健康的重要因素。起居无常、生活不规律会直接影响人体的生理功能和体质状态。如《素问·宣明五气》有"久视伤血,久卧伤气,久坐伤肉,久立伤骨,久行伤筋"的论述,说明生活中过度劳逸会对人体产生影响。过度劳累(包括体力劳动、脑力劳动、房劳等)可形成气虚质、阳虚质、阴虚质等;过度安逸,则可引起气血运行障碍,形成血瘀体质。适当正确的运动可增强体质,改善体质的偏颇。

4. 精神因素与体质 人的精神状态影响五脏六腑气血功能活动,从而影响人的体质。长期持久或突然剧烈的精神刺激均会影响脏腑气机变化,导致气机逆乱,使人的体质发生异常,诱发相关疾病。正如《灵枢·本脏》曰"志意和则精神专直,魂魄不散,悔怒不起,五脏不受邪矣",阐述了保持良好的精神状态对维持正常体质的意义。

5. 疾病与体质的关系

(1) 体质影响疾病的性质:体质与疾病有明显的相关性,体质类型影响疾病的发展倾向,体质不同,病证不同,如感受同一致病因素,阳虚体质者易生寒证,病后易从寒化,阴虚体质者则易生燥证,病后易从燥化,再如同为体虚外感,又因体质不同而有阳虚感冒、阴虚感冒和气虚感冒的差异,正如《素问·风论》所记载"风之伤人也,或为寒热,或为热中,或为寒中,或为疠风,或为偏枯,或为风也,其病各异"。

(2) 体质影响疾病的转化:感邪相同的情况下,体质不同,病邪随体质转化,可表现出不同的病证。《医宗金鉴·订正伤寒论注》有云:"六气之邪,感人虽同,人受之而生病各异者,何也? 盖以人之形有厚薄,气有盛衰,脏有寒热,所受之邪,每从其人之脏气而化,故生病各异也。"

(3) 疾病影响体质的类型:疾病可使患者的体质类型发生改变,如《临证指南医案·诸痛》说"经年宿病,病必在络……因久延,体质气馁",论述了病程时间长、病邪深达经络,可导致人体正气损伤,脏腑功能受到影响,精气血津液化生不足,日久出现虚弱体质。

另外,由于药物具有性味归经、升降浮沉的特点,针灸具有补泻的效果,针药都能够影响脏腑精气阴阳之盛衰及经络气血之偏颇,用之得当,将会收到补偏救弊的功效,使病理体质恢复正常;用之不当,或针药误施,将会加重体质损害,使体质由壮变衰,由强变弱。

### (三) 年龄与体质的关系

人生命过程中的不同阶段,随着脏腑气血功能活动的盛衰变化,机体在功能和形态上均呈现不同的体质状态。《灵枢·营卫生会》所论述的"老壮不同气",即是说年龄的变化对体质的影响。

小儿生长发育迅速,代谢旺盛,为稚阴稚阳之体,五脏六腑成而未全,全而未壮,"脏腑娇嫩,形气未充",因而抗病能力和自我调节能力均较弱;小儿五脏具有肝常有余,脾常不足,心火有余,肺脏娇嫩的特点,发病易虚易实,如肝易实而脾易虚,心易实而肺易虚,易患咳喘、腹泻、食积、惊风等病。

青壮年气血渐盛,肾气渐充,机体各方面均处于一生中的鼎盛状态,正如《素问·上古天真论》所论述,女子"三七,肾气平均,故真牙生而长极;四七,筋骨坚,发长极,身体盛壮",男子"三八,肾气平均,筋骨劲强,故真牙生而长极;四八,筋骨隆盛,肌肉满壮"。

中年时期,脏腑气血功能由盛转衰,加之过度劳累、将养失宜、起居不慎等情况,呈现元气趋于衰弱的体质特点,正如《景岳全书》云:"人于中年左右,当大为修理一番,则再振根基,尚余强半。"

老年时期,机体会出现生理、心理等方面的退行性改变。正如《灵枢·天年》所论述"五十岁,肝气始衰,肝叶始薄,胆汁始减,目始不明。六十岁,心气始衰,苦忧悲,血气懈惰,故好卧。七十岁,脾气虚,皮肤枯;八十岁,肺气衰,魄离,故言善误。九十岁,肾气焦,四脏经脉空虚"。老年人精血亏虚、气血运行不畅、水液代谢障碍,易罹患痰饮、咳喘、眩晕、心悸和消渴等病。

### (四) 性别与体质的关系

男性与女性在形态结构、生理功能、物质代谢与遗传方面存在差异,故男女存在不同的体质特征。男性为阳刚之体,脏腑功能较女性旺盛,气多血少,阳旺阴弱,在机体形态方面,男性体格壮实,声音洪亮,肌肉丰满,腠理致密,在心理状态方面,男性一般性格外向,心胸开阔,刚毅果断,勇敢好斗,故男性以痰、湿、热等体质较多见,易患阳证、热证,病情反应也较女性强烈。女性基础代谢率较低,为阴柔之体,脏腑功能较男性偏弱,阴旺阳弱,性格多偏内向,多愁善感,感情细腻,易被情志所伤,导致气机郁滞,故女性以虚、瘀等体质较多见。

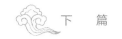 

# 第二节　体质的分类

很多情况下,体质决定个体对某些致病因素的易感性和病理过程的转归,从而为预防疾病和治疗疾病提供参考依据。由于不同体质是产生疾病差异性的内在基础,因而研究体质分类,探讨体质类型与疾病的关系,可以从更深层次上认识疾病、从整体上把握疾病。

## 一、体质的分类

体质分类,就是根据人群中个体的不同体质特征,按照一定的标准,采用一定方法,通过分析归纳而进行相应的区分,分成若干体质类型。体质分类的理论依据是体质的个体差异性和群类趋同性。只有具备个体差异性,才能将人群中的个体加以区分,只有具备群类趋同性,才能将人群中一定数量的个体加以分类。

体质的分类方法是认识和掌握体质差异性的重要手段。《黄帝内经》根据五行学说将人的体质分为木型体质、火型体质、土型体质、金型体质、水型体质;阴阳学说依据个体间阴阳多少或阴阳之气盛衰的不同,有四分法和五分法之别,四分法将体质分为重阳型、重阳有阴型、阴多阳少型和阴阳和调型,五分法将体质分为太阴型体质、少阴型体质、太阳型体质、少阳型体质、阴阳和平型体质。历代众多医家在《黄帝内经》基础上,根据人群的体质现象,尝试了众多的新的分类方法,拥有各自的见解和理论,可谓百家争鸣,但均未形成学术体系。现代医家结合临床实际,应用文献研究、模糊聚类和流行病学调查等多种方法,从不同角度,将体质按四分法、五分法、六分法、七分法、九分法、十二分法等多种分类方法进行分类。学术界现多以王琦的体质九分法为行业标准,将体质分为平和质(A型)、气虚质(B型)、阳虚质(C型)、阴虚质(D型)、痰湿质(E型)、湿热质(F型)、血瘀质(G型)、气郁质(H型)、特禀质(I型)9种。

## 二、常用体质分类及其特征

### (一) 平和质

平和质是指先天禀赋良好,后天调养得当,以精力充沛,体态适中,面色红润,脏腑功能强健壮实为主要特征的一种体质状态。

体质特征:体型匀称健壮;精力充沛;面色、肤色润泽,头发稠密有光泽,目光有神,鼻色明润,嗅觉通利,口和,唇色红润;不易疲劳,耐受寒热,睡眠好,胃纳佳,二便正常;舌色淡红,苔薄白,脉和有神气;性格随和开朗;平素患病较少,或即使患病,也容易痊愈;对自然与社会环境适应力较强。

体质分析:因先天禀赋充足,后天调养得当,其神、色、形、态和局部形体得养,故有局部光明、润泽、有神等表现,性格随和开朗,对外界环境适应能力较强。

### (二) 气虚质

气虚质是指元气不足,以气息低弱,机体脏腑功能状态低下为主要特征的体质状态。多因先天禀赋虚弱,后天失养或病后气亏,如家族成员大多体质较弱,或胚胎孕育时父母体弱,或早产、人工喂养不当、偏食、厌食,或年老体衰等。

体质特征:肌肉松软;精神萎靡,语声低怯,气短懒言,易疲乏,易汗出;面色萎黄,目光少神,口淡,唇色少华,毛发不华,头晕健忘;大便正常,或有便秘但无硬块,或大便不成形,便后仍有便感,小便正常或偏多;舌淡或淡胖边有齿痕,脉虚缓;性格内向,情绪不稳定,胆小,不喜欢冒险;不耐受风、寒、暑等外邪,平素易感冒,或病后易迁延不愈,易患内脏下垂、虚劳等病。

体质分析:因一身之气不足,脏腑功能衰退,故见精神不振,语声低怯,气短懒言,目光少神;卫气虚弱,不能固护肌表,故易出汗,不耐受风、寒、暑等外邪,平素易感冒;脾主肌肉四肢,开窍于口,脾气亏虚,则口淡,肌肉松软,肢体疲乏;脾气亏虚,营血无以生化,且气虚不能推动营血以荣养,则头晕,健忘,面色萎黄,毛发不华,唇色少华,舌淡;脾气虚不能运化水湿,则舌淡胖边有齿痕,水湿在下,则大便不成形,便后仍有便意;气虚推动无力,大便不行,则便秘而无硬块;气虚日久及肾,肾气亏虚,气化无权,水津直趋膀胱,则小便偏多;气虚阳弱,故性格内向,情绪不稳定,胆小,不喜欢冒险;气虚升举无力,故多见内脏下垂、虚劳,或病后迁延不愈;脉虚缓为气虚之象。

(三)阳虚质

阳虚质是指阳气不足,虚寒内生为主要特征的体质状态。多因先天不足,如家族成员体质偏虚寒、孕育时父母体弱、年长受孕、早产,或后天失于调养,如平素偏嗜寒凉损伤阳气,或年老阳衰或久病伤阳等导致。

体质特征:形体白胖,肌肉不丰;精神不振,平素畏冷,手足不温,易出汗,喜热饮食;面色㿠白,毛发易落,目胞晦暗,口唇色淡,大便溏薄,小便清长,睡眠偏多;舌淡胖嫩边有齿痕,苔润,脉沉迟而弱;性格多沉静、内向;发病多为寒证,或病从寒化,易病痰饮、肿胀、泄泻、阳痿等;不耐寒、湿之邪,耐夏不耐冬。

体质分析:因阳气亏虚,机体失于温煦,故形体白胖,肌肉松软,平素畏冷,手足不温,喜热饮食,面色㿠白,目胞晦暗,口唇色淡;阳气亏虚,精神失去温养,则精神不振,睡眠偏多;阳气亏虚,腠理不固,则毛发易落,易出汗;阳气不能蒸腾、气化津液,水液分走二便,则见大便溏薄,小便清长;阳虚水湿不化,则口淡不渴,舌淡胖嫩边有齿痕,苔润;阳虚鼓动无力,则脉象沉迟;阳虚阴盛,故性格沉静、内向,发病多为寒证,或易从寒化;阳气易为阴邪所伤,故不耐寒、湿之邪,耐夏不耐冬;阳气失温,易病痰饮、肿胀、泄泻等;阳虚易致阳弱,阳弱不举,则多见阳痿。

(四)阴虚质

阴虚质是指体内津液、精血等亏少,以相关组织器官失养和阴虚内热为主要特征的体质状态。多因先天不足,如孕育时父母体弱、年长受孕、早产,或久病耗血、纵欲伤精、积劳伤阴,或曾患出血性疾病等导致。

体质特征:体型瘦长;面色潮红,有烘热感,手足心热,双目干涩,视物模糊,眩晕耳鸣,唇红微干,鼻咽干燥,口渴喜冷饮,睡眠不佳,皮肤偏干,易生皱纹,小便短涩,大便质干;舌红少津少苔,脉细或细数;性情急躁,外向好动;平素易患阴亏燥热之病,或病后易有阴亏症状;平素不耐燥、热之邪,耐冬不耐夏。

体质分析:阴液亏少,脏腑器官皮肤肌腠失于濡润滋养,故体型瘦长,平素口鼻咽喉干燥,两目干涩,视物模糊,大便质干,小便短涩,眩晕耳鸣,皮肤偏干,易生皱纹,舌少津少苔,脉细;阴液亏虚,阴不制阳,阳热之气相对偏旺而生内热,故表现为一派虚火内扰之象,可见手足心热,口渴喜冷饮,面色潮红,有烘热感,唇红,睡眠不佳,舌红脉数等;阴亏燥热内盛,故性情急躁,外向好动;阴虚失于滋润,加之火热内生,故该体质的人平素易患有阴亏燥热的病变,或病后易表现为阴亏症状,平素不耐燥热,耐冬不耐夏。

(五)痰湿质

痰湿质是指水液内停而痰湿凝聚,以黏滞重浊为主要特征的体质状态。多为先天痰湿较盛或后天失养,如过食肥甘、生冷、油腻之品,或起居失常所致。

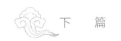

体质特征:体型肥胖,腹部肥满松软;面部皮肤油脂较多,多汗且黏,或面色淡黄而黯;身重不爽,容易困倦,目胞微浮,胸闷,痰多,喜食肥甘甜黏食物,大便正常或不实,小便不多或微混;平素舌体胖大,舌苔白腻,口黏腻或甜,脉滑;性格偏温和,善于忍耐;易患消渴、中风、胸痹等病证;对梅雨季节及潮湿环境适应力差。

体质分析:痰湿内盛,泛于肌肤,则见体型肥胖,腹部肥满松软,面色淡黄而黯,面部皮肤油脂较多,多汗且黏,目胞微浮;"肺为贮痰之器",痰浊停肺,肺失宣降,则胸闷,痰多;五味入五脏,素体痰湿之人,脾气虚弱,需得甘味方以养脏,故痰湿质者多喜食肥甘甜黏之品;痰湿困脾,阻滞气机,困遏清阳,则身重不爽,容易困倦;痰湿浊气上泛于口,则口黏腻或甜;痰湿困脾,运化失健,水谷精微随二便下泄,则大便不实,小便微混;水湿不运,则小便不多;舌体胖大,舌苔白腻,脉滑,为痰湿内阻之象;痰湿内盛,阳气内困,不易升发,故性格偏温和,多善于忍耐;痰湿内阻,气机不畅,易患消渴、中风、胸痹等病证;痰湿内盛,同气相求,故对梅雨季节及潮湿环境适应能力差。

### (六) 湿热质

湿热质是指以湿热内蕴为主要特征的体质状态。多由于先天禀赋、坐卧湿地、嗜食肥甘或长期饮酒等,导致湿热内蕴。

体质特征:形体偏胖;平素面垢油光,口苦口干,身重困倦,易生痤疮粉刺;眼睛红赤,大便燥结或黏滞,小便赤涩,男易阴囊潮湿,女易带下量多;舌质偏红,苔黄腻,脉象多见滑数;心烦懈怠,性格多急躁易怒;易患疮疖、黄疸等湿热病证;对湿度大或气温偏高、湿热交蒸气候,如长夏之际较难适应。

体质分析:湿热氤氲体内,泛溢肌肤,则见形体偏胖,平素面部油光,易生痤疮粉刺;湿热郁蒸,胆气上溢,则口苦口干;湿热内阻,阳气被遏,则身重困倦;热灼血络,则眼睛红赤;热重于湿,则大便燥结,小便赤涩;湿重于热,则大便黏滞;湿热循肝经下注,则男性阴囊潮湿,女性带下量多;舌质偏红,苔黄腻,脉象滑数,为湿热内蕴之象;湿热郁于肝胆,热扰心神,则心烦懈怠,性格急躁易怒,易患黄疸等湿热病证;湿热内盛之体,与湿热环境同气相求,故该体质之人对长夏之际等湿热交蒸气候较难适应。

### (七) 血瘀质

血瘀质是指体内有血液运行不畅的潜在倾向或瘀血内阻的病理基础,并表现出一系列外在征象的体质状态。多由于先天禀赋、后天损伤、忧郁气滞或久病入络而致。

体质特征:体型消瘦者居多;面色晦暗,皮肤偏黯或局部色素沉着,容易出现瘀斑;眼眶黯黑,鼻部黯滞,口唇黯淡或青紫,脱发,皮肤发干或粗糙,女性多见痛经、闭经,或经色紫黑,夹有血块,或有崩漏、出血倾向;舌质紫黯,有瘀点、瘀斑,舌下络脉青紫曲张,脉细涩或结代;性格急躁,健忘;易患出血、疼痛、癥瘕、中风和胸痹等证;不耐受风、寒之邪。

体质分析:血行不畅,"瘀血不去新血不生",气血不能濡养机体,则形体消瘦,脱发,皮肤发干或粗糙;瘀血阻滞,经络不通,不通则痛,故易患疼痛,女性多见痛经;血行瘀滞,则血色变紫变黑,故见面色晦暗,眼眶黯黑,鼻部黯滞,口唇黯淡或青紫,皮肤偏黯;瘀血阻滞络脉,则见皮肤色素沉着,容易出现瘀斑,妇女闭经,舌质黯,有瘀点、瘀斑,舌下络脉青紫曲张,脉细涩或结代;局部血液瘀积不散,凝结成块,则见经色紫黑有块;瘀血内阻,气机郁滞,故性格内郁、心情不快、急躁健忘,不耐受风邪和寒邪;瘀血内阻,血不循经而溢出脉外,则见崩漏或出血倾向,并且易于罹患出血、中风;瘀血内阻,则易患癥瘕、胸痹等病。

### (八) 气郁质

气郁质是指长期情志不舒、气机郁滞形成的以性格内向、忧郁脆弱、敏感多疑为主要表现的体质状态。多由先天遗传,或因精神刺激,或暴受惊恐,或所欲不遂和忧郁思虑等导致。

体质特征:体型多消瘦;平素情志抑郁,多闷闷不乐,健忘,胸胁乳房胀满疼痛,走窜不定,善太息,或嗳气呃逆,咽有异物感,睡眠不佳,食欲减退,痰多,大便多干,小便正常;舌淡红,苔薄白,脉弦细;性格内向不稳定,忧郁脆弱,敏感多疑,对精神刺激调节力差;易患郁病、脏躁、百合病、不寐、梅核气等证;不喜阴雨天气。

体质分析:人的精神状态和七情变化能够影响脏腑气血的功能活动,从而影响人的体质。肝性喜条达而恶抑郁,长期情志不畅,肝失疏泄,故平素情志抑郁,闷闷不乐;足厥阴肝经之脉布两胁,肝经经脉不利,气机郁滞,故胸胁乳房胀满疼痛,走窜不定,多伴善太息;肝气郁滞,横逆犯胃,胃气上逆,则见嗳气呃逆;肝气郁结,气不布津,津聚为痰,或气郁日久化火,灼津为痰,肝气夹痰循经上攻,于咽喉处相互搏结,可见咽部有异物感,吞之不下咯之不出,伴见痰多;气机郁滞,脾胃纳运失司,故见食欲不佳;肝藏魂,心藏神,气郁化火,火扰神魂,则惊悸怔忡,健忘,容易失眠;气郁日久化火,耗伤阴津,形体失养,则体型偏瘦,大便偏干;舌淡红,苔薄白,脉弦细,为气郁之象;情志内郁不畅,故性格内向不稳定,忧郁脆弱,敏感多疑,对精神刺激调节力差,易患郁病、脏躁、百合病、不寐、梅核气等病证,不喜欢阴雨天气。

### (九) 特禀质

特禀质为特异性体质,多指由于先天禀赋和遗传因素造成的体质缺陷,如先天性遗传性疾病、过敏反应和原发性免疫缺陷等。先天因素、遗传因素、环境因素或药物因素是这种体质的主要成因。

体质特征:一般或无特殊体型,或有先天生理缺陷,或畸形;心理特征随禀质不同而情况各异。过敏体质者易患哮喘、荨麻疹、花粉症或药物过敏等;遗传性疾病如血友病、唐氏综合征(俗称先天愚型)等;胎传性疾病如五迟、五软、解颅、胎痫等。对外界环境适应能力差,如过敏体质者对气候等因素适应力差,易引发宿疾。

体质分析:由于先天禀赋不足等遗传因素,或环境、药物等原因的不同,特禀质者的形体特征、常见表现、心理特征、发病倾向等方面存在诸多差异,病机各异。

## 第三节 体质学说的应用

体质学说主要研究的是人体形态结构、生理功能和心理状态等综合方面的特殊性,认为体质的特殊性与脏腑的盛衰及精气血津液的盈亏密切相关。体质对疾病的发生、发展、转归、辨证治疗及养生保健等各个方面均有不同程度的影响。

### 一、阐释发病原理

中医学认为疾病的发生虽然是一个复杂的过程,但概括起来不外乎病邪损害人体正气和正气抗邪两方面内容,正气不足是发病的内在依据,对疾病的产生发展起主导作用,邪气是发病的重要外在条件。正邪相搏是疾病病变过程中最基本、最具普遍意义的病理变化,即所谓正胜则邪却,邪胜则正抑。体质作为个体在生命中相对稳定的特殊状态,贯穿于疾病的始终,与疾病的发生、发展及转归密切相关。

#### (一) 体质与发病

正气的盛衰取决于精气血津液等精微物质是否充沛及脏腑生理功能协调与否,体质实质上是因脏腑经络、精气血津液的盛衰偏颇形成的个体特征,二者均是精气血津液和脏腑功能活动的反映。因此,人体的正气与体质状况之间存在密切关系,体质在很大程度上反映了正气的盛衰偏颇。

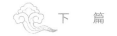

疾病发生与否,主要决定于正气的盛衰,而体质可以反映正气的盛衰偏颇。一般而言,体质强者,正气旺,抗邪、驱邪、调节、修复能力强,不易感邪发病;体质弱者,正气虚,抗邪修复能力差,易感邪发病。因此,人体是否发病主要取决于个体的体质强弱。

### (二)体质与发病倾向

体质不仅决定人体受邪后是否发病,既病之后的发病倾向也与体质密切相关。体质因素决定着个体对某些病邪的易感性和耐受性,体质因素是造成机体罹患某种疾病的重要原因。体质与人体对某些病邪的易感性密切相关,体质可以反映机体自身生理范围内阴阳寒热的盛衰,这种盛衰的偏颇性决定了个体的功能状态,因而决定了机体对外界刺激的反应性、亲和性和耐受性。在发病形式上,由于邪气的种类、性质、强弱和致病途径不同,个体又有脏腑气血阴阳偏颇的体质差异,因此疾病发生时表现为不同的证型。例如感受风寒之邪,偏阳性体质者易发为风热表证,偏阴性体质者易发为风寒表证,体虚而外感者则有气虚外感、阴虚外感和阳虚外感等不同。正如《素问·风论》篇云:"风之伤人也,或为寒热,或为热中,或为寒中,或为疠风,或为偏枯,或为风也,其病各异。"再如,肥人多痰湿,易得中风、眩晕;瘦人多火,易患痨嗽;小儿体质未壮,易患咳喘、泄泻、食积等;老年体质转弱,多病痰饮、咳喘、心悸、消渴等。一般而言,偏阳性体质者,多耐寒,而易感受风、暑、热之邪,风邪袭人易伤肺脏,暑热之邪易伤肺胃肝肾之阴液。偏阴性体质者,多耐热而易感受寒湿之邪,寒邪入里常伤及脾肾阳气,湿邪困遏脾阳,易产生内湿而为泄为肿等。

### (三)体质与病机从化

体质因素决定病机的从化。由于个人体质的不同,在疾病过程中,病情会随其体质的偏向性而发生相应的从化。例如,同为感受湿邪,偏阳性体质者得之,易从阳化热而成湿热之证,偏阴性体质者得之,易从阴化寒而成寒湿之证。因此,由于体质的差异,机体对病因有化热、化燥、化寒、化湿的区别。从化的一般规律是:素体阴虚者多从热化,素体阳虚者多从寒化,素体阴亏血耗者多从燥化,素体痰湿偏盛者多从湿化。

### (四)体质与病证的性质

从化的过程最终以病证的性质表现出来,一方面,不同的致病因子作用于相同体质之人,可以表现为相同的证候,另一方面,相同的致病因子作用于不同体质之人,可以表现为不同证候,而有寒、热、虚、实之不同。由此可见,病变的性质是以体质为基础并随体质而变化的,体质的偏颇不仅是疾病发生的内因,也是决定疾病发展过程与证候类型演变的重要因素。

### (五)体质与疾病的传变转归

一般而言,体质强者,正气充足,抗邪能力强,机体不易感邪发病,或者即使发病,也表现为正邪斗争剧烈的实证,病势急,病程短,不易传变;体质虚者,则容易感邪发病,病情多有传变,发展为危证,病程长,疾病缠绵难愈。

## 二、指导辨证

体质是辨证的基础,体质决定临床证候类型。因此,在临床上可以根据不同的证候类型给予护理,同一病因或同一种疾病,由于体质各异,其临床证候类型可表现出阴阳表里寒热虚实之证的不同,并给予不同的护理方法,称为"同病异护"。如同样感受寒邪,素体强壮而正气可御邪于肌表者,表现为恶寒发热、头身疼痛、舌苔薄白、脉浮等风寒表证;而素体阳虚,正不胜邪者,一发病就可见寒邪直中脾胃的畏寒肢冷、纳呆食减、腹痛腹泻、脉象缓弱等脾阳不足之证。或病因不同或疾病不同,由于体质在某些方面有共同点,可出现相同或类似的临床证型,可以给予相同的护理措施,称为"异病同护"。如偏阳性体质者,感受暑热之邪,势必形成热证;但若感受风寒之邪,亦可郁而化热,形成热证。泄泻、水肿,皆可由阳虚体质之脾肾阳虚而形成,表现为脾肾阳虚证。因此,同病异护和异病同护的主要影响因素,不在于病因而在于体质,体质是证形成的内在基础,个体体质的差异决定着发病后临床证候类型的倾向性。

### 三、指导治护

因人体禀赋有寒热之异,偏寒偏热之殊,阴阳盛衰之别,在预防、治疗和护理疾病的过程中要充分考虑体质的特点,邪盛体实者治以泻法,体弱邪微者治以补法,从阴化寒者治以温通,从阳化热者治以清泄,处处兼顾其体质特点。调养体质、改善体质对疾病的治疗起着重要作用。如中医用清热解毒的方法治疗疮疡局部红、肿、热、痛的症状,但对某些疮疡难愈、久不收口的体虚质患者,用补虚托毒外出的方法才能起效。此外,调理体质可以预防和减轻某些体质的易发病,如用玉屏风散可预防或减轻气虚质之感冒。

### 四、指导养生

善于养生者,应该修身养性,形神共养,以增强体质,预防疾病,增进身心健康。调养时应根据不同的体质特征,选择合适的方法。

中医学的养生方法很多,主要有顺时摄养、调摄精神、起居有常、劳逸适度、饮食调养及运动锻炼等。无论哪种调养方法,都应与体质特征相适应,才能取得良好的效果。例如,在饮食方面,体质偏阳者饮食宜凉而忌热,体质偏寒者饮食宜温而忌寒;形体肥胖者多痰湿,食宜清淡而忌肥甘之品;阴虚质者饮食宜甘润生津之品,阳虚质者宜食温补之品。在精神调摄方面,要根据个体体质特征,采用各种心理调节方法,以保持心理平衡,增进心理健康。例如,气郁体质者,精神多抑郁不爽,多愁善感,故应注意情感上的疏导,消解其不良情绪;阳虚体质者,精神多萎靡不振,神情偏冷漠,多自卑而缺乏勇气,应帮助其树立起生活的信心。在音乐娱心养性时,也须因个体心理特征的不同选择适宜的乐曲。以上这些方法对养生保健、增强体质具有积极作用。

## 第四节　不同体质类型调护

疾病与证候的形成与体质密切相关,体质在疾病的发生、发展及转归过程中也起着重要的作用。因此,辨别不同的体质类型,进而选择适宜的调护方法,促进身心健康,维持机体阴阳平衡,才能达到预防疾病和治疗疾病的目的。

### 一、平和质的调护

1. 情志调摄　平和质的心理特征表现为稳定的心理素质,其中包括坚强的意志、高尚的情操、稳定的性格等,机体适应环境及抵抗疾病的能力较强。可培养兴趣爱好,怡情易性,如琴棋书画、唱歌跳舞、吹拉弹唱等,可以振奋精神,使心境平和,也可以通过打球、爬山、跑步、散步、太极拳、太极剑等运动保持情绪的健康稳定。对于不良的情志刺激,可以适当宣泄,以减轻或消除不良情绪对于体质的影响,对防止平和体质出现体质偏颇十分重要。

2. 饮食调理　平和质人饮食调理的首要原则是保持膳食平衡,做到食物多样化,体现中国传统膳食杂食平衡的整体观,多食五谷杂粮、蔬菜水果,少食辛辣油腻之品,正如《素问·脏气法时论》所指出的:"五谷为养,五果为助,五畜为益,五菜为充,气味合而服之,以补

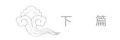

精益气。"

（1）顺应四时：根据四时季节不同选择适宜的饮食。如春季阳气初升，应食用升而不散、温而不热之品，不宜食用辛热升散之品，宜多食蔬菜，如春笋、荠菜、韭菜、菠菜等轻灵宣透、清温平淡之品；夏季阳气隆盛，宜食用清热解暑之品，如冬瓜、丝瓜、绿豆等，但不宜食用过度寒凉之品；长夏季湿气最盛，宜食用淡渗利湿之品，如莲子、山药、薏苡仁等；秋季阳气收敛，阴气渐长，宜食用滋补阴津之品，如梨、葡萄、柚子等；冬季气候寒冷，阳气闭藏，宜食用温补之品，如羊肉、狗肉等。

（2）调和五味：食物的五味各有其所归之脏，酸味入肝，苦味入心，甘味入脾，辛味入肺，咸味入肾，五味偏嗜，则会破坏五行原有的协调状态，正如《素问·生气通天论》云："味过于酸，肝气以津，脾气乃绝；味过于咸，大骨气劳，短肌，心气抑；味过于甘，心气喘满，色黑，肾气不衡；味过于苦，脾气不濡，胃气乃厚；味过于辛，筋脉沮弛，精神乃央。"

3. 起居调适　一方面要坚持规律作息，起居有常，不妄作劳，合理安排工作、学习及休息，养成良好的起居习惯，以保养神气；另一方面，人体的生命活动随着年节律、季节律、月节律、昼夜节律等自然规律而发生相应的生理变化，顺应四时自然节律，才能保持人体节奏变化的平衡，适应社会、生活和自然环境变化的不同需求，增进健康，延年益寿。

4. 运动养生　平和质者可以通过运动保持和加强现有的体质状态，进一步提高体质水平。运动要根据年龄、性别、个人兴趣爱好的不同，自行选择不同的锻炼方法。男性可以选择增强力量和耐力的项目，如长跑、球类等，女性可以选择增强柔韧素质的项目，如健美操、瑜伽等。运动项目的选择要遵循春生、夏长、秋收、冬藏的自然规律，选择顺应自然规律的适合自己的运动方式，做到全面、多样，均衡发展。运动过程中要保持心情舒畅，运动强度以中等偏低为主，循序渐进，持之以恒。

### 二、气虚质的调护

1. 情志调摄　气虚质者多性格内向，胆小不喜欢冒险，情绪不稳定。应注意养成豁达乐观的生活态度，避免精神过度紧张焦虑或过度悲伤或过度恼怒，不可过度劳神，保持心情愉快及平和稳定的心态。

2. 饮食调理　脾主运化，为气血生化之源，气虚质者多脾气虚弱，宜食用性平偏温、健脾益气之品，如小米、粳米、莲子、扁豆、芡实、黄豆、龙眼肉等。饮食物宜清淡易消化，避免滋腻之品，少吃或不吃空心菜、槟榔、生萝卜等耗气食物，忌生冷、苦寒、辛辣、燥热之品。必要时可选用益气健脾之药膳调养，如山药粥、党参黄芪乳鸽汤、二参爆鸡片等。

3. 起居调适　脾生气，肺主气，故气虚质者常表现为肺脾之气的不足。肺气不足，卫外不固，易于感受外邪，故应注意保暖，防止外邪侵袭，忌汗出当风。脾主肌肉四肢，适度锻炼活动四肢，可流通气血，促进脾胃运化，帮助改善气虚体质，但注意不可过于劳作，以免耗伤正气。

4. 运动养生　气虚质者体力偏差，不宜进行高强度及高负荷的体育运动，忌用猛力和做长久憋气的动作，以免耗损元气，可根据自身体能状况，选用一些比较柔缓的传统健身功法，如太极拳、太极剑、八段锦、气功等，适当地增加锻炼次数，减少每次锻炼的总负荷量，控制好运动时间，循序渐进。此外，经常按摩足三里穴可以起到健脾益气、增强机体免疫力的作用，从而改善气虚状态，提高抗病能力。

### 三、阳虚质的调护

1. 情志调摄　阳虚质者性格多沉静、内敛，常常情绪不佳，多愁善感，易于消沉。平时应学会调整不良情绪和情感的方法,和喜怒,去悲忧,防惊恐;要善于自我排遣或广交朋友,向他人倾诉,对待生活中的不顺利,要从正反两方面分析,尽量减少消极情绪的影响;建立积极的生活方式,保持精神愉悦,经常参加集体项目和娱乐活动,避免消沉;多听激昂、高亢、豪迈的音乐,以调动情绪。

2. 饮食调理 肾阳是一身阳气的根本。明代医学家张景岳《类经图翼·大宝论》云:"天之大宝,只此一丸红日;人之大宝,只此一息真阳。"阳虚质者平时宜多食温补脾肾阳气的食物,如羊肉、狗肉、韭菜、刀豆、栗子、茴香、龙眼、荔枝等,少食梨、西瓜、荸荠、田螺、冬瓜、绿豆等寒凉之品,少饮绿茶。也可选用药膳调养,如当归生姜羊肉汤、韭菜滚花蛤汤等。

3. 起居调适 阳虚质者耐夏不耐冬,冬季要避寒就温以养护阳气,尤其要注意腰部及下肢保暖。春夏季节,可借助自然界之阳气以培补阳气,如日光浴或空气浴等,同时要注意夏季暑热多汗,也易导致阳气随汗外泄,应尽量避免强力劳作,以免大汗伤阳,也不可贪凉饮冷。避免在阴暗潮湿寒冷的环境下长期工作和生活,晴好天气多参加户外活动。也可按摩足三里、气海、命门等穴位,以补肾助阳,改善阳虚体质。

4. 运动养生 中医学理论认为"动则生阳",故阳虚质之人,应加强有氧锻炼,适当增加户外活动。阳虚质者也可采用振奋、提升阳气的锻炼方法。如"五禽戏"中的虎戏有益肾阳、强腰骨作用。阳虚质者畏寒,易受风寒之邪侵袭,锻炼时应注意防寒保暖,不宜在阴冷天气或潮湿之处锻炼,阳光充足的上午为室外锻炼的最佳时间。注意运动量不宜过大,不可大量出汗,以防汗出伤阳。

### 四、阴虚质的调护

1. 情志调摄 阴虚质者多外向好动、性情较急躁,常常心烦易怒,五志过极易化火生热,加重体质之偏颇,故阴虚质者应注重情志调摄,学会调节自己的情志,释放不良情绪,在日常生活和工作中遵循"恬惔虚无""精神内守"之养生原则,多静少动,提高自身修养和人生境界,养成沉着、冷静的习惯,少与人争,保持平和稳定的心态。可以练习书法、下棋、绘画等,怡情易性,陶冶情操。

2. 饮食调理 阴虚质者饮食的原则是滋阴潜阳、降火润燥、保养阴精,宜多食清淡、甘润之品,如绿豆、鸭肉、猪皮、百合、荸荠、梨子、乌梅等,海参、龟肉、蟹肉等也有很好的滋阴效果。少食肥甘厚腻、辛辣香燥之品,如羊肉、狗肉、辣椒、茴香等。葱、姜、蒜等具有辛温性味的调味品亦应少吃。药膳调养可选择蜂蜜银耳蒸百合、冰糖炖海参、麦冬团鱼汤等。

3. 起居调适 阴虚质者,畏热喜凉,居住环境宜安静,选择坐北朝南的房子,避免嘈杂。保证充足的睡眠,以藏养阴气。节制房事,保护阴精。尽量避免工作紧张、熬夜、剧烈运动和高温酷暑的工作生活环境。秋季燥邪当令,更易伤阴,应保持空气湿润。

4. 运动养生 阴虚质者宜选择中小强度的项目,如太极拳、太极剑、八段锦、气功等动静结合、节奏柔缓的传统养生项目,也可练习"六字诀"中的"嘘"字功,以涵养肝气。锻炼时要注意控制出汗量,及时补充水分。避免在炎热的夏天或闷热的环境中运动,以免出汗过多,损伤阴液,加重体质偏颇。

### 五、痰湿质的调护

1. 情志调摄 痰湿质者性格多偏温和,善于忍耐。应注意保持心境平和,豁达开朗,避免体内各种气机郁结的发生。要适当增加社会活动,多交朋友,培养广泛的兴趣爱好,增加知识,开阔眼界,转移注意力。合理安排休息、娱乐,以舒畅情志,调畅气机,改善体质,增进健康。

2. **饮食调理**　饮食宜清淡,多食宣肺、健脾、益肾、化湿、利尿及通利三焦之品,如薏苡仁、冬瓜、荷叶、白萝卜、山楂、赤小豆和白扁豆等。少食生冷、肥甘滋腻之品,每餐不宜过饱,从根本上改变不良饮食方式。养生药膳可选择山药冬瓜汤、薏苡仁粥、冬瓜荷叶薏米排骨汤等。

3. **起居调适**　居室及工作环境宜温暖干燥,不宜阴冷潮湿。平时多进行户外活动,衣着透气性好以利散湿,经常晒太阳或进行日光浴,以舒展阳气,通达气机,借助自然之力宣通人体之阳气。长夏季节温度高、湿度大,要特别注意湿邪的侵袭。在湿冷的气候条件下,要减少户外活动,避免受寒淋雨。

4. **运动养生**　痰湿质者,形体多肥胖,身重倦怠,故应结合自身情况选择合适的运动方式,如散步、慢跑、游泳、武术、球类运动以及适合自身的各种舞蹈,以振奋阳气,发散湿浊。运动应以循序渐进,长期坚持为原则,时间宜选择 14:00~16:00 阳气极盛之时,运动环境宜温暖,以利机体物质代谢。体重超重、陆地运动能力极差的人,可选择游泳锻炼。

### 六、湿热质的调护

1. **情志调摄**　湿热质者性情较急躁,外向好动。五志过极,易于化火,情志过极,或暗耗阴血,或助火生热,易于加重湿热质的偏颇。故应学习儒家及道家的文化典籍,增加心性修养。掌握释放不良情绪的科学方法,如节制法、疏泄法、转移法、音乐疗法等,释放不良情绪,安神定志以舒缓情志,学会正确对待悲与喜、苦与乐、顺与逆,保持稳定的心态。

2. **饮食调理**　宜食用清热、利湿、健脾之品,如薏苡仁、莲子、赤小豆、茯苓、绿豆、鸭肉、鲫鱼、芹菜、荠菜、荸荠、冬瓜、莲藕、竹笋、苦瓜、西瓜等。禁忌辛辣燥烈、肥甘厚腻、大热大补之品,如辣椒、狗肉、牛肉、羊肉、白酒、韭菜、荔枝、芒果等。养生药膳可选择玉米须煲蚌肉、白果扁豆猪肚汤、泥鳅炖豆腐等。

3. **起居调适**　居室宜干燥,通风良好。不宜长期熬夜或过度疲劳。保持二便通畅,防止湿热郁聚。注意个人卫生,预防皮肤病变。穿着宽松、舒适,透气性好的棉麻服装。戒烟禁酒以免湿热内生。

4. **运动养生**　湿热质以湿热内蕴的体质状态为主要特征,适合大强度、大运动量的锻炼,如中长跑、游泳、爬山、各种球类、武术等,以消耗体内多余的热量,排出多余的水分,达到清热除湿的目的。练习导引功法中的"呼""嘻"字诀,也可健脾清热利湿,有助于调整体质偏颇。

### 七、血瘀质的调护

1. **情志调摄**　血瘀质者经常烦躁、健忘,或忧郁、多疑,情志调理既要调畅气血,又要疏理气机。要加强心性修养,合理安排工作、学习,培养兴趣爱好,理性克制情感冲动,不计较个人恩怨,做到"发乎情","止乎理",多理解、支持、帮助他人。

2. **饮食调理**　宜选用具有活血化瘀、行气散结功效的食物,如山楂、玫瑰花、油菜、桃仁、番木瓜、金橘、黑木耳、洋葱等食物,也可选用补血活血的药品,如当归、丹参、川芎等。忌收敛固涩之品,如乌梅、醋等。对非饮酒禁忌者,可适量饮用葡萄酒,有利于促进血液运行。养生药膳可选择山楂红糖汤、黑豆川芎粥、红花三七蒸母鸡等。

3. **起居调适**　血瘀质者具有血行不畅的潜在倾向。血得温则行,得寒则凝。血瘀质者居室宜温暖舒适,避免寒冷刺激。睡眠起居有规律,保证充足的睡眠,不能熬夜。日常生活中适当活动,注意动静结合,不可贪图安逸,以免加重气血郁滞。

4. **运动养生**　运动有利于调畅全身经络气血,调和五脏六腑。中老年人可选择一些中

笔记栏

小负荷并且能够促进气血运行的项目,如易筋经、保健功、导引、按摩、太极拳、太极剑、五禽戏及各种舞蹈、健身操等。年轻人运动量可适当加大,可选择诸如跑步、登山、打球等项目,改善体质偏颇。运动场所最好选择视野开阔、空气清新的地方。无论选择何种项目,均需循序渐进,运动量因人而异,若出现呼吸困难、胸闷、心前区疼痛、疲劳、恶心、眩晕、头痛、四肢剧痛等症状,应立即停止运动,到医院进一步检查。

## 八、气郁质的调护

1. 情志调摄　气郁质者性格内向不稳定,敏感脆弱,焦虑多疑,多愁善感,易产生不良的情绪。根据"喜胜忧"的情志相胜原则,注重培养乐观进取精神及开朗、豁达的性格,积极主动参加有益的社会活动,加强人际交往。丰富和培养生活情趣,以利气机调畅,改善不良情绪。

2. 饮食调理　肝主疏泄,调畅气机,并能促进脾胃运化。气郁质者多有气机郁结不畅的倾向,常有肝气犯脾,脾胃不和的临床表现,故宜多食疏肝理气之品,如金橘、山楂、陈皮、黄花菜、佛手、刀豆、萝卜、菊花、玫瑰花等,以利气机通畅,气血调和。少食收敛酸涩之品,如乌梅、柠檬、杨桃等。养生药膳可选择橘皮粥、佛手陈皮蚌肉汤、玫瑰花鸡肝汤等。

3. 起居调适　顺应四时变化,起居有常,保证充足的睡眠;居室宜安静,温湿度适宜,衣着宽松舒适;宜动不宜静,适当增加户外活动和社会交往,尽量避免独处,放松身心,和畅气血,减少抑郁等不良情绪。

4. 运动养生　体育锻炼有利于调理气机,舒畅情志。气郁质者应多做户外活动,可选择游泳、跑步、武术、登山等大强度、大负荷的运动,以利于鼓动气血,舒发肝气,促进食欲,改善睡眠;多参加群体技术性体育项目,从提高技术水平上体会体育锻炼的乐趣,如篮球、骑行、足球等,以便更多地融入社会;或选择下棋、打牌、气功、瑜伽、打坐、放松训练等体育游戏,促进人际交流,改善抑郁情绪;亦可练习"六字诀"中的"嘘"字功以舒畅肝气。

## 九、特禀质的调护

1. 情志调摄　特禀质是由于先天性和遗传因素造成的特殊体质,其心理特征因禀质不同而情况各异,但多数特禀质者对外界环境适应能力差,会表现出不同程度的内向、敏感、多疑、焦虑、抑郁等情绪,可根据具体情况采取相应的情志调摄措施,及时调整不良情绪,促使心态平和。

2. 饮食调理　根据个体的实际情况制订不同的保健食谱,体现"因人施膳""因地施膳""因时施膳""因病施膳"的原则。如过敏体质者饮食宜清淡,膳食均衡,多食益气固表的食物,如乌梅、白术等,提高机体免疫力,忌生冷、辛辣,肥甘滋腻及发物,如酒、鱼、虾、蟹、肥肉等,以免引动伏痰宿疾。养生药膳可选择白芷黄芪煲猪肉、葱白红枣鸡肉汤、灵芝黄芪粥等。

3. 起居调适　特禀质者应根据个体情况调适起居。过敏体质者在季节更替之时,要及时增减衣被,增强机体对环境的适应能力。春季风邪当令,易加重过敏症状,故应戴口罩或面罩,尽量减少户外活动,避免接触各种致敏物质,适当服用预防性药物,减少发病机会。

4. 运动养生　特禀质的形成与先天禀赋有关,可练"六字诀"中的"吹"字功,以调养先天,培补肾精肾气。同时,可根据各种特禀质的不同特征选择有针对性的运动锻炼项目,慢跑、游泳、健美操等可增强体质,太极拳、五禽戏等传统体育项目可强身健体,长期坚持,逐渐改善体质。

(刘向荣)

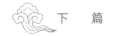

扫一扫，
测一测

**复习思考题**

1. 体质的影响因素有哪些?

2. 简述常用的体质分类。

3. 九种不同体质类型及发病倾向是什么?

4. 患者,男性,56 岁,经常胃脘部不适,似饥而不欲食,口燥咽干,五心烦热,消瘦乏力,口渴思饮,大便干结,舌红少津,脉细数。根据患者的体质类型提出调护措施。

# 第八章

## 经络腧穴基本知识

---

📝 **学习目标**

1. 掌握经络系统的组成及生理功能。
2. 熟悉十二经脉的命名、走向与分布规律。
3. 掌握腧穴的分类、作用与定位方法。
4. 熟悉特定穴中交会穴的概念和特点、常用腧穴的定位与主治。
5. 了解腧穴的命名。

---

经络与腧穴是古代医家经过长期的医疗实践,不断总结和完善而逐步形成的产物,是中医学理论体系的重要组成部分,对于解释人体生理功能和病理现象,指导中医临床实践,起着重要的指导作用。

## 第一节 经 络

经络是经脉和络脉的总称,是人体运行气血、联络脏腑、沟通内外、贯穿上下的通路。"经"指经脉,有路径之义,为经络系统中的主干,多以纵行为主,大多循行于人体的深部,有一定的循行路径;"络"指络脉,有网络之义,为经脉别出的分支,纵横交错,网络全身,深浅部位皆有分布,浮络循行于人体较浅的部位。经络纵横相贯,遍布全身,内属于脏腑,外络于肢节,将人体的五脏六腑、器官孔窍及四肢百骸有机地联结成一个统一的整体,从而保证了人体生命活动的正常进行。

### 一、经络系统的组成

经络系统由经脉和络脉组成,经脉主要包括十二经脉、奇经八脉以及附属于十二经脉的十二经别、十二经筋和十二皮部;络脉包括十五络脉、浮络、孙络等。

经脉有正经和奇经两类。正经有十二条,即手三阳经、手三阴经、足三阳经、足三阴经,合称"十二经脉",又称"十二正经",是气血运行的主要通道,是经络系统的核心。其有一定的起止、循行部位和交接顺序,在肢体的分布和走向也有一定的规律,与脏腑有直接的络属关系,其"内属于腑脏,外络于肢节"(《灵枢·海论》),将人体内外连贯起来,成为一个有机的整体。奇经有八条,包括督脉、任脉、冲脉、带脉、阴跷、阳跷、阴维、阳维,合称为"奇经八脉",有统率、联络和调节十二经脉的作用。奇经与脏腑没有直接的络属关系,相互之间也无表里关系。十二经别,是十二经脉在胸、腹及头部的重要支脉,沟通脏腑,加强表里经的联系。此外,十二经脉与筋肉的联属部分为十二经筋,与体表的联属部分为十二皮部。

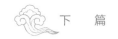

络脉有别络、浮络和孙络之分。别络是指较大的和主要的络脉,是十二经脉在四肢部以及躯干前、后、侧三部的重要支脉,共 15 条,其中十二经脉与督脉、任脉各有一条,再加上脾之大络,合为"十五别络"。别络的主要功能是沟通表里和渗灌气血。浮络是浮现于体表的络脉,孙络是指最细小的络脉,两者遍布全身,难以计数。经络系统的组成见图 8-1。

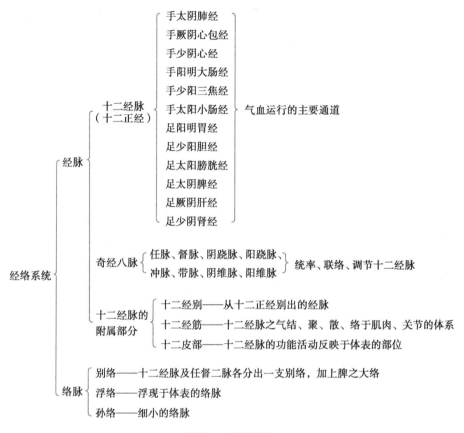

图 8-1　经络系统

## 二、经络的生理功能

经络在人体的生命活动中,起着十分重要的作用,是脏腑与形体官窍联系的桥梁和枢纽,是气血灌注脏腑组织形体官窍的通道。正如《灵枢·经脉》所言:"经脉者,所以能决死生,处百病,调虚实,不可不通。"以十二经脉为主体的经络系统,具有联络脏腑、沟通内外,运行气血、濡养周身,抗御病邪、保卫机体,传导感应、调整虚实的作用。

（一）联络脏腑,沟通内外

人体是由五脏六腑、四肢百骸、五官九窍、皮肉筋骨等组成的,各个组织器官虽然功能不同,但彼此间却能相互联系,密切配合,进行有机的整体活动,这主要是依靠经络系统的联络沟通作用而实现的。十二经脉及其分支纵横交错、入里出表、通上达下,与五脏六腑相互络属;奇经八脉与十二正经联系沟通;经筋、皮部则联络着肢体的筋肉皮肤,加之细小的浮络和孙络,使人体形成了一个统一的整体,从而保证了机体的生命活动能有条不紊地进行。《灵枢·海论》说"夫十二经脉者,内属于腑脏,外络于肢节",即是对这一功能的高度概括。

（二）运行气血,濡养周身

气血是人体生命活动的物质基础,全身各组织器官只有得到气血的濡养才能完成正常

192

的生理活动。气血之所以能通达全身,发挥其营养脏腑组织、抵御外邪、保卫机体的作用,主要依赖经络的循环传注而实现的。《灵枢·本脏》指出:"经脉者,所以行血气而营阴阳,濡筋骨,利关节者也。"《灵枢·脉度》提到:"阴脉荣其脏,阳脉荣其腑,如环之无端,莫知其纪,终而复始。其流溢之气,内溉脏腑,外濡腠理。"

（三）抗御病邪,保卫机体

经络是气血运行的通路,当外邪侵犯人体,运行于经络中的气血,尤其是孙络和卫气,发挥了重要的抗御外邪、保卫机体的作用。而当人体的脏腑发生病理改变时,也会影响气血的运行,并通过经络而反映于体表。

（四）传导感应,调整虚实

经络系统对于针刺和其他刺激具有感觉传递和通导的作用,针刺中的"得气"就是该作用的体现。当人体发生疾病时,即会产生气血不和及阴阳失调的证候,运用针刺、艾灸等方法刺激体表的某些部位,能够激发经络的调节作用,使气血和畅,阴阳趋于平衡,此即《灵枢·刺节真邪》所谓"泻其有余,补其不足,阴阳平复"。

## 三、经络学说的临床应用

经络学说作为中医学理论体系的重要组成部分,不仅可用来解释人体的各种病理变化,也可用于疾病的诊断和治疗。

（一）阐释病理变化

经络在正常生理状况下是人体运行气血、感应传导的通路,而在发生病变时则成为传递病邪和反映病变的途径。一方面,经络是病邪由皮毛腠理内传于脏腑的途径,正如《素问·皮部论》所说:"邪客于皮则腠理开,开则邪入客于络脉,络脉满则注于经脉,经脉满则入舍于腑脏也。"同时也是脏腑之间病变相互影响的途径。由于脏腑之间有经脉相互联系,所以脏腑的病变可以通过经络传到另一脏腑。如足厥阴肝经,抵小腹,挟胃,上注于肺,故肝的病变可影响胃和肺,表现为肝胃不和及肝火犯肺等证。另一方面,经络还是脏腑病变反映于体表组织器官的通路。由于内在脏腑与外在形体、官窍之间,通过经络密切相连,故脏腑病变可通过经络的传导反映于外。如手少阴络脉,循经入于心中,系舌本,因而心火亢盛,火热循经上炎,可以表现出舌生疮疡的症状;此外,肝气郁结可见胁肋胀痛,胃火上炎而见牙龈肿痛等,皆是脏腑病变通过经络传导的反映。

（二）指导疾病的诊断

由于经络有一定的循行路线及所属络的脏腑,能够反映脏腑的病理变化,因而根据疾病症状出现的部位,并结合经络的循行及与脏腑的联系,可为疾病的诊断提供依据。常用的诊断方法有循经诊断与分经诊断。循经诊断是根据疾病表现的症状与体征,结合经络循行分布部位及其络属脏腑进行的诊断。例如两目干涩,多与肝的阴血不足有关;舌上生疮,多为心火上炎;腰酸腰痛,多为肾精亏虚所致。另外,在经络循行的部位,或在经气聚集的某些腧穴上,触及结节状、条索状的反应物,或有明显的压痛点,或局部皮肤出现异常变化,皆有助于某些脏腑病变的诊断。如在胃的下合穴足三里处有明显的压痛,常提示胃腑的病变;而在脾俞处触及结节或压痛,常提示脾脏的异常;肠痈则在阑尾穴处可有压痛等等。

（三）指导疾病的治疗

经络学说用于指导疾病的治疗,主要体现在循经取穴、药物归经等方面。一方面,根据病变所在部位或所属脏腑与经脉的关系,可选择循行经过病变部位或与病变脏腑有联系的经脉上的腧穴进行刺激,以调整经络的气血运行和脏腑的功能活动而治疗疾病,此即所谓的"循经取穴"。另一方面,药物治疗也要通过经络的传导转输,才能使药至病所,而更好地发挥其治疗作用。历代医家在长期的临床实践中,发现某些药物对某一脏腑经络具有特殊的选择作用,并在此基础上创立并形成了"药物归经"理论。金元时期张洁古、李杲,进一步发展了该理论,提出"引经报使"的理论,如治疗太阳经头痛时用羌活,治疗阳明经头痛用白芷,治疗少阳经头痛用柴胡,上述三药不仅分别归太阳、阳明、少阳三经,而且还可引其他药物归入该经,从而使药物的治疗作用进一步得以加强。此外,临床上广泛应用的耳针、穴位埋线及结扎等治疗方法,也都是在经络学说的指导下形成和发展起来的。

### 四、十二经脉

十二经脉包括手三阴经(手太阴肺经、手厥阴心包经、手少阴心经)、手三阳经(手阳明大肠经、手少阳三焦经、手太阳小肠经)、足三阳经(足阳明胃经、足少阳胆经、足太阳膀胱经)、足三阴经(足太阴脾经、足厥阴肝经、足少阴肾经),是经络系统的主体,是气血运行的主要通道,又称为十二正经。十二经脉皆有一定的起止、循行部位和交接顺序,在肢体的分布和走向也有一定的规律,并且与体内的脏腑有直接的络属关系。

（一）十二经脉的命名

十二经脉的名称包括手足、阴阳、脏腑三部分。循行分布于上肢的为手经,循行分布于下肢的为足经;分布于肢体内侧,内属于五脏的为阴经;分布于肢体的外侧,内属于六腑的为阳经;阴经与阳经皆以所连属的脏腑而命名(表8-1)。

表8-1　十二经脉名称分类表

| | 阴经<br>（属脏） | 阳经<br>（属腑） | 循行部位<br>（阴经行于内侧,阳经行于外侧） | |
|---|---|---|---|---|
| 手 | 太阴肺经 | 阳明大肠经 | 上肢 | 前部 |
| | 厥阴心包经 | 少阳三焦经 | | 中部 |
| | 少阴心经 | 太阳小肠经 | | 后部 |
| 足 | 太阴脾经 | 阳明胃经 | 下肢 | 前部 |
| | 厥阴肝经 | 少阳胆经 | | 中部 |
| | 少阴肾经 | 太阳膀胱经 | | 后部 |

注:足三阴经在内踝上8寸以下的排列是厥阴在前,太阴在中,少阴在后

（二）十二经脉的走向与交接规律

1. 走向规律　《灵枢·逆顺肥瘦》所记载的"手之三阴,从脏走手;手之三阳,从手走头;足之三阳,从头走足;足之三阴,从足走腹",即指出了十二经脉的走向规律为:手三阴经从胸走手,手三阳经从手走头,足三阳经从头走足,足三阴经从足走腹胸(图8-2)。

2. 交接规律　十二经脉中,互为表里的阴经与阳经在四肢末端交接,如手太阴肺经在食指端与手阳明大肠经交接,足阳明胃经在足大趾与足太阴脾经交接;同名的阳经在头面部交接,如手阳明大肠经与足阳明胃经交接于鼻翼旁,手太阳小肠经与足太阳膀胱经在目内眦交接;相互衔接的阴经在胸腹部交接,如足太

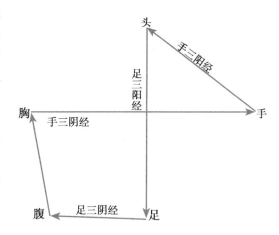

图8-2　手足三阴三阳经走向交接示意图

阴脾经与手少阴心经交接于心中,足厥阴肝经与手太阴肺经交接于肺中(图8-2)。

（三）十二经脉的分布规律

十二经脉在体表的分布有一定的规律。四肢部,手三阴经分布在上肢的内侧,手三阳经分布在上肢的外侧;足三阴经分布在下肢的内侧,足三阳经分布在下肢的外侧。头面部,阳明经行于面部及额部;太阳经行于面颊、头顶和头后部;少阳经则行于头侧部。躯干部,足三阳经的分布大体上是阳明行于身前,太阳行于身后,少阳行于身体的侧部。

（四）十二经脉的表里关系

十二经脉相互之间有表里相合的关系,阳经属腑,阴经属脏,阴经与阳经通过经别和别络相互沟通,共组成六对表里络属关系。即手太阴肺经与手阳明大肠经相表里,手厥阴心包经与手少阳三焦经相表里,手少阴心经与手太阳小肠经相表里,足太阴脾经与足阳明胃经相表里,足厥阴肝经与足少阳胆经相表里,足少阴肾经与足太阳膀胱经相表里。经脉之间的联系,由于互为表里的阴经与阳经相互衔接而得以加强;同时,由于互为表里的两经皆相互属络于同一脏腑,使得互为表里的脏腑在生理上相互配合、病理上相互影响,在治疗上表里两经的腧穴也可相互为用。

（五）十二经脉的流注次序

经络是气血运行的通道,气血在十二经脉中流动不息,循环灌注,构成了十二经脉的气血流注。经脉中的气血运行,从手太阴肺经开始,依次传至足厥阴肝经,再传至手太阴肺经,首尾相贯,如环无端。其流注次序如表8-2。

表8-2　十二经脉的流注次序

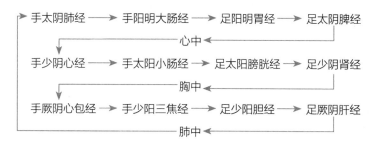

## 五、奇经八脉

奇经八脉是督脉、任脉、冲脉、带脉、阴跷脉、阳跷脉、阴维脉、阳维脉八条经脉的总称。与十二正经不同,奇经八脉既不直属于脏腑,相互之间也无表里配合的关系,"别道奇行",故称"奇经"。奇经八脉的分布不像十二经脉分布遍及全身,人体的上肢无奇经八脉的分布。其走向也与十二经脉不同,除带脉外,余者皆由下而上循行。奇经八脉纵横交错地循行分布于十二经脉之间,发挥着重要的作用。首先,进一步加强了十二经脉之间的联系:如督脉能总督一身之阳经;任脉联系总任一身之阴经;带脉约束纵行诸脉。二跷脉主宰一身左右的阴阳;二维脉维络一身表里的阴阳。其次,调节十二经脉的气血:十二经脉气血有余时,则蓄藏于奇经八脉;十二经脉气血不足时,则由奇经"溢出"及时给予补充。另外,奇经八脉与肝、肾等脏及女子胞、脑、髓等奇恒之腑有十分密切的关系,相互之间在生理、病理上均有一定的联系。

八脉之中,督、任、冲三脉皆起于胞中,同出会阴,称为"一源三歧"。其中,督脉循行于腰背正中,上至头面,与诸阳经交会于大椎,能总督一身之阳经,故称之为"阳脉之海";任脉循行于胸腹正中,上抵颏部,能总任一身之阴经,故称之为"阴脉之海",且其与妊娠有关,故又有"任主胞胎"的说法;冲脉与足少阴肾经夹脐上行,环绕口唇,上至目下,能总领诸经的气血,故称之为"十二经脉之海",亦称"血海"。带脉起于胁下,绕腰一周,状如束带,能约束纵行诸经,又主司女子带下。阴跷脉行于下肢内侧躯干腹面、胸部及眼部,交会足少阴经穴;阳跷脉行于下肢外侧、腹部、胸部后外侧、肩部及头部,交会足太阳等经穴。阴阳跷脉分主一身左右之阴阳,具有调节下肢运动和眼睑开合的功能。阴维脉行于下肢内侧、腹部及颈部,交会足少阴等经及任脉穴,主一身之里,维络诸阴;阳维脉行于下肢外侧、胁肋后侧、肩部及头项部,交会足少阳等经及督脉穴,主一身之表,维络诸阳。

### 六、经别、别络、经筋、皮部

十二经别是从十二经脉另行分出的重要支脉,能沟通脏腑,加强表里两经的联系。其循行分布具有离、入、出、合的特点,从十二经脉的四肢部分出,称为"离",进入胸腹腔与相关的脏腑联系,称为"入",然后从头项部浅出体表,称为"出",上达头面部后,阳经的经别与本经相合,阴经的经别与本经相表里的阳经相合,称为"合"。经别的主要生理作用是加强了十二经脉中互为表里的两经之间在体内的联系,弥补了十二经脉分布的不足,扩大了十二经脉的主治范围。

别络是指较大的和主要的络脉,十二经脉在四肢部各分出一别络,加上任、督二脉的别络及脾之大络,合称为"十五别络"。别络的主要功能是加强了互为表里的两经之间在体表的联系,对其他络脉起着主导和统率作用,能渗灌气血以濡养全身。

十二经筋是十二经脉之气结、聚、散、络于筋肉、关节的体系,有约束骨骼,主司关节运动的作用,此正如《素问·痿论》所云:"宗筋主束骨而利机关也。"

十二皮部是指十二经脉及其所属络脉在体表的分区。十二皮部是十二经脉之气的散布所在,也是十二经脉的功能活动反映于体表的部位,因而,观察皮肤色泽和形态的变化,可以用于诊断某些脏腑和经络的病变。

---

**知识链接**

#### 经络拍打对糖尿病周围神经病变疼痛的作用

经络是气血运行的通道,是脏腑与体表及全身各部的联系通路,具有沟通内外,网络全身,运行气血,传导感应,协调阴阳的作用。经络损伤,则致信息传导障碍,脉络调节功能失衡,从而影响脉络的气血运行及津液输布,最终导致脉络瘀阻,营养代谢障碍,从而诱发血管及神经病变。拍法属于一种中医推拿手法,用虚掌拍打体表,可单手操作,亦可双手同时操作。通过对重点穴位或循经拍打,可起到疏经通络、宣通气血、解痉止痛、振奋阳气之效。近些年来,多项研究证实通过拍打的方法对糖尿病周围神经病变患者进行治疗,能有效缓解糖尿病周围神经病变患者的疼痛症状,其作用机制可能是拍打法可促进超氧自由基的清除,改善局部缺血缺氧状态,从而达到缓解疼痛的作用。

---

## 第二节　腧　穴

腧穴是脏腑经络之气血输注于人体表面的特殊部位。腧与"输"义通,有输注、转输之意,"穴"则指孔隙、空窍、凹陷之处。在历代文献中,腧穴有"节""会""气穴""气府""骨空""孔穴""穴道""穴位"等不同的名称。腧穴并不是位于体表的一些孤立的点,而是归属于某些经络或与某些经络有着密切的联系,并且通过经络,内连于脏腑,外连于肌肉、皮肤。因此,脏腑的病变可以通过经络反映到体表的腧穴上,而对体表的腧穴施以刺激也可以通过经络作用于相应的脏腑。

## 一、腧穴的分类

人体的腧穴大体上可以分为三类,即十四经穴、经外奇穴和阿是穴。

### (一)十四经穴

十四经穴,简称经穴,是指有具体名称、固定位置,且归属于十二经脉及任、督二脉的腧穴。这类腧穴多具有治疗本经和相应脏腑病证的作用,是腧穴体系中的主体。我国现行的国家标准 GB/T 12346—2006《腧穴名称与定位》将经穴的数目确定为 362 个。

### (二)经外奇穴

经外奇穴,简称奇穴,是指有具体名称、固定位置,但尚未纳入十二经脉以及任、督二脉的腧穴。这类腧穴常常对某些病证有着特殊的疗效,如四缝穴主治小儿疳积,腰痛点主治急性腰扭伤等。历代对奇穴记载不一,也有一些奇穴在发展过程中被归入经穴。

### (三)阿是穴

阿是穴,又称"天应穴"或"不定穴",是指既无具体名称,亦无固定位置,而是以病痛局部或与病痛相关的压痛(敏感)点为穴,即所谓"以痛为腧"。阿是穴是经外奇穴的补充,适宜于治疗局部筋肉关节之浅在病证。

> **知识链接**
>
> 腧穴的命名
>
> 古人常采用取象比类的方法对腧穴进行命名,其命名大体上包括以下几种情形。
>
> 1. 从天象地理的角度来命名　如上星、璇玑、太白、太乙等以日月星辰来命名,承山、合谷、梁丘、大陵等以山谷、丘陵来命名,而后溪、曲池、经渠、太渊等则以河流来命名。
>
> 2. 从人事物象的角度来命名　如鸠尾、伏兔、攒竹等以动植物的名称来命名,玉堂、巨阙、紫宫等以建筑居处的名称来命名,而天鼎、悬钟、人迎和归来等则以生活用具及人事活动的名称来命名。
>
> 3. 从形态功能的角度来命名　如大椎、腕骨和完骨等以解剖部位来命名,魂门、意舍、志室等以脏腑的功能来命名,而听会、迎香、光明等则以穴位的作用来命名。

## 二、腧穴的作用

腧穴作为脏腑经络气血转输出入的特殊部位,其作用主要体现在诊断和治疗两个方面。

### (一)诊断作用

人体的腧穴通过经络与五脏六腑、四肢百骸紧密地联系在一起。当人体的内部发生病理改变时,这种变化可以通过经络在体表的某些腧穴上有所反映。如患有肠道疾病的人常可在上巨虚、下巨虚及天枢等穴处找到压痛点;而有肺脏疾患的人,也可在中府、肺俞等穴处出现压痛或皮下结节。因而,在临床上常采用按压腧穴的方法,通过观察是否有压痛、肿胀、

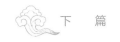

结节,以及皮肤脱屑、丘疹、瘀点等病理反应来协助诊断。

### (二)治疗作用

在体表的腧穴处施以适当的刺激,可以疏通经络、调理气血、平衡阴阳,使脏腑趋于和调,从而达到预防和治疗疾病的目的。

1. 近治作用　这是所有腧穴都具有的共同特点,即腧穴都能治疗其所在部位及邻近组织、器官的病证,如眼区周围的睛明、攒竹、承泣、四白等腧穴皆能治疗眼病,耳部周围的耳门、听宫、听会、翳风等穴都可用来治疗耳病,胃脘部的中脘、建里、梁门等穴均能治疗胃部疾患。

2. 远治作用　这是经穴,尤其是位于四肢肘膝关节以下的十二正经腧穴的主治特点。这些腧穴不仅能够治疗其所在局部的病证,而且能够治疗其所在经脉循行所至远端部位的病证。如合谷穴不仅能治疗手部及上肢的病证,而且还能治疗头面部疾患;足临泣穴既能治疗足部及下肢的疾病,又能治疗肝胆及头部的病证。

3. 特殊作用　腧穴的特殊作用包括双向良性调整作用和相对特异性两个方面。临床实践证明,针刺某些腧穴,对于机体所处的不同病理状态具有双向良性调整作用。如便秘时,针刺天枢穴可以通便;泄泻时,针刺天枢穴则又可止泻。针刺内关穴,对于心动过速者可以减缓心率,而对于心动过缓者则能使其心率恢复正常。腧穴治疗作用的相对特异性是指某些腧穴对于某种病证具有相对特异性的治疗作用。如针刺水沟穴可以开窍醒神,艾灸至阴穴可以矫正胎位等。

## 三、特定穴

特定穴是指经穴中具有特殊治疗作用,并且有特定称号的腧穴。包括四肢肘、膝关节以下的五输穴、原穴、络穴、郄穴、八脉交会穴、下合穴,胸腹、背腰部的背俞穴、募穴,在四肢躯干部的八会穴以及全身经脉的交会穴等。

### (一)五输穴

五输穴是十二经脉分布在肘、膝关节以下的五个特定腧穴,分别名为井、荥、输、经、合。古人用自然界水流由小到大,由浅入深的变化来形容经气运行的过程,把五输穴按照井、荥、输、经、合的顺序依次排列。“井”穴多位于手足末端,喻作水的源头,是经气所出的部位;“荥”穴多位于掌指或跖趾关节之前,喻作水流尚微,萦迂未成大流,是经气流行的部位;“输”穴多位于掌指或跖趾关节之后,喻作水流由小而大,由浅注深,是经气渐盛,由此注彼的部位;“经”穴多位于腕踝关节以上,喻作水流变大,畅通无阻,是经气正盛,运行经过的部位;“合”穴位于肘膝关节附近,喻作江河水流汇入湖海,是经气由此深入,进而汇合于脏腑的部位。一般来说,井穴多用于急救,如昏迷患者取十二井穴点刺出血;荥穴多用于热病,如胃火牙痛取胃经荥穴内庭;输穴多用于体重、肢节酸痛,如肩背肘臂酸痛取三焦经输穴中渚;经穴多用于寒热、喘咳,如外感风寒的恶寒发热、咳嗽取肺经经穴经渠;合穴多用于腑病,如胃腑病证选胃经合穴足三里。

### (二)原穴

原穴是脏腑原气经过和留止的部位。十二经脉在腕、踝关节附近各有一个原穴,合称“十二原”。“原”即本原、原气之意。原穴一方面能够反映脏腑的病变,另一方面,刺激原穴能使三焦原气通达,有调整脏腑经络功能的作用。

### (三)络穴

络穴是十五络脉从经脉别出之处的腧穴。十二经脉的络穴皆位于四肢肘膝关节以下,加之任脉络穴鸠尾(位于腹部)、督脉络穴长强(位于骶尾部)、脾之大络大包(位于胸胁),共十五穴,总称十五络穴。络穴能治疗其所属络脉的病证,如手少阴心经络穴通里可治疗其别络病证;另外,络穴具有联络表里两经的作用,能治疗表里两经及其分布部位的病证,如手太阴肺经的络穴列缺,既能治疗肺经病证,如咳嗽、喘息、咽喉肿痛等,又能治疗与其相表里的经脉手阳明大肠经病证,如齿痛、头项疾患等。

### (四)郄穴

郄穴是指经脉之经气深聚的部位,大多分布在四肢肘膝以下。十二正经与奇经中的阴阳跷脉、阴阳维脉各有一个郄穴,合为十六郄穴。郄穴常用于治疗其经脉循行部位及所属脏腑的急性病证,阴经郄穴多用于治疗血证,如手太阴肺经郄穴孔最可治咯血,足厥阴肝经郄穴中都能治崩漏等;阳经郄穴多用于治疗急性疼痛,如胃脘疼痛可取足阳明胃经郄穴梁丘,肩胛背痛可取手太阳小肠经郄穴养老等。

### (五)八脉交会穴

八脉交会穴是指奇经八脉与十二正经脉气相通的八个腧穴,均分布在肘膝关节以下。八脉交会穴既可以治疗各自所属经脉的病证,也可以治疗所相通奇经八脉的病证,如公孙穴通于冲脉,既可以治疗足太阴脾经病证,也可以治疗冲脉病证。

### (六)下合穴

下合穴是六腑之气下合于足三阳经的六个腧穴,又称"六腑下合穴",主要分布于下肢膝关节附近,多用于治疗六腑的病证。

### (七)背俞穴

背俞穴是脏腑之气输注于背腰部的腧穴,主要分布于背腰部足太阳膀胱经的第一侧线上,大体按脏腑的位置上下排列。六脏六腑各有一相应的背俞穴,共十二穴。背俞穴主要用于治疗相应脏腑的病证,同时也治疗与五脏相应的五官五体的病证,如肝俞穴可治疗肝病、目疾、筋脉挛急等;肾俞穴可治疗肾病、耳疾、骨病等。

### (八)募穴

募穴是脏腑之气结聚于胸腹部的腧穴,又称"腹募穴"。六脏六腑各有一相应的募穴,共十二穴。募穴多用于治疗相应脏腑的病证,既可单独使用,也可与背俞穴配合使用,即"俞募配穴"。在诊察疾病方面,募穴与俞穴也常常相互参照,以协助诊断,即所谓"审募而察俞,察俞而诊募"。

### (九)八会穴

八会穴是指脏、腑、气、血、筋、脉、骨、髓等精气会聚的八个腧穴。八会穴分布于躯干部和四肢部,主要治疗脏、腑、气、血、筋、脉、骨、髓等方面的病证,如气机方面的疾病可取气会膻中。

### (十)交会穴

交会穴是指两经或数经相交会合的腧穴,多分布于头面、躯干部,可治疗与交会经有关的病证,如三阴交是足太阴脾经的经穴,又是足太阴脾经与足少阴肾经和足厥阴肝经的交会穴,故其既能治疗脾经病变,也能治疗肝、肾两经的病变。

## 四、腧穴的定位方法

腧穴的定位直接影响治疗效果,因此必须掌握腧穴的定位方法。常用的腧穴定位法包括体表标志定位法、骨度分寸定位法、指寸定位法和简便取穴法。

### (一)体表标志定位法

体表标志定位法,是以人体体表的自然解剖标志为依据来确定腧穴位置的方法。体表标志,主要指分布于全身体表的骨性标志和肌性标志,可分为固定标志和活动标志两类。

1. 固定标志定位 是指利用五官、爪甲、毛发、乳头、肚脐、骨节的凸起及凹陷等不受人

笔记栏

体活动影响、位置固定不移的标志来取穴。如在鼻尖处取素髎,肚脐正中取神阙,两眉中间取印堂,两乳中间取膻中,腓骨小头下缘取阳陵泉等。

2. 活动标志定位　是指利用皮肤、肌肉、关节随活动而出现的皱纹、凹陷及空隙等活动标志来取穴。如张口取耳门、听宫和听会;闭口取下关;极度屈肘时,肘横纹外侧端凹陷处取曲池;上臂外展时,在肩峰外侧缘呈现的两个凹陷处取肩髃和肩髎;拇指翘起时,在拇长和拇短伸肌腱之间的凹陷处取阳溪等。

（二）骨度分寸定位法

骨度分寸定位法,是指以骨节为主要标志来测量周身各部的长度和宽度,并依其尺寸按比例折算,定出分寸,作为定穴标准的取穴方法,古称"骨度法"。如将人体腘横纹至外踝尖之间的距离规定为 16 寸,将其分为 16 等份,其中每一等份为 1 寸,并以此为标准来定位小腿外侧部各经的腧穴。由于该种方法是以自身一定部位的尺度作为折寸依据,所以无论男女老少、高矮胖瘦,皆可应用此法来取穴。全身各部主要骨度折量寸见表 8-3 及图 8-3。

表 8-3　常用骨度折量寸表

| 部位 | 起止点 | 折量寸 | 度量法 | 说明 |
| --- | --- | --- | --- | --- |
| 头面部 | 前发际正中至后发际正中 | 12 寸 | 直寸 | 用于确定头部腧穴的纵向距离 |
| | 眉间(印堂)至前发际正中 | 3 寸 | 直寸 | 用于确定前或后发际及其头部腧穴的纵向距离 |
| | 两额角发际(头维)之间 | 9 寸 | 横寸 | 用于确定头前部腧穴的横向距离 |
| | 耳后两乳突(完骨)之间 | 9 寸 | 横寸 | 用于确定头后部腧穴的横向距离 |
| 胸腹部 | 胸骨上窝(天突)至剑胸结合中点(歧骨) | 9 寸 | 直寸 | 用于确定胸部任脉穴的纵向距离 |
| | 剑胸结合中点(歧骨)至脐中 | 8 寸 | 直寸 | 用于确定上腹部腧穴的纵向距离 |
| | 脐中至耻骨联合上缘(曲骨) | 5 寸 | 直寸 | 用于确定下腹部腧穴的纵向距离 |
| | 两肩胛骨喙突内侧缘之间 | 12 寸 | 横寸 | 用于确定胸部腧穴的横向距离 |
| | 两乳头之间 | 8 寸 | 横寸 | 用于确定胸腹部腧穴的横向距离 |
| 背腰部 | 肩胛骨内侧缘至后正中线 | 3 寸 | 横寸 | 用于确定背腰部腧穴的横向距离 |
| 上肢部 | 腋前、后纹头至肘横纹(平尺骨鹰嘴) | 9 寸 | 直寸 | 用于确定上臂部腧穴的纵向距离 |
| | 肘横纹(平尺骨鹰嘴)至腕掌(背)侧远端横纹 | 12 寸 | 直寸 | 用于确定前臂部腧穴的纵向距离 |
| 下肢部 | 耻骨联合上缘至髌底 | 18 寸 | 直寸 | 用于确定大腿部腧穴的纵向距离 |
| | 髌底至髌尖 | 2 寸 | 直寸 | |
| | 髌尖(膝中)至内踝尖 | 15 寸 | 直寸 | 用于确定小腿内侧部腧穴的纵向距离 |
| | 胫骨内侧髁下方阴陵泉至内踝尖 | 13 寸 | 直寸 | |
| | 股骨大转子至腘横纹(平髌尖) | 19 寸 | 直寸 | 用于确定大腿部前外侧部腧穴的纵向距离 |
| | 臀沟至腘横纹 | 14 寸 | 直寸 | 用于确定大腿后部腧穴的纵向距离 |
| | 腘横纹(平髌尖)至外踝尖 | 16 寸 | 直寸 | 用于确定小腿外侧部腧穴的纵向距离 |
| | 内踝尖至足底 | 3 寸 | 直寸 | 用于确定足内侧部腧穴的纵向距离 |

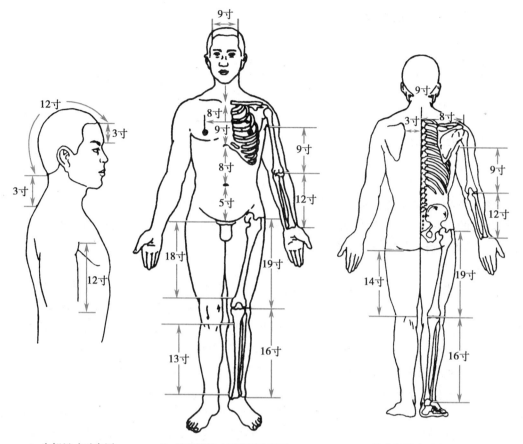

| A. 头部尺寸示意图 | B. 骨度折量寸示意图(正面) | C. 骨度折量寸示意图(背面) |

图 8-3　骨度分寸定位法

## (三) 指寸定位法

指寸定位法是指以被取穴者本人手指所规定的分寸来量取腧穴的方法。常用的有以下三种(图 8-4)。

1. 中指同身寸　是指当被取穴者拇指与中指屈曲成环形时,以中指中节桡侧两横纹之间的距离作为一寸。

2. 拇指同身寸　是以被取穴者拇指指间关节的宽度作为一寸。

3. 横指同身寸(一夫法)　是指当被取穴者食指、中指、无名指和小指并拢时,以中指近

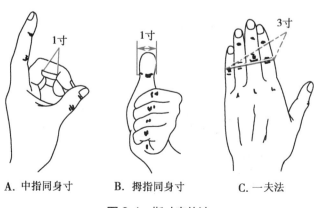

| A. 中指同身寸 | B. 拇指同身寸 | C. 一夫法 |

图 8-4　指寸定位法

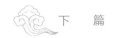

端指间关节横纹水平的四指宽度作为三寸。

（四）简便取穴法

简便取穴法实际上是"指寸定位法"或"体表标志法"的扩展,如让被取穴者两手的虎口交叉,置上位手食指于另一手桡骨茎突之上,食指尖端的凹陷处即为列缺穴;人体直立,双手自然下垂,中指指尖处为风市穴;折耳郭向前,两耳尖连线的中点是百会穴;沉肩屈肘,于平肘尖处取章门穴等。这些方法皆是长期临床实践经验的积累和总结,是临床上常用的一种简便易行的取穴方法。

## 五、常用腧穴

腧穴是中医护理技术临床应用的基础和前提。此处重点介绍十四经脉常用腧穴和经外奇穴的定位、主治及操作方法。其中腧穴的定位参考的是我国现行的国家标准 GB/T 12346—2006《腧穴名称与定位》。

（一）十二经脉

1. 手太阴肺经　本经从胸走手,起于中府穴,止于少商穴,与手阳明大肠经相接。包括中府、云门、天府、侠白、尺泽、孔最、列缺、经渠、太渊、鱼际和少商穴,左右各 11 个腧穴(图 8-5),主要分布于胸部外侧、上肢掌面桡侧,以及手掌和拇指的桡侧。常用来治疗肺系病证以及经脉循行部位的其他病证。其常用腧穴的定位、主治及操作见表 8-4。

2. 手阳明大肠经　本经从手走头,起于商阳穴,止于迎香穴,与足阳明胃经相接。包括商阳、二间、三间、合谷、阳溪、偏历、温溜、下廉、上廉、手三里、曲池、肘髎、手五里、臂臑、肩髃、巨骨、天鼎、扶突、口禾髎及迎香穴,左右各 20 个腧穴(图 8-6)。主要分布在上肢背面桡侧、肩颈及面部。常用来治疗头面五官病、胃肠病、皮肤病、热病、神志病以及经脉循行部位的其他病证。其常用腧穴的定位、主治及操作见表 8-5。

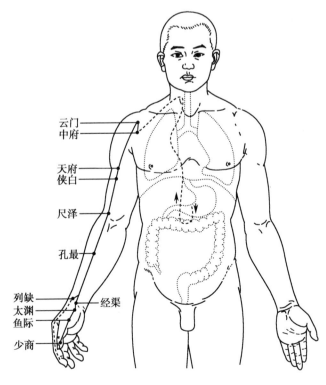

图 8-5　手太阴肺经腧穴图

表 8-4　手太阴肺经常用腧穴

| 穴名 | 特定穴 | 定位 | 主治 | 操作 |
|---|---|---|---|---|
| 中府<br>（LU1） | 肺之募穴 | 在胸部,横平第 1 肋间隙,锁骨下窝外侧,前正中线旁开 6 寸 | 咳喘,胸中烦满,胸痛;肩背痛 | 向外斜刺或平刺 0.5~0.8寸,不可向内侧深刺,以免伤及肺脏,引起气胸;可灸 |
| 尺泽<br>（LU5） | 合穴 | 在肘区,肘横纹上,肱二头肌腱桡侧凹陷中 | 咳喘,咯血,胸中胀满,咽喉肿痛;小儿惊风;肘臂挛痛 | 直刺 0.5~0.8 寸;或点刺出血;可灸 |
| 孔最<br>（LU6） | 郄穴 | 在前臂前区,腕掌侧远端横纹上 7 寸,尺泽与太渊连线上 | 咯血,鼻衄,咳喘,咽喉肿痛;热病无汗;痔疮;肘臂挛痛 | 直刺 0.5~0.8 寸;可灸 |
| 列缺<br>（LU7） | 络穴,八脉交会穴(通任脉) | 在前臂,腕掌侧远端横纹上 1.5 寸,肱桡肌与拇长展肌腱之间 | 咳喘,咽喉肿痛;偏正头痛,项强,口㖞,牙痛 | 向肘部斜刺 0.3~0.5 寸;可灸 |
| 太渊<br>（LU9） | 输穴,原穴,脉会 | 在腕前区,桡骨茎突与舟状骨之间,拇长展肌腱尺侧凹陷中 | 咳喘,咯血,咽喉肿痛;胸痛,心悸;前臂内侧痛 | 避开桡动脉,直刺 0.1~0.3寸;可灸 |
| 少商<br>（LU11） | 井穴 | 在手指,拇指末节桡侧,指甲根角侧上方 0.1 寸（指寸） | 咳喘,鼻衄,咽喉肿痛,失音;发热,昏迷,癫狂;指痛,麻木 | 浅刺 0.1~0.2 寸;或点刺出血;可灸 |

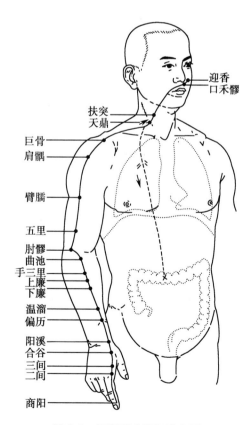

图 8-6　手阳明大肠经腧穴图

笔记栏

表8-5　手阳明大肠经常用腧穴

| 穴名 | 特定穴 | 定位 | 主治 | 操作 |
|---|---|---|---|---|
| 商阳<br>(LI1) | 井穴 | 在手指,食指末节桡侧,指甲根角侧上方0.1寸(指寸) | 齿痛,咽喉肿痛,耳聋;热病,昏迷;手指麻木 | 浅刺0.1~0.2寸;或点刺出血;可灸 |
| 合谷<br>(LI4) | 原穴 | 在手背,第2掌骨桡侧的中点处 | 头痛,目痛,齿痛,咽喉肿痛,鼻衄,耳聋,痄腮,牙关紧闭,口喎;腹痛,便秘,腹泻;热病,无汗,多汗;痛经,经闭,滞产;上肢不遂、疼痛 | 直刺0.5~1.0寸;可灸;孕妇不宜针 |
| 阳溪<br>(LI5) | 经穴 | 在腕区,腕背侧远端横纹桡侧,桡骨茎突远端,解剖学"鼻烟窝"凹陷中 | 头痛,目痛,齿痛,咽喉肿痛;手腕痛 | 直刺0.5~0.8寸;可灸 |
| 手三里<br>(LI10) | | 在前臂,肘横纹下2寸,阳溪与曲池连线上 | 齿痛,颊肿;腹痛,便秘,腹泻;上肢不遂 | 直刺0.8~1.2寸;可灸 |
| 曲池<br>(LI11) | 合穴 | 在肘区,尺泽与肱骨外上髁连线的中点处 | 头痛,目痛,齿痛,咽喉肿痛;腹痛,吐泻;热病;瘾疹,瘰疬;上肢不遂,手臂肿痛 | 直刺1.0~1.5寸;可灸 |
| 肩髃<br>(LI15) | | 在三角肌区,肩峰外侧缘前端与肱骨大结节两骨间凹陷中 | 肩痛不举,上肢不遂;瘾疹,瘰疬 | 直刺或向下斜刺0.8~1.5寸;可灸 |
| 迎香<br>(LI20) | | 在面部,鼻翼外缘中点旁,鼻唇沟中 | 鼻塞,鼻衄;口喎,面痒;胆道蛔虫症 | 斜刺或平刺0.3~0.5寸;不宜灸 |

　　3. 足阳明胃经　本经从头走足,起于承泣穴,止于厉兑穴,与足太阴脾经相接。包括承泣、四白、巨髎、地仓、大迎、颊车、下关、头维、人迎、水突、气舍、缺盆、气户、库房、屋翳、膺窗、乳中、乳根、不容、承满、梁门、关门、太乙、滑肉门、天枢、外陵、大巨、水道、归来、气冲、髀关、伏兔、阴市、梁丘、犊鼻、足三里、上巨虚、条口、下巨虚、丰隆、解溪、冲阳、陷谷、内庭及厉兑穴,左右各45个腧穴(图8-7)。主要分布在头面部、颈侧部、胸腹部、下肢前外侧面及足背部。常用来治疗胃肠病、头面五官病、热病、神志病以及经脉循行部位的其他病证。其常用腧穴的定位、主治及操作见表8-6。

　　4. 足太阴脾经　足太阴脾经从足走胸,起于隐白穴,止于大包穴,与手少阴心经相接。包括隐白、大都、太白、公孙、商丘、三阴交、漏谷、地机、阴陵泉、血海、箕门、冲门、府舍、腹结、大横、腹哀、食窦、天溪、胸乡、周荣及大包穴,左右各21个腧穴(图8-8)。主要分布于足大趾内侧、下肢内侧及胸腹部外侧。常用来治疗脾胃病、妇科病、前阴病以及经脉循行部位的其他病证。其常用腧穴的定位、主治及操作见表8-7。

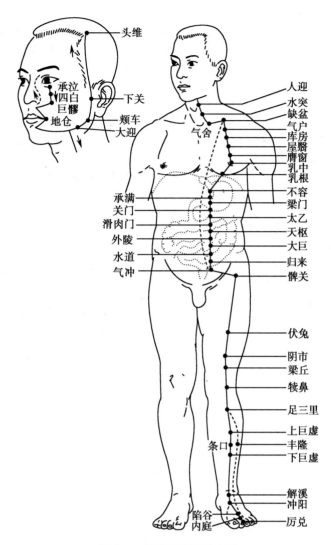

图 8-7 足阳明胃经腧穴图

表 8-6 足阳明胃经常用腧穴

| 穴名 | 特定穴 | 定位 | 主治 | 操作 |
|---|---|---|---|---|
| 承泣<br>(ST1) | | 在面部,眼球与眶下缘之间,瞳孔直下 | 目赤肿痛,流泪,口眼㖞斜 | 直刺 0.5~0.8 寸,左手推动眼球向上固定,右手持针沿眶下缘缓慢刺入,不宜提插、捻转,以防刺破血管引起血肿 |
| 地仓<br>(ST4) | | 在面部,口角旁开 0.4 寸(指寸) | 流涎,口眼㖞斜,三叉神经痛,面肌痉挛 | 斜刺或横刺,针尖向颊车 1.0~1.5 寸;可灸 |
| 颊车<br>(ST6) | | 在面部,下颌角前上方一横指(中指) | 口眼㖞斜,牙痛,颊肿 | 直刺 0.3~0.5 寸,或向地仓方向平刺 0.5~1.5 寸 |

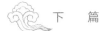

续表

| 穴名 | 特定穴 | 定位 | 主治 | 操作 |
|------|--------|------|------|------|
| 下关<br>(ST7) | | 在面部,颧弓下缘中央与下颌切迹之间凹陷中 | 口喎,齿痛,面痛,耳鸣,耳聋 | 直刺或斜刺 0.5~1.0 寸 |
| 头维<br>(ST8) | | 在头部,额角发际直上 0.5 寸,头正中线旁开 4.5 寸 | 头痛,眩晕,目痛,眼睑瞤动 | 向后平刺 0.5~0.8 寸,或向率谷透刺 |
| 天枢<br>(ST25) | 大肠之募穴 | 在腹部,横平脐中,前正中线旁开 2 寸 | 腹胀,腹痛,便秘,泄泻,痢疾;月经不调,痛经 | 直刺 1.0~1.5 寸;可灸;《备急千金要方》:孕妇不可灸 |
| 梁丘<br>(ST34) | 郄穴 | 在股前区,髌底上 2 寸,股外侧肌与股直肌肌腱之间 | 急性胃痛;乳痈;膝关节肿痛 | 直刺 1~1.5 寸;可灸 |
| 犊鼻<br>(ST35) | | 在膝前区,髌韧带外侧凹陷中 | 膝关节肿痛 | 屈膝位,向后内斜刺 1.0~1.5 寸;可灸 |
| 足三里<br>(ST36) | 合穴,胃之下合穴 | 在小腿外侧,犊鼻下 3 寸,犊鼻与解溪连线上 | 胃痛,消化不良,腹胀,腹痛,便秘,泄泻;乳痈;癫狂;虚劳诸证;膝痛,下肢痿痹 | 直刺 1.0~2.0 寸;可灸;强壮保健多用灸法 |
| 上巨虚<br>(ST37) | 大肠之下合穴 | 在小腿外侧,犊鼻下 6 寸,犊鼻与解溪连线上 | 腹胀,腹痛,便秘,肠鸣,泄泻,痢疾;下肢痿痹 | 直刺 1.0~1.5 寸;可灸 |
| 下巨虚<br>(ST39) | 小肠之下合穴 | 在小腿外侧,犊鼻下 9 寸,犊鼻与解溪连线上 | 小腹痛,泄泻,痢疾;下肢痿痹 | 直刺 1.0~1.5 寸;可灸 |
| 丰隆<br>(ST40) | 络穴 | 在小腿外侧,外踝尖上 8 寸,胫骨前肌的外缘 | 咳嗽,哮喘,痰多;头痛,眩晕,癫狂病;下肢痿痹 | 直刺 1.0~1.5 寸;可灸 |
| 解溪<br>(ST41) | 经穴 | 在踝区,踝关节前面中央凹陷中,踇长伸肌腱与趾长伸肌腱之间 | 头痛,眩晕,癫狂;腹胀,便秘;下肢痿痹,足踝肿痛 | 直刺 0.5~1.0 寸;可灸 |
| 陷谷<br>(ST43) | 输穴 | 在足背,第 2、3 跖骨结合部前方凹陷处 | 目赤肿痛,面肿;足背肿痛 | 直刺 0.3~0.5 寸;可灸 |
| 内庭<br>(ST44) | 荥穴 | 在足背,第 2、3 趾间,趾蹼缘后方赤白肉际处 | 咽喉肿痛,齿痛,鼻衄,口喎;热病;腹胀,腹痛,便秘,痢疾;足背肿痛 | 直刺或向上斜刺 0.5~1.0 寸;可灸 |
| 厉兑<br>(ST45) | 井穴 | 在足趾,第 2 趾末节外侧,趾甲根角侧后方 0.1 寸（指寸） | 咽喉肿痛,齿痛,鼻衄,口喎;热病,癫狂;足背肿痛 | 浅刺 0.1~0.2 寸;或用三棱针点刺出血;可灸 |

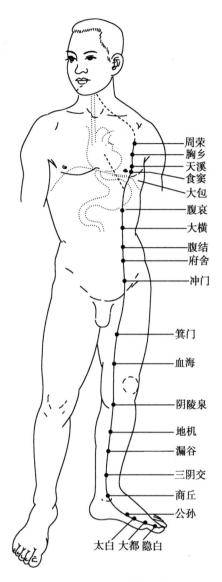

周荣
胸乡
天溪
食窦
大包
腹哀
大横
腹结
府舍
冲门

箕门
血海
阴陵泉
地机
漏谷
三阴交
商丘
公孙

太白　大都　隐白

图 8-8　足太阴脾经腧穴图

表 8-7　足太阴脾经常用腧穴

| 穴名 | 特定穴 | 定位 | 主治 | 操作 |
|---|---|---|---|---|
| 隐白<br>（SP1） | 井穴 | 在足趾,大趾末节内侧,趾甲根角侧后方0.1寸(指寸) | 月经过多,崩漏;便血,尿血;腹胀;癫狂,多梦,惊风 | 浅刺0.1~0.2寸;或用三棱针点刺出血;可灸 |
| 太白<br>（SP3） | 输穴,原穴 | 在跖区,第1跖趾关节近端赤白肉际凹陷中 | 胃痛,腹痛,腹胀,纳呆,便秘,泄泻,痢疾;体重节痛,脚气 | 直刺0.5~1.0寸;可灸 |
| 公孙<br>（SP4） | 络穴,八脉交会穴(通冲脉) | 在跖区,第1跖骨底的前下缘赤白肉际处 | 呕吐,胃痛,腹胀,腹痛,便秘,泄泻,痢疾;心烦,心痛,失眠 | 直刺0.5~1.0寸;可灸 |
| 商丘<br>（SP5） | 经穴 | 在踝区,内踝前下方,舟骨粗隆与内踝尖连线中点凹陷中 | 腹胀,便秘,泄泻,痔疾;足踝肿痛 | 直刺0.5~1.0寸;可灸 |

续表

| 穴名 | 特定穴 | 定位 | 主治 | 操作 |
|---|---|---|---|---|
| 三阴交<br>(SP6) | 脾 经、肾经、肝经之交会穴 | 在小腿内侧,内踝尖上3寸,胫骨内侧缘后际 | 月经不调,崩漏,经闭,带下,不孕,滞产;遗精,阳痿;小便不利,遗尿;腹胀,便秘,泄泻;眩晕,失眠;下肢痿痹,脚气 | 直刺1.0~1.5寸;可灸;孕妇禁针 |
| 阴陵泉<br>(SP9) | 合穴 | 在小腿内侧,胫骨内侧髁下缘与胫骨内侧缘之间的凹陷中 | 腹胀,泄泻;黄疸;水肿,小便不利或失禁;遗精,阴茎痛,妇人阴痛,带下;膝痛 | 直刺1.0~2.0寸;可灸 |
| 血海<br>(SP10) | | 在股前区,髌底内侧端上2寸,股内侧肌隆起处 | 月经不调,经闭,崩漏,痛经;瘾疹,湿疹,丹毒;膝、股内侧痛 | 直刺1.0~1.5寸;可灸 |
| 大横<br>(SP15) | | 在腹部,脐中旁开4寸 | 虚寒泻痢,大便秘结,小腹痛 | 直刺1.0~1.5寸 |
| 大包<br>(SP21) | 脾之大络 | 在胸外侧区,第6肋间隙,在腋中线上 | 胸胁胀痛,咳喘;全身疼痛,四肢无力 | 斜刺或平刺0.5~0.8寸;可灸 |

5. **手少阴心经**　本经从胸走手,起于极泉穴,止于少冲穴,与手太阳小肠经相接。包括极泉、青灵、少海、灵道、通里、阴郄、神门、少府及少冲穴,左右各9个腧穴(图8-9),主要分布在腋窝、上肢掌侧面的尺侧及小指的桡侧。常用来治疗心胸疾患、神志病以及经脉循行部位的其他病证。其常用腧穴的定位、主治及操作见表8-8。

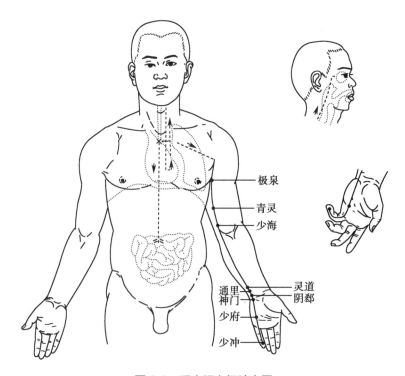

图8-9　手少阴心经腧穴图

表 8-8 手少阴心经常用腧穴

| 穴名 | 特定穴 | 定位 | 主治 | 操作 |
|---|---|---|---|---|
| 极泉<br>（HT1） |  | 在腋区,腋窝中央,腋动脉搏动处 | 心悸,心痛,胸闷气短;上肢不遂,肩臂痛,胁肋痛;瘰疬 | 上肢外展,避开动脉,直刺 0.3~0.5 寸 |
| 少海<br>（HT3） | 合穴 | 在肘前区,横平肘横纹,肱骨内上髁前缘 | 心悸,心痛;癫狂痫;腋胁疼痛,肘臂挛痛麻木,手颤;瘰疬 | 直刺 0.5~1.0 寸;可灸 |
| 通里<br>（HT5） | 络穴 | 在前臂前区,腕掌侧远端横纹上 1 寸,尺侧腕屈肌腱的桡侧缘 | 暴喑,舌强不语;心痛,心悸;腕臂疼痛 | 直刺 0.3~0.5 寸;可灸 |
| 阴郄<br>（HT6） | 郄穴 | 在前臂前区,腕掌侧远端横纹上 0.5 寸,尺侧腕屈肌腱的桡侧缘 | 心痛,心悸;吐血,衄血;骨蒸盗汗;腕臂疼痛 | 直刺 0.3~0.5 寸;可灸 |
| 神门<br>（HT7） | 输穴,原穴 | 在腕前区,腕掌侧远端横纹尺侧端,尺侧腕屈肌腱的桡侧缘 | 失眠,健忘,痴呆,癫狂痫证;心烦,心痛,心悸;腕臂疼痛 | 直刺 0.3~0.5 寸;可灸 |
| 少冲<br>（HT9） | 井穴 | 在手指,小指末节桡侧,指甲根角侧上方 0.1 寸(指寸) | 心痛,心悸;癫狂痫;昏迷,热病;胸胁痛 | 浅刺 0.1~0.2 寸;或三棱针点刺出血;可灸 |

6. 手太阳小肠经　本经从手走头,起于少泽穴,止于听宫穴,与足太阳膀胱经相接。包括少泽、前谷、后溪、腕骨、阳谷、养老、支正、小海、肩贞、臑俞、天宗、秉风、曲垣、肩外俞、肩中俞、天窗、天容、颧髎及听宫穴,左右各 19 个腧穴(图 8-10)。主要分布在小指、手掌及上肢背面的尺侧,肩胛、颈部及面部。常用来治疗头面五官病、热病、神志病以及经脉循行部位的其他病证。其常用腧穴的定位、主治及操作见表 8-9。

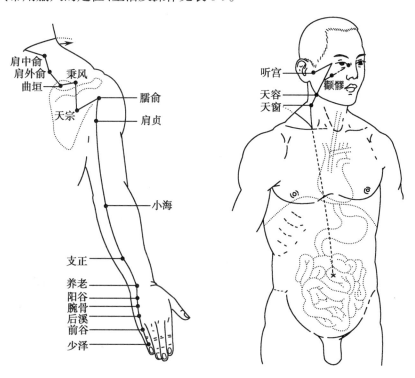

图 8-10　手太阳小肠经腧穴图

表 8-9　手太阳小肠经常用腧穴

| 穴名 | 特定穴 | 定位 | 主治 | 操作 |
|---|---|---|---|---|
| 少泽<br>（SI1） | 井穴 | 在手指,小指末节尺侧,指甲根角侧上方 0.1 寸(指寸) | 头痛,耳鸣,耳聋,咽喉肿痛;乳痛,乳少;昏迷,热病 | 浅刺 0.1~0.2 寸;或用三棱针点刺出血;可灸 |
| 后溪<br>（SI3） | 输穴,八脉交会穴<br>(通督脉) | 在手内侧,第 5 掌指关节尺侧近端赤白肉际凹陷中 | 头项强痛,急性腰扭伤;目赤,耳聋,咽喉肿痛;盗汗,疟疾,热病;癫狂痫;手指及肘臂挛痛 | 直刺 0.5~0.8 寸,或向合谷穴方向透刺;可灸 |
| 阳谷<br>（SI5） | 经穴 | 在腕后区,尺骨茎突与三角骨之间的凹陷中 | 头痛,目眩,耳鸣,耳聋;热病;癫狂痫;腕臂痛 | 直刺 0.3~0.5 寸;可灸 |
| 养老<br>（SI6） | 郄穴 | 在前臂后区,腕背横纹上 1 寸,尺骨头桡侧凹陷中 | 头、项、肩、背疼痛,面痛,急性腰痛;目视不明;肘臂酸痛 | 掌心向胸位,直刺 0.5~0.8 寸;可灸。 |
| 支正<br>（SI7） | 络穴 | 在前臂后区,腕背侧远端横纹上 5 寸,尺骨尺侧与尺侧腕屈肌之间 | 头痛,目眩;热病;癫狂痫;肘臂酸痛 | 直刺 0.5~0.8 寸;可灸 |
| 小海<br>（SI8） | 合穴 | 在肘后区,尺骨鹰嘴与肱骨内上髁之间的凹陷中 | 肘臂疼痛;癫狂痫 | 直刺 0.3~0.5 寸;可灸 |
| 肩贞<br>（SI9） | | 在肩胛区,肩关节后下方,腋后纹头直上 1 寸 | 肩臂疼痛;瘰疬 | 直刺 0.5~1 寸;可灸 |
| 颧髎<br>（SI18） | | 在面部,颧骨下缘,目外眦直下凹陷中 | 口㖞,目瞤,面痛,齿痛,颊肿 | 直刺 0.3~0.5 寸 |
| 听宫<br>（SI19） | | 在面部,耳屏正中与下颌骨髁突之间的凹陷中 | 耳鸣,耳聋,聤耳,齿痛;癫狂痫 | 微张口,直刺 0.5~1.0 寸 |

7. 足太阳膀胱经　本经从头走足,起于睛明穴,止于至阴穴,与足少阴肾经相接。包括睛明、攒竹、眉冲、曲差、五处、承光、通天、络却、玉枕、天柱、大杼、风门、肺俞、厥阴俞、心俞、督俞、膈俞、肝俞、胆俞、脾俞、胃俞、三焦俞、肾俞、气海俞、大肠俞、关元俞、小肠俞、膀胱俞、中膂俞、白环俞、上髎、次髎、中髎、下髎、会阳、承扶、殷门、浮郄、委阳、委中、附分、魄户、膏肓、神堂、譩譆、膈关、魂门、阳纲、意舍、胃仓、肓门、志室、胞肓、秩边、合阳、承筋、承山、飞扬、跗阳、昆仑、仆参、申脉、金门、京骨、束骨、足通谷及至阴穴,左右各 67 个腧穴(图 8-11)。主要分布在面部、头项部、背腰部及下肢后外侧部。常用来治疗脏腑病变、神志病、头项背腰部疾病以及经脉循行部位的其他病证。其常用腧穴的定位、主治及操作见表 8-10。

8. 足少阴肾经　本经从足走胸,起于涌泉穴,止于俞府穴,与手厥阴心包经相接。包括涌泉、然谷、太溪、大钟、水泉、照海、复溜、交信、筑宾、阴谷、横骨、大赫、气穴、四满、中注、肓俞、商曲、石关、阴都、腹通谷、幽门、步廊、神封、灵墟、神藏、彧中及俞府穴,左右各 27 个腧穴(图 8-12)。主要分布在足心、下肢内侧后缘及腹胸部。常用来治疗泌尿生殖疾患、神志病、肺病、咽喉病以及经脉循行部位的其他病证。其常用腧穴的定位、主治及操作见表 8-11。

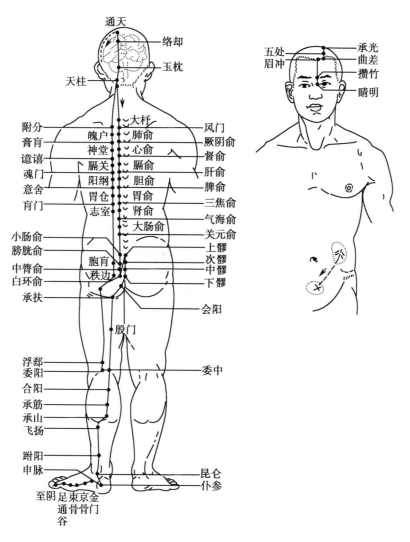

图 8-11　足太阳膀胱经腧穴图

表 8-10　足太阳膀胱经常用腧穴

| 穴名 | 特定穴 | 定位 | 主治 | 操作 |
|---|---|---|---|---|
| 睛明<br>（BL1） | | 在面部,目内眦内上方眶<br>内侧壁凹陷中 | 目赤肿痛,迎风流泪,夜<br>盲,色盲,近视;急性腰痛 | 嘱患者闭目,术者一手<br>将眼球向外侧轻推并固<br>定,另一手持针沿眼眶<br>边缘缓慢直刺 0.5~1.0<br>寸,不宜大幅度提插捻<br>转;禁灸 |
| 攒竹<br>（BL2） | | 在面部,眉头凹陷中,额<br>切迹处 | 头痛,眉棱骨痛,目眴,目<br>赤肿痛,口喝,面痛;腰痛 | 向下斜刺 0.3~0.5 寸,或<br>向鱼腰穴方向透刺;禁灸 |
| 大杼<br>（BL11） | 骨会 | 在脊柱区,第 1 胸椎棘突<br>下,后正中线旁开 1.5 寸 | 头痛,项强,肩背痛;咳<br>嗽,发热 | 斜刺 0.5~0.8 寸;可灸 |
| 肺俞<br>（BL13） | 肺之背俞穴 | 在脊柱区,第 3 胸椎棘突<br>下,后正中线旁开 1.5 寸 | 咳喘,咯血;潮热,盗汗;<br>瘾疹,皮肤瘙痒 | 斜刺 0.5~0.8 寸 |

| 穴名 | 特定穴 | 定位 | 主治 | 操作 |
|---|---|---|---|---|
| 心俞<br>（BL15） | 心之背俞穴 | 在脊柱区,第5胸椎棘突下,后正中线旁开1.5寸 | 心悸,心痛,心烦,失眠,健忘,梦遗,癫狂痫;咳喘,咯血;潮热,盗汗 | 斜刺0.5~0.8寸 |
| 膈俞<br>（BL17） | 血会 | 在脊柱区,第7胸椎棘突下,后正中线旁开1.5寸 | 胃脘痛,呕吐,呃逆,便血;咳喘,咯血;潮热,盗汗;瘾疹,皮肤瘙痒 | 斜刺0.5~0.8寸;可灸 |
| 肝俞<br>（BL18） | 肝之背俞穴 | 在脊柱区,第9胸椎棘突下,后正中线旁开1.5寸 | 胁痛,黄疸;目赤,夜盲,眩晕,癫狂痫;吐血,衄血;脊背痛 | 斜刺0.5~0.8寸 |
| 脾俞<br>（BL20） | 脾之背俞穴 | 在脊柱区,第11胸椎棘突下,后正中线旁开1.5寸 | 腹胀,纳呆,呕吐,泄泻,痢疾,便血;水肿,黄疸;脊背痛 | 直刺0.5~1.0寸 |
| 肾俞<br>（BL23） | 肾之背俞穴 | 在脊柱区,第2腰椎棘突下,后正中线旁开1.5寸 | 水肿,小便不利,遗尿;月经不调,带下;遗精,阳痿;耳鸣,耳聋;气喘;腰痛 | 直刺0.5~1.0寸 |
| 大肠俞<br>（BL25） | 大肠之背俞穴 | 在脊柱区,第4腰椎棘突下,后正中线旁开1.5寸 | 便秘,腹泻;遗尿;腰痛 | 直刺0.8~1.0寸 |
| 委中<br>（BL40） | 合穴,膀胱之下合穴 | 在膝后区,腘横纹中点 | 腰痛,下肢痿痹;遗尿,小便不利;腹痛,吐泻;瘾疹,丹毒,皮肤瘙痒 | 直刺0.5~1.0寸;或用三棱针点刺出血;可灸 |
| 承山<br>（BL57） | | 在小腿后区,腓肠肌两肌腹与肌腱交角处 | 便秘,痔疾;腰腿疼痛,脚气 | 直刺1.0~2.0寸;可灸 |
| 飞扬<br>（BL58） | 络穴 | 在小腿后区,昆仑直上7寸,承山穴外下方1寸处 | 头痛,目眩;腰背疼痛,腿软无力;痔疾 | 直刺1.0~1.5寸;可灸 |
| 昆仑<br>（BL60） | 经穴 | 在踝区,外踝尖与跟腱之间的凹陷中 | 头痛,项强,目眩,鼻衄;腰背疼痛,足跟肿痛;癫痫;难产 | 直刺0.5~1.0寸;可灸;孕妇禁针,经期慎用 |
| 至阴<br>（BL67） | 井穴 | 在足趾,小趾末节外侧,趾甲根角侧后方0.1寸（指寸） | 难产,胎位不正;头痛,目痛,鼻衄,鼻塞 | 浅刺0.1~0.2寸;孕妇禁针;胎位不正用灸法 |

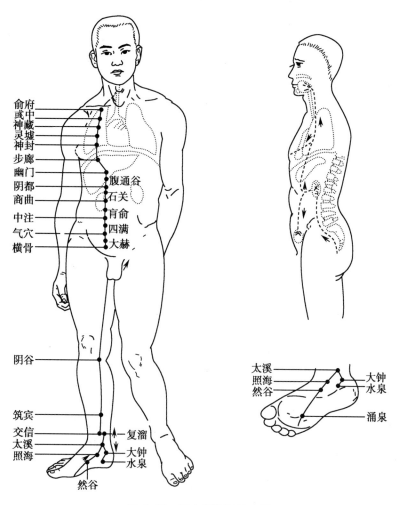

图 8-12　足少阴肾经腧穴图

表 8-11　足少阴肾经常用腧穴

| 穴名 | 特定穴 | 定位 | 主治 | 操作 |
|---|---|---|---|---|
| 涌泉<br>（KI1） | 井穴 | 在足底，屈足蜷趾时足心最凹陷处 | 头痛，眩晕，失眠，癫狂，昏厥，小儿惊风；小便不利，便秘；舌干，失音，咽喉肿痛；足心热 | 直刺 0.5~1.0寸；可灸 |
| 然谷<br>（KI2） | 荥穴 | 在足内侧，足舟骨粗隆下方，赤白肉际处 | 小便不利，遗精，阳痿；痛经，月经不调，带下，阴挺，阴痒，消渴；小儿脐风，口噤；咽喉肿痛 | 直刺 0.5~1.0寸；可灸 |
| 太溪<br>（KI3） | 输穴，原穴 | 在踝区，内踝尖与跟腱之间的凹陷中 | 小便频数，遗精，阳痿；痛经，月经不调，带下，阴挺，阴痒；便秘；消渴；头痛，眩晕，耳鸣，耳聋，齿痛，咽喉肿痛；腰痛，足跟痛；失眠，健忘；咳喘，咯血 | 直刺 0.5~1.0寸；可灸 |
| 照海<br>（KI6） | 八脉交会穴（通阴跷脉） | 在踝区，内踝尖下 1 寸，内踝下缘边际凹陷中 | 小便频数，癃闭；痛经，月经不调，带下，阴挺，阴痒；目赤肿痛，咽喉干痛；失眠，癫痫 | 直刺 0.5~0.8寸；可灸 |
| 复溜<br>（KI7） | 经穴 | 在小腿内侧，太溪穴上 2 寸，跟腱的前缘 | 水肿，泄泻，腹胀；盗汗，汗出不止或热病无汗；下肢痿痹 | 直刺 0.5~1.0寸；可灸 |

9. 手厥阴心包经　本经从胸走手,起于天池穴,止于中冲穴,与手少阳三焦经相接。包括天池、天泉、曲泽、郄门、间使、内关、大陵、劳宫及中冲穴,左右各 9 个腧穴(图 8-13)。主要分布在胸前部及上肢内侧中间。常用来治疗心胸疾患、神志病、胃病以及经脉循行部位的其他病证。其常用腧穴的定位、主治及操作见表 8-12。

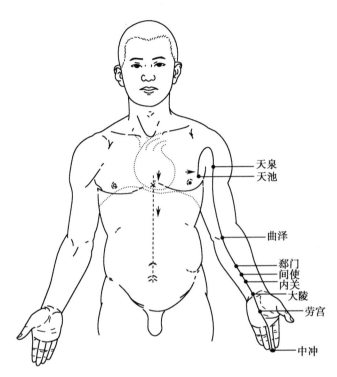

图 8-13　手厥阴心包经腧穴图

表 8-12　手厥阴心包经常用腧穴

| 穴名 | 特定穴 | 定位 | 主治 | 操作 |
|---|---|---|---|---|
| 曲泽<br>(PC3) | 合穴 | 在肘前区,肘横纹上,肱二头肌腱的尺侧缘凹陷中 | 心悸,心痛;呕吐,泄泻,胃痛;热病;肘臂痛 | 直刺 0.5~1.0 寸;或用三棱针点刺出血;可灸 |
| 间使<br>(PC5) | 经穴 | 在前臂前区,腕掌侧远端横纹上 3 寸,掌长肌腱与桡侧腕屈肌腱之间 | 心悸,心痛,癫狂病;呕吐,胃痛;疟疾,热病;肘臂疼痛 | 直刺 0.5~1.0 寸;可灸 |
| 内关<br>(PC6) | 络穴,八脉交会穴(通阴维脉) | 在前臂前区,腕掌侧远端横纹上 2 寸,掌长肌腱与桡侧腕屈肌腱之间 | 胸闷,心悸,心痛;眩晕,失眠,癫狂病;呕吐,呃逆,胃痛;肘臂挛痛 | 直刺 0.5~1.0 寸;可灸 |
| 大陵<br>(PC7) | 输穴,原穴 | 在腕前区,腕掌侧远端横纹中,掌长肌腱与桡侧腕屈肌腱之间 | 心悸,心痛;癫狂病;胃痛,呕吐;手腕痛 | 直刺 0.3~0.5 寸;可灸 |
| 劳宫<br>(PC8) | 荥穴 | 在掌区,横平第 3 掌指关节近端,第 2、3 掌骨之间偏于第 3 掌骨 | 心痛;癫狂病;口臭,口疮;中风昏迷,中暑,鹅掌风 | 直刺 0.3~0.5 寸;可灸 |
| 中冲<br>(PC9) | 井穴 | 在手指,中指末端最高点 | 心痛,心烦;昏厥,小儿惊风,中暑,热病 | 浅刺 0.1 寸;或用三棱针点刺出血 |

10. 手少阳三焦经　本经从手走头,起于关冲穴,止于丝竹空穴,与足少阳胆经相接。包括关冲、液门、中渚、阳池、外关、支沟、会宗、三阳络、四渎、天井、清冷渊、消泺、臑会、肩髎、天髎、天牖、翳风、瘈脉、颅息、角孙、耳门、耳和髎及丝竹空穴,左右各 23 个腧穴(图 8-14)。主要分布在上肢外侧中间、颈侧部、耳旁及侧头部。常用来治疗头面五官病、胸胁病、热病以及经脉循行部位的其他病证。其常用腧穴的定位、主治及操作见表 8-13。

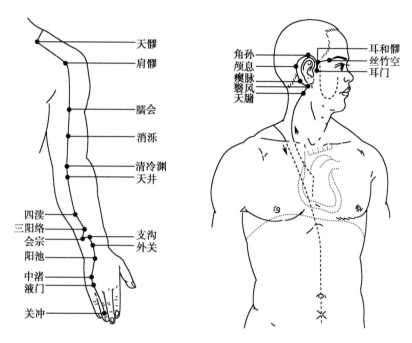

图 8-14　手少阳三焦经腧穴图

表 8-13　手少阳三焦经常用腧穴

| 穴名 | 特定穴 | 定位 | 主治 | 操作 |
|---|---|---|---|---|
| 关冲<br>(TE1) | 井穴 | 在手指,第 4 指末节尺侧,指甲根角侧上方 0.1 寸(指寸) | 头痛,目赤,耳鸣,耳聋,咽喉肿痛;昏厥,中暑,热病 | 浅刺 0.1 寸;或用三棱针点刺出血 |
| 中渚<br>(TE3) | 输穴 | 在手背,第 4、5 掌骨间,第 4 掌指关节近端凹陷中 | 头痛,目赤,耳鸣,耳聋,咽喉肿痛;疟疾,热病;肩背肘臂疼痛,手指屈伸不利 | 直刺 0.3~0.5 寸;可灸 |
| 阳池<br>(TE4) | 原穴 | 在腕后区,腕背侧远端横纹上,指伸肌腱的尺侧缘凹陷中 | 头痛,目赤,耳鸣,耳聋,咽喉肿痛;消渴,口干;疟疾,手腕疼痛 | 直刺 0.3~0.5 寸;可灸 |
| 外关<br>(TE5) | 络穴,八脉交会穴(通阳维脉) | 在前臂后区,腕背侧远端横纹上 2 寸,尺骨与桡骨间隙中点 | 头痛,目赤,耳鸣,耳聋;热病;胸胁疼痛;上肢痿痹 | 直刺 0.5~1.0 寸;可灸 |
| 支沟<br>(TE6) | 经穴 | 在前臂后区,腕背侧远端横纹上 3 寸,尺骨与桡骨间隙中点 | 耳鸣,耳聋;便秘;落枕,胁肋疼痛;热病;上肢痿痹 | 直刺 0.5~1.0 寸;可灸 |
| 天井<br>(TE10) | 合穴 | 在肘后区,肘尖上 1 寸凹陷中 | 偏头痛,耳聋;瘰疬,癫痫;肘臂疼痛 | 直刺 0.5~1.0 寸;可灸 |
| 肩髎<br>(TE14) | | 在三角肌区,肩峰角与肱骨大结节两骨间凹陷中 | 肩臂痛,上肢不遂 | 直刺 1~1.5 寸;可灸 |

续表

| 穴名 | 特定穴 | 定位 | 主治 | 操作 |
|---|---|---|---|---|
| 翳风<br>（TE17） | | 在颈部,耳垂后方,乳突与下颌角之间凹陷处 | 呃逆;瘰疬;颊肿,口㖞,齿痛,耳鸣,耳聋 | 直刺0.8~1.2寸 |
| 耳门<br>（TE21） | | 在耳区,耳屏上切迹与下颌骨髁突之间的凹陷中 | 齿痛,耳鸣,耳聋,聤耳 | 直刺0.5~1.0寸 |
| 丝竹空<br>（TE23） | | 在面部,眉梢凹陷中 | 癫狂病,头痛;目睏,目眩,目赤肿痛 | 平刺0.5~1.0寸;不灸 |

11. 足少阳胆经　本经从头走足,起于瞳子髎穴,止于足窍阴穴,与足厥阴肝经相接。包括瞳子髎、听会、上关、颔厌、悬颅、悬厘、曲鬓、率谷、天冲、浮白、头窍阴、完骨、本神、阳白、头临泣、目窗、正营、承灵、脑空、风池、肩井、渊腋、辄筋、日月、京门、带脉、五枢、维道、居髎、环跳、风市、中渎、膝阳关、阳陵泉、阳交、外丘、光明、阳辅、悬钟、丘墟、足临泣、地五会、侠溪及足窍阴穴,左右各44个腧穴(图8-15)。主要分布在头面部、项部、肩部、胸腹侧面、下肢外侧面及足背外侧。常用来治疗头面五官病、肝胆病、热病、神志病以及经脉循行部位的其他病证。其常用腧穴的定位、主治及操作见表8-14。

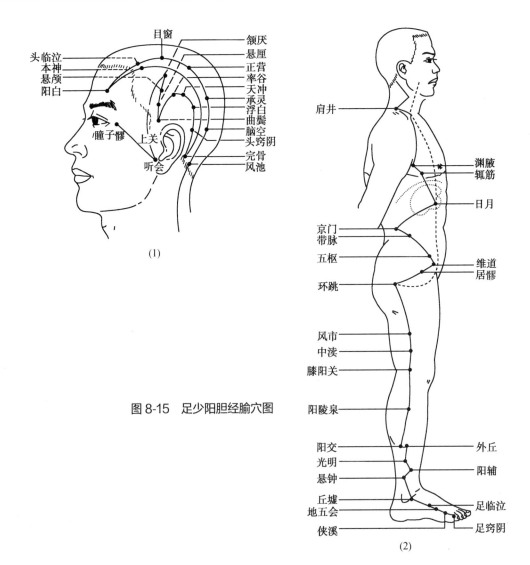

图 8-15　足少阳胆经腧穴图

表 8-14　足少阳胆经常用腧穴

| 穴名 | 特定穴 | 定位 | 主治 | 操作 |
|---|---|---|---|---|
| 瞳子髎<br>（GB1） | | 在面部，目外眦外侧 0.5 寸凹陷中 | 头痛；目赤，目痛，目翳，青盲 | 平刺或斜刺 0.3~0.5 寸 |
| 听会<br>（GB2） | | 在面部，耳屏间切迹与下颌骨髁突之间的凹陷中 | 口㖞，面痛，齿痛；耳鸣，耳聋，聤耳 | 微张口，直刺 0.5~1.0 寸 |
| 阳白<br>（GB14） | | 在前额部，眉上 1 寸，瞳孔直上 | 头痛，眩晕；目眴，目痛，雀目；面瘫 | 平刺 0.5~0.8 寸 |
| 风池<br>（GB20） | | 在颈后区，枕骨之下，胸锁乳突肌上端与斜方肌上端之间的凹陷中 | 头痛，眩晕，失眠，健忘，中风；目赤肿痛，目不明，鼻塞，鼻衄鼻渊，咽喉肿痛；热病，感冒；颈项强痛 | 向鼻尖方向斜刺 0.8~1.2 寸 |
| 肩井<br>（GB21） | | 在肩胛区，第 7 颈椎棘突下与肩峰最外侧点连线的中点 | 头痛，眩晕；乳痈，乳少，难产；瘰疬；颈项、肩背疼痛，上肢不遂 | 直刺 0.3~0.5 寸，忌深刺，孕妇禁针 |
| 环跳<br>（GB30） | | 在臀区，股骨大转子最凸点与骶管裂孔连线的外 1/3 与内 2/3 交点处 | 腰腿痛，下肢痿痹，半身不遂 | 直刺 2.0~3.0 寸 |
| 阳陵泉<br>（GB34） | 合穴，胆之下合穴，筋会 | 在小腿外侧，腓骨头前下方凹陷中 | 胁肋疼痛，口苦，黄疸；小儿惊风；肩颈疼痛；下肢痿痹，膝髌肿痛 | 直刺 1.0~1.5 寸；可灸 |
| 光明<br>（GB37） | 络穴 | 在小腿外侧，外踝尖上 5 寸，腓骨前缘 | 夜盲，目视不明，目痛；乳少，乳房胀痛；下肢痿痹 | 直刺 1.0~1.5 寸；可灸 |
| 阳辅<br>（GB38） | 经穴 | 在小腿外侧，外踝尖上 4 寸，腓骨前缘 | 偏头痛，目外眦痛，咽喉肿痛，胸胁胀痛；瘰疬；下肢痿痹 | 直刺 0.8~1.2 寸；可灸 |
| 悬钟<br>（GB39） | 髓会 | 在小腿外侧，外踝尖上 3 寸，腓骨前缘 | 偏头痛，落枕，颈项强痛，胸胁胀痛；便秘，痔疾；下肢痿痹 | 直刺 0.5~1.0 寸；可灸 |
| 丘墟<br>（GB40） | 原穴 | 在踝区，外踝的前下方，趾长伸肌腱的外侧凹陷中 | 目赤肿痛，胸胁痛；疟疾；下肢痿痹，外踝肿痛，足下垂 | 直刺 0.5~0.8 寸；可灸 |
| 足临泣<br>（GB41） | 输穴，八脉交会穴（通带脉） | 在足背，第 4、5 跖骨底结合部的前方，第 5 趾长伸肌腱外侧凹陷中 | 偏头痛，目眩，目涩，目痛；乳痈，胁肋痛；瘰疬；足跗肿痛 | 直刺 0.3~0.5 寸；可灸 |
| 足窍阴<br>（GB44） | 井穴 | 在足趾，第 4 趾末节外侧，趾甲根角侧后方 0.1 寸（指寸） | 头痛，目赤肿痛，耳鸣，耳聋，咽喉肿痛；胁肋疼痛；热病，失眠，多梦；足跗肿痛 | 浅刺 0.1~0.2 寸；或三棱针点刺出血 |

　　12. 足厥阴肝经　本经从足走胸，起于大敦穴，止于期门穴，与手太阴肺经相接。包括大敦、行间、太冲、中封、蠡沟、中都、膝关、曲泉、阴包、足五里、阴廉、急脉、章门和期门穴，左右各 14 个腧穴（图 8-16）。主要分布在下肢内侧、侧腹部及胸部。常用来治疗肝胆病、脾胃病、妇科病、前阴病以及经脉循行部位的其他病证。其常用腧穴的定位、主治及操作见表 8-15。

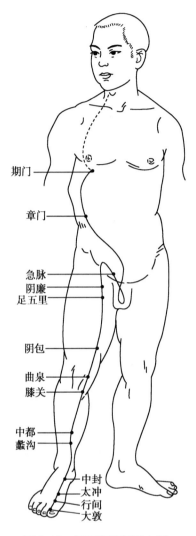

期门

章门

急脉
阴廉
足五里

阴包

曲泉
膝关

中都
蠡沟

中封
太冲
行间
大敦

图 8-16　足厥阴肝经腧穴图

表 8-15　足厥阴肝经常用腧穴

| 穴名 | 特定穴 | 定位 | 主治 | 操作 |
| --- | --- | --- | --- | --- |
| 大敦<br>（LR1） | 井穴 | 在足趾,大趾末节外侧,趾甲根角侧后方0.1寸(指寸) | 疝气,少腹痛;癃闭,遗尿,淋证;月经不调,崩漏,经闭,阴挺;癫痫 | 浅刺0.1~0.2寸;或点刺出血;可灸 |
| 行间<br>（LR2） | 荥穴 | 在足背,第1、2趾之间,趾蹼缘后方赤白肉际处 | 头痛,眩晕,目赤肿痛,青盲,口㖞,中风,癫痫;黄疸,胁肋痛;痛经,月经不调,经闭,崩漏,带下;小便不利,癃闭,遗尿;疝气,下肢痿痹,足跗肿痛 | 直刺0.5~0.8寸;可灸 |
| 太冲<br>（LR3） | 输穴,原穴 | 在足背,第1、2跖骨间,跖骨底结合部前方凹陷中,或触及动脉搏动 | 头痛,眩晕,耳鸣,耳聋,目赤肿痛,咽喉痛,口㖞,中风,癫痫,小儿惊风;黄疸,胁痛;痛经,月经不调,经闭,崩漏,带下;遗尿,癃闭;胃脘痛,呃逆,泄泻;下肢痿痹,足跗肿痛 | 直刺0.5~1.0寸;可灸 |

续表

| 穴名 | 特定穴 | 定位 | 主治 | 操作 |
|---|---|---|---|---|
| 曲泉<br>（LR8） | 合穴 | 在膝部，腘横纹内侧端，半腱肌肌腱内缘凹陷中 | 小便不利，淋证，癃闭；阳痿，遗精；痛经，月经不调，带下，阴挺，阴痒；膝髌肿痛，下肢痿痹 | 直刺 1.0~1.5 寸；可灸 |
| 章门<br>（LR13） | 脏会，脾之募穴 | 在侧腹部，第 11 肋游离端的下际 | 肠鸣，腹胀，腹痛，泄泻；黄疸，胁痛，痞块 | 直刺 0.5~0.8 寸；可灸 |
| 期门<br>（LR14） | 肝之募穴 | 在胸部，第 6 肋间隙，前正中线旁开 4 寸 | 胸胁胀痛；乳痈；呕吐，呃逆，吐酸，腹胀，泄泻 | 斜刺或平刺 0.5~0.8 寸；可灸 |

（二）奇经八脉

1. **任脉**　行于胸腹正中，起于会阴穴，止于承浆穴。包括会阴、曲骨、中极、关元、石门、气海、阴交、神阙、水分、下脘、建里、中脘、上脘、巨阙、鸠尾、中庭、膻中、玉堂、紫宫、华盖、璇玑、天突、廉泉及承浆穴，共 24 个腧穴（图 8-17）。主要分布在躯干前正中线及颜面部。常用来治疗头面、颈、胸、腹部的局部病证及相应的内脏病变。其常用腧穴的定位、主治及操作见表 8-16。

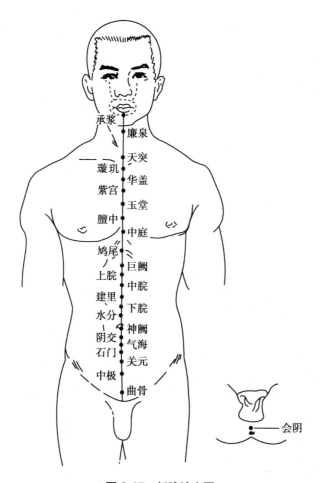

图 8-17　任脉腧穴图

表8-16　任脉常用腧穴

| 穴名 | 特定穴 | 定位 | 主治 | 操作 |
|---|---|---|---|---|
| 中极<br>(CV3) | 膀胱之募穴 | 在下腹部,脐中下4寸,前正中线上 | 尿频,遗尿,癃闭;遗精,阳痿;痛经,月经不调,崩漏,带下,阴挺;疝气 | 直刺1.0~1.5寸;可灸 |
| 关元<br>(CV4) | 小肠之募穴 | 在下腹部,脐中下3寸,前正中线上 | 中风脱证,虚劳冷惫,羸瘦无力;小便频数,遗尿,癃闭;遗精,阳痿;痛经,闭经,月经不调,崩漏,带下,不孕;疝气;少腹痛,泄泻,便秘 | 直刺1.0~1.5寸;可灸 |
| 气海<br>(CV6) | | 在下腹部,脐中下1.5寸,前正中线上 | 中风脱证,形体羸瘦,脏气衰惫,乏力;遗尿,小便不利,水肿;遗精,阳痿;痛经,闭经,崩漏,带下,阴挺;疝气;腹痛,泄泻,便秘 | 直刺1.0~1.5寸;可灸 |
| 神阙<br>(CV8) | | 在脐区,脐中央 | 虚脱;水肿;腹痛,便秘,久泄,痢疾,脱肛 | 宜灸;禁刺 |
| 中脘<br>(CV12) | 胃之募穴,腑会 | 在上腹部,脐中上4寸,前正中线上 | 呕吐,吞酸,呃逆,胃脘痛,腹胀,泄泻;咳喘痰多,癫痫,黄疸;失眠,心悸,怔忡 | 直刺1.0~1.5寸;可灸 |
| 鸠尾<br>(CV15) | 络穴 | 在上腹部,剑胸结合下1寸,前正中线上 | 心悸,胸闷,心痛;呕吐,呃逆,腹胀;癫狂痫 | 斜向下刺0.5~1.0寸;可灸 |
| 膻中<br>(CV17) | 心包之募穴,气会 | 在胸部,横平第4肋间隙,前正中线上 | 心悸,胸痛,胸闷;咳喘,气短;乳痈,乳少;呕吐,呃逆 | 平刺0.3~0.5寸;可灸 |
| 天突<br>(CV22) | | 在颈前区,胸骨上窝中央,前正中线上 | 胸痛,咳嗽,哮喘;梅核气,瘿气,咽喉肿痛,暴喑 | 先直刺0.2~0.3寸,针尖超过胸骨柄后缘后,即向下沿胸骨柄后缘、气管前缘缓慢针刺0.5~1.0寸 |
| 廉泉<br>(CV23) | | 在颈前区,喉结上方,舌骨上缘凹陷中,前正中线上 | 口舌生疮,中风失语 | 针尖向咽喉部刺入0.5~1寸 |
| 承浆<br>(CV24) | | 在面部,颏唇沟的正中凹陷处 | 面肿,口㖞,齿痛,口舌生疮;暴喑 | 斜刺0.3~0.5寸;可灸 |

2. 督脉　起于长强穴,止于龈交穴。包括长强、腰俞、腰阳关、命门、悬枢、脊中、中枢、筋缩、至阳、灵台、神道、身柱、陶道、大椎、哑门、风府、脑户、强间、后顶、百会、前顶、囟会、上星、神庭、印堂、素髎、水沟、兑端及龈交穴,共29个腧穴(图8-18)。主要分布在躯干后正中线及头面部正中线上。常用来治疗热病、神志病、头项背腰部疾病以及相应的内脏病变。其常用腧穴的定位、主治及操作见表8-17。

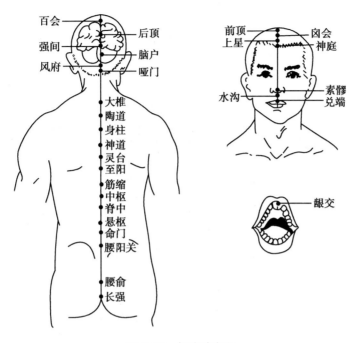

图 8-18 督脉腧穴图

表 8-17 督脉常用腧穴

| 穴名 | 特定穴 | 定位 | 主治 | 操作 |
|------|--------|------|------|------|
| 长强<br>（GV1） | 络穴 | 在会阴区，尾骨下方，尾骨端与肛门连线的中点处 | 脱肛，痔疾，泄泻，便秘；瘰疬，癫痫；腰痛，尾骶骨疼痛 | 斜刺 0.5~1.0 寸，针刺方向向上与骶骨平行 |
| 命门<br>（GV4） | | 在脊柱区，第 2 腰椎棘突下凹陷中，后正中线上 | 尿频，遗尿；阳痿，早泄，遗精；月经不调，赤白带下；泄泻，腰痛，下肢痿痹 | 直刺 0.5~1.0 寸；可灸 |
| 大椎<br>（GV14） | 手足三阳经与督脉的交会穴 | 在脊柱区，第 7 颈椎棘突下凹陷中，后正中线上 | 热病，骨蒸潮热，疟疾，癫狂痫，小儿惊风；感冒，咳喘；风疹，痤疮，脊强，头项痛 | 斜刺 0.5~1.0 寸；或用三棱针点刺放血 |
| 风府<br>（GV16） | | 在颈后区，枕外隆凸直下，两侧斜方肌之间凹陷中 | 眩晕，头痛，项强，中风，癫狂痫；目痛，鼻衄，咽喉肿痛 | 伏案正坐位，头微前倾，向下颌方向缓慢针刺 0.5~1.0 寸 |
| 百会<br>（GV20） | | 在头部，前发际正中直上 5 寸 | 头痛，眩晕，失眠，健忘，癫狂痫，中风，久泄，脱肛，阴挺 | 平刺 0.5~1.0 寸；可灸 |
| 神庭<br>（GV24） | | 在头部，前发际正中直上 0.5 寸 | 头晕目眩，鼻渊，目赤肿痛；惊悸，失眠 | 平刺 0.5~0.8 寸 |
| 水沟<br>（GV26） | | 在面部，人中沟的上 1/3 与中 1/3 交点处 | 昏迷，晕厥，中风，抽搐，癫狂痫；鼻塞，鼻衄，口㖞，牙关紧闭，齿痛，唇肿；腰痛，脊膂强痛 | 向上斜刺 0.3~0.5 寸；或用指甲掐按；不灸 |

（三）经外奇穴

经外奇穴的分布虽然较为分散，主治范围相对比较单纯，但因其对某些病证确有奇佳的疗效，故在腧穴中占有同样重要的位置，在临床上也被广泛应用。临床常用的经外奇穴见表8-18、图8-19~图8-28。

表 8-18　常用经外奇穴

| 部位 | 穴名 | 定位 | 主治 | 操作 |
|---|---|---|---|---|
| 头颈部 | 四神聪（EX-HN1） | 在头部，百会前后左右各旁开1寸，共4穴（图8-19） | 头痛，眩晕；失眠，健忘，癫狂病 | 平刺0.5~0.8寸；可灸 |
| | 鱼腰（EX-HN4） | 在头部，瞳孔直上，眉毛中（图8-20） | 目䐓，目痛，眼睑下垂，眉棱骨痛 | 平刺0.3~0.5寸；不灸 |
| | 太阳（EX-HN5） | 在头部，眉梢与目外眦之间，向后约一横指的凹陷中（图8-21） | 头痛，眩晕，目疾，面痛，口㖞，齿痛 | 直刺或斜刺0.3~0.5寸；或点刺出血 |
| | 翳明（EX-HN14） | 在项部，翳风后1寸（图8-21） | 头痛，眩晕，失眠，目疾，耳鸣 | 直刺0.5~1.0寸；可灸 |
| 背部 | 定喘（EX-B1） | 在脊柱区，横平第7颈椎棘突下，后正中线旁开0.5寸（图8-22） | 咳嗽，哮喘，落枕，肩背疼痛，上肢疼痛不举 | 直刺或偏向内侧针刺0.5~1.0寸 |
| | 夹脊（EX-B2） | 在脊柱区，第1胸椎至第5腰椎棘突下两侧，后正中线旁开0.5寸，一侧17穴（图8-22） | 胸1~5夹脊穴可治疗肺、心、胸部及上肢疾患；胸6~12夹脊穴可治疗脾、胃、肝、胆疾病；腰1~5夹脊穴可治疗腰骶、盆腔及下肢病变 | 直刺或向内斜刺0.5~1.0寸 |
| | 腰眼（EX-B7） | 在腰区，横平第4腰椎棘突下，后正中线旁开3.5寸凹陷中（图8-22） | 腰痛；带下，月经不调，尿频 | 直刺0.5~1.0寸；可灸 |
| 上肢部 | 腰痛点（EX-UE7） | 在手背，第2、3掌骨间及第4、5掌骨间，腕背侧远端横纹与掌指关节的中点处，一手2穴（图8-23） | 急性腰扭伤 | 直刺0.5~0.8寸；可灸 |
| | 外劳宫（EX-UE8） | 在手背，第2、3掌骨间，掌指关节后0.5寸（指寸）凹陷中（图8-23） | 落枕；手指麻木；脐风 | 直刺0.5~0.8寸；可灸 |
| | 八邪（EX-UE9） | 在手背，第1~5指间，指蹼缘后方赤白肉际处，左右共8穴（图8-24） | 手背肿痛，手指麻木；毒蛇咬伤；烦热；目痛 | 斜刺0.5~0.8寸，或点刺出血；可灸 |
| | 四缝（EX-UE10） | 在手指，第2~5指掌面的近端指间关节横纹的中央，一手4穴（图8-25） | 小儿疳积；百日咳 | 直刺0.1~0.2寸，挤出少量黄白黏液或出血 |

续表

| 部位 | 穴名 | 定位 | 主治 | 操作 |
|------|------|------|------|------|
| 上肢部 | 十宣<br>（EX-UE11） | 在手指,十指尖端,距指甲游离缘 0.1 寸(指寸),左右共 10 穴(图 8-25) | 高热,中暑;昏迷,晕厥,癫狂痫;咽喉肿痛;指端麻木 | 直刺 0.1~0.2 寸;或点刺出血 |
| 下肢部 | 内膝眼<br>（EX-LE4） | 在膝部,髌韧带内侧凹陷处的中央(图 8-26) | 膝部肿痛,下肢痹痛 | 斜刺 0.5~1.0 寸;可灸 |
| | 胆囊<br>（EX-LE6） | 在小腿外侧,腓骨小头直下 2 寸(图 8-27) | 胆囊炎,胆石症,胆绞痛,胆道蛔虫症 | 直刺 1.0~1.5 寸;可灸 |
| | 阑尾<br>（EX-LE7） | 在小腿外侧,髌韧带外侧凹陷下 5 寸,胫骨前嵴外一横指(中指)(图 8-28) | 急、慢性阑尾炎 | 直刺 1.0~1.5 寸;可灸 |

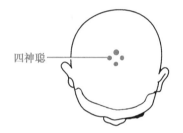

图 8-19 四神聪

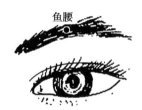

图 8-20 鱼腰

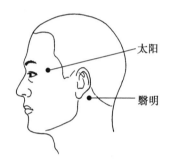

图 8-21 太阳、翳明

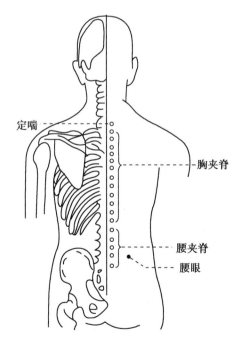

图 8-22 定喘、夹脊、腰眼

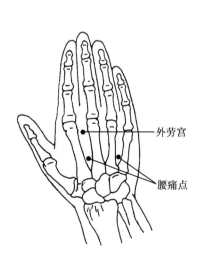

图 8-23 腰痛点、外劳宫

223

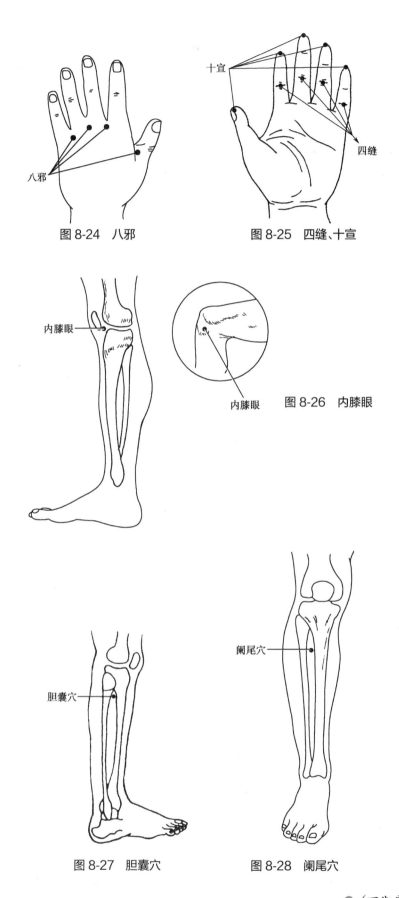

图 8-24　八邪

图 8-25　四缝、十宣

图 8-26　内膝眼

图 8-27　胆囊穴

图 8-28　阑尾穴

（田淑霞　姜荣荣）

**复习思考题**

1. 经络的主要生理功能有哪些?
2. 十二经脉的命名原则是什么?
3. 十二经脉的走向交接规律是什么?
4. 举例说明腧穴的治疗作用。
5. 简述五输穴的临床意义。

扫一扫,
测一测

◇◇◇ **第九章** ◇◇◇

# 针 灸 法

> ⚡ **学习目标**
>
> 1. 了解毫针刺法的操作方法。
> 2. 熟悉各种灸法的适应证和禁忌证。
> 3. 掌握水针的操作方法与注意事项。
> 4. 掌握针刺意外的处理与预防措施。
> 5. 掌握各种灸法的操作方法和注意事项。

　　针灸法即针刺法与灸法,是中医治疗疾病的主要方法,通过刺激人体腧穴作用于经络,从而激发经络之气,以疏通经络,调理脏腑功能,调和阴阳,扶正祛邪,达到防病治病的目的。针刺法和灸法在临床上常相互配合应用,故合称为针灸法。《灵枢·官能》说"针所不为,灸之所宜",说明针刺法和灸法在临床上可以相互补充。目前使用的针灸方法很多,本章主要介绍各种针法、灸法及针灸选穴原则与配穴方法。

## 第一节 针 刺 法

　　针刺法是利用不同的针具,在人体的一定部位(或穴位)施以不同的手法,给予一定的刺激,从而激发经络之气,调整脏腑功能,以达到扶正祛邪、防治疾病的目的。现代的针具源自古代的九针,随着生产工具的改进和科学技术的进步,针具的制作材料不断更新,制作技术逐渐精巧,进而针法的操作也更为细致。目前临床使用的针具,材质有金、银、合金、不锈钢等不同,常用的针有毫针、皮内针、皮肤针、三棱针等,其用途和操作方法也各不相同。本节主要介绍常用的毫针刺法、皮内针法、皮肤针法、水针法、电针法及各针法应用。

### 一、毫针刺法

　　毫针为古代"九针"之一,因其针体微细,既适用于七窍附近之腧穴,更适用于全身之腧穴,因此是古今临床中运用最多、手法最丰富、应用最广泛的一种针刺治疗方法。

　　(一)适应证

　　毫针刺法的适用范围很广,适用于治疗内、外、妇、儿、五官等各种病证,亦能进行手术中的麻醉,效果迅速而显著。

　　(二)禁忌证

　　1. 有凝血功能障碍者,不宜针刺。

　　2. 饥饿、过饱、过度疲劳、精神紧张等患者,不宜针刺。体虚者针刺强度不宜过大。

3. 妇女怀孕 3 个月以内,不宜针刺小腹部的腧穴;若怀孕 3 个月以上者,腹部、腰骶部腧穴不宜针刺。在怀孕期间,一些通经活血的腧穴,如三阴交、合谷、昆仑等腧穴禁刺。妇女行经期,若不是为了调经,亦不宜针刺。

4. 小儿囟门未合时,头顶部的腧穴不宜针刺。

5. 皮肤有水肿、感染、溃疡、瘢痕或者肿瘤的部位,不宜针刺。

（三）毫针的结构、规格

1. 毫针的结构　多由不锈钢制作而成,也有用金、银或其他合金制成的。毫针由针尖、针身、针根、针柄、针尾五个部分构成(图 9-1)。

2. 毫针的规格　主要以针身的直径和长度加以区别。临床上粗细为 28~30 号(0.32~0.38mm)、长度为 1~3 寸(25~75mm)的毫针最为常用。其中长度为 15~25mm 的毫针多用于头面等浅表穴位,40~50mm 的毫针多用于躯干、四肢穴位,75~100mm 的毫针多用于肌肉丰满处,如环跳穴,或用于透穴。毫针的粗细和长短规格见表 9-1、表 9-2。

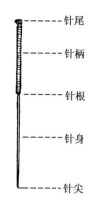

图 9-1　毫针的结构

表 9-1　毫针的粗细规格表

| 号数 | 26 | 27 | 28 | 29 | 30 | 31 | 32 | 33 |
|---|---|---|---|---|---|---|---|---|
| 直径(mm) | 0.45 | 0.42 | 0.38 | 0.34 | 0.32 | 0.30 | 0.28 | 0.26 |

表 9-2　毫针的长短规格表

| 寸 | 0.5 | 1.0 | 1.5 | 2.0 | 2.5 | 3.0 | 3.5 | 4.0 | 4.5 | 5.0 | 6.0 |
|---|---|---|---|---|---|---|---|---|---|---|---|
| 长度(mm) | 15 | 25 | 40 | 50 | 65 | 75 | 90 | 100 | 115 | 125 | 150 |

（四）用物准备

治疗盘,一次性毫针,皮肤消毒液,消毒干棉球,镊子,弯盘,必要时备毛毯、垫枕、屏风等。

（五）操作方法

1. 体位　以术者方便正确选穴及针刺操作,患者舒适及便于留针,尽量选用一种体位使所需要的穴位都能使用为原则,年老体弱、初诊、精神紧张者宜取卧位。临床常用的体位有仰卧位、侧卧位、俯卧位、仰靠坐位、俯伏坐位、侧伏坐位、屈肘侧掌位、屈肘俯掌位及屈肘仰掌位等。

2. 进针方法　在进行针刺操作时,一般双手协同,紧密配合。一般以右手持针操作,拇指、食指、中指夹持针柄,将针刺入穴位,称右手为“刺手”;左手按压所刺部位或辅助固定针身,称左手为“押手”。临床上常用的进针方法有单手进针法和双手进针法。

（1）单手进针法:仅用刺手将针刺入穴位的方法。用刺手拇、食指夹持针柄,中指指端靠近穴位,指腹抵住针尖及针身下端,当拇、食指向下用力时,中指随之屈曲,将针刺入。此法多用于短毫针(图 9-2)。

（2）双手进针法:是指刺手与押手相互配合,将针刺入穴位的方法。①指切进针法:是以左手拇指或食指指甲切按在穴位皮肤,右手持针,紧靠左手指甲缘,将针刺入皮肤(图 9-3)。此法适用于短针的进针,临床最常用。②夹持进针法:是以左手拇指和食指夹持消毒干棉球,夹住针身下端,将针尖对准所刺穴位,右手捻动针柄,三指同时向下用力,将针刺入皮肤(图 9-4)。此法适用于长针的进针。③提捏进针法:

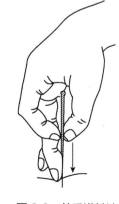

图 9-2　单手进针法

是以左手拇指和食指将针刺部位的皮肤捏起,右手持针从捏起部的上端将针刺入(图9-5)。此法适用于皮肉浅薄部位的进针,如面部腧穴的进针。④舒张进针法:是以左手拇指和食指将针刺部位的皮肤向两侧撑开绷紧,右手将针从左手拇指、食指的中间刺入(图9-6)。此法适用于皮肤松弛或有褶皱部位,如腹部穴位的进针。

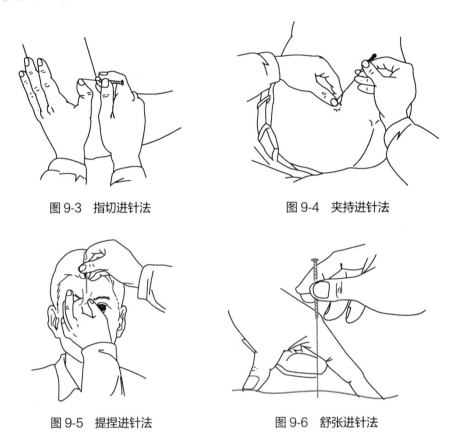

图9-3　指切进针法　　　　　　　　图9-4　夹持进针法

图9-5　提捏进针法　　　　　　　　图9-6　舒张进针法

3. 针刺的角度、方向和深度　在针刺操作过程中,正确掌握针刺的角度、方向和深度,是增强针感、施行补泻、提高疗效、防止针刺意外发生的重要环节。

(1) 角度:是指进针时针身与皮肤表面形成的夹角,其角度大小主要依腧穴所在部位的解剖特点和治疗目的而定,分为:①直刺:是指针身与皮肤表面呈90°角,垂直刺入,适用于全身大部分腧穴,可深刺或浅刺,尤其是肌肉丰厚部位,如腰部、臀部、腹部、四肢的腧穴;②斜刺:针身与皮肤表面呈45°角,倾斜刺入,适用于骨骼边缘的腧穴,或内有重要脏器不宜深刺部位的腧穴;③平刺:又称沿皮刺、横刺,针身与皮肤表面呈15°角,沿皮刺入,适用于皮肤浅薄部位的腧穴(图9-7)。

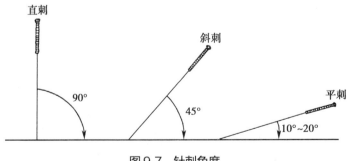

图9-7　针刺角度

（2）方向：是指进针时和进针后针尖所朝的方向，简称针向。针刺的方向一般根据经脉循行方向、腧穴部位特点和治疗的需要而定。有时为使针感到达病所，可将针尖方向对准病痛处。顺经而刺为补法，逆经而刺为泻法。

（3）深度：是指针身刺入腧穴皮肉的深浅。针刺的深度以既有针感又不伤及重要脏器为原则，一般根据患者的体质、年龄、病情及经脉循行的深浅、不同的时令等情况而定。体弱形瘦者宜浅刺，体壮肥胖者宜深刺；小儿娇嫩之体及年老体弱者宜浅刺，中青年身强体壮者宜深刺；阳证、表证、虚证、新病宜浅刺，阴证、里证、实证、久病宜深刺；头面和胸背及皮薄肉少处的腧穴宜浅刺，四肢、臀、腹部及肌肉丰满处的腧穴宜深刺；循行于肘臂、腿膝部位的经脉宜深刺，循行于手足指、趾部的经脉宜浅刺；春夏宜浅刺，秋冬宜深刺。

4. 行针与得气

（1）行针：又名"运针"，是指进针后为了使患者产生针刺感应，或进行补泻而施行的各种针刺手法。一般分为基本手法和辅助手法。

基本手法：①提插法：是将针尖刺入腧穴一定深度后，施以上提下插的操作手法（图9-8）。将针尖由浅层刺向深层为插，由深层退至浅层为提。②捻转法：是将针刺入腧穴一定深度后，用拇指、食指夹持针柄一前一后地来回旋转扭动的操作方法（图9-9）。捻转的幅度一般在180°~360°，不能单向捻转。

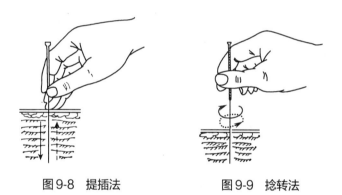

图9-8 提插法　　　　　图9-9 捻转法

辅助手法：①循法：针刺后如无针感，用手指顺着经脉的循行路径，在针刺腧穴的上下部位轻柔循按的方法（图9-10）。此法可以激发经气，推动气血运行，使针刺容易得气。适用于气至迟缓的虚证。②刮法：是指将针刺入一定深度后，或留针过程中，用指甲刮动针柄的方法。以右手拇指抵住针柄顶端，同时用食指或中指指甲从针柄下端向上刮动，叫"单手刮针法"（图9-11）。如以左手拇指或食指抵住针柄顶端，右手拇指或食指指甲从上向下或从下向上刮动针柄，叫"双手刮针法"。此法可以加强针感扩散，用于催气、行气。③弹法：是将针刺入腧穴的一定深度后，或留针过程中，用手指轻弹针柄，使针体微微振动的一种操作方法（图9-12）。此法可以激发针感，用于得气迟缓的人。④搓法：是将针刺入腧穴的一定深度后，或留针过程中，以拇、食、中三指持针柄单向捻转，如搓线状，每次连搓2~3周或3~5周的一种操作手法。此法用于催气、行气，也可用于补泻。⑤摇法：是将针刺入腧穴的一定深度后，手持针柄摇动针体，如摇橹之状的一种操作手法（图9-13）。若直刺时，直立针身而摇，可以加强针感，一般自深而浅，随摇随提，用以出针泻邪；若斜刺或平刺卧针而摇，一左一右，不进不退，可使针感向一定方向传导。⑥震颤法：是将针刺入腧穴一定深度后，或留针过程中，右手持针柄，做小幅度连续快速提插、捻转的手法，使针身轻微震颤的方法。此法可促使得气，增强针感。⑦飞法：是将针刺入腧穴一定深度后，或留针过程中，先用拇、食指以较大幅度捻转数次（一般3次左右），然后放手，拇、食二指张开，如飞鸟展翅之状，一捻一放，反复操作（图9-14）。此法用于催气和行气。

笔记栏

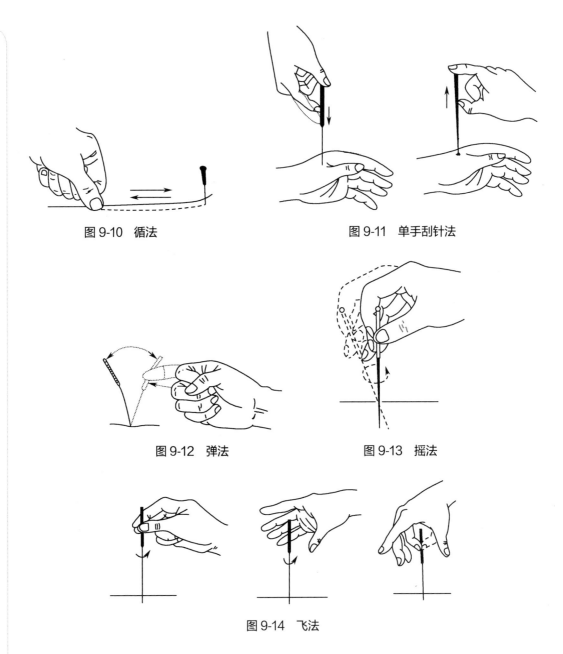

图 9-10 循法

图 9-11 单手刮针法

图 9-12 弹法

图 9-13 摇法

图 9-14 飞法

(2) 得气:又称"针感",是指针刺入腧穴后,机体产生的经气传感现象,现代又称为"针刺感应"。得气时,受术者自身有酸、麻、重、胀等感觉,并出现不同程度的感传现象,有时可有凉、热、痒、痛、触电感等,而施术者则应有针下沉、紧、涩、滞的感觉。得气与否和针刺治疗效果有密切关系,一般而言,得气迅速,疗效好,得气较慢,疗效差,如无得气则可能没效。

5. 针刺补泻法 在辨证基础上,通过针刺患者恰当的腧穴,并施以合理的针刺补或泻手法,以激发经气,从而调动机体自身调整和修复功能,以恢复阴阳平衡和生理功能协调的针刺操作方法。针刺补法,是以鼓舞和振奋人体正气,使低下的机体功能状态恢复旺盛为目的的毫针刺法;针刺泻法,是以疏泄病邪,使亢进的机体功能状态恢复正常协调为目的的毫针刺法。针刺补泻手法是实现针刺补泻作用最主要的手段和方法,可分为单式补泻手法和复式补泻手法。

(1) 单式补泻手法:①捻转补泻:有两种说法:一种是左转时用力重,角度大为补法;右转时用力重,角度大为泻法。另一种是捻转角度小、用力轻、频率慢、操作时间短为补法;捻转角度大、用力重、频率快、操作时间长为泻法。②提插补泻:先浅后深,重插轻提,提插幅度小、频率慢、操作时间短者为补法;先深后浅,轻插重提,提插幅度大、频率快、操作时间长者为泻法。③徐疾补泻:进针时徐徐刺入,少捻转,疾速出针为补法;进针时疾速刺入,多捻转,徐徐出针为泻法。④迎随补泻:进针时顺着经脉循行方向刺入为补法;逆着经脉循行方向刺入为泻法。⑤呼吸补泻:在患者吸气时进针,呼气时出针为补法;呼气时进针,吸气时出针为泻法。⑥开阖补泻:出针后迅速按压针孔为补法;出针时摇大针孔且不立即按压针孔为泻法。⑦平补平泻:进针深浅适中,采用均匀的提插、捻转,幅度、频率中等。进针、出针用力均匀。适用于一般患者。

(2) 复式补泻手法:①烧山火:将穴位的可刺深度分为浅、中、深三层(天、人、地三部),先浅后深,每层各做紧按慢提(或捻转补法左捻)九数,然后退回至浅层,称为一度。如此反复操作数度,再将针按至深层留针(图 9-15)。在操作过程中,可配合呼吸补泻中的补法,出针时按压针孔。此法多用于治疗冷痹顽麻、虚寒性病证等。②透天凉:针刺入后直插深层,按深、中、浅的顺序,在每一层中紧提慢按(或捻转泻法右捻)六数,称为一度。如此反复操作数度,再将针提至浅层留针(图 9-16)。在操作过程中,可配合呼吸补泻中的泻法,出针时摇大针孔而不按压针孔。此法多用于治疗热痹、急性痈肿等实热性疾病等。

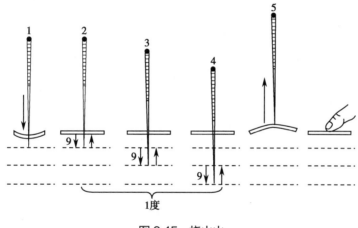

图 9-15 烧山火

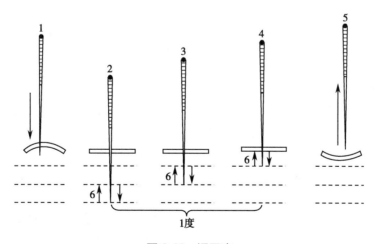

图 9-16 透天凉

6. 留针与出针

(1) 留针:是指针刺得气,施行补泻后将针留置在穴内一定时间。目的是加强针感和针刺的持续作用。一般留针时间为 15~30 分钟。但对一些顽固性、疼痛性、痉挛性疾病,可适

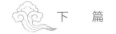

当增加留针时间,并在留针过程施以间歇行针,保持有效刺激量,增强疗效,但老人、小儿、危重病证不宜久留针。

(2) 出针:又叫起针、退针,即将刺入腧穴的针退出体内的操作。在施行针刺手法或留针达到针刺治疗目的后,即可出针。左手持消毒干棉球按压针孔周围皮肤,右手将针轻微捻转,慢慢提至皮下,将针退出。出针后,除特殊需要外,都要用无菌干棉球轻压针孔片刻,以防出血。操作者应清点针数防止遗漏,嘱患者休息片刻,不宜剧烈运动,同时必须保持针孔清洁。

### (六) 针刺异常情况的护理与预防

毫针刺法一般比较安全,但如患者体位不当,操作不慎,手法不当,对人体解剖部位不熟悉及针具质量等原因,临证操作时可能会出现某些异常情况。常见针刺异常情况及预防处理有以下几种。

1. 晕针　是指患者在针刺过程中发生晕厥的现象,常表现为突然出现精神疲倦,头晕目眩,面色苍白,恶心欲吐,胸闷心慌,汗出肢冷,脉细弱,严重者可见神志不清,四肢厥冷,唇甲青紫,血压下降,二便失禁,脉微欲绝。

(1) 原因:多见于初次接受治疗的患者,可因患者精神紧张、体质虚弱、过度疲劳、饥饿,或大汗、大泻、大失血后,或体位不适;或术者针刺手法过重,或室内空气不流通、闷热,或室温太低、寒冷等引起。

(2) 处理:立即停止针刺,将针全部起出。让患者平卧,松开衣带,注意保暖。轻者给饮温开水或糖水后,静卧片刻即可恢复;重者在上述处理的基础上,指掐或针刺人中、合谷、内关、足三里,也可灸百会、气海、关元等穴,苏醒后休息片刻即可恢复;若仍不省人事,配合医生进行其他治疗及抢救措施。

(3) 预防:对初次接受针刺、体质虚弱及精神过度紧张者,应先做好解释工作,消除对针刺的顾虑,同时选择舒适的体位,选穴宜少,手法宜轻。对饥饿、大量出汗后、过度疲劳者,应先进食、饮水,体力恢复后再行针刺。注意保持室内通风,空气新鲜。针刺和留针过程中,随时观察患者的神志、表情、面色等变化,如患者出现面色苍白、神情呆滞、胸闷呕恶等异常情况应及时处理。

2. 滞针　是指在行针时或留针后,术者感觉针下异常涩滞,捻转、提插、出针均感困难,若勉强捻转提插,患者疼痛难忍的现象。

(1) 原因:患者精神紧张,疼痛而致肌肉痉挛;或因行针时捻转角度过大过快和持续单一方向捻转等,致肌纤维缠绕针身所致。另外,留针时间太长,有时也会出现滞针。

(2) 处理:首先应安慰患者,使其消除紧张,以便肌肉放松。若患者精神紧张,局部肌肉过度收缩滞针,可稍延长留针时间,或轻轻叩弹针柄,以待过度收缩的肌肉放松;或于滞针腧穴附近进行循按,或在附近再刺 1 针,以宣散局部气血,缓解肌肉紧张,肌肉松弛后再起针。若因单向捻转而滞针,可向相反方向将针捻回,并轻度震颤针柄,采用刮柄、弹柄法,使缠绕于针身的肌纤维回释,顺势将针退出。

(3) 预防:对精神紧张者,针前应做好解释工作,消除顾虑。行针时避免单向连续捻转和捻转角度过大。

3. 弯针　是指进针时或将针刺入腧穴后,针身在体内形成弯曲的现象,表现为针柄改变了进针时刺入的角度和方向,造成提插和捻转及出针困难,患者感到局部疼痛。

(1) 原因:术者手法不熟练,用力过猛,或针尖碰到坚硬组织;或在针刺入后患者变换或移动体位,行针时局部肌肉痉挛、过度收缩形成滞针,而未能及时和恰当处理;或针柄受到外物压迫、碰撞等。

(2) 处理:针身轻微弯曲,可将针缓慢退出;针身弯曲角度较大,应轻微摇动针体,顺着弯曲方向将针退出;若针身弯曲不止一处,须视针柄扭转倾斜的方向,逐渐分段慢慢退出。因患者移动体位所致者,应协助患者慢慢恢复原来体位,使局部肌肉放松后,再行退针,切忌强行拔针,以防针柄脱落或断针。

(3)预防:术者手法操作娴熟,指力适度而轻巧,不可动作生硬,用力过猛。患者应选择舒适体位,并嘱其留针期间不要移动和变换体位,如必须活动肢体,可先将针提至皮下,待体位稳定后再将针刺入穴位内。留针过程中保护好针刺部位,避免外物压迫或碰撞针柄。如有滞针发生应及时正确处理。

4. 断针　即折针,是针体折断在患者体内的针刺意外情况。即于行针或出针后发现针身折断,其断端部分针身尚漏于皮肤外,或者完全没入体内。

(1)原因:针具质量欠佳,针身或针根有损伤、锈蚀、裂痕,针刺前未检查;行针时强力提插、捻转,肌肉猛烈收缩;针刺时将针身全部刺入腧穴;留针时患者体位移动或针柄受到外力碰撞;滞针、弯针现象,未能及时正确地处理。

(2)处理:术者保持冷静,不可慌乱,嘱患者保持原有体位,切勿乱动,以免断针向肌肉深层陷入。若断针尚有部分露于皮肤之外,可用镊子或止血钳夹住断端将针取出。若断端与皮肤相平或稍凹陷于体内者,可用左手拇、食指垂直向下挤压针孔两旁,使断端暴露体外,右手用镊子或止血钳将针取出。若断端完全陷入肌肉层时,须在 X 线下定位,手术取出。

(3)预防:首先应选择质量好的针具,针刺前认真检查针具,如发现针身有锈蚀或质量不合要求者剔除不用。针具长度适宜,针刺时针身在体外要留有余地。针刺手法熟练、轻巧,不可强力猛刺。留针时嘱患者不要随意变换体位。及时处理滞针和弯针。使用电针时切忌突然增强电流量。

5. 血肿　指出针后针刺部位皮下出血并引起肿痛的现象,表现为针刺部位局部肿胀疼痛,皮肤可呈青紫色。

(1)原因:针刺时刺伤小血管,或针尖弯曲带钩碰伤血管或刺伤皮下组织;有出血倾向的患者,针刺后易发生血肿。

(2)处理:微量皮下出血而致小块青紫者,一般不必处理,可自行消退;局部肿胀疼痛剧烈,青紫面积较大者,可先冷敷止血后,24 小时后再行热敷或在局部轻轻揉按,以促进局部瘀血消散吸收。

(3)预防:针刺前仔细检查针具,避免使用针尖带钩针具;熟悉人体解剖部位,针刺时避开血管;出针时立即用消毒干棉球按压针孔 1~2 分钟。

6. 气胸　指针刺时刺伤胸膜及肺脏,使空气进入胸膜腔发生的异常情况。轻者突然胸闷、胸痛、心悸、咳嗽、气短,重者出现呼吸困难、心率加快、唇甲发绀、出汗、血压下降等。查体患侧肋间隙饱满,气管向健侧移位,叩诊呈鼓音,听诊呼吸音减弱或消失。

(1)原因:针刺胸部、背部、锁骨附近及肩井等腧穴时,因针刺角度、深度不当,或针刺手法不当,反复提插捻转,或留针过程中针尖划破胸膜和肺脏;或突遇不当外力等均可误伤肺脏。

(2)处理:发现气胸应立即报告医生,让患者取半卧位休息,避免咳嗽;轻者卧床休息,给予镇咳和抗感染等对症处理,可自行吸收而痊愈;重者应立即配合医生采取抢救措施如胸腔减压术、给氧、抗休克等。

(3)预防:针刺胸、背部及锁骨附近腧穴时,应严格掌握针刺的深度和角度,可采用斜刺、横刺等手法,不宜直刺、深刺或大幅度提插,留针时间不宜过长,在上述部位留针时,嘱患者不要改变体位,避免外力碰撞。

(七)注意事项

1. 针刺前做好患者的思想工作,以解除各种顾虑。体质虚弱、气血亏损者,针刺强度不宜过大,应尽量采取卧位行针。

2. 认真检查针具,对有弯曲、锈蚀、带钩、断裂的针应剔除不用。采用正确的进针方法,并注意进针角度和深度。在行针、留针期间,不宜将针身全部刺入皮内。进针、行针的手法不宜过猛过速,以免弯针、断针。

3. 针刺时应避开大血管,腧穴深部有脏器时应掌握针刺深度,切不可伤及脏器。针刺眼区、项部、背部、两胁及腹部的腧穴时,要掌握角度、深度、幅度和留针时间。

4. 严格执行无菌操作,针刺前应对针具、患者皮肤、术者手指进行消毒。一个穴位应用一支针,有条件者,尽量选择一次性用具,防止交叉感染。

5. 患者饥饿、疲劳、精神过度紧张、出血后不宜立即针刺;有皮肤感染、溃疡、瘢痕或肿瘤的部位,不宜针刺。

6. 留针时应记录针数,出针时再进行核对,以防遗漏。

## 二、皮内针法

皮内针法,又称埋针法,是以特制的小型针具刺入并固定于腧穴部位皮内或皮下,进行较长时间埋藏的一种方法,是古代针刺留针方法的发展,即《素问·离合真邪论》"静以久留"刺法。其作用是给皮部以微弱而较长时间的刺激,以调整脏腑经络的功能,达到防治疾病的目的。临床上有麦粒型和图钉型两种针具(图9-17)。

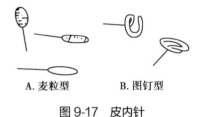

A. 麦粒型　　B. 图钉型

图9-17　皮内针

(一)适应证

临床常用于某些需要久留针的慢性或顽固性疾病及经常发作的疼痛性疾病,如高血压、神经衰弱、三叉神经痛、偏头痛、面肌痉挛、支气管哮喘、胃脘痛、胆绞痛、痹证、扭挫伤、月经不调、痛经、遗尿等。

(二)禁忌证

贫血,低血糖,有血液病或出血倾向者,有肝、肾、心脏严重疾病者,或金属过敏者禁用本法;局部皮肤溃疡、破损处不宜使用本法;孕妇、年老体弱者慎用。

(三)用物准备

治疗盘,无菌皮内针(麦粒型皮内针或图钉型皮内针),无菌有齿镊或持物钳,皮肤消毒液,无菌棉签,胶布,清洁弯盘,必要时备浴巾、垫枕、屏风等。

(四)操作方法

皮内针、镊子和埋刺部位皮肤消毒后,实施相应的皮内针法。

1. 麦粒型皮内针法　以左手拇、食指将针刺部位皮肤撑开固定,右手用镊子夹持针柄,对准腧穴,平刺将针刺入真皮内,沿皮下平行进针0.5~1cm,针柄留于皮外,然后用胶布顺针身方向固定留在皮肤外的针柄。此法可用于身体大部分腧穴。

2. 图钉型皮内针法　用镊子夹住针圈,将针尖对准腧穴垂直刺入,使环型针柄平附于皮肤上,用胶布固定。此法多用于面部及耳穴等的垂直浅刺部位。

皮内针留置时间根据病情确定,并因季节气候不同而异,一般2~3天为宜。天气热时,1~2天为宜;天气冷时,可留置3~7天。留置期间,每天可按压3~4次,每次1~2分钟,以加强刺激,增强疗效。

(五)注意事项

1. 皮内针使用前应仔细检查针具,如有损蚀不得使用。

2. 埋针宜选择较好固定和不妨碍肢体活动的穴位,不宜在关节附近埋针。

3. 埋针后,如患者感觉疼痛或妨碍肢体活动,应将针取出,改选穴位重埋。

4. 夏季出汗较多,埋针时间不宜过长。埋针期间,针处清洁,不宜着水,以免感染。发现针处感染,应及时处理。

### 三、皮肤针法

皮肤针法,是以多支短针集成一束浅刺人体一定部位的一种针刺方法。以多针浅刺,刺皮不伤肉,如拔毛状为特点。现代皮肤针法是由《黄帝内经》中记载的"半刺""毛刺""扬刺"等刺法发展而来,主要作用机制是运用皮肤针叩刺皮部,以激发经络之气,调节脏腑功能,达到防治疾病的目的。

(一)适应证

皮肤针的适用范围很广,临床各种病证均可应用,如近视、视神经萎缩、头痛、胁痛、背痛、慢性肠胃病、便秘、失眠、腰痛、神经性皮炎、高血压、斑秃、痛经、功能失调性子宫出血等。

(二)禁忌证

贫血,低血糖,急性传染性疾病,血液病或出血倾向,肝、肾、心脏严重疾病患者禁用本法;局部皮肤有溃疡、破损处不宜使用本法;孕妇、年老体弱者慎用。

(三)用物准备

1. 针具的构造　皮肤针的针头呈小锤形,针柄一般长 15~19cm,一端附有莲蓬状的针盘,针盘下面散嵌着不锈钢短针(图 9-18)。根据所嵌不锈钢短针的数目不同,可分别称为梅花针(五支针)、七星针(七支针)、罗汉针(十八支针)等。现代又创造了一种滚刺筒,是用金属制成的筒状皮肤针,具有刺激面广、刺激量均匀、使用方便等优点(图 9-19)。

2. 操作用物　治疗盘,皮肤针,皮肤消毒液,无菌干棉签,弯盘等。

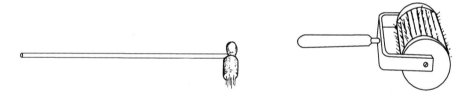

图 9-18　皮肤针　　　　　　　　　图 9-19　滚刺筒

(四)操作方法

1. 持针式　用右手握针柄,以无名指、小指将针柄末端固定于手掌小鱼际处,一般针柄末端露出手掌 1~1.5cm,再以拇指和中指夹持针柄,食指按于针柄中段上面,这样可以充分利用手腕弹力(图 9-20)。

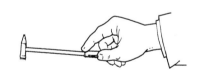

图 9-20　皮肤针持针法

2. 叩刺法　将针具及皮肤消毒后,术者按上述方法持针,针尖对准所选部位或穴位,用腕部的弹力叩打皮肤,并迅速弹起,反复进行,至皮肤充血红晕为度。叩刺时用力均匀,速度均匀;借用腕力,即叩即起;针尖起落垂直于皮肤。

3. 刺激强度

(1)弱刺激:用较轻腕力进行叩刺,以局部皮肤略有潮红、患者无疼痛为度。适用于老弱、妇儿、虚证患者和皮肉浅薄部位。

(2)中刺激:用力介于强、弱两种刺激之间,局部皮肤潮红,但无渗血,患者稍觉疼痛为度。适用于一般疾病和多数患者,除头面等肌肉浅薄处。

(3)强刺激:用较重腕力进行叩刺,使局部皮肤隐隐出血、患者有疼痛为度。适用于年壮体强、实证患者和肌肉丰厚处。

4. 叩刺部位　一般可分循经叩刺、穴位叩刺和局部叩刺三种。

（五）注意事项

1. 叩刺前针具和皮肤常规消毒，认真检查针具，针尖必须平齐、无钩、无锈，针柄与针头连接牢固。

2. 叩刺时动作要轻捷，用力要均匀，落针要稳、准、垂直而下，起针要垂直而起，切忌慢、压、斜、拖、钩、挑等动作。

3. 滚刺筒使用前注意检查其转动是否灵活，滚刺筒不要在骨骼突出部位处滚动。

4. 循经叩刺时，一般每隔 1cm 左右叩刺一下，可循经叩刺 8~16 次。

5. 重刺出血后，局部皮肤先用干棉球将渗血擦净，再用乙醇棉球消毒，注意保持局部清洁，以防感染。

6. 叩刺躯干部位时，注意保暖，避免受凉。

## 四、水针法

水针法，又称穴位注射法，是将小剂量药液注入穴位以防治疾病的一种方法。水针法把针刺的刺激作用与药物的药理作用结合在一起，发挥综合作用，以提高对某些病证的治疗效果，具有操作简便，用药量小，适应证广、作用迅速等优点。

（一）适应证

水针法的适用范围非常广泛，凡是毫针治疗的适应证大部分可以用本法治疗，尤多用于痹证、腰腿痛、肩关节及软组织扭挫伤等的疼痛、头痛、失眠、口眼歪斜、痿证、三叉神经痛、坐骨神经痛、胃痛、腹泻、痢疾、心悸、心痛、咳嗽、支气管哮喘、乳痈、肠痈、慢性鼻炎、斑秃、子宫脱垂等病证。

（二）禁忌证

皮肤有水肿、感染、溃疡、瘢痕或肿瘤的部位禁用；有出血倾向者禁用；孕妇的下腹部和腰骶部不宜使用本法；疲劳、饥饿和精神高度紧张者暂不宜进行此操作。

（三）用物准备

治疗盘，皮肤消毒液，一次性无菌注射器及针头，无菌棉签或棉球，污物桶，药物，砂轮，锐器盒。

（四）操作方法

1. 选穴　根据病情在辨证基础上选择合适的穴位，也可通过触诊取阿是穴或其他阳性反应点，一般宜选择肌肉较丰满处的腧穴。

2. 体位　根据所选穴位，协助患者取舒适体位，暴露注射部位，注意保暖和遮挡。

3. 剂量　注射剂量根据药物说明书规定的剂量执行。小剂量注射时，可用原药剂量的 1/5~1/2。一般以穴位部位来定，耳穴每穴可注射 0.1ml，头面部每穴可注射 0.3~0.5ml，四肢部可注射 1~2ml，胸背部可注射 0.5~1ml，腰臀部可注射 2~5ml。

4. 抽药　根据所选穴位及用药量的不同选择合适的注射器和针头，按无菌原则抽取适量药液，并排出空气。

5. 注射　局部皮肤消毒后，左手绷紧皮肤，右手持注射器，对准穴位，快速刺入皮下，然后缓慢进针，提插"得气"后，回抽无回血即可推注药液。一般疾病用中等速度推注药液，急性病证、体强者，宜用较强刺激，推液可快；慢性病证、体弱者，宜用较轻刺激，推液宜慢。药液多时，可由深至浅，边推药液边退针，或将注射针向几个方向注射药液。

6. 疗程　急性病证患者每日 1~2 次，慢性病一般每日或隔日 1 次。穴位可左右交替使用,6~10 次为 1 个疗程。每个疗程间可休息 3~5 日。

（五）注意事项

1. 严格遵守无菌操作,防止感染;防止晕针、弯针、滞针情况的发生。

2. 操作前向患者说明治疗特点和注射后的正常反应。如注射后局部可有酸胀感,4~8 小时内局部有轻度不适,有时持续时间较长,但一般不超过 1 日。

3. 注意药物的性能、药理作用、剂量、有效期、配伍禁忌、副作用和过敏反应。凡能引起过敏反应的药物,必须先做皮肤过敏试验,结果为阴性后,方可使用,副作用大或刺激性较强的药物不宜行穴位注射。

4. 进针时避开血管,注射时应先回抽确认无血,避免注入血管、关节腔、脊髓腔、胸腔内,以免造成不良后果。

## 五、电针法

电针法,是将毫针针刺腧穴"得气"后,在针上通以接近人体生物电的微量电流,从而达到防治疾病目的的一种治疗方法。电针法将针与电两种刺激相结合,既能提高毫针治疗效果,又能正确地掌握刺激参数,同时还有替代手法行针操作的优点。

（一）适应证

电针的适用范围基本和毫针刺法相同,临床常用于各种痛证,痹证,痿证,心、胃、肠、胆、膀胱、子宫等器官的功能失调,肌肉、韧带及关节的损伤性疾病,针刺麻醉等。

（二）禁忌证

皮肤有水肿、感染、溃疡、瘢痕或肿瘤的部位,孕妇下腹部及腰骶部,安装了心脏起搏器的患者,心脏和颈静脉窦附近禁忌电针。

（三）用物准备

治疗盘,电针治疗仪,毫针盒,无菌持物镊,无菌干棉球,无菌棉签,皮肤消毒液,弯盘,必要时备浴巾、屏风等。

（四）操作方法

1. 选穴　电针法的处方配穴与毫针刺法相同。按照电流回路要求,选穴宜成对,一般选用同侧肢体的 1~3 对穴位为宜。

2. 针刺　按毫针刺法针刺得气。

3. 连接　使用前把电针治疗仪强度调节旋钮调至零位（无输出）,再将电针仪上每对输出的 2 个电极分别连接在 2 根毫针上。一般将同一对输出电极连接在身体的同侧。

4. 开机　打开电针治疗仪的电源开关,选择适当波型、频率（密波:其高频脉冲一般在 50~100 次 /s,能降低神经应激功能,常用于止痛、镇静、缓解肌肉和血管痉挛、针刺麻醉等;疏波:为低频,其频率为 2~5 次 /s,刺激作用较强,能引起肌肉收缩,提高肌肉韧带的张力,常用于治疗痿证和各种肌肉、关节、韧带、肌腱的损伤等;其他尚有疏密波、断续波、锯齿波等）,慢慢旋转电位器旋钮,由小到大逐渐调节输出电流到所需量值（患者出现酸、麻、胀、热、痛等感觉,或局部肌肉节律性收缩）,以患者能耐受为宜。

5. 时间　通电时间按患者病情和体质情况而定,一般 15~20 分钟。内脏炎症性病证可酌情延长留针通电时间,用于镇痛一般在 15~45 分钟之间。

6. 关机　到达预定时间后,先将输出电位器退至"0"位,然后关闭电源,取下导线,最后按毫针起针常规将针取出。

（五）注意事项

1. 电针治疗仪使用前须检查性能是否正常,导线接触是否良好。如电流输出时断时续,应检修后再用。电池电量不足,输出电流微弱时,需更换电池。

2. 电针治疗仪最大输出电压在 40V 以上时,最大输出电流应控制在 1mA 以内,避免发生触电事故。

3. 调节电流输出时,应从小到大,切勿突然增强,防止引起肌肉强烈收缩,患者不能忍受或造成弯针、断针、晕针等意外。体质虚弱、精神紧张者,尤其应注意电流不宜过大。

4. 一般将同一对输出电极连接在身体同侧;避免电流回路通过心脏;在延髓和脊髓附近使用电针时,电流输出量宜小,以免发生意外;孕妇慎用电针。

5. 毫针的针柄经温针灸火烧以后,表面氧化不导电,不宜使用;若使用,输出导线可夹在针身上。

6. 其他注意事项同毫针刺法。

# 第二节　灸　　法

灸法是指用艾绒为主要材料,通过燃烧,熏灼或温熨体表一定部位(腧穴),以温热刺激温通经络,行气活血,调理阴阳,从而达到防治疾病的一种方法。《本草纲目》曰:"艾叶能灸百病。"《医学入门》曰:"凡病药之不及,针之不到,必须灸之。"说明灸法具有独特的疗效,能弥补针药的不足。灸法的种类很多,常用的有艾炷灸、艾条灸、温针灸和温灸器灸。

## 一、艾炷灸

艾炷灸是将纯净的艾绒放到平板上面,用手指搓捏成大小不等的圆锥形艾炷(小者如麦粒、中等者如半截枣核、大者如半截橄榄),直接或间接地置于腧穴部位或患处,点燃后进行烧灼熏烤的一种治疗方法。艾炷灸又分为直接灸和间接灸两种。每烧一个艾炷,称为一壮。

（一）适应证

艾灸法的适应证很广,常用于治疗寒湿痹证、痛经、胃脘痛、腹痛、痢疾、泄泻、寒疝、遗尿、脱肛、崩漏、带下、阴挺、瘰疬、瘿瘤、乳痈初起、疖肿、丹毒等病证,未病施灸有防病保健,延年益寿的作用。

（二）禁忌证

1. 阴虚阳亢和邪热内炽者不宜或慎用灸法。

2. 颜面部、重要脏器部位、乳头、大血管部、肌腱浅在部位、外生殖器不宜直接灸,关节活动处不宜瘢痕灸,孕妇的下腹部和腰骶部不宜施灸。

3. 疲劳、饥饿、醉酒和精神高度紧张者慎灸。

（三）用物准备

治疗盘,艾炷,酒精灯,打火机,线香,凡士林,弯盘,镊子,纱布块,必要时备浴巾、屏风,间接灸按需要备姜片、蒜片、附子饼或精盐等。

（四）操作方法

1. 直接灸　是将大小适宜的艾炷,直接放到腧穴处皮肤上施灸的方法(图 9-21)。根据有无烧伤皮肤化脓和愈后是否留有瘢痕,分无瘢痕灸和瘢痕灸两种。

（1）无瘢痕灸(非化脓灸):施灸前于施灸部位皮肤上涂少量的凡士林,然后将大小适宜的艾炷置于施灸部位,用线

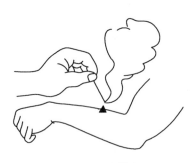

图 9-21　直接灸

238

香点燃施灸。当艾炷燃剩 1/4~2/5 左右,患者感到灼痛时,即可换炷再灸。一般灸 3~7 壮,以局部皮肤灸至红晕、充血而不起疱为度。此法因施灸后的皮肤无灼伤,所以灸后不化脓,不留瘢痕,故称无瘢痕灸。临床上常用于虚寒性病证。

(2) 瘢痕灸(化脓灸):施灸前于施灸部位的皮肤上涂少量大蒜汁,然后将大小适宜的艾炷置于施灸部位,点燃艾炷施灸。瘢痕灸每壮艾炷必须燃尽,除去灰烬后,方可换炷再灸。一般连续灸 5~10 壮。当艾火烧灼皮肤产生剧痛时,可用手在施灸部位周围轻轻拍打,以减轻疼痛。一般情况下,灸后 1 周左右可化脓形成灸疮。灸疮需要 5~6 周才能愈合,结痂脱落后留有瘢痕,故称为瘢痕灸。因施灸时疼痛剧烈,灸后产生无菌性化脓,并留有瘢痕,所以施灸前须征得患者及家属的同意与合作,才能使用此法。临床上常用于治疗慢性支气管炎、哮喘、肺痨、慢性胃肠炎、瘿瘤、瘰疬等,有改善体质、增强机体抗病能力的作用。

2. 间接灸 是用药物或其他材料将施灸部位皮肤与艾炷隔开进行施灸的一种治疗方法(图 9-22),又称隔物灸。古代所用的间隔物很多,多数为中药。因此,在治疗时既能发挥艾灸的作用,又能发挥药物的作用,故有着特殊的双重疗效。临床常用的有隔姜灸、隔蒜灸、隔盐灸和隔附子饼灸。

(1) 隔姜灸:将鲜生姜切成直径 2~3cm,厚 0.2~0.3cm 的薄片,用粗针在中间刺数孔后,置于施灸部位,再将艾炷放在姜片上点燃施灸。待艾炷燃尽后,可换炷再灸。一般要灸完规定的壮数(5~7 壮),以局部皮肤出现红晕而不起疱为度。此法有散寒止痛、温胃止呕的作用,常用于因寒而致的呕吐、泄泻、腹痛、风寒痹痛及外感表证等。

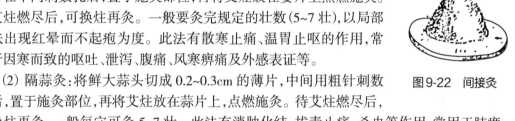

图9-22 间接灸

(2) 隔蒜灸:将鲜大蒜头切成 0.2~0.3cm 的薄片,中间用粗针刺数孔后,置于施灸部位,再将艾炷放在蒜片上,点燃施灸。待艾炷燃尽后,可换炷再灸,一般每穴可灸 5~7 壮。此法有消肿化结、拔毒止痛、杀虫等作用,常用于肺痨、瘰疬、痈疽疮毒初起等病证。

(3) 隔盐灸:此法只用于脐部,故称神阙灸。将纯净干燥的精盐填敷于脐部,使之与脐平,也可在盐上面再放置一薄姜片,上放大艾炷施灸。一般灸 5~10 壮。此法有回阳救逆、温中散寒的作用,需要连续施灸,不限壮数,以脉起、肢温、证候改善为止,多用于治疗急性寒性腹痛吐泻、中风脱证、虚脱等病证。

(4) 隔附子饼灸:将附子研成粉末,用黄酒调和,做成直径约 3cm,厚约 0.8cm 的附子饼,中间用粗针刺数孔,将其放在施灸部位,上面再置艾炷施灸。此法具有温补肾阳、消坚破结作用,常用于治疗命门火衰而致的阳痿、遗精、早泄及宫寒不孕等,外科用于疮疡久溃不敛及阴疽不溃等病证。

(五)注意事项

1. 施灸部位宜先上后下,先阳后阴;先灸头顶、背腰部,后胸腹、四肢。

2. 施灸过程中密切注意观察患者的病情、生命体征及对施灸的反应。

3. 施灸后,若皮肤局部出现灼热微红属正常现象,无须处理。如局部出现水疱,小者可任其自然吸收;大者可用消毒针挑破,放出水液,涂以聚维酮碘,并以无菌纱布包敷。保持干燥,防止感染。

4. 瘢痕灸者,在其灸疮化脓期间,要加强营养,注意适当休息,并保持灸疮局部清洁,防止感染,也可用无菌敷料保护灸疮,待其自然愈合。

5. 使用温针灸时,针柄上的艾绒团必须捻紧,防止艾灰脱落灼伤皮肤或烧坏衣物。艾条灸、艾炷灸的施灸过程中,同样要防止艾火灼伤皮肤或烧坏衣物。

6. 施灸用过的艾炷熄灭后,必须装入小口玻璃瓶内,注意安全,防止艾火复燃,发生火灾。

## 二、艾条灸

艾条灸是用桑皮纸将艾绒制成圆柱形的艾卷,将其一端点燃,对准腧穴或患处施灸的一种方法。施灸时将艾条悬放在距离腧穴或患处一定高度上,进行烧灼、熏烤,不使点燃的艾条直接接触皮肤,故又称悬起灸。根据实际操作方法的不同,艾条灸又分为温和灸、雀啄灸、回旋灸。

（一）适应证

本法适用于多种慢性病,如消化不良、贫血、低血压、眩晕、失眠、肌肉劳损、关节痛、痛经、胎位不正等。

（二）禁忌证

1. 阴虚发热、邪热内炽者禁灸或慎用灸法。

2. 疲劳、饥饿、醉酒或精神高度紧张者慎灸。

（三）用物准备

治疗盘,艾条,酒精灯,火柴,小口瓶,弯盘,纱布,必要时备浴巾、屏风等。

（四）操作方法

1. 温和灸　施灸时,将艾条点燃的一端,对准施灸部位,距离皮肤 2~3cm 进行烧灼熏烤(图 9-23),以患者局部皮肤有温热感而无灼痛为宜。一般每穴或患处施灸 10~15 分钟,至局部皮肤出现红晕为度。

2. 雀啄灸　施灸时,将艾条点燃的一端,置于施灸部位的皮肤上方,并不固定在一定的距离,而是像鸟雀啄食一样一下一上地施灸,至局部皮肤出现红晕为度(图 9-24)。

3. 回旋灸　施灸时,将艾条点燃的一端,与施灸部位的皮肤保持一定的距离,但并不固定在一个点上,而是向左右移动或反复旋转施灸(图 9-25)。

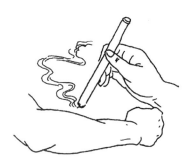

图9-23　温和灸

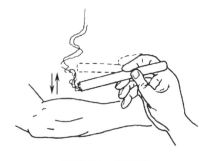

图9-24　雀啄灸

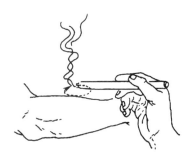

图9-25　回旋灸

上述三种方法对一般适用灸法的病证都可使用,但是温和灸常用于治疗慢性疾病,而雀啄灸、回旋灸常用于治疗急性疾病。

（五）注意事项

1. 艾条灸的过程中要防止艾火或艾灰灼伤皮肤或烧坏衣物。

2. 施灸用过的艾条熄灭后,应装入小口瓶内,以防复燃,发生火灾。

3. 其余同艾炷灸。

### 三、温针灸

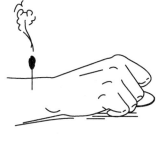

图9-26 温针灸

温针灸是针刺与艾灸结合使用的一种治疗方法,又称针上加灸、针柄灸、烧针尾等(图9-26)。此法早在殷商时代就有应用,明代高武在《针灸聚英》中记载:"王节斋曰:近有为温针者,乃楚人之法,其法针于穴,以香白芷作圆饼,套针上,以艾蒸温之,多以取效。"因此,此法适用于既需要留针,又需要施灸的疾病。

(一) 适应证

本法对风、寒、湿痹等经络闭塞不通的痹证,如风湿性关节炎、肢体麻木、瘫痪等最为适宜。对泄泻、慢性肠炎、胃痛、胃下垂、小儿遗尿、癃闭、遗精、阳痿、不孕症等均有较好疗效。

(二) 禁忌证

1. 实热证、阴虚发热、邪热内炽者禁灸或慎用。

2. 皮肤感觉障碍的患者慎用。

3. 疲劳、饥饿、醉酒和精神高度紧张者慎灸。

(三) 用物准备

治疗盘,无菌持物钳,艾绒或艾条,酒精灯,火柴,线香,无菌棉签,皮肤消毒液,无菌棉球,镊子,无菌毫针。

(四) 操作方法

常规消毒,先将毫针刺入腧穴,得气并施行适当的补泻手法后,将针留在适当的深度。再用5cm×5cm大小的硬方块纸片套住针根周围,以防脱落的艾火烧灼患者皮肤。然后在针柄上穿置一段长1~2cm的艾条段,或将艾绒搓团裹于针柄上,点燃艾条段或艾绒施灸,艾条段或艾绒燃烧完可再换,连续灸2~3次,使热力通过针身传于体内。施灸完毕,除去艾灰,起出毫针,用无菌棉签轻压片刻,核对毫针数。

(五) 注意事项

1. 向针尾穿置艾条段或艾绒时要捻紧,并嘱患者不要移动体位,以防烫伤皮肤。

2. 温针灸时针刺的深度要合适,针柄不宜靠近皮肤,否则皮肤易产生灼痛感,甚至烧伤皮肤。

3. 艾段应从下端点燃,可使热力直接向下传导和熏灼,以加强疗效。

4. 防止晕灸的发生。针上插入艾段或艾绒燃烧时产生的烟和热,易熏及取坐位患者的颜面部而导致晕灸,故施灸时应密切观察患者的表情,一旦有晕灸现象发生,立即按晕针处理。

### 四、温灸器灸

温灸器是一种专门用于施灸的器具,用温灸器施灸的方法称温灸器灸。临床常用的有温灸盒灸(图9-27)、灸架灸(图9-28)和温灸筒灸(图9-29)等。

(一) 温灸盒灸

将适量的艾绒或艾条段置于温灸盒的金属网上,盖上盒盖,点燃后将温灸盒放于施灸部位灸治即可。适用于腹、腰等面积较大部位的治疗。

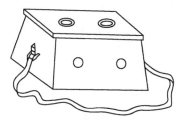

图9-27 温灸盒

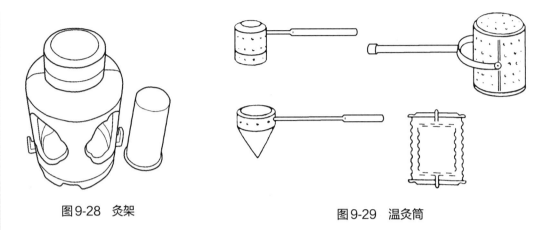

图9-28　灸架　　　　　　　　　　　　图9-29　温灸筒

（二）灸架灸

将艾条点燃后,燃烧段插入灸架的顶孔中,对准选定穴位施灸,并用橡皮带给予固定,施灸完毕将剩艾条插入灭火管中。适用于全身体表穴位的治疗。

（三）温灸筒灸

将适量的艾绒置于温灸筒内,点燃后盖上灸筒盖,执筒柄于患处施灸即可。

# 第三节　针灸选穴原则与配穴方法

针灸治疗疾病是针灸方法作用于经络腧穴的过程,所以针灸选穴与配穴直接影响着针灸治疗疾病的效果。有关针灸的选穴原则和配穴方法介绍如下。

## 一、选穴原则

选穴原则是临证选穴应该遵循的基本法则,主要包括近部选穴、远部选穴、辨证选穴和对症选穴。

（一）近部选穴

近部选穴是指在病证或病变的局部或邻近部位选取相关穴位,又称局部选穴。这是根据腧穴具有"腧穴所在,主治所在"的近治作用特点而选穴,如鼻病选迎香,眼病选睛明,耳病选听宫,胃病选中脘,肩痛选肩髎等。

（二）远部选穴

远部选穴是指在病变部位所属和相关的经络上,距离病变部位较远处选取穴位,又称远道选穴。这是根据腧穴的"经络所过,主治所及"之远治作用而选穴,如胃痛选足三里,腰背痛选委中,上牙痛选内庭,下牙痛选合谷等。远部选穴临床应用十分广泛,不仅限于循本经选穴,还常根据辨证取表里经、同名经或其他相关经腧穴,如胃脘痛除循经取足三里外,还可取与胃经相表里的脾经腧穴公孙,或在辨证的基础上取肝经的太冲等。

（三）辨证选穴

辨证选穴是根据疾病的证候特点,分析病因病机而辨证选取穴位。如胃痛除按近部选穴原则选用中脘,远部选穴原则选用足三里外,还应辨证选穴,食滞胃脘证配梁门,肝气犯胃证配阳陵泉、期门、太冲,寒邪客胃证配公孙,脾胃虚弱证配脾俞、胃俞、三阴交。

（四）对症选穴

对症选穴是针对疾病某一突出症状而选取穴位。这主要以腧穴的主治作用为依据,如发热取大椎,痰多取丰隆,呕吐取内关,落枕取外劳宫,腰痛取腰痛点,面瘫取牵正等。

## 二、配穴方法

在腧穴治疗作用与规律及选穴原则的基础上,根据病证治疗的需要,选择具有协同作用的两个以上的穴位配伍应用的方法。配穴恰当与否,直接影响治疗效果,所以配穴必须在中医理论指导下,从整体观念出发,根据患者具体情况辨证论治,用穴主次分明。针灸临床配穴方法很多,可概括为按部配穴和按经配穴两大类。

### (一)按部配穴

按部配穴是结合身体上腧穴分布的部位进行穴位配伍的方法,主要包括前后配穴法、远近配穴法、上下配穴法、左右配穴法。

1. 前后配穴法　前后配穴指人体前部腧穴与后部腧穴配合使用的方法。前指人体胸腹侧,属阴;后指人体腰背侧,属阳,故又叫腹背阴阳配穴法。此法多用于治疗脏腑病证。如胃脘痛,前取中脘、建里,后取胃俞、脊中;心胸疾病,前取巨阙,后取心俞;肺虚咳嗽,前取中府,后取肺俞等。

2. 远近配穴法　是指近部选穴和远部选穴相配合使用的一种方法。此法临床应用较广,可治疗头面、四肢、躯干、脏腑病证。如胃痛近取中脘、胃俞,远取足三里、内关;鼻塞近取迎香,远取合谷;前额头痛近取印堂、阳白,远取内庭、合谷等。

3. 上下配穴法　是指人体上部腧穴与下部腧穴相配合使用的一种方法。上,指上肢和腰部以上;下,指下肢和腰部以下。此法临证应用较广,可治疗头面、四肢、躯干、脏腑病证。如胃痛上肢取内关,下肢取足三里;咽喉痛、牙痛上肢取合谷,下肢取内庭;脱肛、子宫脱垂上取百会,下取长强或关元。

4. 左右配穴法　是以经络循行交叉和对称特点为取穴依据的一种配穴方法。如病在左可取右侧腧穴,病在右可取左侧腧穴。此法多用于头面部疾病,如左侧面瘫取右侧合谷,右侧面瘫取左侧合谷;左侧偏头痛取右侧阳陵泉、侠溪,右侧偏头痛取左侧阳陵泉、侠溪。由于经络的分布是对称的,临床对脏腑病证的取穴,一般左右穴同取,以加强左右经脉功能的协调作用。如心悸取双侧内关,胃痛取双侧足三里等。

### (二)按经配穴

按经配穴是根据经脉和经脉之间的联系进行配穴的方法。主要包括本经配穴法、表里经配穴法、同名经配穴法。

1. 本经配穴法　是指某一脏腑、经脉发生病变时,选用本经脉的腧穴配伍组成处方的方法。如胆经郁热导致的少阳头痛,取率谷、风池、足临泣;胃火循经上扰的牙痛,取颊车、内庭;咳嗽取中府、太渊;急性胃痛取足三里、梁丘等。

2. 表里经配穴法　是以脏腑、经络的阴阳表里配合关系为依据的配穴方法。当某一脏腑经络发生疾病时,取本经和其相表里经脉的腧穴配合组成处方。如风热袭肺导致的感冒咳嗽,可选肺经的尺泽和大肠经的曲池、合谷;胃痛取胃经的足三里和脾经的三阴交;肝病取肝经的期门、太冲和胆经的阳陵泉。

3. 同名经配穴法　是指手足名称相同经脉的腧穴相互配合组成处方的方法。本法是基于同名经"同气相通"的理论,即手足经脉名称相同的经脉相互交会灌注,如手、足阳明交接于鼻旁,手、足少阳经交接于目外眦,手、足太阳经交接于目内眦等。同名经配穴,是临床常用的配穴方法,如阳明头痛,取手阳明经合谷,配足阳明经解溪;太阳头痛,取手太阳经后溪,配足太阳经的申脉;失眠取手少阴神门,配足少阴照海。

(王萍丽)

复习思考题

1. 试述针刺疗法中三种进针角度操作手法及临床应用。
2. 针灸疗法的选穴原则有哪些?
3. 概述各种艾灸操作方法的异同及注意事项。
4. 试述晕针的预防与处理。

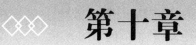

# 第十章

# 推 拿 疗 法

## 学习目标

1. 了解推拿疗法的作用原理。
2. 熟悉成人常用推拿手法的操作方法。
3. 熟悉小儿常用推拿手法的操作技巧。
4. 掌握推拿异常情况的处理。
5. 掌握推拿疗法在临床护理中的应用。

推拿疗法是以中医学理论为指导,运用各种手法作用于人体特定部位或穴位的一种治疗方法,又称按摩疗法。属于中医外治法的范畴。

## 第一节 概 述

推拿疗法在我国历史悠久,其不仅用于治疗,还广泛用于预防保健。推拿疗法具有简便易行、行之有效、安全易学等优点。特别是小儿推拿疗法能免除针药之苦,容易被家长和小儿接受,在临床护理中应用较为广泛。护理人员熟悉推拿知识,有利于提高临床护理质量。

### 一、推拿的作用原理

推拿手法通过作用于人体体表特定部位或穴位,对机体的生理、病理产生影响,具有疏通经络、调和气血、理筋整复、滑利关节、调整脏腑功能、增强抗病能力等作用。

1. 疏通经络,调和气血 经络内连脏腑,外络肢节,沟通表里,贯穿上下,像网络一样,使人体各组织器官联结成一个统一的有机整体。推拿手法作用于体表的经络穴位,可以引起局部经络反应,起到激发和调整经气的作用,并通过经络影响所联属的脏腑、组织、关节的功能活动,以调节机体的生理、病理状况,达到使人体恢复正常功能的目的。气血是构成人体和维持人体生命活动的基本物质,是脏腑、经络、组织器官进行生理活动的物质基础。人体各种疾病的发生、发展均与气血相关。推拿手法可以通过健运脾胃,疏通经络,加强肝的疏泄功能,以促进气血化生和运行。同时,推拿手法直接刺激人体体表并做功,可以在局部组织产生热效应,使毛细血管扩张,血液循环加快,达到促进气血流动、通畅经脉的作用。

2. 理筋整复,滑利关节 中医学的"筋",又称"经筋",是指与骨及关节相连的肌筋组织,为现代解剖学的肌肉、肌腱、筋膜、韧带、关节囊、腱鞘等软组织。筋、骨及关节受损,必累及气血,以致脉络损伤,气滞血瘀,肿胀疼痛,从而影响肢体关节的活动。推拿可以理筋整复,滑利关节,其作用表现在以下三个方面:一是通过手法促进局部气血运行,消肿祛瘀,改善局

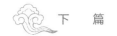

部,促进新陈代谢;二是应用整复手法纠正筋出槽、骨错缝,达到理筋整复的目的;三是运用恰当的手法和功法可以起到松解粘连,滑利关节的作用。

3. 调整脏腑功能,增强抗病能力 人体脏腑是化生气血、通调经络、主持生命活动的主要器官,脏腑功能直接关系着人体正气盛衰。推拿手法作用于人体体表的特定部位或穴位,对脏腑功能进行调节,可以达到治疗疾病和增强抗病能力的目的,如:在足三里穴上运用按揉或一指禅推法,既能使胃液分泌过多者胃液分泌减少,抑制肠胃的功能,也可以使胃液分泌不足者胃液分泌增多,兴奋肠胃功能;推擦后按摩内关,可使心率加快,治疗心动过缓;以按法、揉法较弱刺激内关穴,又可使心率减慢,可用于治疗心动过速。以上说明了在临床治疗中选用适宜的推拿手法,可以使脏腑功能得到相应改善。

## 二、推拿的基本治法

推拿的治法包括推拿八法、手法治疗、固定和功能锻炼等四个方面。有时也辅以药物内服和外用、牵引、针灸及封闭等其他疗法。

推拿八法是推拿基本治法,包括温、补、和、散、通、泻、汗、清等,并根据其来选择手法,确定施法的穴位或部位。

1. 温法 运用一些温柔的手法,如㨰、按、揉、摩、擦、一指禅推等手法,在一定的穴位或部位上进行缓慢而柔和的长时间操作,使之产生一定的热力渗透到组织深部,起到扶助阳气、温经散寒的作用。适应于虚寒证。

2. 补法 使用一指禅推、㨰、揉、擦、摩、振等轻柔手法在一定穴位或部位上进行长时间的操作,旨在补益正气和使其功能旺盛,达到"补虚祛邪"的目的。适用范围较广,凡功能衰弱、体虚者均可用之。临床常用的有补肺气、补脾胃、补心肾等。

3. 和法 即和解法,其主要作用是调和气血、调整阴阳,凡病在半表半里者宜用之,手法应平稳而柔和,常用振动类和摩擦类手法。临床可分为调气血、和脾胃、疏肝理气三方面。

4. 散法 运用摩、搓、揉、推、一指禅推等缓慢而渐快的轻柔手法,在一定穴位或部位上操作,使积聚疏通,达到消瘀散结的目的。临床上不论有形或无形的积滞,均可使用本法。

5. 通法 痛证或经络不通所引起的病证,宜用通法治之。它有祛除病邪壅滞之作用,手法运用时要刚柔兼施,常用推、拿、揉、按、擦等手法。

6. 泻法 为攻逐积滞、通泻大便的治法,一般用于下焦实证。多用挤压类和摩擦类的手法,在运用时手法较重,刺激性强。

7. 汗法 具有开泄腠理、祛除表邪的作用,适应于外感风寒或风热之邪。多用推、拿、按、揉及一指禅推等手法。临床应用时,外感风寒手法用先轻后重的拿法,外感风热手法用轻快柔和的拿法。本法是小儿推拿的常用方法。

8. 清法 选用摩擦类手法,在一定穴位或部位上进行操作,达到清热除烦的目的。在小儿推拿中应用较多。

以上八法是骨伤、内、外、妇、儿和五官等各科临床常见病治疗中的基本方法,对内、妇、儿三科常见病的治疗更为重要。

## 三、推拿的适应证与禁忌证

推拿疗法作为一种自然疗法,没有药物毒副作用,更是一种无创伤疗法,但有一定的适应证和禁忌证。

### (一)适应证

推拿疗法的适应证广泛,对运动系统、神经系统、消化系统、呼吸系统、循环系统、泌尿系统、生殖系统疾病等都有一定的疗效,涵盖了临床各学科。

1. 内科　头痛、失眠、胃脘痛、胃下垂、呃逆、便秘、久泻、支气管哮喘、肺气肿、高血压、胆绞痛、心绞痛、糖尿病、中风后遗症、风湿性关节炎、阳痿、肥胖症等。

2. 外科　胆囊炎、乳痈初期、乳腺增生症、手术后肠粘连,褥疮,面部黄褐斑等。

3. 妇科　月经失调、痛经、闭经、慢性盆腔炎与产后耻骨联合分离症等。

4. 儿科　发热、咳嗽、腹泻、呕吐、疳积、痢疾、便秘、尿闭、夜啼、遗尿、惊风、百日咳、肌性斜颈与小儿麻痹症等。

5. 骨伤科　颈椎病、落枕、肩周炎、腰椎间盘突出症、软组织扭伤等。

6. 五官科　颞颌关节功能紊乱、声门闭合不全、近视眼、视力疲劳、耳聋耳鸣、慢性咽喉炎与慢性鼻炎等。

---

### 🔍 知识链接

#### 推 拿 介 质

推拿时,为了减少对皮肤的摩擦损伤,或为了借助某些药物的辅助作用,常应用各种介质。既有单方,又有复方,有药膏、药散、药酒、药油等多种剂型。①药膏:用药物加适量赋形剂(如凡士林等),调制而成的药膏,如冬青膏、野葛膏等。②药散:把药物曝干,捣细,研末为散,如摩头散、摩腰散等。③药酒:将药物置于75% 乙醇或白酒中浸泡而成,有葱姜水、薄荷水、伤筋药水、舒筋活络药水、正骨药水等。④药汁:即把药物洗净,捣碎取汁,如冬秋季用葱姜汁,春夏用薄荷汁。⑤药油:把药物提炼成油剂,有松节油、麻油等。使用时,用药油少量,涂于治疗部位,运用擦法、摩法、推法,既有润滑作用,又有透热效果。⑥滑石粉:四季皆可应用,尤其夏季易出汗,在出汗部位运用手法操作,容易造成皮肤破损,局部敷以滑石粉,可保护患者和术者皮肤。⑦水:即清水,如成人推拿时亦可在水中加入少量乙醇,有增强清凉、退热和防止手法操作时皮肤损伤的作用;小儿推拿清天河水操作时,常用手蘸水后操作。

---

(二)禁忌证

为确保患者的治疗安全,术者应严格掌握推拿疗法的禁忌证。有下列情况的患者不适合运用推拿疗法:

1. 诊断不明的急性脊髓损伤或伴有脊髓症状的患者。

2. 各种骨折、骨关节结核、骨髓炎、骨肿瘤、严重的老年性骨质疏松症患者,为防止引起病理性骨折、肿瘤扩散转移或炎症发展扩散,不宜推拿治疗。

3. 有出血倾向或血液病的患者,或严重脏器功能衰竭、心脑血管病患者及久病、高龄、身体过于虚弱者。

4. 急性传染病、急性腹膜炎、急性阑尾炎、肿瘤以及各种疮疡患者。

5. 传染性皮肤病、湿疹、水火烫伤、皮肤溃疡等患者的皮损部位不宜推拿。

6. 妇女处于经期或妊娠 3 个月以上时,不宜在腹、臀、腰骶等部位推拿。

7. 精神病患者或精神过度紧张时不宜推拿治疗。

### 四、推拿的异常情况及处理

从现代科学的角度来看,推拿疗法是一种以力学为特征的物理疗法。如果术者操作错误,患者体位不当或者精神过于紧张,也可能出现一些异常情况,需及时处理。

（一）晕厥

晕厥是指患者在接受推拿过程中,突然出现头晕、恶心、心慌,继而面色苍白、出冷汗、四肢发凉、神呆目定,甚至意识丧失而出现昏仆等症状。

1. 原因　当患者处于紧张、体质虚弱、疲劳或饥饿的情况下,加之推拿手法过重,持续时间过长,则可能引发晕厥。

2. 处理　一旦患者出现晕厥,应立即停止推拿,让患者平卧于空气流通处,头部保持低位,经过休息后,一般就会自然恢复。属于低血糖引起的晕厥,可饮温开水或葡萄糖水。如果患者严重晕厥,可采取掐人中、拿肩井、按合谷等方法,必要时应给与输液或输氧。

3. 预防　对于紧张的患者,嘱其放松情绪;体质虚弱、空腹或初次接受推拿治疗的患者,治疗时手法不宜过重,时间不宜过长,均可有效预防晕厥的发生。

（二）骨折

骨折是指术者在治疗时,因手法运用不当引发患者骨折的现象。骨折现象发生时,患者常感局部疼痛明显,查体可见局部肿胀、皮色青紫,可有明显压痛点和局部活动受限。

1. 原因　推拿手法过重或生硬粗暴,或患者体位不当,或患者骨质疏松、骨质病变及骨折假性愈合。

2. 处理　对怀疑骨折的患者,应立即停止推拿,并明确诊治。

3. 预防　严格掌握推拿禁忌证,对小孩、老人、体弱或骨质疏松者,推拿时手法不宜过重。做关节活动时,手法要由轻到重,活动范围应由小到大(不能超正常生理幅度),并要注意患者的耐受情况。

（三）瘀斑

瘀斑是指患者在接受推拿疗法后,局部皮肤出现青紫、瘀斑的现象。

1. 原因　治疗时手法过重,时间过长;或患者有血小板减少症;或是老年性毛细血管脆性增加。

2. 处理　局部小瘀斑,一般无需处理,经过3天左右可以自然吸收而消失。局部青紫严重,可先制动、冷敷,待出血停止后,再在局部及其周围使用轻柔的按揉、摩等手法治疗,并配合湿热敷,以消肿、止痛,促进局部瘀血消散、吸收。

3. 预防　若非必要,推拿时手法不宜用过强刺激。对老年人,手法必须轻柔,推拿时间也不宜过长。急性软组织损伤患者,一般应在皮下出血停止后,方可在局部配合使用手法。

（四）疼痛

疼痛是指患者经推拿治疗后,特别是初次接受推拿手法治疗的患者,局部组织出现疼痛、拒按,夜间尤甚,疼痛加重。

1. 原因　操作手法不规范,或是局部操作时间过长,手法作用力过重。

2. 处理　一般不需要特别处理,停止推拿1~2天后疼痛症状即可自行消失。若疼痛较为剧烈,可在局部施行红外线治疗或配合揉法等轻柔手法操作,也可以配合热敷等。

3. 预防　对初次接受推拿手法治疗的患者,手法宜轻柔,局部施术的时间也不宜过长。

（五）皮肤破损

皮肤破损是指患者在接受手法治疗时出现局部皮肤发红、疼痛、起疱等皮肤表面擦伤、出血、破损的现象。

1. 原因　常因手法使用不当引起。如擦法操作时间过长或产热过多引起皮肤烫伤;一指禅推法等操作时没有吸定,产生异常的摩擦运动;按揉法操作时,用力过重,幅度过大,引起皮肤翻转等。

2. 处理　损伤处立即停止手法操作。做好局部皮肤消毒,必要时请皮肤科医生会诊。

3. 预防　手法运用时严格掌握各种手法的动作要领、要求。在使用擦法与按揉法时,可配合使用介质,防止破皮。另外,擦法操作时注意控制手法的产热度。

### 五、推拿疗法的注意事项

1. 根据患者的年龄、性别、病情、病位及耐受度选取相应的推拿部位,采用合适的体位、适宜手法及刺激强度。

2. 操作前应修剪指甲,将手洗净,避免损伤患者皮肤。

3. 为减少阻力或提高疗效,术者手上可蘸水、滑石粉、液状石蜡、姜汁、酒等推拿介质。

4. 在腰腹部施术前,应先嘱患者排尿。治疗中要注意保暖,防止受凉。

5. 操作中手法应柔和、有力、持久、均匀,运力能达组织深部。一般每次 15~20 分钟。

6. 操作环境安静舒适,保持适当通风换气,避免对流风,注意患者保暖。秋冬寒冷季节操作时,注意施术者手部温度适宜。

# 第二节　成人常用推拿手法

用手或肢体其他部分,按各种特定的动作,在体表操作的方法,称为推拿手法。推拿手法是治疗、预防疾病的常用手段。本节主要介绍滚法、一指禅推法、揉法、摩法、推法、擦法、搓法、抹法、按法、点法、捏法、拿法、捻法、拍法、抖法、弹拨法。

### 一、滚法

1. 定义　手掌微握,以第五掌指关节为吸定点,用小鱼际掌背侧至第 3 掌指关节部着力(占掌背的 1/3~1/2),前臂做主动的旋转摆动,带动腕关节屈伸的手法。

2. 操作方法　手指放松微握拳,沉肩、垂肘,肘关节下屈呈130°,置于身体侧前方。操作时应以第五掌指关节背侧为吸定点,吸定于着力穴位或部位。注意压力、频率、摆动幅度要均匀,动作要协调而有节律。本法压力大,接触面也较大,适用于肩背、腰臀及四肢等肌肉较丰厚的部位。手法频率以每分钟 120~160 次为佳(图 10-1)。

3. 功效　缓解肌肉和韧带痉挛,增强肌肉和韧带活力,促进局部循环,消除肌肉疲劳。

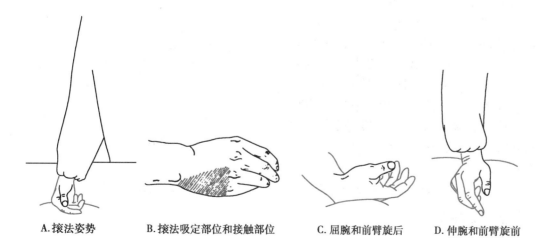

A.滚法姿势　　B.滚法吸定部位和接触部位　　C.屈腕和前臂旋后　　D.伸腕和前臂旋前

图 10-1　滚法

## 二、一指禅推法

1. 定义　用拇指指端、罗纹面或桡侧偏峰着力于一定穴位或部位上,沉肩、垂肘、悬腕,通过前臂与腕部的协调摆动和指间关节的屈伸活动,使之产生的力持续作用于穴位或部位上的一种手法。

2. 操作方法　端坐位或站姿。拇指自然用力,不宜用力下压,用拇指指腹、指端或桡侧偏锋着力于推拿部位,腕部放松,沉肩、垂肘、悬腕,肘关节略低于手腕,以肘部为支点,前臂做主动摆动,带动腕部摆动和拇指关节做屈伸活动。手法频率每分钟 120~160 次,压力、频率、摆动幅度要均匀,动作要灵活,操作时要求达到患者有透热感。本法接触面积较小,但深透度大,常用于头面、胸腹及四肢等处(图 10-2)。

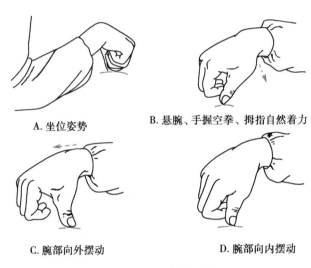

A. 坐位姿势　　　　　B. 悬腕、手握空拳、拇指自然着力

C. 腕部向外摆动　　　　　D. 腕部向内摆动

图 10-2　一指禅推法

3. 功效　调和营卫,理气消积,健脾和胃,舒筋活络。

## 三、揉法

1. 定义　用手掌的大小鱼际、掌根部或指端罗纹面等其他部位着力,固定于一定的穴位或部位上,做轻缓回旋揉动的一种手法。

2. 操作方法　取站势或坐势,沉肩、垂肘,用手掌大小鱼际、掌根或手指指腹吸定于一定部位或穴位上,腕部放松,以肘部为支点,前臂作主动摆动,带动腕部和手指作轻柔缓和的摆动。操作时用力要轻柔,动作要协调而有节律,一般速度每分钟60~120 圈。本法刺激量小,适用于全身各部位(图 10-3)。

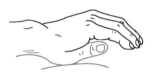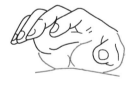

A. 鱼际揉法　　　　B. 掌根揉法

图 10-3　揉法

3. 功效　温通气血,活血止痛,温中理气,消积导滞,疏通筋络,缓解痉挛。

## 四、摩法

1. 定义　用手掌掌面或食指、中指、无名指三指指面,附着于一定的穴位或部位上,以腕关节连同前臂在皮肤表面做环形有节律的抚摩的一种手法。

2. 操作方法　坐势或取站势,沉肩、垂肘,上肢放松,呼吸均匀、自然,指、掌、腕、前臂同时做缓和协调的环旋抚摩而不带动皮下组织,方向可顺时针或逆时针。此法操作时肘关节自然弯曲,腕部放松,指掌自然伸直,动作要缓和而协调,频率每分钟 60~120 圈。此法刺激轻柔缓和,适用于各部位,以腹部应用较多(图 10-4)。

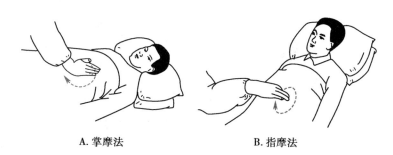

A. 掌摩法　　　　　　　　　　B. 指摩法

图 10-4　摩法

此外,在操作本法时,常借用介质,即裸露被操作部位,先涂上介质(如药膏、药水等),然后进行手法操作,以增加治疗效果,此即是古代的"膏摩"。

3. 功效　理气止痛,消积导滞,健脾和中,活血化瘀,调节胃肠蠕动。

## 五、推法

1. 定义　用指端,或掌根,或大小鱼际,或肘面、肘后鹰嘴凸起部着力于一定穴位或部位,缓缓地做单方向直线推动的一种手法。

2. 操作方法　取站势,沉肩、垂肘,肘关节屈曲,呼吸自然、深沉,气沉丹田,不能屏气。着力部贴于皮肤,做缓慢的直线推动,用力均匀、一致,切忌耸肩、左右滑动及忽快忽慢和用力下压。推动距离应尽量长,然后顺势返回,频率每分钟 30~60 次,以能使肌肤深层透热而不擦伤皮肤为度。此法可在人体各部位使用(图 10-5)。

3. 功效　舒筋活络,行气活血,消肿止痛,增强肌肉兴奋性,促进局部循环。

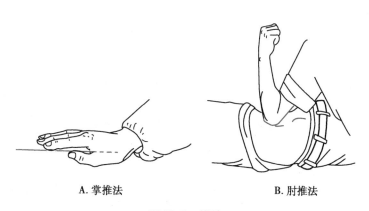

A. 掌推法　　　　　　　　　　B. 肘推法

图 10-5　推法

## 六、擦法

1. 定义　是指用四指指面,或手掌掌面及大小鱼际部位附着于一定的部位上,做直线往返的摩擦的一种手法。

2. 操作方法　弓箭步或马步,操作时腕关节伸直,手指自然伸开,整个指掌要贴在患者体表的治疗部位,以肩关节为支点,上臂主动带动手掌做前后或上下往返移动,向掌下的压力不宜太大,但推动的幅度要大。动作要均匀连续,呼吸自然,不可屏气,手法频率为每分钟60~120次,本法适用于胸腹、肩背、腰臀及四肢(图10-6)。

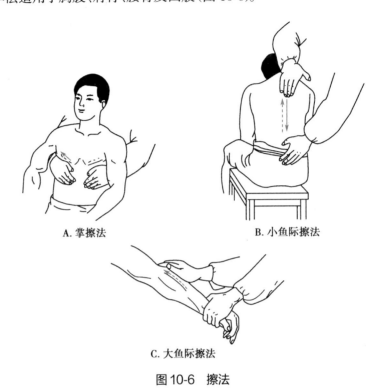

A. 掌擦法　　　　　　　　　　B. 小鱼际擦法

C. 大鱼际擦法

图10-6　擦法

在临床运用擦法过程中,有时要使用介质,如按摩油、药膏等以防止擦破表皮,亦能借助介质中的药物渗透来加强疗效,因而本法最常作为治疗结束时的最后一个手法。

3. 功效　温通经络,祛风散寒,温中止痛,行气活血,消肿散结,调理脾胃。

## 七、搓法

1. 定义　用双手掌面夹住一定部位,相对用力做快速搓揉,同时做上下往返移动的一种手法。

2. 操作方法　取马步,沉肩、垂肘,操作时双手用力要对称,搓动要快,移动要慢。手法由轻到重,再由重到轻,由慢到快,再由快到慢。手法频率每分钟120次以上。适用于腰背、胁肋及四肢部位,以上肢部最为常用,一般作为推拿治疗的结束手法(图10-7)。

3. 功效　舒筋通络,活血行气,缓解肌肉痉挛。

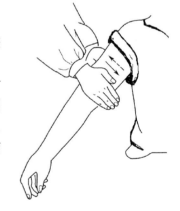

图10-7　搓法

## 八、抹法

1. 定义　用双手或单手拇指指面为着力部位,贴于一定的部位上,做上下或左右轻轻地往返移动推抹的一种手法。

2. 操作方法　取站势,沉肩、垂肘,操作时拇指指面着力,其余四指固定被操作的部位,用力要轻而不浮,重而不滞。本法常作为治疗的开始或结束手法使用,适用于头面、颈项、胸腹、腰背及骶部等部位(图 10-8)。

3. 功效 清醒头目,疏肝理气,消食导滞,活血通络,
解除痉挛。

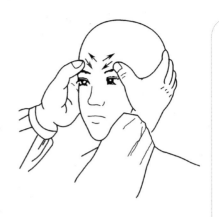

图 10-8 抹法

## 九、按法

1. 定义 以手指拇指端,或中指端,或掌根部,或肘
尖部,或肢体的其他部位为着力点,按压一定穴位或部
位,逐渐用力深按,按而留之的一种手法。

2. 操作方法 取站势或坐势,沉肩、垂肘,气沉丹田,
自然呼吸,意念集中于着力部位。所按穴位或部位要准
确,着力部位紧贴体表,不可移动,用力要由轻而重,不可
用暴力猛然按压。按法在临床上常与揉法结合应用,组
成"按揉"复合手法。指按法适用于全身各部穴位,掌按法适用于腰背及腹部(图 10-9)。

3. 功效 止痛,通经活络,解痉散结,放松肌肉,矫正畸形。

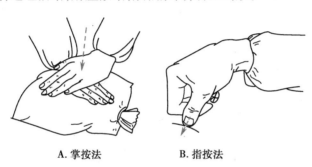

A. 掌按法          B. 指按法

图 10-9 按法

## 十、点法

1. 定义 以指峰或屈指后第 1 指间关节突起部为着力部位,在一定穴位或部位用力下压
的一种手法。本法是伤科推拿的主要手法,亦是自我保健推拿以及治疗运动损伤的常用手法。

2. 操作方法 沉肩、垂肘,气沉丹田,呼吸自然,意念在着力部位,选取的穴位或部位要
准确。用力平稳,并随呼吸逐渐加重为度,不可久点,本法作用面积小,刺激量大,适用于全
身各个部位(图 10-10)。

使用本法时间不可长,且要视患者的体质和耐受性,酌情选用。另外,在点法操作的过
程中应随时观察患者的反应,以防刺激太过,发生意外。

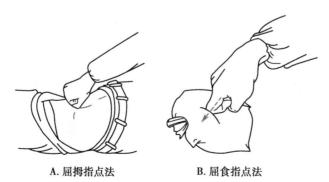

A. 屈拇指点法          B. 屈食指点法

图 10-10 点法

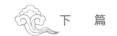 

3. 功效　镇静止痛,解除痉挛,开通闭塞,疏通经络,调节脏腑。

## 十一、捏法

1. 定义　用拇指与食指、中指三指的指腹部为着力部位,捏住一定部位,将皮肉捏起,对称用力做连续捻转挤捏的一种手法。

2. 操作方法　沉肩、垂肘,用拇指与食、中二指或拇指与其余四指将患处皮肤、肌肉、肌腱捏起,相对用力挤压。操作时要循序而下,均匀而有节律性。此法适用于头部、颈项部、肩背及四肢(图 10-11)。

3. 功效　疏通经络,行气活血,缓解痉挛,增强肌肉活力,消除肢体疲劳。

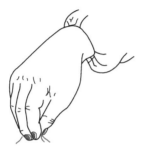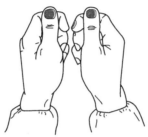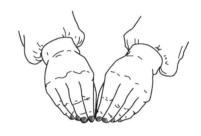

图 10-11　捏法

## 十二、拿法

1. 定义　用拇指与其他手指指面或拇指与食、中两指为着力部位,对称用力,一松一紧,一拿一放,拿取一定的穴位或部位的一种手法。本法是伤科推拿、内科推拿与小儿推拿的主要手法。同时,本法又是急救时常用的手法之一。

2. 操作方法　沉肩、垂肘,悬腕,以腕关节与掌指关节的协调活动为主导,对称用力一紧一松。拿取的穴位和部位要准,用力扎实,由轻渐重,不可屏气突然用力,整个操作要和缓而有节律。因其刺激力较强,常作为治疗时的开始手法,用于全身各部位,尤其是颈、肩、腰、胁及四肢部运用较多(图 10-12)。

3. 功效　开窍止痛,祛风散寒,舒筋活络,解除痉挛。

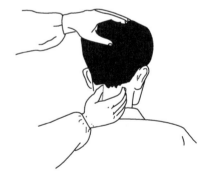

图 10-12　拿法

## 十三、捻法

1. 定义　用拇指、食指夹住治疗部位,进行往返有节律搓揉的手法。

2. 操作方法　用拇指螺纹面与食指桡侧缘或螺纹面相对夹住治疗部位,拇指、食指做对称快速搓揉的动作,如捻线状。本法动作幅度小,主要靠拇指、食指的力量对指、趾和耳部进行捻动搓揉。可用于治疗指间关节扭挫伤、类风湿关节炎及腱鞘炎等病证(图 10-13)。

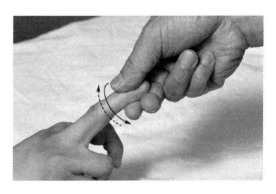

图 10-13　捻法

3. 功效　疏通皮部,理筋通络,调养神志。

## 十四、拍法

1. 定义　用虚掌或拍子,拍打体表一定部位的一种手法。本法是自我保健推拿、治疗运动损伤及运动前后准备、放松的常用手法之一。

2. 操作方法　沉肩、垂肘,腕部应放松,然后前臂带动,甩动腕部,掌指关节微屈成虚掌,五指并拢。拍打要平稳而有节奏,拍打后迅速提起,拍打的部位要准确一致。适用于肩背、腰臀及下肢部(图10-14)。

本法在运用时,可单手操作,亦可双手交替同时操作,操作时一般称用手掌拍为掌拍法,用特制的拍子拍打为拍打法,拍打法常用的部位较掌拍法更广,运用更加灵活、方便。

3. 功效　疏经活络,调和气血,缓解痉挛,消除疲乏。

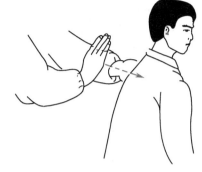

图10-14　拍法

## 十五、抖法

1. 定义　用双手握住肢体远端,用力做缓缓的、连续不断的、小幅度的、上下抖动的一种手法。本法属比较轻松、柔和、舒畅的一种手法。

2. 操作方法　取马步,上身微前倾,沉肩、垂肘,肘关节屈曲130°左右,两手同时做快速小幅度的抖动,并由小缓慢增大,频率始终保持一致。呼吸自然、均匀、深长,不能屏气,意念在两手,令被抖动的肢体放松。本法可用于四肢部,以上肢为常用。临床上常与搓法配合,作为治疗的结束手法(图10-15)。

3. 功效　调和气血,舒筋活络,放松关节,解除痉挛。

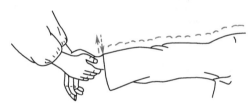

图10-15　抖法

## 十六、弹拨法

1. 定义　以指端或肘尖深按于治疗部位,进行单向或往返的移动,称为弹拨法,又称拨法。

2. 操作方法　以指端或肘尖着力于治疗部位,向下按压,做与肌腹、肌腱、腱鞘、韧带、条索等成垂直方向的单向或来回拨动(图10-16)。

3. 功效　缓解肌肉痉挛,松解粘连。

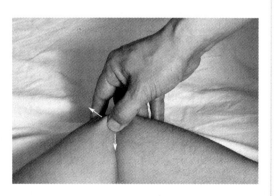

图10-16　弹拨法

# 第三节　成人常见病证的推拿方法

推拿疗法在临床中应用广泛,本节重点介绍临床常见病证,如:头痛、牙痛、胃痛、腹胀、便秘、失眠的推拿疗法的取穴、常用手法和操作。

## 一、头痛

1. 取穴　印堂、头维、太阳、鱼腰、百会、风池等穴。
2. 手法　一指禅推法、揉法、按法、拿法。
3. 操作　患者坐位,用一指禅推法从印堂向上沿前额发际至头维、太阳,往返 3~4 遍,并配合按揉印堂、鱼腰、太阳、百会等穴;再用拿法从头顶至风池,往返 4~5 遍;最后用弹法从前发际至后发际及头两侧,往返 2~3 遍。时间约为 5 分钟。

## 二、牙痛

1. 取穴　合谷、颊车、内庭、下关。
2. 手法　一指禅推法、掐法、揉法。
3. 操作　患者坐位,在颊车、下关处用一指禅推法治疗 3~4 分钟;再结合掐、揉合谷、内庭,治疗 3~4 分钟。

## 三、胃痛

1. 取穴　中脘、气海、天枢、足三里、肝俞、脾俞、胃俞、肩井、手三里、内关、合谷及两胁部穴位。
2. 手法　摩法、按法、揉法、一指禅推法、拿法、搓法。
3. 操作

(1) 患者仰卧位,术者坐于患者右侧,先用一指禅推法、摩法在胃脘部治疗,使热量渗透于胃腑;然后按、揉中脘、气海、天枢等穴,同时配合按、揉足三里,治疗约 10 分钟。

(2) 患者俯卧位,用一指禅推法,从背部脊柱两旁沿膀胱经顺序而下至三焦俞,往返 4~5 遍;然后用按、揉法治疗肝俞、脾俞、胃俞、三焦俞,治疗约 5 分钟。

(3) 患者坐位,拿肩井,循臂肘而下 3~4 遍,在手三里、内关、合谷等穴做强刺激;然后再搓肩臂及两胁部,由上而下往返 4~5 遍,治疗 5 分钟。

## 四、腹胀

1. 取穴　中脘、天枢、足三里、脾俞、胃俞、大肠俞等穴。
2. 手法　摩法、推法、按法、揉法。
3. 操作

(1) 患者仰卧位,术者用摩法或揉法在腹部沿升结肠、横结肠、降结肠顺序推摩 3 分钟,并在腹部做环形摩法 3 分钟;按揉中脘、天枢及双侧足三里约 3 分钟。

(2) 患者俯卧位,按两侧脾俞、胃俞、大肠俞,用掌推法沿腰际两侧轻轻操作 2 分钟。

## 五、便秘

1. 取穴　中脘、天枢、大横、肝俞、脾俞、胃俞、肾俞、大肠俞、八髎、长强等穴。
2. 手法　一指禅推法、摩法、按法、揉法。
3. 操作

(1) 患者仰卧位,术者用一指禅推法在中脘、天枢、大横穴位处治疗,每穴约 1 分钟;然后按顺时针方向摩腹 10 分钟。

(2) 患者俯卧位,用一指禅推法沿脊柱两侧从肝俞由上而下进行往返治疗 3~4 遍;再用按、揉、摩法在肾俞、大肠俞、八髎、长强等穴处治疗,往返 2~3 遍,治疗约 5 分钟。

### 六、失眠

1. 取穴 睛明、印堂、攒竹、鱼腰、太阳、迎香、风池、百会、神门、足三里。

2. 手法 按法、推法、摩法、揉法、一指禅推法。

3. 操作

(1) 患者仰卧位,术者坐于患者头部前方,用按法和揉法在睛明穴治疗 5~6 遍,再用一指禅推法从印堂向两侧沿眉弓至太阳穴往返 5~6 遍,并点按印堂、攒竹、鱼腰、太阳等穴位。术者用指推法从印堂向下沿鼻两侧至迎香,再沿颧骨至耳前听宫穴,往返 2~3 遍。术者用指抹法从印堂沿眉弓向两侧分抹至太阳穴,往返 3~4 遍;再搓推脑后及颈部两侧,并点按两侧风池穴,往返 2~3 遍;最后点按百会、双侧神门及足三里。治疗约 10 分钟。

(2) 患者仰卧位,术者按顺时针方向摩腹,并点按中脘、气海、关元,治疗约 6 分钟。

## 第四节 小儿推拿手法

小儿推拿也称小儿按摩,是推拿疗法的一个重要分支,是以中医学理论为指导,根据小儿的生理病理特点,应用手法作用于小儿的特定部位和穴位,以调整脏腑经络气血功能,从而达到防病治病的一种外治疗法。具有适应范围广,疗效明显,操作方便,安全可靠,无副作用等优点。适用于 12 岁以下儿童,临床多用于 6 岁以下小儿。另外,临床上小儿以外感病和内伤饮食者居多,手法多用解表、清热、消导为主的方法。

### 一、常用手法

由于小儿形气未充、脏腑娇嫩、肌肤柔弱,其推拿手法与成人推拿有所不同,要求在推拿过程中做到轻而不浮、重而不着、柔和平缓。

(一) 推法

1. 定义 以拇指或食指、中指的螺纹面着力,附着在患儿体表一定的穴位或部位上,做单方向的直线或环旋移动,称为推法。根据操作方向的不同,分为直推法、旋推法、分推法、合推法。推法是小儿推拿代表性的手法之一。

2. 操作方法

(1) 直推法:以一手握持患儿肢体,使被操作面朝上,用另一手拇指桡侧缘,或者指面,或者食、中两指指面做单方向直线推动。操作时动作不宜歪斜,宜配合适当介质。操作时要有节律,每分钟 100~300 次。由指尖推向指根为补法;反之则为泻法;来回反复推为平补平泻,又称清法(图 10-17)。

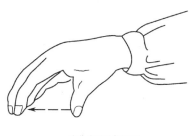
(1) 拇指直推法

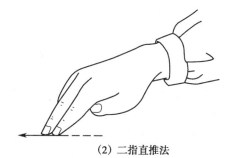
(2) 二指直推法

图 10-17 直推法

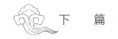

(2) 旋推法:以拇指指面做顺时针方向推动。操作时拇指主动运动,带动着力部分做环旋移动。仅在皮肤表面推动,不带动皮下组织。动作宜均匀柔和,节律一致,频率每分钟200次左右(图10-18)。

(3) 分推法:用两手拇指桡侧,或者指面,或者食、中两指指面自穴位向两旁分向推动。两手用力均匀、节律一致,可根据患儿病情连续分推 20~50 次(图 10-19)。

(4) 合推法:以两拇指螺纹面自穴两旁向着力穴位或部位中间合拢推动。

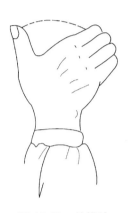

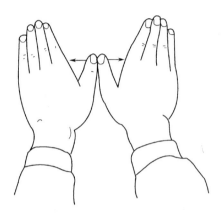

图 10-18　旋推法　　　　　　　　图 10-19　分推法

3. 功效　调阴阳,和脾胃,宣肺解表,化痰散结。

**(二) 揉法**

1. 定义　小儿揉法有别成人,以指端揉运居多。以中指或拇指指端,或掌根,或大鱼际,吸定于一定部位或穴位,做顺时针或逆时针方向旋转揉动。较推法稍许用力,带动皮下组织。

2. 操作方法　以腕部发力,用力轻柔而均匀,手指不可离开皮肤,不可摩擦。频率为每分钟 200 次(图 10-20)。

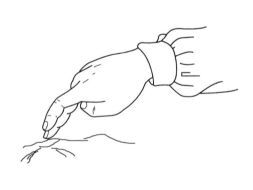

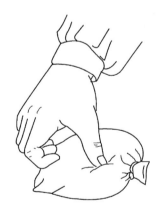

(1) 中指揉法　　　　　　　　　　(2) 拇指揉法

图 10-20　指揉法

3. 功效　消肿止痛,调气和血,祛风散热,消积化滞。

**(三) 按法**

1. 定义　以拇指或掌根用力向一定部位或穴位下按。

2. 操作方法　以拇指或掌根在一定的部位或穴位上逐渐向下用力按压,操作过程中注意压力由轻而重,富有渗透性。操作时用力需缓和渐进,切忌粗暴,常与揉法配合使用。

3. 功效　通经活络,祛寒止痛。

（四）摩法

1. 定义　以手掌或食、中、无名指指面附于一定部位或穴位上,以腕关节连同前臂做顺时针或逆时针方向环形移动摩擦。本法多用于头面部、胸腹部的"面"状穴位,如摩中脘、摩腹以治疗肠胃疾患。

2. 操作方法　操作时以手掌或食、中、无名指指面附于一定部位或穴位上,以腕关节连同前臂做顺时针或逆时针方向环形移动摩擦,手法要轻柔,速度均匀协调,压力大小适当,频率为每分钟 120~160 次。

3. 功效　消积导滞,温中健脾。

（五）掐法

1. 定义　用指甲重刺穴位的手法,称为掐法。本法适用于头面部、手足部的"点"状穴位,如掐人中,以救治小儿急性惊证。

2. 操作方法　掐法是强刺激手法之一。掐时应逐渐用力,以深透为止,注意不要掐破皮肤（图 10-21）。掐后轻揉局部,以缓解不适之感,故临床上常与揉法配合应用,称掐揉法。

3. 功效　定惊醒神,通关开窍。

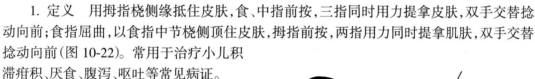

图 10-21　掐法

（六）捏脊法

1. 定义　用拇指桡侧缘抵住皮肤,食、中指前按,三指同时用力提拿皮肤,双手交替捻动向前;食指屈曲,以食指中节桡侧顶住皮肤,拇指前按,两指用力同时提拿肌肤,双手交替捻动向前（图 10-22）。常用于治疗小儿积滞疳积、厌食、腹泻、呕吐等常见病证。

2. 操作方法　操作时捏起皮肤多少及提拿用力大小要适当,而且不可拧转。捏得太紧,不容易向前捻动推进,捏少了则不易提起皮肤。捻动向前时,需做直线前进,不可歪斜。

3. 功效　调和阴阳,健脾和胃,疏通经络,行气活血（图 10-22）。

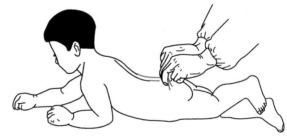

图 10-22　捏脊法

（七）运法

1. 定义　以拇指或中指指端在一定穴位上由此往彼做弧形或环形推动,称运法。本法是小儿推拿手法中最轻的一种手法。

2. 操作方法　操作时宜轻不宜重,宜缓不宜急,要在体表做旋绕摩擦推动,不带动深层组织。频率为每分钟 80~120 次。

3. 功效　理气和血,舒筋活络。

（八）捣法

1. 定义　用中指指端,或食指、中指屈曲的指间关节凸起,做有节奏的叩击穴位的手法,称捣法。

2. 操作方法　操作时以腕关节屈伸为主动,有节奏地叩击穴位。叩击的位置要准确,用力要有弹性,动作要有协调性,频率适中,一般以每分钟 60 次左右为宜。

3. 功效　安神定志。

## 二、常用特定穴

小儿推拿的穴位,除了十四经穴、经外奇穴、经验穴、阿是穴之外,有相当部分穴位是小儿所特有,称为小儿推拿特定穴。具有以下特点:形态上不仅具有点状,还有线状和面状之分;大多数分布在头面和四肢部位,尤其以两手分布最多,即所谓"小儿百脉汇于两掌"。

### (一) 坎宫

1. 定位　自眉心至眉尾成一直线。

2. 操作　推坎宫,又称分推阴阳。

3. 主治　感冒、发热、头痛、惊风等。

### (二) 天门(攒竹)

1. 定位　两眉中点至前发际。

2. 操作　推攒竹,又称开天门。

3. 主治　感冒、发热、头痛、惊惕不安。

### (三) 天柱骨

1. 定位　颈后发际正中至大椎穴成一直线。

2. 操作　推天柱骨。

3. 主治　发热、呕吐、颈项痛等。

### (四) 腹

1. 定位　腹部。

2. 操作　摩腹。逆时针摩为补,顺时针摩为泻,往返摩之为平补平泻。

3. 主治　腹痛、腹胀、疳积、呕吐、便秘等。

### (五) 丹田

1. 定位　小腹部,脐下 2.5 寸。

2. 操作　摩丹田、揉丹田。

3. 主治　腹泻、遗尿、脱肛等。

### (六) 肚角

1. 定位　脐下 2 寸,旁开 2 寸之大筋。

2. 操作　拿肚角、按肚角。

3. 主治　腹痛、腹泻、便秘等。

### (七) 脊柱

1. 定位　后正中线,第 1 胸椎至尾椎成一直线。

2. 操作　推脊、捏脊、按脊。

3. 主治　发热、惊风、疳积、腹泻等。

### (八) 七节骨

1. 定位　第 4 腰椎至尾椎骨端成一直线。

2. 操作　推七节骨,分推上七节骨和推下七节骨。

3. 主治　泄泻、便秘、脱肛等。

### (九) 龟尾(长强)

1. 定位　尾椎骨端。

2. 操作　揉龟尾。

3. 主治　泄泻、便秘、脱肛、遗尿等。

（十）脾经

1. 定位 拇指桡侧缘或拇指末节螺纹面,由指尖至指根成一直线。

2. 操作 分补脾经、清脾经、清补脾经。由指尖向指根方向直推,为补脾经;自指根向指尖方向直推为清脾经;来回直推为平补平泻,为清补脾经。每次操作以 300 次左右为宜。

3. 主治 腹泻、便秘、食欲欠佳、咳嗽等。

（十一）肝经

1. 定位 食指末节螺纹面或食指掌面,由指尖至指根成一直线。

2. 操作 推肝经,自指根向指尖方向直推为清肝经;反之,为补肝经。

3. 主治 惊风、目赤、烦躁不安等。

（十二）心经

1. 定位 中指末节螺纹面或中指掌面,由指尖至指根成一直线。

2. 操作 推心经,自指根向指尖方向直推为清心经;反之,为补心经。

3. 主治 口舌生疮、小便短赤、惊惕不安、夜啼等。

（十三）肺经

1. 定位 无名指末节螺纹面或无名指掌面,由指尖至指根成一直线。

2. 操作 推肺经,自指根向指尖方向直推为清肺经;反之,为补肺经。

3. 主治 感冒、咳嗽、哮喘、自汗、盗汗、遗尿等。

（十四）肾经

1. 定位 小指末节螺纹面或小指掌面,由指尖至指根成一直线。

2. 操作 推肾经,自指根向指尖方向直推为清肾经;反之,为补肾经。

3. 主治 五更泄泻、遗尿、哮喘、淋证等。

（十五）四横纹

1. 定位 手掌面,第 2~5 近掌指间关节横纹处。

2. 操作 掐四横纹、推四横纹。

3. 主治 疳积、腹痛、哮喘等。

（十六）板门

1. 定位 手掌大鱼际平面。

2. 操作 揉板门。

3. 主治 食积、腹胀、食欲不振、呕吐、腹泻等。

（十七）小天心

1. 定位 大小鱼际交界凹陷处。

2. 操作 揉小天心、掐小天心、捣小天心。

3. 主治 惊风、抽搐、夜啼、烦躁不安等。

（十八）三关

1. 定位 前臂桡侧缘,自阳池到曲池成一直线。

2. 操作 推三关。用拇指桡侧或食、中指指面,自腕部推向肘部。

3. 主治 腹痛、腹泻、畏寒肢冷等虚寒证。

（十九）天河水

1. 定位 前臂正中,腕横纹中点(总筋)至洪池(曲泽)成一直线。

2. 操作 用食、中指指腹自腕横纹向肘横纹直推,称推天河水或清天河水。食指蘸水,自总筋处一起一落弹打至洪池,如弹琴状,同时自上而下轻轻吹气,称为打马过天河。

3. 主治 外感发热、潮热、烦躁不安、口渴等。

（二十）六腑

1. 定位　前臂尺侧,自阴池至肘成一直线。

2. 操作　推六腑,自肘横纹推向腕横纹,又称退六腑。

3. 主治　高热、惊风、鹅口疮、便秘等。

### 三、小儿常见病证推拿疗法

（一）肌性斜颈

小儿肌性斜颈是以头向患侧斜、前倾,颜面旋向健侧为特点。临床上,除极个别视力障碍的代偿姿势性斜颈、脊柱畸形引起的骨性斜颈和颈部肌麻痹导致的神经性斜颈外,斜颈一般系指一侧胸锁乳突肌痉挛造成的肌性斜颈。

1. 操作手法　患儿取坐位或仰卧位,于患侧的胸锁乳突肌施用推揉法,可用拇指螺纹面或食、中、无名指螺纹面揉之,5~6分钟。捏拿患侧胸锁乳突肌往返3~5分钟,用力宜轻柔。或一手扶住患侧肩部,另一手扶住患侧头颈,使患儿头部渐渐向健侧肩部牵拉倾斜,逐渐拉长患侧胸锁乳突肌,幅度由小渐大,在生理范围内反复进行数次。再于患侧胸锁乳突肌施推揉法3~5分钟。最后配合轻拿肩井3~5次结束。

2. 操作注意　在日常生活中能够采用与头部畸形相反方向的动作以矫正,如喂奶、睡眠的枕垫或用玩具吸引患儿注意力等。可经常在患侧胸锁乳突肌做相反方向的被动牵拉伸展运动。可指导其家属予以揉患儿胸锁乳突肌,每日操作十余分钟,施术时配用介质,用力宜轻柔。

（二）小儿腹泻

小儿腹泻是指小儿大便次数增多,粪便稀薄,甚至如水样便。多见于1岁以下的婴儿。多发生于夏秋季节。该病相当于西医学单纯性消化不良。推拿治疗本病,疗效显著。

1. 操作手法

（1）伤食泻:揉板门、运内八卦、补脾经、清大肠、揉中脘、摩腹、揉天枢、揉龟尾。

（2）寒湿泻:补脾经、推三关、补大肠、揉外劳宫、揉脐、推上七节骨、揉龟尾、按揉足三里。肠鸣腹痛者加揉一窝风、拿肚角;体虚者加捏脊;惊惕不安者加掐揉五指节、清肝经、开天门等。

（3）脾虚泻:补脾经、补大肠、推三关、摩腹、揉脐、推上七节骨、揉龟尾、捏脊。久泻不止者加按揉百会;腹胀者加运内八卦;肾阳虚者加补肾经、揉外劳宫。

（4）湿热泻:清脾经、清胃经、清大肠、清小肠、退六腑、揉天枢、揉龟尾。

2. 操作注意　本病宜早期推拿,若治疗不及时,迁延日久可影响小儿的营养、生长和发育。重者还可出现精神萎靡,眼眶、囟门凹陷,面色苍白,小便极少或无尿,呕吐频繁,饮食难进等症状,甚至危及生命,故必要时中西医治疗。

（三）疳积

疳积是疳证和积滞的总称,两者有轻重程度的不同。积滞是指小儿伤于乳食,损伤脾胃,而致脾胃运化失司,积聚留滞于中。疳证是指气液干涸,身体羸瘦,往往是积滞的进一步发展,所以古人有"无积不成疳"的说法。小儿感染诸虫,也可转为疳证。

1. 操作手法

（1）积滞伤脾:补脾经、揉板门、推四横纹、运内八卦、揉中脘、分腹阴阳、揉天枢、按揉足三里。

（2）气血两亏:补脾经、推三关、揉外劳宫、运内八卦、掐揉四横纹、按揉足三里、揉中脘、捏脊。

本病单用捏脊配合针刺四缝穴治疗,隔日1次或每周2次,效果亦好。

2. 操作注意　本病宜早期推拿,及早治愈,若治疗不及时,迁延日久可影响小儿的生长和发育。日久则易形成营养不良。

**(四)遗尿**

遗尿是指3岁以上的小儿在睡眠中不知不觉地将小便尿在床上,又称"尿床"。3岁以下的儿童,由于脑髓未充,智力未健,或正常的排尿习惯尚未养成,而产生尿床者不属病理现象。

1. 操作手法　补脾经、补肺经、补肾经、推三关、揉外劳宫、按揉百会、揉丹田、按揉肾俞、擦腰骶部、按揉三阴交。

2. 操作注意　及时手法干预,同时指导患儿家长培养患儿按时排尿的卫生习惯。合理安排患儿作息,睡前两小时最好不要饮水或摄入流质类食物。

**(五)小儿发热**

发热是指体温异常升高,是小儿常见的一种病症。临床上一般可分为外感发热、肺胃实热、阴虚内热、气虚发热四种。外感发热,一般是指感冒而言,但某些急性传染病初起也可见到,对于体弱患儿,由于得病后容易出现兼症,应予注意。

1. 操作手法

(1) 外感发热:开天门、运太阳、清天河水、清肺经。风寒者加推三关,揉二扇门、拿风池、推天柱骨;风热者多清天河水,加推脊、揉大椎、揉曲池、揉外关、揉合谷。若兼咳嗽、痰鸣气急者,加推揉膻中、揉肺俞、运内八卦、揉丰隆;兼脘腹胀满,不思饮食,嗳酸呕吐者,加揉板门、分腹阴阳、摩中脘、推天柱骨;兼惊惕不安,睡卧不宁者,加清肝经、捣揉小天心、掐揉五指节。

(2) 肺胃实热:清肺经、清胃经、清大肠、揉板门、运内八卦、清天河水、退六腑、揉天枢。若大便干燥难以排出者,加推下七节骨、顺时针摩腹、揉膊阳池、搓摩胁肋等。

(3) 阴虚内热:清天河水、运内劳宫、补脾经、补肺经、揉足三里、推擦涌泉。若盗汗自汗,加揉肾顶、补肾经、补脾经、捏脊;烦躁者,加清肝经、开天门、揉百会、掐揉五指节。

(4) 气虚发热:补脾经、补肺经、运内八卦、摩腹、分手阴阳、揉足三里、揉脾俞、揉肺俞、清天河水、清大肠、捏脊。若腹胀、纳呆者,加运板门、分推腹阴阳、摩中脘;若大便稀薄,夹有不消化食物残渣者,加逆时针摩腹、推上七节骨、补大肠、板门推向横纹;若恶心呕吐,加推天柱骨、推中脘、横纹推向板门、揉右端正。

2. 操作注意　若高热(体温超过39℃以上)者,每日可推拿2次。发热期间,患儿饮食要清淡,吃易于消化之食物,不宜吃辛辣肥甘之厚味。适当多饮温开水。推拿治疗24小时后,仍高热不退者,应再仔细查明病因,必要时采用推拿、药物综合治疗。

**(六)小儿咳嗽**

咳嗽是肺脏疾病的主要症状之一,常见疾病如感冒、上呼吸道感染、支气管炎、肺炎等均可引起咳嗽。本文述及的仅指以咳嗽为主症的急、慢性支气管炎。

1. 操作手法

(1) 风寒咳嗽:推攒竹、推坎宫、运太阳、揉耳后高骨、推三关、掐揉二扇门、顺运内八卦、清肺经、推揉膻中、揉乳根、揉乳旁、揉肺俞、分推肩胛骨。若风寒无汗,流清涕甚者,加拿风池、揉迎香。

(2) 风热咳嗽:开天门、推坎宫、运太阳、清肺经、清天河水、推脊柱、推揉膻中、运内八卦、推肺俞、揉乳根、揉乳旁。若痰多喘咳,加揉丰隆、擦背部脾胃区;肺内有干性啰音,加揉小横纹,湿性啰音,加揉掌小横纹。

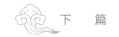
(3) 内伤咳嗽:补脾经、补肺经、运内八卦、推揉膻中、揉乳根、揉乳旁、揉肺俞、揉中脘、按揉足三里。若久咳体虚喘促者,加补肾经、推三关,捏脊;痰涎壅盛者,加揉丰隆、揉天突、按弦走搓摩、分推肋间隙。

2. 操作注意　每日定时开窗,室内保持空气流通。指导患儿不宜多吃咸、甜及辛辣之食品。若急性肺炎咳嗽、伴高热不退者,应中西医结合治疗。

### 附:足底推拿

足底推拿是指通过对人体足部腧穴或反射区进行按摩、针灸、熏洗、敷药,以促进疾病康复或养生保健的一种操作技术。其机理是通过对足部腧穴或反射区(病理敏感点或敏感带)的推拿(包括运用某些器材进行推拿)、敷药、针刺等,给予机体物理刺激,通过神经反射,启动机体的自我调节机制(神经调节及体液调节),改善各脏腑器官的功能,增强人体的自我防御和自我修复能力,恢复机体正常协调运转的状态,从而起治疗疾病的作用。

该法操作简便,适应证广,安全可靠,疗效显著,无任何不良反应,既可治病,又可保健,深受大众欢迎。

## 一、适应证与禁忌证

（一）适应证

足底推拿疗法既适用于强身健体,也适用于治疗全身各系统疾病,适用病证如下:

1. 神经系统疾患　神经麻痹,神经痛,癫痫,瘫痪,头痛,失眠及神经症。

2. 内分泌系统及免疫系统疾患　甲状腺功能亢进或减退,垂体功能失常造成的发育障碍或肥胖症,甲状旁腺功能减退引起的缺钙、抽筋,各种过敏症等。

3. 消化功能及新陈代谢失调　食欲不振,呃逆,反酸,呕吐,腹泻,腹胀,便秘,胃肠功能紊乱,糖尿病等。

4. 循环系统疾患　心功能不全,心律不齐,高血压,低血压,贫血等。

5. 呼吸系统疾患　感冒,哮喘,肺气肿等。

6. 泌尿系统疾患　尿频,尿失禁,遗尿,尿闭,肾脏功能衰退等。

7. 生殖系统疾患　不孕症,阳痿,月经不调,前列腺肥大,绝经期综合征等。

8. 五官科疾患　近视,耳鸣,重听,晕车、晕船等。

9. 运动系统疾患　骨刺,软组织损伤,关节炎等。

10. 皮肤病　痤疮,湿疹,牛皮癣,皮炎等。

（二）禁忌证

严重出血性疾病者,急性心肌梗死患者,有严重的心、肝、肺、肾衰竭者,活动性结核及长时间服用激素和极度疲劳者,急性腹膜炎者,宫外孕者,某些传染性疾病,如流脑、乙脑急性期等患者应禁用或慎用足底疗法;妇女妊娠期应禁用,月经过多者应慎用;足部有外伤、疮疖、脓肿时,治疗时应避开患处。

## 二、用物准备

足底推拿疗法的用物同推拿法。如结合足浴法应准备中药液。必要时备毛巾、屏风等。

## 三、操作方法

（一）常用的足底反射区

1. 肾上腺　双脚掌第 2 跖骨与第 3 跖骨之间,足底部"人"字形交叉点下凹陷处。

2. 腹腔神经丛　双脚掌中心,在肾反射区两侧,呈环形。

3. 肾　双脚掌第 2、3 跖骨近端,相当于脚掌"人"字形交叉点后方凹陷处。

4. 输尿管　双脚掌自肾反射区中心至膀胱反射区之间,呈一线状的弧形区域。

5. 膀胱　双脚掌内侧舟骨下方的稍突起处。

6. 尿道及阴道(阴茎) 脚跟内侧,自膀胱反射区向上延伸至距骨与舟骨之间隙。

7. 额窦 双脚趾尖端,右侧额窦反射区在左脚,左侧在右脚上。

8. 三叉神经 双脚趾末节外侧上中段,在小脑反射区上前方。右侧三叉神经的反射区在左脚上,左侧的反射区在右脚上。

9. 小脑及脑干 双脚趾根部外侧面靠近第2趾骨头,左半部小脑的反射区在右脚上,右半部小脑的反射区在左脚上。

10. 颈项 位于双脚蹋趾根部横纹处,敏感点在距面外侧。左侧颈项反射区在右脚上,右侧的反射区在左脚上。

11. 鼻 位于双脚蹋趾趾腹内侧,自趾甲的根部延伸到第1趾间关节前的部位。右鼻的反射区在左脚,左鼻的反射区在右脚。

(二)选取反射区的原则

1. 根据病变所在的部位(受累的脏腑器官)选择反射区 同一器官、同一系统的各种病证,可选取大致相同的反射区;反之,同一反射区可用以治疗不同的病证。如推拿甲状腺反射区既可治甲状腺功能亢进,也可治甲状腺功能减退;各种胃的病证都要推拿胃反射区等。

2. 全足推拿与重点推拿 对于慢性病,一般采取"全足推拿,重点加强"的办法。全足推拿的作用是促进血液循环,增强全身功能。重点加强是指在全足推拿的基础上加强刺激重点反射区。对于急性病,可只选取重点反射区进行重手法推拿,重点突出,可收速效。急性期过去后再转入保健按摩。

3. 重点推拿所选取的反射区 包括基本反射区、主要反射区和相关反射区三部分反射区。

(1) 基本反射区:包括肾、输尿管、膀胱三个反射区,作用是增强排泄功能,将"毒素"或有害物质排出体外。无论治疗性推拿或保健按摩,在手法开始和结束都要反复刺激三遍。

(2) 主要反射区:指与病变器官或系统相对应的反射区。如眼反射区(主各种眼病),耳、内耳迷路反射区(主各种耳病),鼻、额窦、扁桃体、肺及支气管等反射区(主各种鼻病),肺及支气管、鼻、扁桃体等反射区(主各种支气管疾病),肺及支气管、喉与气管、心等反射区(主肺部疾病),胃、十二指肠、腹腔神经丛、甲状旁腺等反射区(主胃及十二指肠疾病),喉与气管及食管、胃、胸等反射区(主食管疾病),肝、脾、胃、肠等反射区(主各种肝病)。

(3) 相关反射区:根据各种疾病的病性选择相应的反射区。如各种炎症,选取脾、肾上腺、甲状旁腺、扁桃体等反射区;发热选取垂体、肾上腺、脾、甲状旁腺、扁桃体等反射区;哮喘取肾上腺反射区;此外,还可根据脏腑器官的相关性质选取不同的反射区。

(三)足底推拿疗法常用操作手法

1. 寻找足部反射区的敏感点 如采取全足推拿,一般先从左脚开始,推拿三遍肾、输尿管、膀胱三个反射区后,按脚底—脚内侧—脚外侧—脚背的顺序进行,结束时再将肾、输尿管、膀胱三个反射区推拿三遍。以同样的次序推拿右脚。重点推拿时,大致上也是按照基本反射区—主要反射区—相关反射区—基本反射区的顺序进行。

2. 推拿手法的力度与补泻手法 力度大小适当、均匀,以患者对痛觉的敏感程度、病情、反射区的部位等来掌握。推按过程中要产生一定的痛感,但并不是越痛越好。力量要慢慢渗入、缓缓抬起,并有一定的节奏,不可忽快忽慢,时轻时重。推拿的补泻手法按照"实者泻之,虚者补之"的原则,对实证、体质较好的患者可采用较强的刺激手法;对虚证、病重体弱的患者用弱刺激手法,延长疗程,使患者的内部功能逐渐恢复。

3. 治疗时间 病情轻者每次30~45分钟。重病患者可减为10~20分钟。对重症急症患者,每日1次,慢性病或疾病康复期间可隔日1次或每周2次。7~10次为1个疗程。

4. 具体操作　操作前清洁双脚,修剪趾甲,铺好治疗巾,在推拿反射区内均匀地涂上按摩膏。若患者正处于大怒、大悲、大恐之中,或精神紧张,身体疲劳,应略事休息,待恢复平静后再行推拿。在操作过程中,应注意观察患者的反应,并进行心理护理。如患者的情绪稳定,心情舒畅,信心充足,则会有较好的治疗效果,反之,则影响疗效。

### 四、注意事项

1. 治疗室内应通风,空气新鲜,温湿度适宜。夏季操作时,风扇不可直吹患者双脚。行足底推拿前应有准备手法,通过抚摸足部,摩擦足跟两侧和足背等部位,使足部迅速感到温暖,指导患者操作后适量饮水。

2. 饭前30分钟、饭后1小时内不宜足底推拿。如因治疗不慎,造成皮肤红肿、瘀血者,可在患部涂上红花酒精,并暂停该处的推拿。

3. 有些患者在接受足底推拿治疗后可出现低热、发冷、疲倦、腹泻等全身不适症状,或原有的症状加重,这是操作后的正常反应,可继续坚持治疗,数日后症状自然消失。

（高　健）

扫一扫,
测一测

**复习思考题**

1. 推拿疗法的适应证与禁忌证分别有哪些?
2. 试述推拿疗法中常见异常情况及处理。
3. 成人常用推拿手法及操作要求是什么?
4. 简述小儿发热、腹泻等常见病证的推拿疗法。

# 第十一章

# 常用中医护理技术

> **学习目标**
>
> 1. 掌握拔罐及刮痧疗法的操作方法与禁忌证。
> 2. 掌握常用耳穴定位法与主治功效。
> 3. 熟悉热熨法及中药保留灌肠的注意事项。
> 4. 了解各种部位熏洗方法的异同。

中医护理技术是中医护理学的重要内容和特色,它具有操作简单、疗效确切、成本低廉、群众易接受等特点,千百年来,为人民群众的健康和卫生保健事业作出了重大的贡献。临床上常用的中医护理技术主要包括针法、灸法、推拿疗法、拔罐法、刮痧法、耳穴压豆法、热熨法、熏洗法、湿敷法、贴敷法、涂药法、中药保留灌肠法、换药法、放血疗法、蜡疗法、中药超声雾化吸入、中药离子导入等。针法、灸法和推拿疗法详见第九章和第十章,本章主要介绍拔罐法、刮痧法、耳穴压豆法、热熨法、熏洗法、湿敷法、贴敷法、涂药法、中药保留灌肠法、换药法、放血疗法、蜡疗法、中药超声雾化吸入、中药离子导入法的适应证与禁忌证、用物准备、操作方法、注意事项等。各项技术操作前均应评估患者的病情、操作部位皮肤、心理状况及环境等。

## 第一节　拔　罐　法

拔罐法,又称瘢血疗法,古称"角法""吸筒法",是一种以罐为工具,借助热力或抽吸排除其中的空气,造成负压,使罐吸附于施术部位,造成局部充血或瘀血现象,以达到防治疾病目的的一种外治疗法。拔罐法具有温经通络、除湿散寒、消肿止痛、拔毒排脓的作用。

### 一、适应证与禁忌证

拔罐法的适用范围较广泛,但某些疾病和部位也应禁用或避免拔罐。

（一）适应证

适用于风湿痹痛、各种神经麻痹,以及一些急慢性疼痛,如腹痛、腰背痛、痛经、头痛等;还可用于感冒、咳嗽、哮喘、消化不良、胃脘痛、眩晕等脏腑功能紊乱方面的病症。此外,丹毒、红丝疔、毒蛇咬伤、疮疡初起未溃等外科疾病亦可用拔罐法。

（二）禁忌证

1. 急性危重疾病、接触性传染病、严重心脏病;血小板减少性紫癜、白血病及血友病等出血性疾病;精神分裂症、抽搐、重度神经质及不合作者;瘰疬、疝气处及活动性肺结核患者。

2. 皮肤过敏、传染性皮肤病及皮肤肿瘤(肿块)部、皮肤溃烂部;急性外伤性骨折、中度和重度水肿部位;孕妇腹部及腰骶部;心尖区、体表大动脉搏动处、静脉曲张处及其他大血管部位。

## 二、用物准备

根据拔罐方法选择用物。常用的火罐用物:治疗盘,95% 乙醇棉球,止血钳,玻璃罐,竹罐或负压吸引罐,火柴(打火机),弯盘,凡士林或按摩乳,棉签,皮肤消毒液,无菌持物镊,干棉球,纱布,灭火器具(小口瓶)等。

## 三、操作方法

### (一) 罐的种类

罐的种类很多,各有其优点,临床常用的有竹罐、陶罐、玻璃罐、抽气罐等(图 11-1)。

1. 竹罐　用直径 3~5cm 坚固无损的竹子,截成 6~8cm 或 8~10cm 长的竹管,一端留节作底,另一端作罐口,用刀刮去青皮及内膜,制成形如腰鼓的圆筒,用砂纸磨光,使罐口光滑平正。其优点是取材容易、经济易制、轻巧、不易摔碎。缺点是容易爆裂、漏气。

2. 陶罐　用陶土烧制而成,罐的两端较小,中间略向外凸出,状如瓷鼓,底平,口径大小不一,口径小者较短,口径大者略长。其优点是吸力大,缺点是质地较重、容易破碎。

3. 玻璃罐　是在陶制罐的基础上,改用玻璃加工而成,其形如球状,罐口平滑,分大、中、小三种型号。其优点是质地透明,容易观察局部皮肤的变化,便于掌握时间,临床应用较普遍。其缺点也是容易破碎。

4. 抽气罐　用透明塑料制成,顶部设置活塞,用抽气方式形成负压。其优点是操作方便、不易破碎,缺点是不具有火力的温热效应。

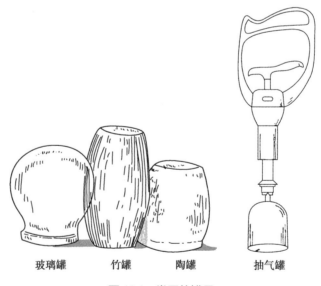

玻璃罐　　竹罐　　陶罐　　　抽气罐

图 11-1　常用的罐具

### (二) 拔罐方法

临床常用的有火罐法、水罐法和抽气法三种。

1. 火罐法

(1) 闪火法:用止血钳夹住 95% 乙醇棉球,点燃后伸入罐内,在罐内中段绕 1~2 圈后立即退出,迅速将罐扣在施术部位。适用于各种体位,特别适用于闪罐和走罐。此法吸拔后罐内无火,比较安全,是目前临床最常用的方法。

(2) 投火法:将 95% 乙醇棉球或纸片点燃后投入罐内,迅速将罐扣在施术部位。此法因罐内有燃烧物质,容易落下烫伤皮肤。适用于侧面横位拔罐。

(3) 贴棉法:先用 0.5~1cm² 的脱脂棉球片,四周拉薄后略吸 95% 乙醇,贴于罐内上中段,点燃后迅速扣在施术部位。适用于侧面横拔位。此法需注意棉花内的乙醇不宜过多,否则燃烧的乙醇滴下时,容易烫伤皮肤。

(4) 滴酒法:用 95% 的乙醇,滴入罐内 1~3 滴,沿罐内壁摇匀,用火点燃后,迅速将罐扣在施术部位。注意滴入乙醇时切勿过多,以免流出烧伤皮肤。

2. 水罐法　将竹罐投入沸水或中药液中煮 5~10 分钟,用长镊子将罐夹出,罐口朝下,迅速用湿毛巾紧扣罐口,再立即将罐扣在应拔部位上,留罐 10~20 分钟。观察水罐吸附情况,如患者感到过紧疼痛或烫痛,应立即起罐。本法适用于任何部位拔罐,但吸附力较小,操作时宜轻快。

3. 抽气法　选定穴位后将抽气罐扣在局部皮肤上,连续抽气数次,吸牢后可留置 20~30 分钟。留置过程中,可从玻璃罩外观察皮肤呈现稍微红肿或有细小出血点,若无其他变化和不适,可增加负压,继续留置 10 分钟左右起罐。

(三) 拔罐法的应用

1. 留罐　拔罐后留置 5~15 分钟,使局部皮肤充血。此种方法常用,可单个罐留罐,也可多个罐留罐。

2. 走罐　在施术部位和罐口涂上一层凡士林或按摩乳,将罐拔好后,用手握住罐体,向上下或左右往返推移,直至皮肤充血为止。适用于脊背、腰臀、大腿等肌肉丰厚、面积较大的部位。

3. 闪罐　将罐拔住后立即起下,反复多次地拔住、起下,直至皮肤潮红、充血或瘀血即可。多用于肌肉较松弛部位,常用于治疗局部疼痛、麻木或功能减退的虚证患者。

4. 针罐　此法是将针刺与拔罐相结合的一种方法。在针刺得气留针时,将罐拔在以针为中心的部位上,留罐与针 5~10 分钟,然后起罐、起针。重症及病情复杂的患者尤为适用。

5. 单罐　此法适用于病变范围较小或压痛点。可采用各类拔罐的操作方法。

6. 多罐　此法适用于病变范围比较广泛的疾病。可按病变部位、解剖形态等情况,酌情吸拔数个。依罐距离的不同分为密排法(罐距小于 3.5cm)和疏排法(罐距大于 7cm)。在背部拔多个罐时,宜按照由上往下的顺序。

7. 刺血(刺络)拔罐　用三棱针、粗毫针或注射器针头,按刺血法刺破小血管,然后拔上火罐,可以加强刺血法的效果。适用于各种急慢性软组织损伤、神经性皮炎、皮肤瘙痒、丹毒、神经衰弱、胃肠神经官能症等。注意无菌操作。

(四) 起罐方法

起罐时用一手轻按罐具向一侧倾斜,另一只手食指或拇指按住罐口的皮肤,使罐口与皮肤之间形成空隙,空气进入罐内则罐自起。不可硬拉或旋转罐具,以免损伤皮肤。在背部拔多个罐时,应按顺序先上后下起罐,以防止发生头晕脑胀、恶心呕吐等不良反应。起罐后用纱布轻轻擦去罐斑处皮肤上的小水珠,瘙痒者切不可抓破皮肤。治疗疮疡时,应预先在罐口周围填以脱脂棉花或纱布,以免起罐时脓血污染衣服被褥等,起罐后擦净脓血,适当处理伤口,罐具严格消毒。

四、注意事项

1. 拔罐时应采取合适的体位,使之舒适持久。尽量选择肌肉丰厚的部位拔罐,骨骼凹凸不平和毛发较多处不宜拔罐。皮肤有过敏、水肿、溃疡、肿瘤、大血管处,孕妇腰骶部、腹部

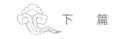

均不宜拔罐。

2. 根据部位不同选择大小合适的罐,并检查罐口周围是否光滑、有无裂痕。

3. 拔罐时,动作要快、稳、准,起罐时切勿强拉。用火罐时注意勿灼伤或烫伤皮肤,若烫伤或留罐时间太长而皮肤起水疱时,小的无须处理,可敷消毒纱布,防止擦破即可。水疱较大时,用消毒针将水疱刺破放出水液,涂以聚维酮碘,或用消毒纱布包敷,以防感染。

4. 火罐法可隔日或每日 1 次,如每日 1 次,必须更换穴位与部位。治疗急性病,如腹泻、重证风湿时,亦可每日行 2 次。若 1 日多次置罐,则留罐时间不宜过长。火罐疗法一般 10 次为 1 个疗程,慢性病可连续 2~3 个疗程。置罐数可根据病变部位而定,腰背部可同时置 4~8 罐,一般部位可置 1~2 罐。

# 第二节　刮　痧　法

刮痧法是应用边缘钝滑的器具蘸取一定的介质,在患者体表一定部位或者穴位的皮肤上反复刮摩,使局部皮肤出现瘀斑或痧痕,使脏腑秽浊之气经腠理通达于外,从而促使气血流畅,达到防治疾病的一种治疗方法。

## 一、适应证与禁忌证

刮痧疗法广泛适用于临床的各种疾病,但也有禁忌证。

（一）适应证

常用于气血瘀阻引起的各种病证,如颈肩痛、腰腿痛、头痛、感冒、咳嗽、失眠、便秘等,以及夏秋季节发生的各种急性疾病、中暑、外感、肠胃道疾病等。也可用于消化系统和呼吸系统疾病的防治,具有保健、美容等功效。

（二）禁忌证

1. 心力衰竭、肾衰竭、肝硬化腹水者、重度水肿、血小板减少等患者,体型过于消瘦、过饥过饱者慎刮。

2. 女性月经期、孕妇的腹部、腰骶部及妇女的乳头禁刮;小儿囟门未合,头部禁刮;皮肤缺损或病变处禁刮。

## 二、用物准备

治疗盘,刮具(刮痧板、瓷匙、铜钱或硬币、圆口杯等),治疗碗(内盛少量润滑剂),干棉球(或棉签),纱布,镊子,弯盘,必要时备大毛巾、屏风。

## 三、操作方法

（一）刮痧工具

1. 刮痧板　多用水牛角或黄牛角制成,或利用铜砭刮痧。

2. 硬币、铜钱　取边缘较厚而又没有缺损的硬币或铜钱。

3. 小蚌壳　取边缘光滑的蚌壳,多为渔民习用。

4. 其他　亦可选取边缘光滑而没有破损的瓷碗、瓷酒盅、瓷汤匙、不锈钢汤匙、嫩竹片、玻璃棍等。

（二）刮痧部位与常用体位

1. 常用部位　头部的眉心、太阳穴,颈部的喉头左右两侧和项部,胸部沿肋间隙方向及胸骨中线,肩背部的两肩部,背部脊柱旁两侧,上臂肘内侧,下肢委中穴上下、大腿内侧、跟腱处等。另外,现也根据疾病辨证选穴刮痧,如高血压选肝经、肾经上的穴位来刮治。

2. 常用体位

(1) 反骑坐位:适用于颈项部、背部。

(2) 坐位:适用于头面部、上肢部。

(3) 仰卧位:适用于胸部、腹部、下肢内外前侧。

(4) 俯卧位:适用于颈项部、背部、腰部、下肢后侧。

(三)刮痧方法

1. 部位 先充分暴露刮治部位,并适当清洁。

2. 刮治方法 术者手持刮具,蘸取植物油或清水,在选定的部位,从上至下、由内向外朝单一方向反复刮动,用力以患者能耐受为度。刮动数次后,感觉涩滞时,需蘸植物油再刮,一般刮 10~20 次,以皮肤出现紫红色斑点或斑块为度。

3. 刮治顺序 一般要求先刮颈项部,再刮脊椎两侧部,然后再刮胸部及四肢部位。刮背时,应在脊柱两侧,沿肋间隙呈弧线由内向外刮,每次 8~10 条,每条长 6~15cm。

4. 刮痧时间 一般为 20 分钟左右,或以患者能耐受为度。

## 四、注意事项

1. 刮痧工具必须边缘光滑,没有破损。不能干刮,应时时蘸取润肤介质保持润滑,以免刮伤皮肤。

2. 操作时,室内要保持空气流通,注意避免感受风寒。用力应均匀,力度适中;对不出痧或出痧少的部位不可强求出痧,禁用暴力。

3. 刮痧过程中要随时观察病情变化,如患者出现面色苍白、出冷汗等,应立即停刮,并报告医生,配合处理。神经衰弱患者,最好选择在白天进行头部刮痧。

4. 刮痧后应保持情绪稳定,避免发怒、烦躁、焦虑情绪等不良刺激;禁食生冷、油腻之品。

5. 使用过的刮具,应清洁消毒处理后备用(牛角刮痧板禁用水泡)。

6. 刮痧间隔时间一般为 3~6 天,或以痧痕消退为准,3~5 次为 1 个疗程。

7. 下肢静脉曲张,刮拭方向应从下向上刮,用轻手法。颈、腹、四肢,由上向下刮拭。

---

**知识链接**

### 刮痧、走罐的活血舒筋与祛风散寒作用区别

刮痧与走罐都是中医临床常见的治疗方法。临床上,刮痧与走罐常用于活血化瘀、舒筋通络、祛风散寒、泻火解毒、清热祛湿等,但二者各有偏重。瘀阻型痹证由于瘀血阻滞经络,导致"不通则痛"。根据"通则不痛""经络所过,主治所及"的原则,采用循经刮痧法,由于刮痧可放松颈背部肌肉,解除颈部肌肉痉挛,松解颈部软组织粘连,刮痧较走罐在活血舒筋上有优势。风寒型痹证由于风寒湿邪客于筋肉络脉,致脉络拘紧、筋肉失养而发生疼痛,血不上荣于头则头痛、昏沉,则可采用走罐疗法。走罐较刮痧在祛风散寒上占优势,这是由于走罐具有拔罐的功效,罐吸附于皮肤、腠理可刺激经络,使汗孔舒展开,同时走罐于背部各经络所行之处,能激发经脉阳气,调节内部脏腑气血与功能,使风寒之邪从"玄府"排出。

# 第三节 耳穴压豆法

耳穴压豆法,又称耳穴贴压法、耳穴埋籽法,是在耳针疗法的基础上发展起来的中医护理操作技术,是用胶布将药豆或磁珠粘贴于耳穴处,给予适度的揉、按、捏、压,使其产生热、麻、胀、痛等刺激感应,通过经络传导,从而达到防治疾病目的的一种外治疗法。具有以丸代针、刺激持久、疗效确切、取材方便、易学易懂、操作方便、不良反应少等特点,临床使用广泛。

## 一、耳郭与耳穴

### (一)耳与经络和脏腑的关系

耳与经络之间有着密切的关系。《阴阳十一脉灸经》中有关于"耳脉"记述。《黄帝内经》对耳与经脉、经别、经筋的关系做了较详细的阐述,认为六阳经经脉循行于耳或分布于耳周,且通过各自的经别间接上达于耳;奇经八脉的阳跷脉并入耳后,阳维脉循头入耳。所以《灵枢·口问》说:"耳者,宗脉之所聚也。"

耳与脏腑的关系密切。据《黄帝内经》《难经》等书记载,耳与五脏均有生理与功能上的联系。如《灵枢·脉度》说:"肾和则耳能闻五音矣。"因此形成了耳穴治病、耳郭视诊的主要依据,其所治病种遍及内、外、妇、儿各科。常用的操作手法有耳穴压豆法、耳穴毫针刺法、耳穴埋针法、耳穴放血法、夹耳法、耳灸法、耳穴按摩法、耳穴磁疗法等。本节重点介绍耳穴压豆法。

### (二)耳郭表面解剖

耳郭分为凹面的耳前和凸面的耳背,其体表解剖名称如下(图11-2)。

1. 耳轮　耳郭最外圈的卷曲部分。

2. 耳轮脚　耳郭深入到耳腔内的横行突起部分。

3. 耳轮结节　耳轮后上方稍突起处。

4. 耳轮尾　耳轮末端与耳垂的交界处。

5. 对耳轮　在耳轮内侧,与耳轮相对的隆起部。其上方有两分叉,向上分叉的一支称对耳轮上脚;向下分叉的一支称对耳轮下角。

6. 三角窝　对耳轮上、下角之间的三角形凹窝。

7. 耳舟　耳轮与对耳轮之间的凹沟,又称舟状窝。

8. 耳屏　耳郭前面的瓣状突起,又称耳珠。

9. 屏上切迹　耳屏上缘与耳轮脚之间的凹陷。

10. 对耳屏　对耳轮下方与耳屏相对的隆起部。

11. 屏间切迹　耳屏与对耳屏之间的凹陷。

12. 屏轮切迹　对耳屏与对耳轮之间的稍凹陷处。

13. 耳垂　耳部下部无软骨之皮垂。

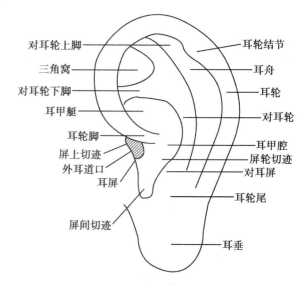

图 11-2　耳郭解剖名称

14. **耳甲艇**　耳轮脚以上的耳腔部分。

15. **耳甲腔**　耳轮脚以下的耳腔部分。

16. **外耳道口**　在耳甲腔内,为耳屏所遮盖处。

（三）耳穴的分布规律

耳郭分为凹面的耳前和凸面的耳背。当人体发生疾病时,往往会在耳郭相应的部位出现"阳性反应点",如压痛、变形、变色、结节等。这些反应点就是耳针防治疾病的刺激点,又称耳穴。耳穴的分布有一定的规律,总体上形如一个倒置的胎儿,与头面相应的穴位在耳垂,与上肢相应的穴位在耳舟,与下肢和躯干相应的穴位在对耳轮体和对耳轮上、下脚,与腹腔脏器相应的穴位集中在耳甲艇,与胸腔脏器相应的穴位在耳甲腔,与消化道相应的穴位在耳轮脚周围,与耳鼻喉相应的穴位在耳屏四周(图11-3)。

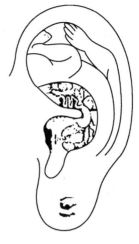

图 11-3　耳穴分布规律

（四）常用耳穴的定位与主治

常用耳穴定位(图11-4)与主治见表11-1。

表 11-1　常用耳穴定位与主治

| 耳穴名称 | 定位 | 主治病证 |
|---|---|---|
| 耳中 | 耳轮脚 | 呃逆、荨麻疹、皮肤瘙痒症、小儿遗尿、咯血、出血性疾病 |
| 耳尖 | 在耳郭向前对折的上部尖端处 | 发烧、高血压、急性结膜炎、睑腺炎、牙痛、失眠 |
| 坐骨神经 | 在对耳轮下脚的前 2/3 处 | 坐骨神经痛、下肢瘫痪 |
| 交感 | 在对耳轮下脚前端与耳轮内缘相交处 | 胃肠痉挛、心绞痛、胆绞痛、输尿管结石、自主神经功能紊乱 |
| 神门 | 在三角窝后 1/3 的上部,对耳轮上、下角交叉前 | 失眠、多梦、痛证、癫痫、高血压 |
| 内生殖器 | 在三角窝前 1/3 的下部 | 痛经、月经不调、白带过多、功能失调性子宫出血、阳痿、遗精、早泄 |
| 肾上腺 | 在耳屏游离缘下部尖端 | 低血压、风湿性关节炎、腮腺炎、眩晕、哮喘、休克 |
| 咽喉 | 在耳屏内侧面上 1/2 处 | 声音嘶哑、咽炎、扁桃体炎、哮喘 |
| 缘中 | 在对屏尖与屏轮切迹之中点处 | 遗尿、梅尼埃病、尿崩症、功能失调性子宫出血 |
| 皮质下 | 在对耳屏内侧面 | 痛证、神经衰弱、假性近视、间日疟 |
| 枕 | 在对耳屏外侧面的后上方 | 头晕、头痛、神经衰弱、哮喘、癫痫 |
| 心 | 在耳甲腔正中凹陷处 | 心动过速、心律不齐、心绞痛、无脉症、神经衰弱、癔症、口舌生疮 |
| 气管 | 在心区与外耳门之间 | 哮喘、支气管炎 |
| 肺 | 在心、气管区周围处 | 咳喘、胸闷、声音嘶哑、皮肤瘙痒症、荨麻疹、扁平疣、便秘 |
| 肝 | 在耳甲艇的后下部 | 胁痛、眩晕、经前期综合征、月经不调、绝经期综合征、高血压、眼病 |
| 脾 | 在耳甲腔的后上部 | 腹胀、腹泻、便秘、食欲不振、功能失调性子宫出血,白带过多、梅尼埃病 |
| 肾 | 在对耳轮下脚下方后部 | 腰痛、耳鸣、神经衰弱、肾盂肾炎、遗尿、哮喘、月经不调、遗精、阳痿、早泄 |
| 胰胆 | 在耳甲艇的后上部 | 胆囊炎、胆石症、胆道蛔虫症、急性胰腺炎、偏头痛、中耳炎、耳鸣、带状疱疹 |
| 内分泌 | 在屏间切迹内、耳甲腔的底部 | 痛经、月经不调、绝经期综合征、痤疮、甲状腺功能亢进或减退 |
| 三焦 | 在外耳门后下,肺与内分泌区之间 | 便秘、腹胀、上肢外侧疼痛 |

续表

| 耳穴名称 | 定位 | 主治病证 |
|---|---|---|
| 胃 | 在耳轮脚消失处 | 胃痉挛、胃炎、胃溃疡、消化不良、恶心呕吐 |
| 大肠 | 在耳轮脚上方前部 | 腹泻、便秘、咳嗽、痤疮 |
| 小肠 | 在耳轮脚下方中部 | 消化不良、腹痛、腹胀、心动过速 |
| 膀胱 | 在对耳轮下脚下方中部 | 膀胱炎、遗尿、尿潴留、腰痛、坐骨神经痛、后头痛 |
| 眼 | 在耳垂正面中央部 | 各种眼病 |
| 面颊 | 在耳垂正面眼区与内耳区之间 | 面瘫、三叉神经痛、痤疮、面肌痉挛、腮腺炎 |
| 耳背沟 | 在耳背、对耳轮沟和对耳轮上、下脚沟处 | 高血压、皮肤瘙痒症 |
| 耳迷根 | 在耳轮脚后沟的耳根处 | 胆道疾患、心动过速、腹痛、腹泻 |

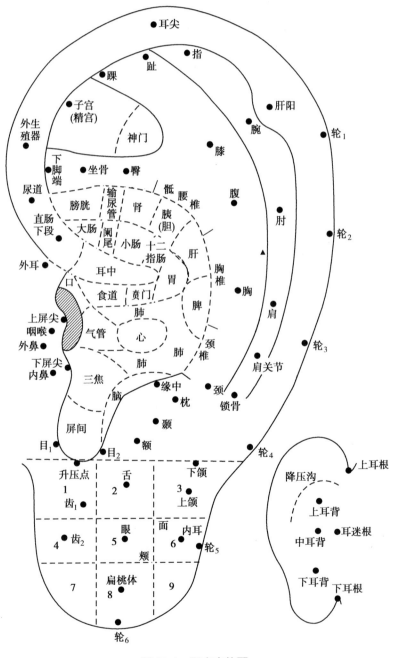

图 11-4　耳穴定位图

274

（五）选穴原则

临床常用的选穴原则如下。

1. 按相应部位选穴 当机体患病时,在耳郭的相应部位上有一定的敏感点,它便是本病的首选穴位,如胃病取胃,目病取眼等。

2. 按辨证取穴 根据中医基础理论辨证选用相关的耳穴。如脱发取肾,皮肤病取肺、大肠等。

3. 按西医学理论取穴 耳穴中一些穴名是根据西医学理论命名的,如交感、肾上腺、内分泌等,这些穴的功能基本上与西医学理论一致,故在选穴时应考虑到其功能。如炎性疾病取肾上腺,是应用它的抗炎症功能。

4. 按临床经验取穴 从临床实践中发现有些耳穴对某些疾病具有特异的治疗作用,如"外生殖器"穴可治腰腿痛,"神门"穴可治疗痛证。

（六）取穴方法

常用的取穴方法有以下几种:

1. 观察法 用眼直接观察耳部的形态、色泽等方面的病理性改变,如硬结、丘疹、凹陷、水疱、充血、脱屑等阳性反应点。

2. 按压法 可以用探针、火柴棒、毫针柄等在与疾病相应的耳区周围进行按压寻找压痛点。

3. 电测法 用耳穴探测仪或经络探测仪测定耳穴皮肤电阻,如电阻降低,导电量增加,形成良导点,可供参考。

## 二、适应证与禁忌证

耳穴压豆法在临床适用范围很广,但有些疾病和部位应禁用或慎用。

（一）适应证

1. 疼痛性疾病 如各种扭挫伤、头痛、神经痛等。

2. 炎性疾病及传染病 如急慢性结肠炎、牙周炎、咽喉炎等。

3. 功能紊乱性疾病 如胃肠神经官能症、心律不齐、高血压、神经衰弱等。

4. 过敏及变态反应性疾病 如哮喘、过敏性鼻炎、荨麻疹。

5. 内分泌代谢性疾病 如糖尿病、绝经期综合征。

6. 其他 内、外、妇、儿、五官、伤科的功能性疾病,亦可用于预防感冒、晕车、晕船及预防和处理输血、输液反应等。

（二）禁忌证

1. 耳郭上有湿疹、炎症、溃疡、冻疮破溃者。

2. 有习惯性流产的孕妇;妇女妊娠期也应慎用,尤其不宜用子宫、卵巢、内分泌、肾等穴。

3. 年老体弱、有严重器质性疾病者慎用。

## 三、用物准备

治疗盘,皮肤消毒液,棉签,镊子,探棒,治疗碗,胶布,剪刀,弯盘,王不留行籽或磁珠或菜籽,耳压板。

## 四、操作方法

1. 体位 患者取合适体位。检查耳部皮肤有无破损和污垢,必要时擦净双耳。

2. 找阳性点 进行耳穴探查,找出阳性反应点,并结合病情,确定主、辅穴位。

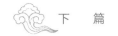

笔记栏

3. 贴压　皮肤消毒后,一手指托持耳郭,一手用镊子夹取割好的方块胶布,中心粘上准备好的药豆或磁珠,对准穴位紧贴压其上,并轻轻揉按1~2分钟。每次以贴压5~7个穴为宜,每日按压3~5次,隔1~3天换1次,两耳交替或同时贴用。

4. 整理　操作后协助患者取舒适卧位,整理床单位,进行耳穴压豆指导。

### 五、注意事项

1. 贴压耳穴应注意防水,以免脱落。夏天易出汗,贴压耳穴不宜过多,时间不宜过长,以防胶布潮湿脱落或皮肤感染。

2. 对过度饥饿、疲劳、精神高度紧张、年老体弱者及孕妇宜轻按压,急性疼痛性病证宜重手法强刺激。

3. 根据不同病证采用相应的体位,如胆石症取右侧卧位,冠心病取坐位,泌尿系结石取患侧在上的侧卧位等。

# 第四节　热　熨　法

热熨法是将药物或其他物品加热后,在患病部位或特定穴位适时来回或回旋运转,借助温热之力,使药性通过皮毛腠理,循经运行,内达脏腑,从而疏通经络、温中散寒、畅通气机或镇痛消肿,达到调整脏腑阴阳而防治疾病的一种方法。临床常用方法有药熨法、坎离砂法、葱熨法、盐熨法、大豆熨法和热砖熨法等。

### 一、适应证与禁忌证

#### (一) 适应证

热熨法主要适用于由脾胃虚寒引起的胃脘疼痛、腹冷泄泻、寒性呕吐等;跌打损伤等引起的局部瘀血、肿痛等;扭伤引起的腰背不适、行动不便等;风湿痹证引起的关节冷痛、麻木、沉重、酸胀等;其他如小便癃闭、经闭和瘫痪等。

#### (二) 禁忌证

各种实热证,恶性肿瘤,急性软组织损伤,腹部包块性质不明,麻醉未清醒者;身体大血管处,皮肤有破损处,病变部位有金属移植物或感觉障碍者,孕妇腹部等部位。

### 二、用物准备

以药熨包为例:治疗盘,治疗碗,竹筷,陈醋,双层纱布袋,凡士林,棉签,坎离砂成品(或药物、盐、麸皮、蚕沙等),炒锅,电炉(或加热装置),大毛巾,弯盘,必要时备屏风。

### 三、操作方法

#### (一) 热熨包准备

1. 药熨包　将药物用少许白酒或食醋搅拌后放入炒锅内,用文火炒,炒时用竹铲或竹筷翻拌,至药物温度达60~70℃时,将其装入双层布袋中,用大毛巾包裹后备用。

2. 坎离砂熨包　将坎离砂放入治疗碗内加陈醋,以坎离砂湿润为宜,拌匀后装入布袋,待发热备用。

#### (二) 操作方法

1. 体位　患者取合适体位,暴露热熨部位,注意遮挡、保暖。

2. 润滑推熨　局部涂少量凡士林,将热熨包放到患处或相应穴位用力来回推熨。力量要均匀,开始时用力要轻,速度可稍快,随着熨包温度的降低,力量可增大,同时速度减慢。熨包温度过低时,需更换新的热熨包。操作过程 15~30 分钟。

3. 观察询问　热熨过程中观察患者局部皮肤情况以及熨包是否破漏,询问患者有无不适,以防烫伤。

4. 整理　擦净局部皮肤,安置患者,整理床单位。

## 四、注意事项

1. 热熨前先嘱患者排空小便,冬季注意保暖。

2. 热熨温度不宜超过 70℃,年老、婴幼儿及感觉障碍者,熨包温度不宜超过 50℃,以免烫伤。

3. 操作过程中注意保持熨包温度,凉后应及时更换或加热。如感到疼痛应停止操作。

4. 布袋用后清洗消毒备用,中药可连续使用 1 周。

5. 炒药过程中注意安全,中途加入白酒时,应将炒锅离开热源,以免发生危险。

6. 热熨治疗后的患者应注意避风保暖,不宜过度疲劳,饮食宜清淡。

# 第五节　熏　洗　法

熏洗法是将根据辨证选用的药物煎汤煮沸后,先利用药液所蒸发的药气熏蒸患部,待药液稍温后,再淋洗浸浴患部的一种技术。根据所用药物,具有疏通腠理、行气活血、清热解毒、消肿止痛、祛风除湿、去腐生肌、发汗解表、杀虫止痒等作用。根据熏洗的部位,可分为四肢熏洗法、眼部熏洗法、坐浴法及全身熏洗法等。

## 一、适应证与禁忌证

### (一)适应证

1. 内科　如感冒、咳嗽、哮喘、肺痈、中风、高血压、头痛、呕吐、腹胀、便秘、淋证等。

2. 外科　如疮疡、痈疽、乳痈、痔疮、肛裂、流火、软组织损伤、丹毒、脱疽、烧伤后遗症等。

3. 妇科　如闭经、痛经、阴部瘙痒、外阴溃疡、带下病、外阴白斑、阴肿、阴疮、宫颈糜烂、盆腔炎、子宫脱垂、会阴部手术等。

4. 儿科　如湿疹、腹泻、痄腮、麻疹、遗尿、小儿麻痹症等。

5. 骨科　如筋骨疼痛、跌仆损伤、关节肿痛、骨折后恢复期等。

6. 五官科　如睑缘炎、慢性结膜炎、巩膜炎、泪囊炎、鼻衄、鼻窦炎、唇炎、耳疮等。

7. 皮肤科　如皮肤疮疡、湿疹、手足癣、瘙痒症等。

8. 肛肠科　如外痔肿痛、肛周脓肿、内痔脱落、痔疮发炎、痔切除或瘘管手术后等。

9. 美容美发　如痤疮、头疮、斑秃、祛斑等。

10. 其他　如瘫痪、痿证、痹证等。

### (二)禁忌证

昏迷、急性传染病、恶性肿瘤、严重心脏病、严重高血压、呼吸困难及有出血倾向者;有大范围感染性病灶并已化脓者破溃处;大汗、饥饿、饱食及过度疲劳者;妇女月经期和妊娠期禁用坐浴;眼部肿瘤、眼出血、急性结膜炎者不宜熏洗眼部。

## 二、用物准备

1. 四肢熏洗法　熏洗盆(桶),药液,治疗盘,浴巾,橡胶单,水温计,必要时备屏风、垫枕等。

2. 眼部熏洗法　治疗盘,治疗碗(内盛煎好的中药滤液),有孔治疗巾,无菌纱布,镊子,水温计,胶布,眼罩等。

3. 坐浴法　治疗盘,药液,水温计,坐浴架,坐浴盆,毛巾,必要时备屏风等。

4. 全身熏洗法　治疗盘,浴缸或大浴盆,活动支架或小木凳,药液,水温计,罩单,浴巾,毛巾,拖鞋,衣裤等。

## 三、操作方法

(一) 四肢熏洗法

1. 备药液　将煎好的药液倒入盆内,加热水至所需量。

2. 熏蒸　患者取舒适体位,暴露熏洗部位,床上铺橡胶单,患肢架于盆上,接触处垫以软枕,用浴巾围盖患肢及盆,使药物蒸汽熏蒸患部。

3. 浸洗　待温度适宜后,将患肢浸泡在药液中浸洗,时间 10~20 分钟。

4. 整理　泡毕,擦干患肢,撤去橡胶单,避风(药液可留至下次再用,一般每剂药液可泡2~3 次)。

(二) 眼部熏洗法

1. 备药液　将煎好的药液(50~70℃为宜)倒入治疗碗,盖上带孔的治疗巾。

2. 熏蒸　患者取端坐姿势,头部及躯干前倾,将患眼贴至孔巾上熏蒸。

3. 淋洗　待药液温度适宜时(38~41℃),用镊子夹取纱布蘸药液淋洗眼部,稍凉即换,每次 15~30 分钟(洗眼杯法:将溶液倒至洗眼杯内侧标记线处;脸朝下将洗眼杯扣压在眼睛上;接着紧持洗眼杯,抬头后仰,使眼浸泡在洗眼液中,期间眨眼 3~6 次,然后将溶液倒掉;用清水洗净杯子,同法洗另一只眼)。

4. 整理　洗毕,闭目 5~10 分钟,根据需要用无菌纱布盖住患眼,胶布固定或带上眼罩。

(三) 坐浴法

1. 备药液　将煎好的中药液趁热倒入盆内,放在坐浴架上。

2. 熏蒸　患者暴露臀部,坐在坐浴架上熏蒸,注意遮挡。

3. 浸泡　待药液不烫时,协助患者将臀部坐入盆内浸泡,当药液偏凉时,应添加热药液,每次熏洗 20~30 分钟。

4. 整理　洗毕,需换药,则上药后敷盖无菌敷料,更换干净的内裤,安置舒适卧位。一般每天熏洗 1~3 次,每次 20~30 分钟。其疗程视疾病而定,以痊愈为准。

(四) 全身熏洗法

1. 备药液　将浴室温度调节在 20~22℃,把煎好的中药液趁热倒入盆内,加适量开水。盆内放活动支架或小木凳,高出水面约 10cm。

2. 熏蒸　协助患者脱去衣裤,扶入浴盆坐在活动架或小木凳上,用罩单将浴盆和患者身体围住,勿使热气外泄,露出头面部,借药物蒸汽进行熏疗。

3. 浸泡　待药液不烫时,协助患者将躯体及四肢浸泡于药液中,当药液温度继续下降时,应添加热水,使药液温度始终保持在 38~41℃,每次熏洗 20~30 分钟,以出汗为度。

4. 整理　熏洗毕,清洁并擦干患者皮肤,协助穿衣。熏洗时间不宜超过 40 分钟,以免患者疲劳。

附:熏洗机治疗

采用中草药熏洗机行全身熏洗时,先用冷水浸泡药物20~60分钟后,放入熏洗机储药罐内,接通电源预热机身(夏天15分钟,冬天20分钟以上),然后调好机身温度(夏天32℃,秋天32~35℃),患者暴露躯体坐在椅上或卧于治疗床上熏蒸,每次20~30分钟,每日1~2次。擦干汗液。

### 四、注意事项

1. 熏洗过程注意室内避风,冬季注意保暖,洗毕应及时擦干药液和汗液,暴露部位应尽量加盖衣被。

2. 煎好的药液用干净纱布过滤,以免药中杂质在熏洗时刺激皮肤。熏洗药液温度适宜,以防烫伤。熏蒸时一般以50~70℃为宜;浸泡时,一般控制在38~41℃。操作中应随时询问患者感觉,老年人、小儿熏洗温度宜稍低。

3. 操作中根据不同部位辨证用药,如头部及某些敏感部位,不宜选用刺激性太强的药物,孕妇忌用麝香等药物,以免引起流产等后果。

4. 局部熏洗时,局部应与药液保持适当的距离,以温热舒适、不烫伤皮肤为度。颜面部熏洗后30分钟才能外出,以防感冒;局部有伤口者,按无菌操作进行;包扎部位熏洗时,揭去敷料,熏洗完毕后,更换消毒敷料。

5. 饭前、饭后30分钟不宜熏洗。蒸汽浴室应设观察窗口,以便随时观察患者情况;全身熏洗时,在熏洗前适量饮水可防过多出汗而虚脱,熏洗时间不宜超过40分钟,如患者出现心慌、气促、面色赤热或苍白、大汗淋漓等情况应立即停止操作,并予相应的处理;用中草药熏蒸机应先检查机器的性能以及有无漏电现象,以防发生意外。

6. 注意保护患者,必要时进行遮挡。所用物品需清洁消毒,用具一人一份一消毒,避免交叉感染。熏洗一般每天1次(视病情可每天2次),每次20~30分钟,5~7天1个疗程。治疗中如发现患者有过敏现象或治疗无效时,应及时与医生联系,调整治疗方案。

# 第六节 湿 敷 法

湿敷法,又称溻渍法,是用中药煎汤后用敷布浸透,趁热湿敷、淋洗、浴渍患部,以达到疏通腠理、清热解毒或消肿散结等目的的一种外治方法。

## 一、适应证与禁忌证

### (一)适应证
皮损渗出液较多或脓性液体分泌物较多的急慢性皮肤炎症或筋骨关节损伤等。

### (二)禁忌证
疮疡脓肿迅速扩散者,大疱性皮肤病,表皮剥落松解症等禁用。

## 二、用物准备

治疗盘,药液及容器,水温计,敷布数块(4~6层无菌纱布制成),凡士林,长镊子2把,弯盘,橡胶单,中单,纱布,棉签等。

## 三、操作方法

1. **体位** 根据病变部位,协助患者取合理体位,暴露湿敷部位,下垫橡胶单、中单,局部

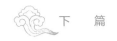

涂以凡士林。

2. 湿敷淋药　将药液倒入容器内,置敷布于药液中浸透,用镊子拧干、抖开、折叠后敷于患处(温度以不烫手为度),轻压使之与患处密切接触。每隔 5~10 分钟以无菌镊子夹纱布浸药后,淋药液于敷布上,保持湿度和温度,每次湿敷 30~60 分钟。

3. 整理　湿敷完毕后,擦干局部药液,取下弯盘、中单、橡胶单,协助患者穿好衣服。

### 四、注意事项

1. 冬季注意保暖,防止受凉,必要时进行遮挡。药液温度不宜过热,避免烫伤。严格无菌操作,避免交叉感染。敷布应大于患部,并紧贴患处。

2. 治疗过程中应密切观察局部皮肤反应,如出现苍白、红斑、水疱、痒痛或破溃等症状时,应立即停止治疗,并作相应处理。

# 第七节　贴　敷　法

贴敷法,又称穴位贴敷法,是指在一定的穴位上贴敷药物,通过药物和穴位的共同作用以治疗疾病的一种外治方法。其中某些带有刺激性的药物贴敷穴位可以引起局部发疱化脓,又称为"天灸"或"自灸",现代也称"发疱疗法"。若将药物贴敷于神阙穴,通过脐部吸收或刺激脐部以治疗疾病时,又称"敷脐疗法"或"脐疗"。具有通调腠理、清热解毒、消肿散结或温补阳气的作用。

## 一、适应证与禁忌证

(一) 适应证

适用于多种临床急、慢性疾患,还可用于防病保健。

1. 内科　头痛、眩晕、不寐、口眼㖞斜、感冒、咳嗽、哮喘、胁痛、胸痹、食积、呕吐、胃脘痛、泄泻、便秘、黄疸、消渴、自汗、盗汗、遗精、阳痿等。

2. 外科　疮疡肿毒、关节肿痛、跌打损伤等。

3. 妇科　月经不调、痛经、子宫脱垂、乳痈、乳核等。

4. 五官科　喉痹、牙痛、口疮等。

5. 儿科　小儿夜啼、厌食、遗尿、流涎等。

(二) 禁忌证

药物过敏或皮肤易起丘疹、水疱者慎用;眼部、唇部等处慎用。

## 二、用物准备

治疗盘,膏药(用中药粉末与调和剂均匀搅拌而成)或新鲜中草药(需备乳钵将鲜药捣烂),酒精灯、火柴、剪刀、胶布、绷带、绵纸、油膏刀或压舌板、弯盘。必要时准备备皮刀、滑石粉、大毛巾、屏风等。

## 三、操作方法

操作时若敷新鲜中草药,则需将草药切碎,捣烂,以研钵研成细末。若敷药膏,则根据患处面积,取大小合适的棉纸,用油膏刀或压舌板将药膏均匀地摊在纸上,厚薄适当,将棉纸四周反折。

1. 体位　根据所选穴位,采取适当体位,使药物能敷贴稳妥。

2. 敷药　贴药前,定准穴位,皮肤不洁者,先用温水或乙醇棉球将局部洗净,然后敷药。一般情况下,刺激性小的药物,每隔 1~3 天换药 1 次;不需溶剂调和的药物,可适当延长至 5~7 天换药 1 次;刺激性大的药物,应视患者的反应和发疱程度敷数分钟至数小时不等,如需再贴敷,应待局部皮肤基本正常后再敷药。

3. 固定　对于所敷之药,无论是糊剂、膏剂或捣烂的鲜品,均应妥善固定,以免移动或脱落。

4. 热敷　对于寒性病证,可在敷药后,于药上行热敷或艾灸。

## 四、注意事项

1. 凡用溶剂调敷药物,需现调现用。若用膏药贴敷,应掌握好温度,以免烫伤或膏药脱落。对胶布过敏者,可改用其他方法固定贴敷药物。

2. 对刺激性强、毒性大的药物,贴敷穴位不宜过多,贴敷面积不宜过大,贴敷时间不宜过长,以免发疱过大或发生药物中毒。

3. 对久病体弱消瘦及有严重心脏病、肝病等患者,使用药量不宜过大,贴敷时间不宜过久,并在贴敷期间注意病情变化和有无不良反应。

4. 对于孕妇、幼儿,应避免贴敷刺激性强、毒性大的药物。对于残留在皮肤的药膏等,不可用汽油或肥皂等刺激性的物品擦洗。

# 第八节　涂　药　法

涂药法是用棉签、毛笔或擦药棒等将各种药物直接涂于皮肤损害处的一种操作技术,古时又称擦药疗法。《华佗神方》载有苎麻丝搓擦患部出水,再用药末搽患处治疗皮肤病的方法。现代以药物浸制成各种洗擦剂、油剂、乳剂等外涂。

## 一、适应证与禁忌证

（一）适应证

用于各种皮肤病及疮疡、水火烫伤或蚊虫咬伤等。

（二）禁忌证

药物过敏者应禁用。

## 二、用物准备

治疗盘内备治疗碗,弯盘,镊子,棉球,皮肤清洁剂(生理盐水、1 : 5 000 高锰酸钾溶液、植物油或液状石蜡),涂药工具(棉签、毛笔或擦药棒),橡胶单,治疗巾,视皮损情况酌情备纱布、绷带或胶布。

## 三、操作方法

1. 体位　根据皮损涂药部位,协助患者取合适体位。暴露患处,并酌情铺上橡胶单及治疗巾,必要时用屏风遮挡。

2. 清洁　根据具体情况选用相应的清洁剂,对患部皮肤进行清洁消毒。用干棉球拭干皮肤上的水分,细心观察皮损情况。

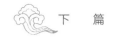笔记栏

3. 涂药　把相应的药物倒在治疗碗内,用大头棉签或毛笔蘸取干湿度适宜的药物均匀地涂于患处,涂药应厚薄均匀,必要时用纱布覆盖,胶布或绷带固定。

4. 整理　协助患者穿好衣裤,安排舒适体位,整理床单位。30分钟后了解药物反应情况。

### 四、注意事项

1. 涂药前需询问有无药物过敏史,认真观察皮损情况,注意对患部进行清洁处理。

2. 涂药次数依病情、药物而定,混悬液必须摇匀后涂擦,年老体弱者,每次涂擦面积不得超过体表面积的 1/3;油液调敷时,防止油渍衣服和被褥等。

3. 涂药不宜过厚过多,忌用于婴幼儿面部。毛发长的部位应先将毛发剃去再涂药。

4. 涂药后密切观察局部皮肤情况,面部涂药时切勿误入口眼,慢性皮炎涂药时应稍用力擦涂,使药物渗入肌肤。

5. 涂刺激性较强的药物时,如有奇痒、肿胀或丘疹等过敏现象,应立即将药物拭净或清洗,记录过敏药名,协助医生进行抗过敏处理。

## 第九节　中药保留灌肠法

中药保留灌肠法是将中药药液从肛门灌入直肠或结肠,使药液保留在肠道内,通过肠黏膜吸收达到治疗疾病的方法。临床上常用的方法有直肠滴注法和直肠注入法两种。

### 一、适应证与禁忌证

#### (一) 适应证

肠道疾病如慢性结肠炎、慢性痢疾;盆腔疾病如慢性盆腔炎、盆腔包块;慢性肾衰竭;高热持续不退。

#### (二) 禁忌证

肛门、直肠和结肠手术者,大便失禁者,下消化道出血者,妊娠妇女等禁用。

### 二、用物准备

1. 中药直肠滴注法　治疗盘,一次性灌肠袋,弯盆,肛管(14~16 号),液状石蜡,无菌棉签,水温计,输液架,一次性垫单,治疗巾,一次性手套,纸巾,量杯,便盆,臀部垫枕,快速手消液。遵医嘱准备药液汤剂。必要时备屏风。

2. 中药直肠注入法　治疗盘,量杯,50ml 注射器,肛管(14~16 号),温开水,液状石蜡,无菌棉签,止血钳,水温计,一次性垫单,治疗巾,纸巾,便盆,臀部垫枕,快速手消液。遵医嘱准备中药汤剂。必要时备屏风。

### 三、操作方法

#### (一) 中药直肠滴注法

1. 体位　根据病变部位协助患者取合适卧位(如病变部位在直肠和乙状结肠取左侧卧位,在回盲部取右侧卧位)。将臀部移至床沿,用臀部垫枕将臀部垫高 10cm,下垫一次性垫单和治疗巾,暴露肛门,保暖。

2. 插管　测量药液温度(39~41℃),倒入一次性灌肠袋内,挂于输液架上。液体石蜡润

滑肛管前端,排气后关闭调节阀,置于弯盘内。戴一次性手套,充分暴露肛门,将肛管轻轻插入肛门 10~15cm(慢性痢疾插入深度 15~20cm,溃疡性结肠炎插入深度 18~25cm 为宜),松开调节阀,视病情调节滴数(80~100 滴 /min),缓慢滴入药液。

3. 拔管 灌注过程中注意观察患者情况。滴毕,关闭调节阀,拔出肛管,用纸巾轻轻按揉肛门。协助患者整理衣裤。整理床单位,嘱患者卧床休息,保留 1 小时以上,以利药物的吸收。

（二）中药直肠注入法

1. 体位 根据病变部位协助患者取合适卧位,臀部移至床沿,用垫枕抬高臀部 10cm,下垫一次性垫单和治疗巾,暴露肛门,保暖。

2. 插管 测量药液温度(39~41℃),液状石蜡润滑肛管前端,用注射器抽吸药液,连接肛管,排气后止血钳夹住肛管,轻轻插入肛门 10~15cm,松钳缓慢推注药液。

3. 拔管 注入时注意观察患者情况。注毕灌入温开水 5~10ml,夹住肛管,轻轻拔出,放入弯盘,用纸巾轻轻按揉肛门。嘱患者尽量保留药液。

### 四、注意事项

1. 操作前先了解患者的病变部位,以便掌握灌肠的卧位和肛管插入的深度。

2. 为减轻肛门刺激,宜选用小号肛管,压力宜低(液面距肛门 ≤ 30cm),药量宜小;为促进药液吸收,插管不宜太浅。灌肠前应排空粪便,每次灌肠的药液不应超过 200ml。

3. 灌肠后若有腹胀感、排便感时应尽量忍耐;肠道疾病患者宜夜间睡前灌入,减少活动,利于药液保留。

4. 清热解毒药温度应偏低,以 10~20℃为宜;清热利湿药温度则稍低于体温,以 20~30℃为宜;补气温阳,温中散寒之药以 38~40℃为宜。冬季药温宜偏高,夏季可偏低。老年人药温宜稍偏高。

# 第十节 换 药 法

换药法是根据病证的创面,在观察、评估的基础上,进行清洗、用药、包扎处理,以起到清热解毒、提脓祛腐、生肌收口、镇痛止痒等作用的方法。不同的伤口,其愈合过程不同,只有掌握各种伤口愈合的规律,运用适当的换药方法,才能促使伤口在短时间内愈合,缩短病程,使患者早日康复。

### 一、适应证与禁忌证

（一）适应证

外伤、皮肤、肛肠等各种外科疾病,如疮疡、跌打损伤、虫咬伤、烧烫伤、痔瘘、乳痈、丹毒等病证。

（二）禁忌证

除对药物严重过敏者,无绝对禁忌证。

### 二、用物准备

治疗盘,换药碗,弯盘,镊子,无菌剪刀,无菌棉签或棉球,无菌纱布,治疗巾,中单,胶布,无菌手套,0.5% 聚维酮碘棉球,油纱条,相应的清洁液:生理盐水、黄连水、黄柏溶液或过氧

化氢溶液等,酌情备探针、绷带、脚架等。临床常用的掺药有以下几种:

1. 消散药　适用于肿疡初起,肿势局限尚未成脓者。如阳毒内消散、阴毒内消散、桂麝散、丁桂散、红灵丹、黑退消等。

2. 提脓祛腐药　适用于溃疡初期,脓栓未落,腐肉未脱之际;或脓水不净,新肉未生之时。如九一丹、八二丹、七三丹、五五丹、黑虎丹等。

3. 腐蚀平胬药　适用于肿疡脓成未溃时;或疮疡破溃以后,疮口太小,或疮口僵硬;或胬肉突出;或腐肉不脱等妨碍收口时;或息肉、痔疮、赘疣、瘰疬等。如白降丹、枯痔散、三品一条枪、平胬丹等。

4. 生肌收口药　适用于腐肉已脱,脓水将尽时。如生肌散、八宝丹、生肌白玉膏、生肌玉红膏、生肌白玉膏等。

5. 止血药　适用于溃疡、创伤出血者。如桃花散、圣金刀散、三七粉、云南白药等。

6. 清热收涩药　适用于皮肤糜烂,渗出不多者。如青黛散、三石散等。

## 三、操作方法

1. 体位　协助取合适体位,充分暴露创面,铺中单及治疗巾,保暖,注意保护患者隐私。

2. 评估伤口　将弯盘放置治疗巾上,戴手套揭取创面外层敷料,用镊子轻沿伤口纵轴方向揭取内层敷料及引流条。对创面情况进行观察评估,若内层敷料被分泌物干结粘住,可用生理盐水湿润后揭去,以免损伤肉芽组织和新生上皮组织。

3. 清理伤口　常规选用生理盐水棉球清洗创面 2 次。若分泌物较多时,应酌情增加清洗次数至擦净分泌物为止。再取 0.5% 聚维酮碘棉球消毒创缘及距离创缘周围 5cm 处皮肤。然后对症处理。换药过程中随时观察患者病情变化及询问患者感受,如有不适,立即停止操作。

4. 上药　选择合适的掺药薄而均匀撒在创面上,用无菌棉签擦净创缘以外正常皮肤处的药粉。

5. 固定　将无菌纱布覆盖伤口,胶布固定。若胶布不易固定时可用绷带包扎。

6. 整理　协助患者整理衣裤,取舒适卧位,如切口有引流物应卧向患侧,以利引流。

## 四、注意事项

1. 应树立严格的无菌操作观念,注意凡接触伤口的器械、药品及敷料均应为无菌;用过的换药用品,均视为已污染的用品,未经消毒处理,不能再用于另一伤口,以防交叉感染。

2. 换药室应保持清洁,室内须每日消毒。换药前 30 分钟停止清扫,避免尘埃飞扬污染伤口。清洁伤口术后 3 天换药 1 次,感染伤口一般隔日换药 1 次,分泌物较多的伤口每日1~2 次。

3. 换药顺序为先清洁后污染,先缝合后开放;先换感染轻后换感染重的伤口;专人负责特殊感染的伤口,换药应放在最后;对于特异性感染伤口,应采取严格的隔离与消毒灭菌措施。

4. 换药时勿将棉球或其他引流物遗留在脓腔内,以免造成伤口不愈合。脓腔伤口必须保持引流通畅。观察伤口情况,注意肉芽组织、创缘新生上皮组织生长趋势,并注意保护。

5. 掺药应薄而均匀,散剂若调敷需干湿适宜,箍围药敷贴应超过肿势范围。若疮疡破溃后余肿未清者,宜敷于患处四周。痔瘘换药时,每次便后需清洗肛门,坐浴后方可换药。换药时可用黄连油膏纱布覆盖伤口。对汞剂过敏者禁用丹药。

# 第十一节 放 血 疗 法

放血疗法,即"刺络疗法""刺血疗法",是用针具或小尖刀刺破浅表血络、腧穴或体表局部,通过放出适量血液,使里蕴之毒随血外泄,从而达到防治疾病目的的一种外治方法。具有清热解毒、消肿止痛、通经活络、祛风止痒、开窍醒神和镇吐止泻等功效。

三棱针为临床最常用的放血器具,由不锈钢制成,针尖部有三面三棱,非常锋利。分为粗细两种,粗针长 7~10cm,针柄直径 2mm,适用于四肢、躯干部放血;细针长 5~7cm,针柄直径 1mm,适用于头面及手足部放血。亦可选用小尖刀,刀长 7~10cm,刀刃约 1cm,十分锋利。如无上述针具,可就地取材,借用缝衣针、注射针头、刮脸刀片等代替。

## 一、适应证与禁忌证

### (一) 适应证

适用于各种实证、热证。内科疾病如高热、中暑、昏厥、中风、感冒、头痛、咽喉肿痛等;外科疾病如荨麻疹、疖肿、丹毒等;妇科疾病如痛经、绝经期综合征等。

### (二) 禁忌证

同毫针刺法的禁忌证。严重心肺功能损害者,出血性疾病或有出血倾向者,静脉曲张,局部皮肤破溃或感染者,孕妇,严重贫血者和低血压者禁用;各种虚证患者及精神紧张、疲劳或饥饿者慎用。

## 二、用物准备

治疗盘内放置一次性无菌三棱针或小尖刀(无三棱针时可选择 1~5ml 无菌注射器针头替代),皮肤消毒液,无菌棉签,无菌纱布或无菌棉球,手套,弯盘,锐器盒。

## 三、操作方法

1. 体位　根据患者病情,协助患者取安全、合适体位。松解患者衣着,充分暴露针刺部位皮肤,注意保暖,必要时床帘遮挡。

2. 定位　根据病情或遵医嘱选择放血部位或明确穴位。

3. 针刺放血　遵医嘱选择适宜的针刺方法。

(1) 针刺法:①点刺法,又称速刺法,是指在施治穴位或部位迅速点刺出血的一种方法。多用于手指或足趾末端穴位,如十宣、十二井,或头面部的太阳、印堂、攒竹等穴。针刺前先轻轻推按针刺部位,使血液积聚。常规消毒后,术者右手持针,左手拇、示、中三指固定被刺部位,将针尖对准针刺部位迅速刺入 1.5~3mm 后,迅速出针,用手指轻轻挤压针孔周围皮肤,使出血数滴,然后用消毒干棉球或无菌棉签按压针孔。②散刺法:又称豹纹刺或围刺,是指在病变局部及其周围进行多点点刺的一种方法。适用于局部瘀血、扭挫伤、顽癣等,常与拔罐疗法联合应用。点刺时应从病变部位外缘呈环形向中心点刺。点刺速度宜快、刺入宜浅,以少量血液渗出为度。根据病变部位大小,可点刺 10~20 针以上。③刺络法:是指将针具刺破特定部位的静脉(血络),使之少量出血的一种方法。适用于头面部、肘窝、腘窝等处的浅表静脉,用于治疗急性腰扭伤、急性淋巴管炎、中暑等。将止血带系于针刺部位近心端(上端),使被刺部位静脉充分暴露。常规消毒后,术者左手拇指按压在被刺部位下端,右手持针对准被刺部位静脉(血络),刺入 2~3mm,迅速出针,放出适量血液,松止血带,待出血停止后,用无

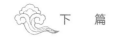

菌棉球或棉签按压针孔。

（2）划割法：适用于耳背静脉、口腔内黏膜等处的放血。多采用小尖刀，持刀时使刀身与划割部位大致垂直，然后进刀划割，以划破浅表为宜。

4. 整理　针刺完毕，协助患者整理衣裤及床单位，取舒适体位。

### 四、注意事项

1. 操作前应对患者或家属充分解释说明，以消除其紧张和顾虑。

2. 严格执行无菌技术，使用的针、刀具须严格消毒，防止感染。点刺、散刺时，手法宜浅、快、准、轻，切勿刺伤动脉；若不慎误伤，可用无菌纱布或棉球加压止血。

3. 放血时进针不可过深，创口不宜过大，避免损伤其他组织。使用划割法时，切不可割断血管，宜划破即可。

4. 每次放血量为 5 滴左右，每日或隔日 1 次，每周放血不超过 2 次，1~3 次为 1 疗程。如出血不易止者，可采取压迫止血法。放血后使用无菌敷贴粘贴保护局部，不宜沾水或接触污物，以防感染。

5. 该技术不宜作为常规、长期的治疗方法。

## 第十二节　蜡　疗　法

蜡疗法是将医用蜡加热熔化后，涂抹贴敷于人体体表或相应穴位，或将患部浸入溶解后的蜡液中，利用加热溶解的蜡作为热导体，使局部组织受热，达到活血化瘀、温经通络、去湿除寒目的的一种外治疗法。蜡疗法的原理是通过加热的蜡作用在人体体表或穴位上，产生刺激或温热作用，使局部血管扩张、血流加快而改善周围组织的血液循环，促进组织愈合；或起到温通经络、行气活血、祛湿除寒的作用，从而达到温中散寒、消肿止痛之功效。另外，热蜡在冷却过程中，体积渐渐缩小，产生柔和的机械压迫作用，能防止组织内的淋巴液和血液渗出，从而促进渗出液吸收。此法操作简单、取材容易，是一种常用的温热疗法，常用的有刷蜡法、蜡饼法、浸蜡法等。

### 一、适应证与禁忌证

（一）适应证

1. 各种损伤　肌肉劳损、韧带或肌腱的扭挫伤等。

2. 关节病变　如关节强直或挛缩、肩周炎、腱鞘炎、滑囊炎等。

3. 外伤或手术后遗症　如瘢痕、粘连、愈合不良的伤口或营养性溃疡。

4. 神经性疼痛　神经炎、周围神经病变、神经性皮炎等。

5. 消化道疾病　胃脘痛、腹痛腹泻、胃炎、胃及十二指肠溃疡等。

6. 妇科疾病　如慢性盆腔炎等。

（二）禁忌证

婴幼儿，体质虚弱者，高热、恶性肿瘤、结核、甲状腺功能亢进、肾功能不全、严重水肿者，有出血性倾向、局部感觉障碍者和皮肤感染处均禁用。

### 二、用物准备

治疗盘，固体医用石蜡，容器（瓷盘或耐热的塑料袋），小刀，无菌毛刷，无菌纱布，棉垫，胶布,温度计,手套,火源,薄膜纸,或自动蜡疗机等。

### 三、操作方法

1. 体位　根据病情协助患者取安全合适体位,松解患者衣着,充分暴露治疗部位皮肤,注意保暖,必要时床帘遮挡,保护患者隐私。

2. 遵医嘱选择蜡疗的种类和方法

(1) 蜡布贴敷法:将无菌纱布浸蘸热蜡液,待冷却至患者能耐受的温度,贴敷于治疗部位;再用另一块较小的、温度在60~65℃的高温热蜡布,盖在第一块蜡布上,用棉被、大毛巾等物品覆盖保温。每日或隔日1次,每次治疗30分钟,15次为1个疗程。

(2) 蜡饼贴敷法:将适量医用石蜡加热熔化,倒入铺有一层厚2~3cm薄膜纸的容器底部,待蜡层表面温度降至50℃左右时,连同薄膜纸一同取出,敷于患处;若容器底部未铺薄膜纸,熔化的蜡液可直接倒入容器内,待石蜡冷却成饼后,用刀分离切成块状放置于患处,保温包扎。每次治疗30分钟,15次为1个疗程。

(3) 蜡袋贴敷法:将医用石蜡熔化后装入耐热的塑料袋内,或将医用石蜡装入袋内再行熔化,蜡液占袋装容积的1/3左右,待蜡袋表面温度达治疗所需之时,即可贴敷于患处。

(4) 蜡液涂贴法:将医用石蜡加热到100℃,经15分钟消毒后,冷却至50~60℃,用无菌毛刷向患处涂抹。涂抹第一层蜡液时要尽量做到厚薄均匀,面积大些,以形成保护膜;此后可涂抹温度稍高一些的石蜡液,温度以患者接受为宜。各层宜尽快涂抹,厚度达1cm为止,再将棉被或大毛巾包裹覆盖以保温。

(5) 蜡液浸泡法:将医用石蜡间接熔化,放入保温器皿中,温度控制在55.5~57.5℃为宜;用无菌毛刷在患处先涂上薄薄一层蜡液,待冷却形成一层保护膜后将患部反复迅速浸入蜡液之中(形成较厚蜡层时开始计算浸入蜡液的时间),手部治疗时应将手指分开,15分钟后抽出,脱去蜡层。每日1~2次,15次为1个疗程。本法以四肢疾患为宜。

3. 观察　操作中应注意巡视并询问患者感受,随时观察患者局部皮肤变化,治疗时间视病情及患者体质而定,一般为15~30分钟。

4. 整理　操作完毕,去除蜡液体或蜡袋,观察患者治疗部位皮肤,清洁皮肤。协助患者取舒适体位,整理床单位,告知注意事项,再次核对医嘱。

### 四、注意事项

1. 加热蜡时应用隔水加热法,并防止水进入蜡液中;蜡疗部位每次不超过3个。蜡疗的温度,要因人因病而异,既要防温度过低而影响疗效,又要防温度过高而烫伤皮肤。

2. 蜡疗过程中注意询问患者的感受,观察蜡疗部位的皮肤情况。如发现局部潮红应停止使用,并涂抹凡士林或湿润烧伤膏;如患者出现蜡疗部位瘙痒、红疹、水疱等过敏现象,应立刻停止蜡疗,并遵医嘱行对症处理。

3. 用过的蜡,其性能(可塑性及黏稠性)降低,重复使用时,每次加入15%~25%新蜡。但用于创面或体腔的蜡,不能重复再用。

## 第十三节　中药超声雾化吸入法

中药超声雾化吸入法,是利用超声作用使中药药液变成细微的气雾,通过导管随患者吸气使药物直达呼吸道病灶局部的一种治疗方法。其作用原理是超声波发生器通电后输出高

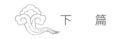

频电能,使水槽底部晶体换能器发生超声波声能,声能透过雾化罐底部的透声膜,将罐内的中药药液击散成微细雾粒。其特点是雾量大小可调节、雾滴小而均匀(直径在 5μm 以下),药液随着深而慢的吸气可达到终末支气管及肺泡。与口服中药相比,中药超声雾化吸入法使用的药量小,且药液可直达病变部位,起效快。

> ### 知识链接
>
> 雾化吸入的起源
>
> 　　公元前 1554 年古埃及《埃伯斯伯比书》中就有关于吸入疗法的记载,1858 年法国医生赛尔斯-吉洪研制出了便携式雾化吸入装置,发明了雾化疗法,发展至今,中药超声雾化吸入法已经成为现代呼吸系统疾病治疗的重要方法之一。

### 一、适应证与禁忌证

#### (一)适应证

呼吸道炎症如急慢性支气管炎、咽喉炎、鼻窦炎、肺炎等;呼吸道分泌物黏稠;胸部手术前后预防呼吸道感染;配合人工呼吸实施呼吸道湿化或间歇性雾化吸入药物。

#### (二)禁忌证

肺气肿、呼吸衰竭以及严重缺氧者禁用。

### 二、用物准备

治疗车,注射器,超声雾化治疗器,中药药液,冷蒸馏水,水温计,小毛巾,治疗巾,手套。

### 三、操作方法

连接安装超声雾化治疗器。检查雾化器各个部件,将所有开关调至"关"位置,接好口含管或面罩。向超声雾化治疗器水槽内加冷蒸馏水 250ml,至浮标浮起,水量以浸没雾化罐底部的透声膜为宜。连接安装超声雾化治疗器。将所需中药药液 30~50ml 加入雾化罐内,检查无漏水后,将雾化罐放入水槽,盖紧水槽盖。

1. 体位　核对并根据医嘱,协助患者取坐位、半坐位或侧卧位,患者颔下铺治疗巾。

2. 开机　接通电源,打开电源开关,预热 3~5 分钟,再开雾化器开关,并根据需要调节雾量。

3. 吸入　协助患者将口含管或面罩位置放好,口含管应放入患者口中,面罩应遮住患者口鼻,指导患者紧闭口唇并深吸气,用鼻子缓慢呼出。吸入时间一般为 15~20 分钟。

4. 关机　雾化吸入结束,取下口含管或面罩,先关雾化开关,再关电源开关。

5. 整理　擦净患者口唇周围的雾液,协助患者取舒适体位,整理床单位,告知注意事项,再次核对医嘱。

### 四、注意事项

1. 用物准备时应仔细检查雾化器各个部件连接是否完好。雾化罐底部的透声膜及晶体换能器质脆易破碎,在操作及清洗过程作中,动作轻柔,防止损坏。

2. 雾化器水槽内应保持足够的水量,水温不超过60℃。如水温超过60℃,则应停机更换冷蒸馏水。雾化罐内药液过少会影响正常雾化时,不需要关机,只需从雾化器盖上的小孔注入药物即可。

3. 中药雾化吸入管道、口含或面罩实行一人一管,每次使用后消毒保存,不可多人使用,1个疗程结束后废弃处理。

4. 雾化时间不宜过长,如需连续使用雾化器时,中间需间隔30分钟。

# 第十四节　中药离子导入法

中药离子导入法是通过药物离子导入仪输出的直流电,作用于浸有中药药液的电极片上,利用电学上"同性相斥,异性相吸"的原理,使药物中的阳离子从阳极、阴离子从阴极通过皮肤或穴位导入体内,达到活血化瘀、软坚散结、抗炎镇痛等作用,从而获得药物与电刺激穴位的双重治疗效应的一种外治疗法。

## 一、适应证与禁忌证

（一）适应证

风寒湿痹、关节肿痛、骨质增生、神经痛,腰椎间盘突出症,盆腔炎,中耳炎,角膜混浊等。

（二）禁忌证

高热,出血疾患,活动性结核,过敏性体质,妊娠妇女,精神病患者,严重心功能不全,装有心脏起搏器或治疗部位有金属异物者,对电刺激治疗不耐受的患者不宜使用;心脏及心脏投影区、太阳穴不能作为治疗部位。

## 二、用物准备

治疗车,治疗盘,中药离子导入仪,导入仪贴片,中药液,纱布,治疗单。

## 三、操作方法

1. 体位　根据病情协助患者取安全舒适体位,并嘱患者在治疗过程中勿变换体位,以免发生意外。松解患者衣着,充分暴露治疗部位皮肤,注意保暖,必要时床帘遮挡。

2. 备贴片　将中药药液滴在药贴棉垫上,充分浸润,以不流出为宜。撕去药贴四周的防粘纸,将浸润中药药液的贴片敷于相应部位,带负离子的药物衬垫放上负极板,带正离子的药物衬垫上放上正极板。

3. 开机　遵医嘱调节离子导入仪的参数设置,按下起始键,开始治疗。一般局部电流量不超过40mA,全身电流量不超过60mA,小部位如指关节电流量不超过10mA,面部电流量不超过50mA。

4. 观察　治疗过程中,注意保暖,并注意观察患者治疗反应,评估患者的耐受程度,及时做出相应的调整。若有不适感觉,应立即停止治疗。

5. 停机　治疗完毕,离子导入仪发出停止警报,并自动停止工作,取下离子导入仪的电极板,将输出调节器调至"0"位,再关闭电源开关。

6. 清洁　揭去药物贴片,用纱布清洁贴敷处皮肤。

7. 整理　操作完毕,协助患者穿衣,取舒适体位,整理床单位,告知注意事项,再次核对医嘱。

笔记栏

## 四、注意事项

1. 操作前检查中药离子导入仪是否完好,各部位连接是否正确,确认离子导入仪的输出端电流调节器在"0"位。告知患者治疗过程中不可自行调节电流量大小,不可随意变换体位。

2. 治疗时间一般为每次 20~30 分钟,儿童不超过 10~15 分钟,每日 1 次,10~15 次为 1 个疗程。治疗过程中注意观察患者的反应,如患者感觉刺激强度过大,应及时调节电流量,防止电灼伤。

3. 同一输出的两个电极不可分别放置于两侧肢体。注意操作顺序,防止电击患者。治疗部位皮肤出现水疱、红疹、疼痛等,应立即停止治疗,并告知医生,积极配合处理。

> ❤ **思政元素**
>
> ### 护理技术与人文关怀
>
> 中医护理技术操作简便、疗效确切、经济安全。通过针灸、推拿、拔罐等常用中医护理技术的学习与实训,掌握各项技术操作规范及临床应用。在护理工作中,要全面了解评估个体健康需求,坚持人文理念,加强人文关怀,提高护患沟通能力,培养爱心、细心、精心和责任心,积极开展中医护理技术的应用与推广,提升为维护与促进民众健康做出贡献的职业责任。

● (李卫红　张春宇　刘 佳)

## 复习思考题

1. 试述拔罐后出现水疱的处理方法。
2. 刮痧法应遵循的程序是什么?
3. 简述耳穴埋豆术后指导要点。
4. 熏洗法的适应证和禁忌证分别是什么?

扫一扫,
测一测

# 第十二章

## 中医养生保健

> ### 学习目标
>
> 1. 了解中医养生保健的特征和基本原则。
> 2. 掌握中医养生保健的常用方法。
> 3. 熟悉传统运动养生保健功能与方法。

中医养生保健历史悠久、理论独特、方法易行,在维持并促进人类健康长寿方面有着举足轻重的作用。科学的养生观认为,一个人要健康长寿,必须要重视养生保健。只有全面科学地进行养生保健,才能达到防病祛病、健康益寿的目的。

> ### 思政元素
>
> **中医护理与养生保健**
>
> 在"健康中国"建设背景下,护士不仅要为患者提供治疗和护理,还要为促进个体的健康提供服务。要增强职业使命,培养应用中医护理知识、方法与技能指导养生、保健、康复的能力以及开展中医护理健康教育的能力,以期更好地开展健康教育,指导个体和群体应用中医养生保健知识和技能,促进人们提升健康素养,提高人们自我健康管理的能力,更好服务社会的健康需求。

## 第一节 概 述

中医养生保健,古人亦称之为摄生、道生等。养,即保养、培养、调养、补养、护养之意;生,即生命、生存、生长之意;养生,即保养生命,养护生命;保健,即保护健康,在中医学范畴内与养生的含义基本相同。概言之,中医养生保健是人类为了自身更好地生存与发展,根据生命过程的客观规律,在中医学理论的指导下,通过各种手段和方法保养生命的一种主客观行为,是物质和精神统一的身心活动。养生保健活动应贯穿于人类生、长、壮、老、已全过程。

### 一、中医养生保健的意义

唐代孙思邈曾曰:"人命至重,有贵千金。"这句话道出了养生保健的根本目的和意义所在——保持健康,养性延命。在生存过程中,人们易受到外感六淫、内伤七情和饮食劳倦等因素侵害,这些因素导致疾病发生而影响健康。健康与长寿,自古以来就是人类共同的愿望,人类始终在不断地努力探索健康长寿的途径和方法。

养生保健的根本目的就是保持健康,养性延命。其具体目标为:孕胎产子时期应做好养生保健,打好生命健康的基础;出生后应通过各种养生方法强身健体,以维持健康状态;当形体稍有不适、精神微有失常时,就应积极地选择有针对性的养生调摄方法,及时恢复身心健康状态;当疾病发生后,应以祛病康复为目的,早诊断、早治疗,通过临床诊治与养生调理综合干预,减小疾病对健康的影响;若患暂不可治愈的疾病,则应临床治疗与日常养生相结合,尽量阻止疾病进展,提高生活质量,延长生存时限。

养生保健的意义重大,不容忽视。小而言之,个人要想身心健康、益寿延年就必须养生;大而言之,人类要想与环境协调适应、持续稳定地发展进步而不至消亡也必须养生。随着人类疾病谱、医学模式的改变,社会竞争的日益激烈及治疗护理环节的迁移,中医养生保健有了新的时代意义,不仅很好地适应了当前疾病谱和医学模式的改变,也符合医药卫生服务重心前移的要求,更为社会和谐持续健康发展提供了有力保障。

## 二、中医养生保健的基本特征

中医养生保健是历代劳动人民从千百年实践经验中总结出来的智慧结晶。它经过总结整理实践经验、升华理论、归纳方法后又在实践中验证,如此循环往复不断发展。中医养生保健是在以中华民族文化为主体背景下发生发展起来的,有其自身的特征。

### (一)整体动态

中医养生保健理论植根于中医基础理论,作为中医基本特点的整体观念和辨证论治,在中医养生保健中则深化为整体动态的特征。中医养生保健以"天人相应""形神合一"的整体观念来认识人体生命活动及其与自然、社会的关系,特别强调人与自然环境、社会环境的协调,结合阴阳学说、五行学说、经络学说、藏象学说和生命发展规律来阐述人体生老病死的规律。中医养生保健以"权衡以平""审因施养"为最根本的养生法则,一切养生理论与方法均遵从这一原则。

### (二)和谐适度

无论在理论上还是在方法上,中医养生保健都强调和谐适度、不偏不倚。养生保健贯穿于衣、食、住、行、坐、卧各个方面,日常生活之中,人与人之间、人与社会之间及人与自然之间的和谐是养生实践必须遵循的原则。各方面和谐适度,方能保证体内阴阳平衡、气血调和,饮食节制、睡眠适度和劳逸结合等都体现了这一特征。晋代葛洪提出"养生以不伤为本"的观点,不伤的关键即在于遵循自然及生命过程的变化规律,掌握适度,注意调节。

### (三)综合实用

人类的生命活动是非常复杂的,影响人体健康的因素在不断变化,人体的功能状态也在不断变化。因此,健康长寿不是靠一朝一夕、一功一法的调摄就能实现的,而是要针对人体的各个方面,采取有针对性的多种调养方法综合辨证调摄。历代养生家都主张养生要因人、因时、因地制宜,综合辨证施养。

由于健康长寿是一个长期的目标,为确保人类持之以恒地运用养生保健方法以促进其健康,中医养生保健非常重视养生保健方法的实用性,这种实用性包括实效性和可操作性,可操作性是人们持之以恒的保证。

### (四)适应广泛

生命自孕育于母体之始,直至耄耋之年,每个年龄阶段都有与之相适应的养生内容,养生与人的一生相始终。人在未病之时、患病之际、病愈之后,都有养生的必要。不同体质、不同性别和不同地区的人都有各自适宜的养生方法。因此,中医养生保健的适用范围是非常广泛的。随着社会的发展、人类的进步,人们在追求生命延长的同时,也在不断追求更高的生存质量,具有广泛适应性的中医养生保健应引起人们的高度重视。医务人员应对养生保健理念及方法进行全面普及,提高全民养生保健的自觉性,让养生保健活动成为人们生活的重要组成部分。

## 第二节　中医养生保健的基本观念

中医养生保健经过漫长的实践和总结,逐渐形成了一些公认的养生保健基本观念,主要有生命观、寿夭观、和谐观、权衡观、健康观等内容。

### 一、生命观

生命观是人类对生命现象长期观察、思考所形成的观点。中医养生保健学的生命观是对生命存在性质、生命活动特点的基本认识和看法,主要包括生命的物质观和生命的运动变化观。

中医养生保健学认为,生命存在的性质是物质性的,生命由物质化生,生命活动的本质就是物质的运动。精、气、神是形成生命的三大要素。精是生命的物质基础,是人体生长发育及各种功能活动的物质基础。气既是构成人体的基本物质,又是人体生命的动力,是形成生命活动的根本保证。神是生命的主宰。精、气、神三者在人的生命过程中是相互联系、密不可分的。就精和神的关系来说,神来源于先天之精,又依赖于后天之精的滋养。气与神的关系也是密不可分的,气是生命的动力,气能生神,神能御气。精与气的关系则是:精为气的物质基础,气为精的生命力表现。所以,精、气、神既是生命组成的三种基本物质,也是密不可分的统一整体,精充、气足、神旺是生命充满活力的根本保证。

养生学认为,生命是天地运动的产物,生命体是不断运动变化的,生命永恒地运动变化着,直至终结。生命存在的物质性决定了生命运动的实质是物质运动,即精、气、神的运动,精、气、神的互济是生命存在的保证。精、气、神的运动具有永恒性,三者的相互作用贯穿于人的一生,一旦运动停止则意味着生命的结束。同时,精、气、神的运动也有一定的时序性。人外应天时,故人之生命活动也随着天时的变化而有相应的节律变化。

### 二、寿夭观

生命有开始就必定有终结,生、长、壮、老、已是生命过程的自然规律,是人体生长发育中一系列不可逆转的量变和质变过程。养生保健的宗旨不是追求"长生不老",而是"祛病益寿""尽享天年"。所谓"天年",即自然寿数。能享尽"天年",自然衰老而死的称为"寿";不及"天年",早衰而死的称为"夭"。中医养生保健学对寿夭衰老的原因和过程等进行了深入探讨,形成了较为成熟的寿夭观,主要包括先天禀赋和后天因素。

人自身是一个主观能动的复杂过程,因此寿命的长短、生存的质量与自身因素密切相关。禀赋是人的体魄、智力等方面的素质。中医养生保健学认为先天禀赋的强弱,是人体寿夭的决定性因素,其中包括体质说和命门元气说。体质说认为,由先天禀赋因素所形成的体质特点,决定了人体的寿夭。命门元气说是体质学说的补充和发展,因为形成体质差异的根本原因就在于"元气"质和量的差异,命门只不过是"元气"贮藏之所而已。

人一出生就受到外在环境的影响,因此,后天因素是决定人体寿夭的重要方面,其中包括地理环境、社会环境、行为因素、疾病损伤等等。地理环境的影响长期作用于人体,形成不同的体质差异,是影响寿夭的重要因素。我国西北高原地带,气候寒冷,元气不易耗散,所以多寿;东南地区,气候炎热,元气容易发泄,所以多夭。不仅如此,即使同一地区,也因地势之高低不同而有寿夭之别。社会环境不同,人类形成的生活方式、欲望追求、心态等也不同,这也是产生众多疾病与寿夭不同的直接原因。行为因素包括个人在饮食、起居、劳逸、嗜好、欲望等各方面的行为方式,这些行为适度则有利于健康,不适度则有损于健康,甚至导致夭亡。疾病损伤与寿夭之间的关系非常密切,疾病促进衰老,衰老诱发疾病,两者难分难解。

### 三、和谐观

"和"是中国传统文化哲学的核心理念和根本精神。中医养生保健学吸纳了传统"和"的思想并加以发挥,形成了养生保健学的和谐观念。中医养生保健学的和谐观认为人与外界环境是一个和谐的整体,人与自然、人与社会、人体内部都相互协调适应。养生保健的目标就是达到人、自然、社会之间和谐融洽的状态。具体而言,包括人与自然和谐、人与社会和谐、人体自身和谐。

中国古代哲学认为世界是一个和合的整体,由一元之气构成,受阴阳、五行法则支配,人与自然息息相通。中国养生保健学吸收这一思想形成了人与自然和谐统一的观念,也就是中医"天人相应"的观念。自然环境包括气候环境、地理环境和生物环境,人与此三者互相通应、息息相关。人们只有将自身融入大自然中,与之和谐融洽,才能尽终天年。中医养生保健强调人体各部分、各组织结构的完整和功能上的高度和谐,是机体达到最佳生命状态的必要条件,这就是人体自身的和谐观。

### 四、权衡观

权衡观认为自然和生命的内在运动变化是永恒存在的,这些运动变化相互影响制约,形成复杂的调控系统,使各种运动变化在一定的时空范围内有序、协调地进行着,整体上则保持稳定平衡的状态。

权衡观认为世间万物存在的理想状态是一种相对稳定的动态平衡,而人体的这种理想状态则是通过"人神"的自动调节而实现的。人与自然权衡以平的内在机制是阴阳的对立制约、互根互用、消长转化和五行的生克制化。权衡观指导着中医学术的各个方面,就养生学而言,主要体现在自然和生命的权衡自稳、养生保健的权衡自稳。养生就是通过权衡来保养生命,一方面是因势利导,权衡以保持生命的常态;另一方面是补弊纠偏,权衡以恢复生命的常态。人需要权衡情志、权衡劳逸、权衡膳食以达到更好的权衡自稳。

### 五、健康观

养生是以保持健康、延年益寿为目的,因此正确的健康观是从事一切养生活动的基础。中医养生保健学对健康状态的认识概括为四个字,即"形与神俱",其实质包括生理、心理、社会和道德四个维度的健康。

生理健康是健康的基础。中医养生保健学认为"人生有形,不离阴阳"。健康的人应该是阴阳和调,阴平阳秘,机体功能保持正常且稳定、有序、协调。生理健康的特征为:眼睛有神、呼吸微徐、二便正常、脉象缓匀、形体壮实、面色红润、牙齿坚固、双耳聪敏、腰腿灵便、声音洪亮、须发润泽、食欲正常。

健康的第二个维度是心理健康。中医养生保健学历来重视心理健康,认为精神心理应保持整体和谐的健康状态,各种情绪皆要适度,嗜求欲望应该适度,而不应该为物欲所累。

心理健康的特征为精神愉快、记忆良好、心态平和、适应能力良好、道德高尚。

社会适应良好则是健康的更高一层的维度。中医养生保健学非常重视个人在适应社会环境中充分发掘身心的潜能,发挥其最高的能力,并获得满足感,保持情绪稳定、感觉愉快的良好状态。

道德健康是中医养生保健学很早就认识到的另一个高层次的健康维度。早在先秦孔子就提出了"仁者寿""大德必得其寿"的论点。唐代孙思邈则在《备急千金要方》中说:"性既自善,内外百病自然不生,祸乱灾害亦无由作,此养性之大经也。"

# 第三节 中医养生保健的基本原则

中医养生保健学历史悠久,养生方法多样。上古时期,人类就开始了养生知识的积累,但尚未形成完整的理论体系。随着中医理论体系的形成,中医养生保健学也得到了不断发展和完善,其基本原则有以下方面。

## 一、正气为本

所谓"正气",泛指人体一切正常功能活动和抗病康复能力。中医养生保健学非常重视人体的正气,提出了"正气为本"的养生原则。强调以正气为中心,发挥人自身的主观能动性,通过主动的对形神的调摄,保养正气,增强生命活力,提高适应自然界变化的能力,从而达到强身健体、防病抗老、美容延寿等养生目的。

中医养生保健学认为身体的强弱及机体是否早衰,主要取决于自身正气是否充盈。因此,扶正固本就显得尤为重要。扶正,就是扶助正气,增强机体的抗病康复能力;固本,就是培补元气,增强体能和机体的生理活动功能。正气的保养重在护肾保精和调养脾胃。中医学认为肾为先天之本,因此,扶正当首先从肾入手,将护肾保精固本作为养生的基本措施。护肾保精应从节欲保精、运动保健、导引补肾、按摩益肾、食疗补肾、药物调养等多方面入手。脾为后天之本,人出生后依靠脾胃化生的水谷精微来充养人体精气,为人体生命活动提供物质基础。调养脾胃的方法众多,如饮食调节、起居调养、精神调摄、药物调理和针灸推拿等。

## 二、天人相应

"天人相应"强调养生应顺从人与外界息息相关的规律,通过主动的对神的调节,维系和协调内外关系,从而达到养生的目的,是中医养生保健学的精髓。

在自然界的变化中,存在着以四时、朔望、昼夜为标志的年、月、日周期性节律变化,并由此呈现出气候和物候的生、长、化、收、藏等规律变化。人类在长期的进化过程中,形成了与之近乎同步的生理节律和适应外界变化并作出自我调适的能力。因此,人应主动顺应天时而摄生,保持自身生命节律与自然界阴阳消长规律相协调,以达到精神调和、形体坚实,不受外界邪气侵害,从而实现养生延年的目的。

## 三、形神合一

形与神是既对立又统一的哲学概念。"形"即人体脏腑、经络、精、气、血、五官九窍等形体和组织。"神"即人的情志、意识、思维等心理活动现象,以及生命活动的全部外在表现。中医养生保健学强调形神共养的养生法则,认为只有做到"形与神俱",才能保持生命的健康长寿。

神是先天之精所化生,出生之后,又依赖于后天之精的滋养。《素问·阴阳应象大论》指出:"人有五脏化五气,以生喜怒悲忧恐。"有了健康的形体,才能产生正常的精神情志活动。所以,保形全神是养生的重要法则。神在人体中起统帅和协调的作用,由于神的统帅作用,生命活动才表现出整体特性、整体功能、整体行为、整体规律等。因此,中医养生保健学又特别重视调神安形,通过"调神"来保养和提升人的内在生命力。

中医养生保健学认为,形乃神之宅,神乃形之主,无神则形不可活,无形则神无以附,两者相辅相成,不可分离。正是从形神之间的相互制约、相互影响的辩证关系出发,古人提出了形神共养的养生原则。但在形神关系中,"神"起着主导作用,脏腑的功能活动、气血津液的运行和输布,必须受神的主宰。因此,中医养生保健学主张形神共养,养神为先。

## 四、动静结合

"动"包括劳动和运动。适当的运动可促进气血畅达,提高抗御病邪的能力。中医养生保健学主张"动以养形",并创造了许多行之有效的动形养生的方法,如八段锦、五禽戏、太极拳等。"静"是相对"动"而言,包括精神上的清静和形体上的相对安静状态。《素问·痹论》指出:"静则神藏,躁则消亡",故中医养生保健学提出"静以养神"的原则,指出人之心神总宜静,清静养神特别重要。

动与静是自然界物质运动的两种形式,有动才有静,动中包含着静,静中蕴伏着动。只有动静结合,才能达到形神合一,增强体质的目的。

形体的动静状态与精、气、神的生理功能状态有着密切关系。静而乏动则易导致精气郁滞、气血凝结,久即患病损寿。"动"与"静"都要适宜,太过或不及都可能导致疾病。《素问·宣明五气》指出:"久视伤血,久卧伤气,久坐伤肉,久立伤骨,久行伤筋,是谓五劳所伤。"动静适宜是养生一大法则,养生实践中应通过权衡来决定动静适宜的具体量度,灵活运用以达到形神共养的效果。同时也要根据个人年龄、身体体质、锻炼与环境条件,以及个人的性格爱好等实际情况选择项目,制订方案。

## 五、审因施养

审因施养是指养生要有针对性,应根据实际情况,具体问题,具体分析,找出适合个体的保健方法。审因施养的养生法则强调从三因制宜着手,包括因时制宜、因地制宜和因人制宜。

因时制宜就是根据不同的时间,调控自身精神活动、起居作息、饮食五味、运动锻炼、服药时机等,利用最适合的时间和方法来锻炼身体,增强抗病能力,延缓衰老进程,适时地避免疾病的发生,保持生命健康。因地制宜就是顺应地域差异,积极主动地采取相应的养生措施。因人制宜则是根据人的具体情况(体质、年龄、性别、职业、生活习惯等),有针对性地选择养生保健方法。

## 六、杂合以养

杂合以养就是根据实际情况综合运用多种养生方法有重点而且全面地进行养生保健活动。人是一个有机整体,其中任何一个环节发生了障碍,都会影响整个生理活动的正常进行。因此,养生保健必须从整体全局着眼,注意各个环节,全面考虑,综合调养。人的形神、阴阳、气血、五脏、六腑等,在功能上都有各自的基本特征和趋向,在内外因素的作用下,往往是以某一环节的应答为主而牵动全身。因此,养生保健在全面调摄的同时应有侧重点。中医养生保健方法丰富多彩,各有所长,养生应该落实在日常生活的各个方面,根据具体的情况不拘一功一法,从起居、动静、药食、针灸、推拿等多方面进行养生实践活动。在实际调养过程中,不管应用哪种养生方法都必须适度而止,既不可太过,也不可不及。养生保健不仅要方法合适,而且要经常坚持不懈地努力,只有持之以恒地进行调摄,才能达到维持健康的目的。

### 七、预防为主

中医学很早就认识到治未病的重要性,《素问·四气调神大论》指出:"圣人不治已病治未病,不治已乱治未乱,此之谓也。夫病已成而后药之,乱已成而后治之,譬犹渴而穿井,斗而铸锥,不亦晚乎!"这种预防为主、防微杜渐的思想受到历代医家,特别是养生家们的推崇,成为中医养生保健的一条重要原则。

预防为主的原则包括未病先防、既病防变和瘥后防复。其中最主要的是未病先防,要善于防微杜渐,体察已经出现的或将可能出现的健康不利因素,提前采取相应的养生保健措施,防患于未然。如果未能做到未病先防,或养生保健失误、失败,导致疾病出现,则疾病始萌就要采取有效手段进行治疗以防其加重,同时采取相应措施防范疾病的继发和传变。疾病治愈后,由于瘥后阴阳未复、正虚无力,容易因起居、饮食、外邪等而再次发病。因此,瘥后同样应采取有针对性的养生措施以增强体质、预防复发。

## 第四节　中医养生保健的常用方法

中医养生保健方法众多,常用的方法包括精神养生保健法、药物养生保健法、按摩养生保健法、运动养生保健法、饮食养生保健法和生活起居养生保健法等。此处重点介绍精神养生保健法、药物养生保健法和按摩养生保健法。运动养生保健法详见本章的第五节,饮食养生保健法和生活起居养生保健法内容可参考第六章中医护理基本知识中的起居护理和饮食调护的相应内容。

### 一、精神养生保健法

精神情志是在脏腑气血的基础上产生的人体生理活动的表现之一。正常的精神情志活动可促进人体的健康,而精神情志失调,则直接影响人体脏腑气血功能,削弱或破坏人体的生理活动,有损人体的健康。因此,中医养生保健非常重视精神活动的调摄。

精神养生保健法是在养生学基本观念和法则的指导下,通过主动地调摄、保护和增强人的精神健康,力求达到形神高度统一的养生方法。

#### (一)修德怡神

以德养生,强调德性修养乃养生长寿的基石和要旨。通过德性修养,达到清静怡神以保形体的养生效果。修德怡神的方法众多,常用的包括思想清净、少私寡欲、精神乐观、意志坚强。

思想清净,是指思想安静而无杂念的状态,体现了中国传统静神的养生思想。《素问·上古天真论》指出:"恬惔虚无,真气从之,精神内守,病安从来。"可见,思想清净,内无干扰,则精气神能够内守而不散失,抗病能力从而能够得到加强。

少私寡欲,是指减少私心杂念,降低对名利和物质的要求。老子在《道德经》中指出:"见素抱朴,少私寡欲。"《黄帝内经》中也主张"恬惔虚无","志闲而少欲"。只有少私寡欲,精神才能守持于内。

精神乐观是人体健康长寿的重要因素之一。《素问·举痛论》指出:"喜则气和志达,荣卫通利。"乐观对于人体生理的促进作用主要有两个方面:一是调剂精神,摒除不利于人体的精

笔记栏

神情志因素;二是疏通营卫,和畅血气。精神调达,气血和畅,则生机旺盛,从而有益于身心健康。

意志,指为达到某种目的而产生的决断能力和一种心理状态。《素问·经脉别论》指出:"勇者气行则已,怯者则着而为病也。"说明意志坚强可以避免外界的不良刺激,保持气血的流畅,增强抗病能力,预防疾病的发生。现代心理学认为,人的意志容易受环境因素及个体差异的影响,坚强的意志可以在生活和工作中通过锻炼得到。

### (二) 调和情志

情志是人们对外界客观事物的正常反应。中医学认为情志是由五脏之气化生的。《素问·阴阳应象大论》说:"人有五脏化五气,以生喜怒悲忧恐。"若情志失调,则容易损伤脏腑气血,影响人体的健康。历代养生家非常重视情志与人体健康的关系,主张调和情志,以祛病延年。

1. 和喜怒　喜是乐观的外在表现之一,对人体的生理功能具有促进作用。但喜也要适度,不宜太过。《淮南子·原道训》曰:"大喜坠阳",指出了过喜能够耗神伤气,危害人体。怒是历代养生家最忌的一种情绪,它是情志致病的魁首,对人体健康的危害较大。《素问·举痛论》曰:"怒则气逆,甚则呕血及飧泄……"指出了发怒的危害。因此,欲养生延年,戒怒是十分重要的。古人提出了两条基本原则,一是以"理"制情,使七情不致过激;二是以"耐"养性,即要有豁达的胸怀,高尚的涵养,遇事要忍耐而不使伤身。

2. 去悲忧　悲忧,即忧郁、悲伤,是对人体健康有害的又一种情志,应当注意克服。《灵枢·本神》亦说:"愁忧者,气闭塞而不行。"可见,悲忧不仅损神,而且伤气,对人体是十分有害的。

3. 节思虑　思虑是心神的功能之一,人不可无思,但过则有害。《素问·举痛论》曰:"思则气结。"思虑发于心,主于脾,过度思虑,则心神过耗而不复,脾气留中而不行,常常可以出现头昏、心慌、失眠、多梦等症状。

4. 防惊恐　遇到事情易惊恐亦是一种对人体十分有害的情志因素。《素问·举痛论》中说:"惊则气乱","恐则气下"。惊恐往往导致心神失守,肾气不固,而易出现心慌、失眠、二便失禁,甚至神志失常等方面的症状。大惊猝恐对人体的危害更大,突然而来的剧烈惊恐,可以使人体的气机逆乱,血行失常,阴阳散败,从而导致疾病的发生,甚至危及生命,所以养生者应注意避免惊恐。

## 二、药物养生保健法

药物养生保健法是在中医药理论指导下,运用药物以达到养生保健、防治疾病、延年益寿等目的的一种养生方法。药物养生保健要遵循中医学的基本理论,合理地使用药物才能起到防治疾病、延年益寿的功效。因此,药物养生保健应注意以下几点。

### (一) 谨慎用药,切忌滥用

养生保健的药物中有不少是属于补益药物。一般而言,补益药物主要用于年老体弱之人,特别是老年人,适当使用补法确可获得效果。然而,滥用补药,非但无益,反而有害。而且养生保健药物不只限于补补,要根据具体情况,当补则补,当泻则泻。如果只限于用补法,病邪留恋不去,则养痈遗患。反之,不顾老人体质多虚的特点,滥用攻下,则会诛伐太过,加重虚弱,促其早衰。

### (二) 天人相应,顺时选药

药物养生保健也要顺应主时和脏腑的生理特点,五脏分主五季,"肝主春,心主夏,脾主长夏,肺主秋,肾主冬"。

春季是四季里的多病之季,肝病也多在春季复发。肝气旺盛易致脾胃功能受到抑制,故药物养生以清补、柔补、平补为原则。夏季阳气蒸腾,万物生长最为茂盛,药物养生以甘平、甘凉之品为主,不宜用燥热补药,以防燥热伤津助火。长夏暑热交蒸,湿气较重,脾最恶湿喜燥,故长夏多患脾胃病。药物养生以清补之品为宜,辅以芳香化湿运脾之药,以防滋腻困脾。秋季万物由"长"到"收",自然界阳气渐收,阴气渐长,气候干燥,易伤人体阴津,肺旺肝弱,脾胃易受影响,故药物养生以护阴润燥为主,辅以补养气血,忌服耗散伤津之品。冬季阳气潜伏,万物生机闭藏,肾气最易耗损,方药养生要遵循冬令进补的原则,宜用性温益精之品,以补益肾气,但同时要注意冬季为人体阳气内蕴之时,不可过服温热之品以免太过伤阴,适当给予滋补阴精之品,以使阴阳互生互化。

（三）注重体质,因人而药

因人用药是根据个体的体质、年龄、性别等不同,有针对性地选择相应的药物进行养生保健的方法。

体质的差异不同程度地反映了个体脏腑阴阳气血的盛衰及病理变化的不同特点。因此,药物养生保健要根据不同的体质特点辨证施养。如气虚体质宜选用甘温益气之品,如人参、党参、西洋参等,也可选用中成药四君子丸、人参健脾丸等。血虚体质宜选用甘温补血之品,如熟地黄、阿胶、何首乌、当归等,也可选用中成药,如复方阿胶浆、人参归脾丸等。

人生的每个阶段都有不同的生理特点,因此根据不同的年龄进行药物养生也显得非常重要。如小儿脏腑娇嫩,形气未充,容易发病,传变迅速,故在药物养生方面要注意顾护脾胃,慎用大苦大寒、大辛大热、峻下有毒之品。老年人脏腑气血等逐渐衰退,在药物养生方面要注重脾肾,兼顾五脏,宜补多泻少,药量宜轻。

男女性别不同,在生理上也有其不同的特点。妇女在生理上有月经、胎产、产育、哺乳等特点,故在药物养生方面要注意这些,如妊娠期妇女要慎用通经祛瘀、行气破滞及辛热滑利之品,如红花、桃仁等,禁用毒性较大或药性猛烈的药物,如巴豆、麝香等。

### 三、按摩养生保健法

按摩养生保健法是指在自身体表部位或穴位上运用一定的手法进行按摩,以舒缓疲劳、振奋精神,达到强身健体、防病治病、延年益寿目的的中医养生保健常用方法。此法具有操作简便易学、安全有效等优点,适于各类人群进行防病治病。

（一）操作前准备

先静坐 3 分钟,排除杂念,思想清静,全身放松,然后意气相随,与动作相结合,进行自我按摩。

（二）手法

通过不同的手法以达到不同的目的。

1. 摩耳 双手掌心摩擦发热后按压耳孔,再骤然放开,连续做十几次后,用双手拇指、食指循耳郭自上而下按摩 20 次(拇指在耳郭后,食指在前)。再按摩耳垂 30 次,以耳部感觉发热为度,早晚各 1 次,可强身祛病,延年益寿。此法如能配合"鸣天鼓"效果更佳。即:双手掌心紧按两耳外耳道,五指置于脑后,双手食指、中指和无名指轻轻敲击脑后枕骨数十次,或将两手食指各按压在中指上,用食指向下滑弹后脑部数十次。"鸣天鼓"时,应闭目养神,手法由轻至重,可达到调补肾元、强本固肾之效,对头晕、健忘、耳鸣等肾虚症状有一定的防治作用。

2. 浴面 双手搓热,贴在面下部,两手中指由鼻翼迎香穴,向上推擦至双眼睛明、攒竹、印堂穴,然后两手分开推擦至额角后而下,经耳门穴而返回下面部。可反复十余次,至面部轻轻发热为度,具有使面部红润光泽、消除疲劳、提神醒脑的作用。

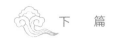

3. 揉太阳　以双拇指或食指分别吸定两侧太阳穴上,做小幅度的环旋转动,使着力部分带动该处的皮下组织,做反复不间断的、有节律的轻柔缓和的回旋揉动。此法可疏风解表,止头痛,清热明目,对外感发热、头痛、目赤肿痛等均有一定的防治作用。

4. 熨目　双手掌面摩擦至热,在睁目时,两手掌分别按在两目上,使其热气煦熨两目珠,稍冷再摩再熨,如此反复 3~5 遍,每天可做数次,有温通阳气,明目提神作用。

5. 摩腹　以单掌或叠掌摩脘腹,以中脘为中心,做顺时针环形节律的抚摸,有疏通经络、调和气血、健脾和胃的作用。

6. 擦风池　双手拇指指腹快速地上下摩擦风池穴,至局部发热,有提神醒脑,治疗感冒、头痛及颈椎病的作用。

7. 擦肾俞　两手掌紧按两侧腰部,由上而下擦至腰骶部,有温热感即可,有壮腰固肾的作用,可治疗腰痛、夜尿多等。

8. 擦涌泉　两手掌搓热后擦摩足底涌泉穴,直至足心发热为止,具有调肝、健脾、安眠、强身等功效,多用于治疗神经衰弱、失眠症等。

# 第五节　传统运动养生保健

我们的祖先很早就提倡运动养生。《吕氏春秋》中明确指明了运动养生的意义:"流水不腐,户枢不蠹,动也。形气亦然,形不动则精不流,精不流则气郁。"这里以流水和户枢为例,说明运动的益处,并从形、气的关系上,明确指出了不运动的危害。历代医学家、养生家在不断的实践过程中,不但创造了很多具有养生保健功效的运动方法,而且也积累了丰富的传统运动养生保健的理论与方法,逐步形成了自己独特的理论体系,成为中国传统养生保健学的重要组成部分。

传统运动养生保健是指运用传统的导引、吐纳、武术等体育运动方式进行锻炼,通过活动筋骨关节、呼吸锻炼、意念控制、调节气息等,来宁心安神、疏通经络、行气活血,起到增强体质、防病治病、益寿延年的作用。传统运动养生具有体育和医疗的双重属性,旨在发挥人的主观能动性,通过自身的锻炼,有意识地自我控制心理、生理活动,取得颐养身心、增强体质、预防疾病、延年益寿的效果。

## 一、传统运动养生保健的特点

中国传统运动养生方法种类繁多,内容丰富,广而言之,中国传统的呼吸吐纳、导引、摔跤、杂耍、马球等运动,都具有养生和强身健体的作用。

（一）整体观念

整体观念是中医学理论的指导思想,同样受到中国传统运动养生学的重视。中国传统运动养生根据"天人相应""天地通气""五脏一体"的整体观内涵,通过调身、调息、调心的方法,提高机体的适应能力和抗病能力,使机体的功能全面改善。

（二）防治结合

传统运动养生学根据"治未病"原理,融合和创编了如吐纳、导引、太极拳等多种养生功法,通过变换姿势,调理呼吸,修炼心神,来疏通经络、和理气血、调节脏腑和平衡阴阳,从而锻炼真气、培育元气和扶植正气,达到抵御邪气、祛病强身的目的。

（三）形神兼备

传统运动养生强调练功时应内外合一、形神兼备。"内"指心、意、气等内在的情志活动和气息运动;"外"指眼、手、身、步等外在的形体活动。练功时要结合意念和呼吸,即姿势、意念、呼吸三者紧密相关,不可分割。根据动作的变化,身体内部要积极配合,呼吸方法要调整,思想杂念要克服,尽力达到形、意、神、气的协调统一。通过练功,对外利关节、强筋骨和壮体魄,对内通经络、活气血和安脏腑,使身心得到全面的调理。

（四）简便易练

传统运动养生法不受年龄、性别、体质、时间、季节、场地和器械的限制,人们完全可以根据自身的身体条件,自由地选择合适的项目来进行锻炼。传统运动养生法简便易练的特点十分有利于在人群中普遍开展和大力推广。

## 二、传统运动养生保健的功能

传统运动养生保健的功能有以下几方面。

（一）培补元气

人体的健康状况,在很大程度上取决于元气的盈亏与盛衰。传统运动养生学根据肾为先天之本,命门为真火之源的理论,总结出意守丹田和命门之法,使肾中元精充固,而"精化为气",元气得以充沛,这对于维持机体健康,延长寿命,具有积极而重要的意义。

（二）平衡阴阳

传统运动养生的各种功法都非常重视人体阴阳的消长变化,强调"阴平阳秘",如春夏两季,阳气日升,阴长不足,练功当以静功为主,保护人体真阴不受伤耗。秋冬两季,阳气日衰,阴气日盛,练功当以动功为主,以振奋和鼓舞人体阳气,御寒防冻。因人、因时、因地制宜地开展传统运动养生方法可平衡阴阳,达到防病治病的目的。

（三）疏通经络

经络学说不仅是中医学的一大特色,而且也是中国传统运动养生学的重要理论依据之一。人体在练功时,以意引气,其实就是引导真气循经运行,通过呼吸锻炼、肢节活动或按摩拍打,可以触动气血循经络互流,以促进百脉调和、气血充盈。

（四）调理气血

传统运动养生法通过意守、调身、调息、调心,从而起到调理气血的作用,恢复和重建气血的动态平衡。在练静功时,下意识地意守病变部位,以意领气,使气推动血达病灶,从而改善病变的供血状况,气行则血行,血行则百病消。在练功时,则是在意守病变部位的同时,以意念和动作,使气推动血达病灶,加强营养,恢复组织,祛邪外出,恢复健康。

## 三、传统运动养生保健的方法

传统运动养生保健法是通过呼吸吐纳、身心松弛、意念集中等有节律的动作来达到健身祛病、延年益寿目的的锻炼方法。因其动作简单,易学易练,深受人们喜爱。八段锦、五禽戏、太极拳等是其中比较常用的方法。

（一）八段锦

八段锦为传统医学中导引按跷中绚丽多彩之瑰宝。古人把这套动作比喻为"锦",意为动作舒展,如锦缎般柔和优美,又因其由八段动作组成,故名为"八段锦"。它起源于北宋,距今已有 800 多年的历史,是作用较好的一套健身操。全套动作精炼,运动量适度,简单易学,适合各类人群练习,尤其是老年人和慢性病患者。

1. 作用　八段锦可以柔筋健骨、通经活络,具有行气活血、调和阴阳、协调脏腑之功能。长期坚持练习可增强体质,防病保健,对人体有较好的养生保健作用。八段锦的每一段都有锻炼的重点,而综合起来,则是对五官、头颈、躯干、四肢、腰、腹等全身部位进行了锻炼,同时对相应的内脏及气血、经络都能起到保健调理作用。例如"两手托天理三焦"法可吐故纳新,有助于三焦气机运化,对全身脏腑亦有调节作用,能消除疲劳、滑利关节(尤其是对上肢和腰背),起到通经脉、调气血、养脏腑的效果。"背后七颠百病消"法可疏通背部经脉,调整脏腑功能,起到保津益气、补肾强筋骨的作用。"攒拳怒目增气力"法可激发经气,加强血运,增强肌力。"两手攀足固肾腰"法可增强腰部及下腹部的力量,亦有强体增智、醒脑宁神的作用。中医学理论认为,肾为先天之本,肾气旺盛则人精力充沛、思虑开达、动作强劲有力。

现代研究也已证实,这套功法能改善神经体液调节功能和加强血液循环,对腹腔脏器有柔和的按摩作用,对神经系统、心血管系统、消化系统、呼吸系统及运动器官都有良好的调节作用。

2. 动作要领　练习八段锦应精神安定,意守丹田,头似顶悬,闭口,舌抵上腭,双目平视,全身放松,呼吸自然。

(1) 呼吸均匀:练习八段锦时呼吸要自然、平稳,做到呼吸深、长、匀、静。同时呼吸、意念要与每个动作的要领相配合,利用意识引导练功。

(2) 意守丹田:八段锦的运动要求"用意念引导动作"。意动形随、神形兼备,动作不僵不拘。保持心情愉悦,神安心定,意识与动作配合融会一体,促进真气在体内运行,以达强身健体的功效。

(3) 刚柔相济:练习八段锦时要求全身肌肉、神经均放松而不松懈,身体重心平稳,虚实分明,轻飘徐缓。练习时始终注意松紧结合,动静相兼,松力时要轻松自如、舒展大方,用力时要均匀有力。

3. 具体动作　八段锦包括八段连贯的动作,具体内容为:双手托天理三焦,左右开弓似射雕,调理脾胃须单举,五劳七伤往后瞧,摇头摆尾去心火,背后七颠百病消,攒拳怒目增力气,两手攀足固肾腰。

**(二) 五禽戏**

五禽是指虎、鹿、熊、猿、鸟五种禽兽。戏,即游戏、戏耍之意。所谓五禽戏,就是指模仿虎、鹿、熊、猿、鸟五种禽兽的动作,组编而成的一套保健强身的方法。它是我国传统健身法之一,为我国后汉华佗所创编,故又称华佗五禽戏。因其行之有效而备受后世推崇。1982 年 6 月 28 日,卫生部、教育部和国家体委发出通知,把五禽戏等中国传统健身法作为医学类大学中推广的"保健体育课"内容之一。2003 年国家体育总局把重新编排后的五禽戏等健身法作为"健身气功"向全国推广。2011 年 5 月 23 日,华佗五禽戏经国务院批准列入第三批国家级非物质文化遗产名录。

1. 作用　五禽戏每一戏都各具特色,连起来又浑然一体。经常练习可起到调气血、益脏腑、通经络、活筋骨、利关节的作用,使肺主呼吸,肾主纳气的功能得到加强,气通则血通,气足则神旺,气的功能改善,整个人体的经络血脉畅通,坚持练习五禽戏具有防病治病、强壮筋骨、延年益寿功效。

现代医学研究也证明,五禽戏不仅使人体的肌肉和关节得以舒展,而且有益于提高心肺功能,改善心肌供氧量,提高心肌排血力,促进组织器官的正常发育。

2. 动作要领　五禽戏是一种外动内静,动中求静的功法,锻炼时要注意全身放松,意守丹田,呼吸均匀,做到外形和神气都要像五禽,达到有刚有柔、刚柔并济,练内练外、内外兼备的效果。

(1) 全身放松:练功时,首先要全身放松,保持愉悦情绪。要求松中有紧,柔中有刚,切不可用僵劲。

(2) 呼吸均匀:呼吸要自然平稳,用腹式呼吸,均匀和缓。吸气时,口要合闭,舌尖轻抵上腭。"吸气用鼻,呼气用嘴"。

(3) 专注意守:要排除杂念,精神专注,根据各戏意守要求,将意志集中于意守部位,以保证意气相随。

(4) 动作自然:五禽戏动作各有不同,如熊之沉缓、猿之轻灵、虎之刚健、鹿之温驯、鸟之活泼等。练功时,应据其动作特点而进行,动作宜自然舒展,不要拘紧。

(三) 太极拳

所谓"太极拳",就是以"太极"哲理为依据,以太极图形组编动作的一种拳法。其形在"太极",意在"太极",故而得名。太极拳是一种身心兼修的健身法,其动作舒缓柔和,注重外柔内刚、动静结合、意体相随,通过调身、调心、调息以疏通经络、调和气血、平衡阴阳。长期练习不仅能锻炼身体,亦能防病保健,因其功效显著、易学易练,在国外也有影响。

1. 作用 太极拳是练身、练气、练脑的高度和谐的身心整体运动。是在大脑的精微控制下,形体、呼吸、意识三者密切配合的全身运动,既练内,又练外,内外俱练,对人体的循环系统、神经系统、呼吸系统等不仅有积极的保健养生作用,而且还能提高各系统的功能。

(1) 调节循环系统功能:太极拳动作包括各肌肉、关节的活动,其动作自然舒展,在放松肌肉的同时舒张了血管,有效促进了人体血液、淋巴的循环。经常练习太极拳,可以提高心肌功能、降低血管阻力和血黏度,能对心脑血管疾病起到良好的防治作用。

(2) 调节神经系统功能:练习太极拳要求做到心平气和、心无杂念、全神贯注、用意念引导动作,使人的意念始终集中在动作上,故使大脑专注于指挥全身各器官系统功能的变化和协调动作,提高了神经系统自我意念控制能力,从而改善神经系统的功能,有利于大脑充分休息,消除机体疲劳。

(3) 调节呼吸系统功能:练太极拳时要求气沉丹田,呼吸匀、细、深、长、缓,有意地运用腹式呼吸,加大呼吸深度,有效锻炼了人的膈肌和腹部肌肉,有利于改善呼吸功能。

2. 动作要领

(1) 虚领顶劲:头颈似向上提升,头向上顶,不可歪斜摇摆,眼要自然平视,嘴要轻闭,舌抵上腭;项部保持自然竖直,转动灵活,不可紧张,以保持身体重心平稳。

(2) 含胸拔背、沉肩垂肘:胸要舒松微含,不可外挺或故意内缩;背要舒展伸拔,不可弓驼;肩要平正松沉,不可上耸、前扣或后张平齐;肘要松垂,肘关节微屈。

(3) 手眼相应,以腰为轴,移步似猫行:打拳时必须上下呼应,融为一体,要求动作出于意,发于腰,动于手,眼随手转,两下肢弓步和虚步分清而交替,练到腿上有劲,轻移慢放没有声音。

(4) 意体相随,动静结合:用意念引导肢体动作,形动于外,心静于内。动作要轻灵沉着,外柔内刚,刚柔相济,随意用力,发劲完整,富有弹性,不可使用拙力。

(5) 意气相合,呼吸自然:意念与腹式呼吸配合,呼吸平稳,深匀自然,一吸一呼与一开一合之动作合为一体。

(6) 连贯协调,虚实分明:指每一招一式的动作快慢均匀,而各式之间又是连绵不断,衔接和顺,处处分清虚实,重心保持稳定。

(四) 易筋经

易,改变的意思;筋,泛指肌肉、筋骨;经,为方法。所以,易筋经是一种改变肌肉、筋骨质量的特殊锻炼方法。它除锻炼肌肉、筋骨外,同时也练气合意,是一种意念、呼吸、动作紧密结合的功法。

在古本十二式易筋经中,所设动作都是仿效古代的各种劳动姿势而演化成的。例如舂谷、载运、进仓等动作,均以劳动的各种动作为基础形态。活动以形体屈伸、仰俯、扭转为特点,以达到"伸筋拔骨"的效果。

1. 作用　对于青少年来说,这种方法可以纠正身体的不良姿态,促进肌肉、骨骼的生长发育;对于年老体弱者来讲,经常练此功法,可以防止老年性肌肉萎缩,促进血液循环,调整和加强全身的营养和吸收,对慢性疾病的恢复,以及延缓衰老都很有益处。

2. 动作要领

(1) 精神清静,意守丹田。

(2) 舌抵上腭,呼吸匀缓,用腹式呼吸。

(3) 松静结合,柔刚相济,身体自然放松,动随意行,意随气行,不要紧张僵硬。

(4) 用力时应使肌肉逐渐收缩,达到紧张状态,然后缓缓放松。

3. 具体动作　易筋经十二式具体内容:①捣杵春粮;②扁担挑粮;③扬风净粮;④换肩扛粮;⑤推袋垛粮;⑥牵牛拉粮;⑦背牵运粮;⑧盘萝卸粮;⑨围穴囤粮;⑩扑地护粮;⑪屈体捡粮;⑫弓身收粮。

## 知识链接

### 中医传统运动在心脏康复中的作用

国内外以太极拳为主的中医传统运动在心脏康复过程中的作用相关研究证据表明,此类运动强度适中,干预过程安全,可降低心血管疾病危险因素如高血压、高血脂的水平,增强患者的运动能力,改善其焦虑、抑郁状态而发挥身心兼顾的作用,并可干预冠心病、慢性心力衰竭、房颤等心血管疾病,提高患者生活质量,降低其发病率和死亡率。将中医传统运动用于心脏康复具有一定的可接受性、可行性,且经济、实用,可为推进心脏康复运动发展提供思路。

(潘晓彦)

扫一扫,
测一测

## 复习思考题

1. 中医养生保健的特征和基本原则是什么?

2. 中医养生保健的常用方法有哪些?

3. 简述传统运动养生保健的特点和功效。

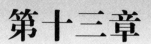

# ◇◇◇ 第十三章 ◇◇◇

# 辨证施护的应用

中医学理论体系的建立和不断完善,为中医护理学的发展奠定了基础。我国传统的中医药学中,一直包含着丰富的中医护理内容,在长期的医疗护理实践中,逐渐形成了比较完整的辨证施护理论体系。所谓辨证施护,就是运用中医理论,从整体观出发,通过望、闻、问、切四诊,收集患者有关疾病发生、发展的资料,进行整理、分析、综合,辨明病因、病机和病位,判断为何种性质的证,从而制订相应的护理计划与护理措施的过程。

### 知识链接

#### 辨证论治与精准医学

精准医学代表了现代医学的先进发展方向,推动了现代医学的改革。这种强调个性化的治疗方式,与中医学辨证论治的思想高度相似。在精准医学的背景下,一方面中医学可以与精准医学互补互用,取长补短,实现宏观和微观诊断相结合,促进中医微观化辨证的发展,加快中医现代化步伐,与现代医学接轨,实现精准诊断;另一方面,也可以使精准医学由个体化向整体观念的过渡,使得精准医学与中医学理念相融,最终实现两者共同进步发展,为人类的健康卫生事业服务。

## 第一节 辨证施护的原则与方法

辨证与施护是疾病护理过程中相互联系、不可分割的两个方面。辨证是实施护理措施的前提和依据,施护是辨证的目的,辨证施护是临床各科开展中医病证护理的基本方法。

### 一、辨证施护的原则

辨证施护的原则是中医学中的"治则"在护理学中的延伸,它是指导临床辨证施护的法则。其内容包括护病求本,调整阴阳,扶正祛邪,同病异护、异病同护及因时、因地、因人制宜等。

（一）护病求本

在疾病发展过程中会出现各种症状,但症状只是疾病的现象而非本质。只有在中医理论指导下综合分析所收集的资料,才能透过现象看本质,找出疾病的根本原因,从而确立相应的治疗及护理措施。护病求本是指治疗与护理都必须抓住疾病的本质,并针对疾病的本质进行施护,这是辨证施护的根本原则。

1. 正治与正护法　又称逆治与逆护法,是指在疾病的本质和现象相一致情况下,逆其证候性质而治疗护理的一种常用法则。如临床上常用的"寒者热之""热者寒之""虚则补之""实则泻之"等均为正护法。适用于疾病的征象与本质相一致的病证。

2. 反治与反护法　又称从治与从护法,是指疾病的征象与本质不相一致甚至相反情况下的治护方法,即顺从疾病的现象而治护的方法。常用的有"热因热用""寒因寒用""塞因塞用""通因通用"等。

（1）热因热用:即用热性药物、温热护理方法治疗护理具有假热症状的病证,适用于真寒假热证。如内脏虚寒、阴邪太盛者出现阳气上浮,反见面红的假热症状时,应用温热护理方法护治其假热证。

（2）寒因寒用:即用寒性药物、寒凉护理法治疗护理具有假寒症状的病证,适用于真热假寒证。如四肢厥冷、脉沉等,似属寒证,但其身寒而不喜加衣被,脉沉而有力,并可见口渴喜冷饮、咽干口臭、小便短赤、大便燥结等热象。故在治疗护理过程中,用寒凉护理方法护治其真热假寒证。

（3）塞因塞用:即用补益药物和护理方法治疗护理因虚而闭塞不通的真虚假实证。如脾胃虚弱、中气不足、脾阳不运引起腹胀便秘时,用补中益气、温运脾阳、以补开塞的治护措施,使脾气健运,即为塞因塞用。

（4）通因通用:即用通利的药物和护理方法治疗护理具有实热通泄症状的真实假虚证。如热痢腹痛、里急后重、泻下不畅等病证,治疗护理采用消导泻下法,这就是以通治通的通因通用法。

反治法和反护法是指顺着疾病的假象来治疗和护理,就其本质而言,实际上还是正治和正护法。因此,用寒药治疗、护理真热假寒证,虽然它的假象是寒,本质是热,但在服药时要注意给予温热药,以减少患者服药格拒。

3. 标本缓急　标和本是一个相对的概念,它主要说明病变过程中矛盾的主次关系。标是指现象,本是指本质;本是事物的主要矛盾,标是事物的次要矛盾。如从疾病本身分,病因是本,症状是标。治疗护理的原则一般是先护治本,后护治标,即所谓"治病必求其本";但在病情发生变化,标病转为矛盾的主要方面时就有急则护治其标、缓则护治其本、标本同护治的不同。掌握疾病的标本就能分清主次。

（1）急则护治其标:当标病甚急,成为疾病的主要矛盾,如不及时解决就要危及生命,或影响本病的预后时,必须采取紧急措施先护治其标。如大出血患者,无论何种出血,均应采取紧急措施先止血,补充血容量,对症处理,待血止后再护治其本。急则护治标是在应急情况下的权宜之计,为护治本创造有利条件,最终是为了更好地护治本。

（2）缓则护治其本:因标产生于本,本解决了,标亦自然随之而愈。对于慢性病或急性病恢复期患者,如肺痨咳嗽、热病伤阴等证,虽见有其标证,如咳嗽等,亦应针对其肺肾阴虚之本加以治疗护理。

（3）标本同护治:当标本同时俱急时,则标本兼顾,采用标本同护治法。如素体气虚又患外感,护治宜益气解表。益气为治本,解表是治标。

疾病的标本关系在一定条件下可以互相转化,临证时须掌握标本转化规律,根据病情变化灵活应用各种护治方法。

（二）调整阴阳

疾病的发生,其本质是由于机体阴阳的相对平衡遭到破坏,造成体内阴阳偏盛偏衰的结果。因此,在治疗和护理疾病时,调整阴阳,补偏救弊,恢复阴阳的相对平衡,促进阴平阳秘,是治疗护理疾病的根本法则之一。

1. 损其偏盛　损其有余是针对阴或阳的一方过盛有余的病证,采用"损其有余"的治疗护理方法。如阳热亢盛的实热证,用"热者寒之"的方法,以清泻其阳热;阴寒内盛的实寒证,用"寒者热之"的方法,以温散其阴寒。

2. 补其偏衰　补其不足是针对阴或阳一方虚损不足的病证,采用"补其不足"的治疗护理方法。如对阴虚、阳虚、阴阳两虚的病证,分别采用滋阴、补阳、阴阳双补的方法以补其不足。如阴虚的患者常表现为虚热证,则应给予滋阴制阳的治疗护理方法。在阴阳偏盛偏衰的疾病过程中,一方的偏盛偏衰,亦可导致另一方的相对有余或不足,因此在损其有余、补其不足的同时,还要兼顾另一方面,以免造成新的失衡。

（三）扶正祛邪

疾病的演变过程,是正气与邪气双方互相斗争的过程。邪正斗争的胜负决定疾病的转归和预后,邪胜于正则病进,正胜于邪则病愈。通过扶正祛邪,可以改变邪正双方的力量对比,使其有利于向疾病痊愈方向转化,这是治疗护理中的一个重要法则。

1. 扶正　扶正就是使用扶助正气的药物或其他疗法以增强体质,提高机体抗邪能力,达到战胜疾病、恢复健康的目的。这种"扶正以祛邪"的原则适用于正虚为主的病证,临床上可根据患者正虚的具体内容,运用具有益气、养血、滋阴、助阳等作用的治疗和护理方法。

2. 祛邪　祛邪就是使用攻泻、祛邪的药物或其他疗法以祛除病邪,达到邪去正复的目的。这种"祛邪以安正"的原则适用于邪实为主的病证,临床上可根据患者邪实的具体内容,运用具有发汗、攻下、清热、温寒、消导等作用的治疗和护理方法。

3. 扶正与祛邪的关系　扶正与祛邪的方法虽然不同,但两者相互为用,相辅相成。扶正可使正气加强,有助于机体抗御和祛除病邪;祛邪能够排除病邪的侵害和干扰,使邪去正安,有利于正气的保存和恢复。

（四）同病异护与异病同护

同病异护与异病同护是辨证施护的重要原则,是指导护理实践的重要法则。

1. 同病异护　是指同一种疾病,由于病情的发展和病机的变化,以及邪正消长的差异,机体的反应性不同,所表现的证候不同,治疗护理上应根据其具体情况,运用不同的方法进行治疗和护理。如同为感冒,有风热、风寒、暑热、气虚等不同,治护方法也各有不同。

2. 异病同护　是指不同的疾病,在其病情发展过程中,会出现相同的病机变化或同一性质的证候,可以采用相同的治疗护理方法。如久痢脱肛、子宫下垂、胃下垂等是不同的疾病,辨证如均表现为中气下陷的证候,则可用升提中气的护治法则。

（五）三因制宜

疾病的发生、发展与转归受多方面因素的影响,如时令气候、地理环境、情志、饮食等都对疾病的发生和发展有一定的影响,特别是人的体质因素对疾病的影响更大。因此,在治疗和护理疾病时,应充分考虑这些因素,区别不同情况,做到因时、因地、因人而异,制订适宜的治疗和护理措施。

1. 因时制宜　因时制宜是指根据不同季节和气候特点来选用不同的治疗和护理方法。

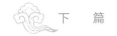

四时气候的变化对人体的生理功能、病理变化均产生一定的影响，如春夏季节，气候由温渐热，阳气升发，人体腠理疏松开泄，即使患外感风寒，也不宜过用辛温发散药物，以免开泄太过，耗伤气阴；而秋冬季节，气候由凉变寒，阴盛阳衰，人体腠理致密，阳气内敛，此时若非大热之证，当慎用寒凉药物及护治方法，以防伤阳。

2. 因地制宜　因地制宜是指根据地理环境的特点制订相适宜的治疗和护理方法。不同地区，由于地势高低、气候条件及生活习惯各异，人的生理活动和病变特点也不尽相同，治疗和护理方法应根据当地环境及生活习惯而有所变化。如西北地高气寒，病多燥寒，治护宜辛润，寒凉之剂必须慎用；东南地低气温多雨，病多温热或湿热，治护宜清化，而温热及助湿药物及方法必须慎用。

3. 因人制宜　因人制宜是指根据患者的个体情况，如年龄、性别、体质、生活习惯等的不同特点进行治疗和护理。不同年龄的生理状况和气血盈亏不同，老年人生机减退，气血亏虚，属残阳，患病多虚，治护宜偏于补益；小儿生机旺盛，但气血未充，脏腑娇嫩，属稚阳，易寒易热，易虚易实，病情变化较快，故护治忌峻攻、进补，用药量宜轻；妇女有经、带、胎、产等情况，治疗和护理时应根据具体情况加以考虑。又如人的体质有强弱与寒热之偏，阳盛或阴虚之体慎用温热药物及方法，阳虚或阴盛之体慎用寒凉伤阳药物及方法。

因时、因地和因人制宜三者密不可分，相互联系，充分体现了中医的整体观和辨证观在实践运用中的灵活性和原则性，只有在全面分析病证的基础上，才能有效地实施辨证施护。

## 二、辨证施护的方法

辨证与施护是理论和实践相结合的体现，是指导临床各科开展中医病证护理的基本法则。其方法程序如下。

### （一）收集辨证资料

通过望、闻、问、切四诊方法收集患者健康与疾病的相关资料，观察、了解、分析、判断病情，为提出护理问题、进行辨证施护提供依据。资料信息应包括患者的病史、症状、体征、实验室检查等，同时还应了解患者的生活习惯、饮食起居、情志状态、家庭状况、社会环境以及患者对疾病的认识等。总之，应正确运用望、闻、问、切的方法，收集可靠的资料，四诊合参进行辨证分析，为辨明疾病的证型打下基础。

### （二）分析判断病证

临床上因病因病机不同，患者的病情复杂多变，表现形式也具有个体差异，护理人员应通过四诊所得的健康资料，运用八纲辨证、脏腑辨证等方法进行分析，辨清患者的病因、病位、病性，明确判断疾病的证型，找出患者现存的和潜在的健康问题，为制订护理计划提供依据。

### （三）制订护理计划

根据四诊所获得的临床病证资料，在辨证分析的基础上，应用中医护理的知识和技能，按照主次顺序归纳出需要通过护理手段来减轻或解决的患者身心健康问题，并遵循辨证施护原则，制订出要达到的预期目标和详实的护理措施，为解决患者的健康问题明确方向。

### （四）实施护理措施

按照"急则护标，缓则护本，标本同护"的护理原则，根据不同的证型实施相应的护理措施，并注意观察护理的效果以及病证转归情况，及时调整护理计划，在辨证施护原则指导下，因人、因时采取有效的护理措施。护理措施既要切实可行，又要真正体现以患者的健康为中心。

### （五）客观评价记录

护理记录是患者在住院期间，护理人员对患者实施护理措施、进行护理全过程的记录，具有真实性、动态性,亦是评价患者的健康问题是否好转或解决的依据。在实施护理计划的过程中应及时观察患者病情转归,通过各种反馈信息对护理效果进行评价,并及时、客观、准确地做好记录。

### (六) 进行健康宣教

健康宣教是护理工作的重要内容。宣教必须遵循因人、因时、因地制宜的原则,在生活起居、情志调节、饮食调理、用药指导、运动保健等方面,针对患者个体的情况进行。指导患者自我调养、自我保健,提高自我康复和保健的能力,提高健康教育的针对性和有效性。

综上所述,辨证施护应以中医学理论为指导,根据护病求本、扶正祛邪、同病异护和异病同护以及三因制宜的原则,观察患者疾病的动态变化,及时采取或调整护理的措施。

# 第二节　八纲证候辨证施护

八纲证候辨证施护是指根据四诊所得的病情资料,运用八纲进行综合分析,辨别疾病病位的深浅、病邪的性质、邪正的盛衰和病证的类别,归纳为表、里、寒、热、虚、实、阴、阳八类基本证候,并根据不同证候制订相应的护理原则和措施(八纲辨证各证型的临床表现见第四章)。

## 一、表里证候辨证施护

表里证候辨证施护主要适用于外感病证,以说明疾病病情的轻重深浅和病机变化的趋势。在外感病过程中,表邪入里为病进,里邪出表为病退,临床根据表里辨证,可把握疾病演变的规律,并根据病情进退确立相应的护理原则,制定相应的护理计划,施行相应的护理措施,取得治疗的主动性。

### (一) 表证

表证是指外感邪气经皮毛、口鼻侵入时所产生的证候。多见于外感病的初期,一般起病急,病程短,病位在皮毛肌腠,病轻易治。临床主要表现为恶寒,发热,头身疼痛,舌苔薄白,脉浮,兼有鼻塞,流涕,咳嗽,喷嚏,咽喉痒痛等症。

【护治法则】

解表达邪。

【评估要点】

1. 评估证型　表证的病邪虽然在皮毛肌腠,但根据疾病的性质和邪正相争的关系,亦有寒、热、虚、实的区别和夹暑、夹湿、夹燥的不同。

(1) 表寒证:表现为恶寒重,发热轻,无汗,头身疼痛,舌苔薄白,脉浮紧。

(2) 表热证:表现为发热,微恶风寒,口微渴,少汗,头身痛,或咽喉肿痛,舌边尖红,苔薄白或薄黄,脉浮数。

(3) 表虚证:表现为发热,恶风,自汗,易感,舌苔薄白,脉浮缓。但气虚及阴虚和阳虚兼夹的外感表证与一般所指的表虚证有区别。

(4) 表实证:表现为恶寒,头身疼痛,无汗,舌苔薄白,脉浮紧。

表证夹湿则头重如裹,胸脘痞闷,纳少,肢倦酸楚,舌苔白腻,脉濡缓;夹暑则身热多汗,心烦口渴,倦怠乏力,脉数;夹燥则恶寒发热,头痛少汗,咽干鼻燥,咳嗽少痰,脉浮。

2. 评估汗出　风寒表证多无汗,风热表证多汗出不畅。表证经发汗解表治疗后,大都微微汗出而热渐退,病渐愈。若解表而汗不出或汗出不畅,则表邪难除;若发汗致大汗淋漓

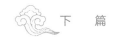

又易耗伤正气。

3. 评估体温　一般外感表证患者均有不同程度的体温升高,患者自觉恶寒的症状越突出则体温也越高。感受时行疫毒病邪多见寒战,高热,周身酸痛,并可化热入里,变生他病。

4. 咳嗽　肺主皮毛,外邪从皮毛、口鼻入侵,内应于肺,肺气失宣,出现咳嗽,但大都咳痰稀薄或略黏稠,随表证缓解而逐渐平复。若咳嗽剧烈,痰多色黄脓稠或腥臭,应注意邪毒内陷。

5. 精神　外感表证常有肢体酸痛、倦怠乏力、精神不振等表现,随着其他症状的减轻,精神也随之好转,一般不出现神昏。若持续精神萎靡,表情淡漠,或神昏谵语,是病邪内陷于里的危重证候。

6. 脉象　表证初起脉多浮或浮紧或躁动。若随汗出热退,身凉脉静,表示邪去正安,病渐向愈。若汗出后患者仍烦躁不安,脉象疾急,应注意是否治疗有误,造成邪盛正衰,病情加重。

【护理措施】

1. 生活起居护理　保持病室清洁、舒适、安静,避免直接吹风。风寒者室温可稍高,注意防寒保暖;风热者室内宜凉爽、湿润。对感受疫疬邪气,恶寒发热者应做好消毒隔离工作,预防传染,室内每日可用食醋熏蒸,或用紫外线照射进行空气消毒。

2. 病情观察　密切观察患者恶寒发热、口渴、咽喉肿痛、脉搏、舌象、体温、汗出及有无变生他症的情况。高热者每4小时测量体温1次,若高热不退,应注意神志、皮肤等全身情况,必要时遵医嘱给予退热药。注意观察服药后的反应,防止出现传变入里或竭阴亡阳等并发症。

3. 饮食护理　饮食宜清淡、富含营养,忌辛辣、油腻之品。风寒者宜热食,多喝热稀粥或饮生姜红糖茶,忌生冷、油腻;风热者宜食凉润之品,多补充水分及蔬菜水果,忌辛辣、油腻、煎炸之品;虚证患者饮食宜少食多餐,可辅以药膳,如黄芪粥、党参粥等。

4. 情志护理　恶寒发热、头身疼痛等症状较甚者,可有心烦、焦虑等表现,应做好解释和安慰,指导患者积极配合治疗,保持情志舒畅,乐观开朗,以利于增强正气,祛邪外达。

5. 用药护理　解表药多为辛散轻扬之品,故汤药宜武火快煎,不宜久煎。外感风寒者汤药宜热服,服后卧床休息,盖被以利周身微微汗出,或喝热稀饭或热米汤,以利祛邪外达;外感风热者汤药宜温服,不宜凉服。服发汗药后,忌服酸醋生冷之品,中病即止,不可过汗,以防伤阴。

6. 适宜技术　表寒无汗者可取督脉及膀胱经腧穴行背部捏脊;汗出不畅者,可艾灸大椎、曲池穴以透汗;高热无汗者可刺十宣穴放血以退热;鼻塞流涕者针刺迎香、列缺、外关等穴;外感暑湿兼发热头身痛者可取脊背两侧、颈部、胸肋间隙、肩、臂、肘窝、腋窝等部位行刮痧或拧痧。

【健康指导】

1. 养成良好的生活习惯,避免受凉、过劳等诱发因素。保持室内空气新鲜,到人员密集处戴口罩,勤洗手;注意劳逸结合,加强锻炼,提高机体抵抗力。

2. 易感冒者,可坚持每天按摩迎香、太阳、风池等穴,或根据体质情况进行耐寒锻炼,如冷水洗脸、洗澡等。感冒流行季节,也可服用防感汤药。

3. 药物治疗后症状不缓解或出现耳鸣、耳痛、外耳道流脓等中耳炎症状,或在恢复期出现胸闷、眼睑浮肿、心悸、关节疼痛或腰酸时,应及时就诊。

(二)里证

相对于表证,里证是疾病深在于里(脏腑、气血、骨髓)的一类证候。多见于外感病的中、后期或内伤疾病。里证范围甚广,除表证外的疾病均可归属。其特点为病位较深,病情一般较重,病程较长。里证的病因复杂,病位广泛,症状繁多,以或寒或热,或虚或实的形式出现。

【护治法则】

因里证范围广泛,故治法亦是多种多样,临床护治时应根据"寒、热、虚、实"具体证候选用护治方法。

【评估要点】

1. 评估证型　常见的里证一般分为里寒证、里热证、里虚证、里实证等,具体内容将分别在寒热、虚实辨证中叙述。

2. 评估类证　新病病程短,发热与恶寒并见,舌苔薄白,脉浮者为表证;久病病程长,发热不恶寒,或但寒不热,舌象变化异常,如舌红或绛,苔黄或厚或燥,脉沉者属里证。

3. 表里证的关系　疾病发展过程中,在一定的条件下可出现表里证错杂和相互转化,主要表现在表里同病和表里转化两个方面。表里同病指表证和里证在同一时期出现;表里转化是指表证与里证互相转化,包括表邪入里和里邪出表两方面。

4. 半表半里证　外邪由表内传尚未入里,或里邪透达尚未至表,邪正相争于表里之间所出现的一类证候,称半表半里证。临床主要表现为寒热往来、胸胁苦满、心烦喜呕、不欲饮食、口苦咽干、目眩、脉弦等。

【护理措施】

里证包括的范围很广,主要掌握辨证施护的原则,明察疾病发展过程中的各种变化,根据寒热虚实不同,予以恰当护理。临床上危及人体生命的里证,护理人员应密切观察病情变化,发现先兆症状和异常体征,及时报告医生采取救治措施,防止病情继续恶化。如里实热证的护理措施。

1. 生活起居护理　发热期间应卧床休息,注意病室环境安静,危重者应住单人房间。患者在高热时喜凉恶热,病室内宜凉爽。待热退病情缓解,体力逐渐恢复后,可酌情考虑体育锻炼,增强体质。

2. 病情观察　密切观察患者的神志、面色、生命体征、二便及舌脉的变化,对可能出现热极生风的高热患者尤应密切观察,如发现有四肢肌肉不时跳动,口角颤抖,二目呆滞,是动风的征兆,应立即采取急救措施,并报告医生。

3. 饮食护理　饮食以营养丰富,易消化、清淡多维生素的食物为宜,忌油腻、辛辣、鱼腥、煎炸等燥热之品。鼓励患者多饮水及果汁,热盛口渴者可给淡盐水、冬瓜汤或芦根茶等。

4. 情志护理　高热患者易急躁忧愁,尤其体温持续多日不降者往往会出现悲观情绪,应劝导患者避免急躁,积极配合治疗及护理。对因情志不遂而发热的患者,应进行心理疏导,保持心情愉快,避免忧思恼怒。

5. 用药护理　如患者起病急,病情重,变化快,可增加常规服药量,服药困难者可将药液浓煎以减少药量,同时密切观察服药后的反应。高热烦渴者偏凉服,鼻饲者应在空腹时给药,以利发挥药效。服用清热泻火药应中病即止,避免耗伤正气,损伤脾胃。

6. 适宜技术　高热者可用头置冰袋或冰帽进行物理降温,也可取风池、合谷、大椎、曲池等穴进行针刺退热;或者取大椎穴行拔罐疗法。其他还可用放血、刮痧等方法退热。

【健康指导】

1. 慎起居、适寒温,冬春之季注意防寒保暖,盛夏不可贪凉露宿,根据气候变化及时增减衣服,避免汗出当风。劳逸结合,加强运动锻炼,增强体质。

2. 在时邪流行季节,应少去人口密集的公共场所,外出时戴好口罩,室内可用食醋熏

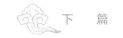

蒸,防止交叉感染。也可服用防治方药。

3. 饮食宜清淡易消化,疾病后期和恢复期亦不宜多食以防"食复"。同时注意休息,以防过于劳累而复发。

## 二、寒热证候辨证施护

寒热是辨别疾病性质的一对纲领。寒热辨证在护治上有重要意义。

### (一) 寒证

寒证是感受寒邪,或机体阳虚阴盛,导致机体功能活动衰退所表现的具有冷、凉特点的证候。

【护治法则】

温阳散寒。

【评估要点】

1. 评估证型 寒证一般有表寒证、里寒证、实寒证和虚寒证。表寒证见表证护理。内伤久病,或年迈脏腑阳气衰微,寒从中生,阳气虚弱而阴寒偏盛者,多为虚寒证。寒邪直中脏腑,或因阳虚阴盛所致者,可形成里寒证,常见形寒肢冷,面色㿠白,口淡不渴,舌淡苔白,脉沉迟。因感受寒邪,或过服生冷寒凉所致者,多为实寒证,往往起病急骤,多见于体质壮实患者。

2. 评估类证 表寒证多伴有发热,恶寒得暖亦不能缓减,需发汗祛邪,恶寒才止。里寒证由寒邪客于脏腑,或阳虚阴盛所致,多不伴有发热,且得暖可减者,以阳虚多见。外感热病过程中,发热恶寒同时出现者属于表证,但热不寒或但寒不热者属于里证,寒热往来者属半表半里证。疮疡恶寒虽与发热并见,但不一定是表证,宜清热泻火解毒。

3. 评估寒热转化

(1) 寒证转化为热证,多因治疗不当,过服温燥药物,或失治,寒邪未能及时温散,而机体阳气偏盛,寒邪从阳化热。

(2) 热证转化为寒证,多因热证误治、失治,损伤阳气;或邪气过盛,耗伤正气,正不胜邪,机体功能衰退所致。一般来说,寒热证的转化能反映邪正盛衰情况,寒证转化为热证,表示人体正气尚盛,正能抗邪;热证转化为寒证,多属邪盛正虚,正不胜邪。

4. 评估寒热真假 由于阴寒内盛,格阳于外,表现为内有真寒而外见假热的证候,其临床可见面赤身热,口渴,脉大,但口渴却喜热饮,身热而喜盖被,还可见四肢厥冷、下利清谷等。又由于阳热内盛,格阴于外,表现为内有真热而外见假寒的证候,其临床可见手足逆冷,脉沉,但肢冷却身热不恶寒,反恶热,脉沉数有力,还可见烦渴喜饮、咽干、大便干结、舌质红、苔黄干等。真寒假热、真热假寒现象常见于患者生死存亡的严重关头,如不细察,容易误诊。

【护理措施】

1. 生活起居护理 病室阳光充足,温暖适宜,避免患者直接吹风。鼓励患者适当参加户外活动,制定具体的活动和功能锻炼计划,促进气血流通。平时随着气候变化,调节病室温度,促进疾病康复。

2. 病情观察 注意观察患者的面色、寒热喜恶、肢体温凉及口渴与否等,密切观察病情变化。对寒凝心脉,胸阳痹阻致胸痛彻背、背痛彻心者,应立即含服速效救心丸或硝酸甘油片,配合医生做好救治护理工作。

3. 饮食护理 饮食宜温热性食物,冬天可多食用羊肉、狗肉等温阳之品,适量服用红参,忌食寒凉生冷之品。外寒者宜多食葱白、生姜、淡豆豉等。内寒者宜多食羊肉、狗肉、牛肉、龙眼、核桃、大枣,佐以肉桂、胡椒、丁香等调味品,以助驱邪外出。

4. 情志护理　寒湿凝滞经络,入侵脏腑,病情容易反复,且病位深,症状重,病程长,应鼓励患者树立信心,积极配合治疗与护理,并嘱患者多活动,以振奋阳气,驱散寒湿之邪。

5. 用药护理　表寒证的用药护理同表证的用药护理。治疗里寒证的药物宜先武火煮沸后改用文火再煎 30 分钟左右,趁热服用。服药期间忌食生冷、酸腐、油腻之物。汗出后,避免直接吹风。

6. 适宜技术　可取大椎、肺俞、合谷、列缺及背部膀胱经穴等行闪火法拔罐;也可取大椎穴行艾灸疗法;或用艾灸治疗因寒证引起的痛经、泄泻及痹证等。

【健康指导】

1. 起居有常,劳逸结合,根据自身情况适当锻炼。随气候变化增减衣被,注意保暖,防止正虚邪袭,变生他证。

2. 饮食有节,养成良好的饮食卫生习惯,忌生冷、油腻刺激之品,禁烟酒,忌暴饮暴食。

3. 保持心情舒畅,避免情志过激。积极治疗原发病,按时服药,定期复查。

(二) 热证

热证是感受热邪,或阴虚阳亢,人体的功能活动亢奋所表现的证候。热证包括表热、里热、实热、虚热等。各类热证的临床证候表现不尽一致。

【护治法则】

清热泻火(或清热养阴)。

【评估要点】

1. 评估证型　热证常见的证型有表热证、里热证、虚热证、实热证。表热证在表证里已阐述。里热证多由外邪传里化热,或热邪直接客于脏腑,使里热炽盛所致,主要表现为面红身热,口渴引饮,尿赤便秘,舌红苔黄,脉数有力,发热虽汗出而热不解。虚实热证将在虚实证中介绍。

2. 评估类证

(1) 上热下寒证:患者有胸中烦热、咽痛口干等热在上焦的症状,又有腹痛喜温喜按、大便稀溏等寒在肠中的症状。

(2) 上寒下热证:如患者有胃痛喜温喜按、呕吐清涎等胃中虚寒的症状,又有小便短赤、尿频、尿痛等下焦湿热的症状。

(3) 表寒里热证:患者先有食积内热,复感风寒之邪,表现为既有腹痛胀满、烦躁、口渴、苔黄等症状,又见恶寒重、微发热、身痛等寒邪外束的症状。

(4) 里寒表热证:患者有肢冷、便溏、下利等脾肾阳虚症状,又有发热、恶风、头痛、咽痛等外感风热症状。

3. 评估体温　微热,体温多在 37~38℃之间,常见于某些内伤病和温热病的后期;壮热,体温常在 39℃以上,为正盛邪实的里实热证的表现之一。

4. 评估寒热真假　当疾病发展到极寒或极热的时候,有时会出现与疾病本质相反的一些假象,如寒极似热、热极似寒。这些假象常见于患者生死存亡的严重关头,如不仔细观察,往往容易误诊,详细内容已在寒证的寒热真假评估中阐述。

5. 评估热邪对机体的损害　热邪最容易耗伤人体的津液,伤津的程度可以从口渴饮水、皮肤的润燥和弹性、口唇的色泽和荣润及小便的变化等情况进行观察。高热患者如果出现四肢肌肉不时跳动,两目呆滞,口角颤抖,是动风先兆;如出现斑疹、吐血、便血,是里热炽盛、热入营血、邪热迫血妄行所致;如见神昏谵语或神志模糊,狂躁妄动,是邪热内陷心包。上述均属危重证候,应密切注意病情变化,采取有效措施,防止病情进一步恶化。

**【护理措施】**

1. 生活起居护理　保持室内安静,空气新鲜,定时通风换气,避免直接吹风,避免噪声、阳光直射、空气污染及臭氧等刺激。保持口腔清洁,晨起、睡前及饭后协助患者用银花甘草液漱口,有口疮时用锡类散或养阴生肌散涂敷患处,口唇干燥者可涂香油或甘油。出汗后及时用干毛巾或湿热毛巾擦身,更换衣裤及被褥,定时翻身,预防压疮。

2. 病情观察　发热患者应密切观察体温的变化,高热者每4小时测1次生命体征。汗出过多者,注意保暖,及时更换湿衣被,保持床单位的干燥。对发病原因不明而怀疑有传染病者,应早期隔离治疗,防止交叉感染。观察饮水量、饮食摄取量、尿量、体重及治疗效果,如发现体温过高或体温骤降、汗出肢冷、项背强直,提示有发生惊厥的危险,应立即报告医生紧急处理,可内服安宫牛黄丸、紫雪丹等以清心开窍,解毒息风。

3. 饮食护理　饮食以营养丰富、易消化、清淡的流食、半流食为宜,忌油腻、辛辣、鱼腥、煎炸等燥热之品。鼓励患者多饮水,多食新鲜蔬菜和水果。外感发热者,可给生姜红糖水或苏叶水、葱白萝卜水;热久伤阴者,宜食滋阴健脾之品,如银耳、百合、瘦肉汤等;高热者可饮淡盐水、芦根或石斛煎水代茶饮,昏迷者可用鼻饲法。

4. 情志护理　患者常因体温持续多日不退而恐惧,应重视情志护理,主动关心患者,使之能正确对待疾病,增强战胜疾病的信心,积极配合治疗。在体温上升期,应耐心解答患者提出的各种问题,积极寻找发热的原因,进行疾病康复指导,给予精神安慰。

5. 用药护理　高热患者一般起病急,病势重,变化快,可每日服2~3剂。服药困难者,可将药液浓煎,或用鼻饲给药法灌服,观察用药后的反应。外感发热者汤药宜武火快煎,服药后可加盖衣被,或饮热稀粥,以滋生汗源,托邪外出。高热有汗烦渴者则宜偏凉服,鼻饲者应在空腹时给药,以利发挥药效。

6. 适宜技术　可取大椎、背部膀胱经穴等行刮痧疗法;也可取大椎、尺泽、曲池、合谷等穴拔罐,或在十宣、少商、尺泽点刺放血。

**【健康指导】**

1. 注意保暖,慎风寒,防止复感外邪。病愈初期注意休养,避免过劳。根据个体情况进行适当的锻炼,促进气血流畅,以利恢复正气。

2. 饮食宜清淡、易消化,营养丰富。多食蔬菜、水果,忌食油腻、辛辣之品及烟酒。

3. 保持心情舒畅,利于康复。积极治疗原发病,按医嘱服药、治疗,定期门诊复查。

## 三、虚实证候辨证施护

虚实是辨别邪正盛衰的一对纲领。虚指正气不足,实指邪气盛实。虚证反映人体正气虚弱而邪气亦不太盛。实证反映邪气太盛,而正气尚未虚衰,邪正相争剧烈。虚实辨证,可根据患者邪正盛衰情况为护治提供依据,虚则补其不足,实则泻其有余。

### (一)虚证

虚证是人体正气虚弱,脏腑机体减退所表现的证候。虚证的形成,有先天不足、后天失养和疾病耗损等多种原因,临床表现复杂。

**【护治法则】**

补虚扶正(益气温阳,养血滋阴)。

**【评估要点】**

1. 评估证型　临床根据气、血、阴、阳虚损的程度不同,有气虚证、血虚证、阴虚证、阳虚证的不同(参照第四章)。

2. 评估类证　表虚证者可见恶风、发汗、易感等;里虚证的内容较多,各脏腑经络、阴阳气血的亏损,都属于里虚证的范围;机体因阳气虚衰所引起的证候多为虚寒证,主要表现为精神萎靡、畏寒肢冷、面色淡白、腹痛喜按、小便清长、大便稀溏等;机体因体内阴液亏损所引起的证候多为虚热证,表现为两颧潮红、潮热盗汗、形体消瘦、五心烦热、口燥咽干等。

3. 评估虚实转化　疾病的过程是邪正斗争的过程,邪正斗争在证候上的反映主要表现为虚实的变化。由于病邪久留损伤正气,一些本来是实证的疾病而转化为虚证;有些由于正气虚弱,脏腑功能失调,导致痰、食、血、水等凝结阻滞,而使虚证的疾病转化为实证。

4. 评估面色　一般来说,患者面色鲜明荣润,虽病而脏腑精气未衰,病变轻浅,预后良好;若面色晦暗枯槁,说明脏气衰败,精气已伤,病重,预后欠佳。另外,还应注意观察患者意识、精神变化,观察其得神、失神、假神等情况。

【护理措施】

1. 生活起居护理　病室宜安静、整洁,空气新鲜,光线柔和。指导患者适当活动,注意休息,避免过度劳累。对病重体虚卧床者,应加强皮肤护理,定期擦浴、洗头、修剪指甲等。

2. 病情观察　观察患者的神色、形态、汗出及二便、舌脉等情况,辨别气、血、阴、阳虚损的不同。阳气亏虚者可出现畏冷肢凉、气短自汗、形寒、便溏、小便失禁等症状;阴亏血少者易出现手足心热、心烦不寐、潮热盗汗等阴虚内热症状。

3. 饮食护理　宜食高热量、高维生素、易消化的食物。加强饮食调补,注意饮食宜忌,谨防伤食。阳气亏损者应慎用寒凉性食物,宜食温热性的食物,如狗肉、大蒜、胡椒、姜等;阴血不足,虚火内扰者应慎用温热性食物,宜食滋阴清凉的食物,如甲鱼、鲜藕、银耳等。

4. 情志护理　关心安慰患者,经常与患者交流,了解其心理状态。对因患各种虚弱疾病久治不愈而忧心忡忡者,给予心理支持和疏导,鼓励患者增强战胜疾病的信心。对危重患者不应直接告诉其关于疾病恶化、预后不良等情况,避免患者精神上受到不良刺激而发生意外。

5. 用药护理　指导患者按时、按量服药,并教会其监测药物的不良反应。虚寒者宜温补,忌清补;阴虚火旺者宜清补,忌温补。温补之品夏季慎用。补益药宜文火慢煎,饭前温服。对常服、久服补药的患者,应指导其配合健胃、和胃、理气之品,增强补虚效果。

6. 适宜技术　神疲乏力者,可穴位按摩气海、关元、肺俞、肾俞等穴,亦可艾灸气海、关元、神阙等穴以大补元气,或采用隔盐灸神阙穴;腰膝冷痛者,可按摩肾俞、关元、三阴交等穴。

【健康指导】

1. 久病初愈,应注意生活起居有常,根据自身情况适当锻炼,避免过劳,随气候变化增减衣被,注意保暖,防止正虚邪袭,变生他证。

2. 调摄情志,疏通气机,避免情志过激,化生肝火,动血伤阴。

3. 饮食有节,忌暴饮暴食,忌食肥甘厚味及辛辣、油腻刺激之品,以防脾土受损。

(二) 实证

实证是指邪气过盛、脏腑功能亢盛所表现出来的证候。其形成主要是外邪侵袭和脏腑功能失调导致痰饮、水湿、瘀血等病理产物停积体内两方面。由于病因不同,实证的临床表现亦不一致。

【护治法则】

祛邪泻实。

【评估要点】

1. 评估虚实证　辨别虚证和实证,主要从患者的形体盛衰,精神状态的好坏,声音气息的强弱,痛处的喜按与拒按,以及舌、脉的变化上相鉴别。

2. 评估虚实变化　疾病的变化是一个复杂的过程,常由于体质、治疗、护理等因素的影响,可使虚证和实证之间发生虚实夹杂、虚实转化等相关变化。

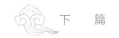

(1) 虚实夹杂:在患者身上虚证和实证同时出现,此谓虚实夹杂。虚实夹杂的证候,有的是以实证为主,而夹有虚证;有的以虚证为主,而夹有实证;亦有虚实证并见、并重者。

(2) 虚实转化:在疾病发展过程中,由于邪正相争,故在一定条件下,虚证和实证还可以相互转化。实证转化成为虚证,多因实证失治或误治,或邪气过盛伤及正气而成,出现例如低热、无力、面色苍白、脉细无力等虚证表现。虚证转化为实证,在临床上比较少见,而临证中多见的是先为虚证,而后转化为虚实夹杂证。

3. 评估虚实真假 真实假虚本来是实证,大实之中反见虚赢现象,如痰湿壅滞,身体倦怠乏力,但稍动即觉舒适,其病变的本质是实不是虚。真虚假实本是虚证,反见充实之状,如脏腑虚衰,气血不足,运化无力,腹部胀满却时有缓解,或内无肿块而喜按,其病变的本质是虚不是实。

【护理措施】

1. 生活起居护理 居室环境宜整洁、安静,温湿度适宜,消除噪音干扰,避免强光刺激。生活起居有规律,劳逸结合,保证患者充足的睡眠。神昏谵语及烦躁者应慎防坠床。鼓励患者多参加社会活动和体育活动。

2. 病情观察 及时评估患者的生命体征、神志、面色、汗出、口渴、疼痛的性质等情况。发热患者及时遵医嘱给予各种降温措施。疼痛者应了解疼痛的部位、性质,并查明可能导致疼痛的因素。辨别疾病虚实真假,防止出现危证。

3. 饮食护理 偏寒者忌生冷瓜果等凉性食物,宜食温性食物;偏热者忌食辛辣醇酒炙煿等热性食物,宜食凉性食物;有腹胀便秘者忌食产气食物,如大豆、芋艿等,宜多吃易消化食物,多饮水。实证患者应避免油腻、厚味、腥类、不易消化、刺激性强的食物。

4. 情志护理 评估和记录患者的焦虑程度,对生活不能自理的患者多给予关心和照顾。在病情发生变化时,护理人员应沉着冷静,以免影响患者的情绪。对易怒的患者,应劝慰、疏导,避免再度受到刺激而加重病情。

5. 用药护理 根据病邪的不同原因,分别给予清热解毒、祛痰逐饮、活血化瘀、利水渗湿、理气止痛、消食导滞、泻实通便等方面的方药治疗和护理,注意观察用药后的不良反应,及时评估用药后的病情变化,采取相应的护理措施。

6. 适宜技术 实则泻之,对实证的腹痛、便秘、高热等可采用拔罐、刮痧、穴位按摩等适宜技术。

【健康指导】

1. 指导患者养成良好的生活习惯,保证充分休息和睡眠,劳逸结合,适当参加体力劳动及体育活动,以增强体质。

2. 保持情志舒畅,培养兴趣爱好,陶冶情操,养成积极乐观的生活态度。

3. 平时饮食有节,饮食卫生,忌辛辣刺激食物。

## 四、阴阳证候辨证施护

阴阳是八纲辨证的总纲,是概括证候类别的一对纲领。以阴阳命名的除了阴证、阳证以外,还有亡阴亡阳等证。

### (一)阴证

凡符合"阴"的一般属性的证候,称为阴证。如里证、寒证、虚证属此范围。不同的疾病,临床所表现的阴性证候不尽相同,一般常见面色黯淡,精神萎靡,身重蜷卧,形寒肢冷,倦怠无力,语声低怯,纳差,口淡不渴,大便稀溏,小便清长,舌淡胖嫩,脉沉迟,或弱或细涩等。

【护治法则】

温补阳气。

（二）阳证

凡符合"阳"的一般属性的证候,称为阳证。表证、热证、实证属此范围。临床常见面色红赤,恶寒发热,肌肤灼热,心烦、躁动不安,语声粗浊或骂詈无常,呼吸气粗,喘促痰鸣,口干渴饮,大便秘结、奇臭,小便涩痛、短赤,舌质红绛,苔黄黑生芒刺,脉象浮数、洪大、滑实等表现。

【护治法则】

清热泻火。

（三）亡阴证

亡阴证是指体内阴液大量消耗或丢失,而出现的阴液衰竭的证候。临床可见身热肢暖,烦躁不安,口渴咽干,唇干舌燥,肌肤皱瘪,小便极少,舌红干,脉细数无力。通常还以大汗淋漓为亡阴的特征,有汗温、咸而黏(吐、下之亡阴,有时可无大汗出)等表现。

【护治法则】

救阴敛阳。

（四）亡阳证

亡阳证是指体内阳气严重耗损,而表现出的阳气虚脱的证候。临床可见大汗出、汗冷、味淡微黏,身冷恶寒,四肢厥冷,蜷卧神疲,口淡不渴,或喜热饮,舌淡白润,脉微欲绝等表现。

【护治法则】

回阳救逆。

【评估要点】

亡阴、亡阳证都属于疾病过程中的危重证候,失治或误治均可导致严重的后果,应高度重视,认真对待,一旦出现,要迅速明辨,积极抢救。

1. 评估证型 亡阴证大都因高热大汗、剧烈吐泻或失血过多所致,可见到一系列虚热的表现。亡阳证大都因邪盛正虚阳气迅速亡失所致,可见到一系列虚寒现象。由于阴阳互根,所以亡阴、亡阳者,或亡阴在先、亡阳在后,或亡阳在先、亡阴在后,或阴随阳脱,或阳随阴竭,要密切观察。

2. 评估类证 亡阴与亡阳是阴阳竭脱的表现,阴虚和阳虚是阴阳偏衰的结果,两者的治疗和护理措施均有很大区别。亡阴是体液大量消耗而表现阴液欲竭的证候;阴虚是阴精亏损,滋养和润泽作用减退的证候。亡阳是阳气严重耗损而表现出阳气欲脱的证候;阳虚是阳气虚衰,温煦和推动作用减弱的证候。由于阴虚证与亡阴证、阳虚证与亡阳证在表现上差异很大,故容易鉴别。

3. 评估汗出 本证汗出是阴竭或阳脱的表现,与阳虚自汗、阴虚盗汗,以及邪正相争的战汗、表证汗出有性质上的不同,容易区别。

【护理措施】

1. 生活起居护理 保持环境安静,不宜大声喧哗,限制探视。亡阴证患者的室温应偏低,亡阳证患者的室温应稍高。做好患者的卫生护理,保持良好的治疗环境。神志不清或烦躁者,床边应有专人看护,防止意外伤害。尿失禁留置导尿管者应定时冲洗膀胱,保持外阴清洁。大便失禁者,保持肛周皮肤清洁、干燥。

2. 病情观察 密切观察患者生命体征,正确记录出入量。若患者每24小时尿量少于500ml,或生命体征异常,四肢厥冷,大汗淋漓,应立即报告医师救治。喉中痰鸣、喘促痰厥者,及时吸痰给氧。定时评估患者的血压、呼吸、脉搏、心率,通过治疗护理,使患者的生命体征尽可能维持在正常范围。经常巡视病房,及时发现病情变化。

3. 饮食护理 亡阴、亡阳证患者一般应暂时禁食,由静脉途径补充营养液,或鼻饲高热量、高维生素的饮食,如牛奶、米汤、果汁、菜汁等,由少量逐渐增多,每天分多次供给。避免过冷过热的食物,以免刺激胃部。鼻饲时不要加压,以免注入过快,引起呃逆或呕吐,或造成窒息。随着病情好转,逐步以口服代替鼻饲。

4. 情志护理　亡阴、亡阳证病情危重,护理人员应多留守病房,使患者有安全感。对神志清醒者,与其交谈时态度要温和,语言要亲切,但不宜多。为减轻亡阴证患者烦躁不安的情绪,避免探视者进入病房。

5. 用药护理　亡阴、亡阳属危重病证,应随时准备好苏合香丸、牛黄清心丸、通关散和紫金锭等急救药品,根据病情灌服或鼻饲,但应避免堵塞鼻饲管。密切观察病情变化,即时修改用药和护理计划,使用药和护理措施更符合病情。

6. 适宜技术　阴证者可取神阙、关元、足三里等穴用艾灸疗法。阳证者可参考实热证的适宜技术。亡阴、亡阳者可参考虚证的适宜技术。

【健康指导】

1. 久病初愈者应注意起居有常,根据自身情况适当锻炼。调摄情志,疏通气机,避免情志过激。

2. 养成良好饮食习惯,忌食肥甘厚味及辛辣、油腻刺激之品,以防脾土受损。

3. 积极治疗原发病,可选择健脾益气、收敛止血、调补阴阳、清热解毒等方法调整体质,增强正气。

# 第三节　气血津液病证辨证施护

气血津液病证辨证施护是运用中医学中有关气血津液的理论,分析气、血、津液的病变特点,从而辨认其所反映的不同的证候,制定相应的护理措施。(气血津液各证型的临床表现见第四章)

## 一、气病辨证施护

气病辨证施护是根据气的生理功能和病理表现,对四诊所收集的各种病情资料进行分析、归纳和总结,辨别疾病的病理本质,从而确定相应护治法则和措施的过程。临床上气病以气的生理功能减退,气机失调为基本病机,临床上常见虚实两端证候。

【辨证】

气病的常见证型见表 13-1。

表 13-1　气病常见证型表

| | 病因 | 常见证型 | 护治法则 |
|---|---|---|---|
| 虚证 | 先天不足,劳倦过度,久病失养,年老体衰 | 气虚证 | 健脾益气 |
| | | 气陷证 | 补中益气,升阳举陷 |
| | | 气脱证 | 益气固脱 |
| 实证 | 情志不畅,饮食失调,感受外邪外伤,痰饮、瘀血、砂石等 | 气滞证 | 理气止痛 |
| | | 气逆证 | 平逆降气 |
| | | 气闭证 | 醒神开窍 |

【评估要点】

1. 评估兼夹病证　气虚一般均有较长的病程,辨证施护时还应注意有无兼夹病证,如有无出现因虚致实的表现(瘀血、水湿内停)等;有无兼夹外邪,如气虚之人由于卫外不固,易感外邪为患,且感邪之后不易恢复,治疗用药也与常人感邪有所不同。

2. 评估病性　气虚辨证时,应明确是哪些脏腑之虚损,是一脏还是多脏。气虚的证候虽多,但总不离乎五脏,辨证时须以气血阴阳为纲,以五脏虚候为目。由于气血同源,阴阳互根,五脏相关,所以各种原因所致的虚损往往互相影响,由一虚渐致多虚,由一脏而累及他脏,使病情趋于复杂和严重,辨证时应加注意。

【护理措施】

1. 生活起居护理　保持病室整洁安静,温湿度适宜。气虚者应安排温暖向阳病室,适当卧床休息。

2. 病情观察　观察有无精神、情绪、情感、睡眠、饮食及胸闷、胁痛、吞咽梗阻等症状;若出现头晕、心慌、面色苍白、汗出、四肢湿冷、呼吸急促、脉细数等气脱症状,应及时报告医生,配合救治。

3. 饮食护理　饮食宜清淡、易消化、富含蛋白质和维生素的食物,忌生硬、辛辣、大热、煎炸之品。气虚者宜食牛奶、山药粥、藕粉莲子羹、莲子桂圆粥、红枣、瘦肉等以补益脾气;气郁者,宜食理气疏肝解郁之品,如萝卜、山药、柑橘等,忌食辛热香燥及醇酒。

4. 情志护理　气病的发生与肾、脾、心等脏腑关系密切。患者常因病程长而感到紧张,或心烦失眠。长期反复体质虚弱者情绪更易波动、烦躁,对治疗缺乏信心,应体贴和同情患者,使之安心接受治疗。避免因情绪而致病情加重,指导患者自我调整情绪,保持心情舒畅。

5. 用药护理　中药汤剂宜温热服。气虚出血者成药丸剂应研成细末加凉盐水吞服,服用散剂切勿直接倒入口腔,避免吸入气管引起呛咳,加重出血。

6. 适宜技术　神疲乏力者可取气海、关元、肺俞、肾俞等行穴位按摩,亦可艾灸气海、关元、神阙等以补元气,或采用隔盐灸神阙穴,另外还可采用捏脊配合夹脊穴位推拿治疗。

【健康指导】

1. 生活起居有常,注意休息,劳逸结合,避免过劳,节制房事。平时注意保暖,随季节变化及时增减衣被,防止外感时邪。

2. 注意精神调摄,保持良好的心境及乐观的生活态度。

3. 饮食宜食清淡、易消化、富营养的食物,如新鲜蔬菜、水果、瘦肉、蛋等,忌辛辣、生冷、刺激性食物,不饮浓茶、咖啡等。

4. 积极治疗原发疾病,定期门诊随访,病情加重者应及时就诊。

## 二、血病辨证施护

血病辨证施护是根据血的生理功能和病理表现,对四诊所收集的各种病情资料进行分析、归纳和总结,辨别疾病的病理本质,从而确定相应的护治法则过程。临床上血病的主要病理变化为血液不足,或血行障碍,因病因不同有虚实之别。

【辨证】

血病有虚实之分,其常见证型见表 13-2。

表 13-2　血病常见证型表

| | 病因 | 常见证型 | 护治法则 |
|---|---|---|---|
| 虚证 | 失血过多,生血不足,思虑太过,久病大病 | 血虚证 | 补血养血 |
| | | 血脱证 | 益气救脱 |
| 实证 | 情志过极,外感寒邪,外伤,跌打损伤,瘀血内阻等 | 血瘀证 | 活血化瘀 |
| | | 血寒证 | 温经散寒通脉 |
| | | 血热证 | 清热凉血 |

【评估要点】

1. 评估面色　评估患者的面色、唇舌、皮肤、指甲等情况。观察患者全身皮肤有无出血点、瘀血、瘀斑。血虚者面色淡白或萎黄,血瘀者面色黧黑或唇甲青紫,血热者可见面红目赤,血寒者可见肤色紫黯。若患者面色鲜明荣润,虽病在脏腑但精气未衰,病变轻浅,预后良好;若面色晦暗枯槁,说明脏气衰败,精气已伤,病重,预后欠佳。另外,还应观察患者精神、意识变化,注意其得神、失神情况,重点观察眼神变化。

2. 评估证型　血虚证是对血液亏虚,脏腑失其濡养所表现的症状、体征的概括,表现为面色无华,唇甲色淡,头晕目眩,心悸健忘多梦,手足麻木,舌淡,脉细无力。血瘀证是由于瘀血内停引起,以固定刺痛、肿块、出血、唇舌爪甲紫黯、脉涩为主要表现。气病或血病发展到一定程度,往往影响到另一方的生理功能而发生病变,从而表现为气血同病的证候。

【护理措施】

1. 生活起居护理　保持病室整洁安静,温湿度适宜。体虚者应卧床休息。气血亏虚者应安排温暖向阳病室。有咯血、吐血者,应保持呼吸道通畅,取侧卧位,头偏向一侧,防止窒息,加强口腔护理。

2. 病情观察　观察有无出血及出血的部位、颜色、性质、量及诱因和持续时间,注意患者神志、面色、血压、脉象、舌象及汗出等症状的变化。若出现头晕、心慌、面色苍白、汗出、四肢湿冷、呼吸急促、脉细数等征象,或有头痛、呕吐、视物模糊、意识障碍等颅内出血症状,应及时报告医生,配合救治。

3. 饮食护理　饮食宜清淡、易消化、富含蛋白质和维生素的食物,忌生硬、辛辣、大热、煎炸之品。血虚者宜食具有益气补血食物,如红枣、猪肝、鸡蛋等以补益脾气;血寒者宜食具有温经散寒食物,如狗肉、羊肉等;血热者宜食清热凉血食物,如梨汁、芦根汁、西瓜汁等。

4. 情志护理　长期反复体质虚弱者情绪波动、烦躁,对治疗缺乏信心,应体贴和同情患者,使之安心接受治疗。避免因情绪而致病情加重,指导患者自我调整情绪,保持心情舒畅。

5. 用药护理　中药汤剂宜温服。给药时需要有耐心,宜少量、多次服用药物,必要时鼻饲。服用散剂切勿直接倒入口腔,避免吸入气管引起呛咳。

6. 适宜技术　出血者不宜热敷、热熨、艾灸等。血虚者可取气海、关元、肺俞、肾俞等穴行穴位按摩,亦可艾灸气海、关元、神阙等穴。

【健康指导】

1. 生活起居有常,劳逸结合,避免过劳。注意精神调摄,保持良好的心境及乐观的生活态度。加强体育锻炼,如保健操、太极拳等,以增强机体正气。

2. 饮食有节,宜进食清淡、易消化、富营养的食物,如新鲜蔬菜、水果、瘦肉、蛋等,忌辛辣、生冷、刺激性食物,不饮浓茶、咖啡等。

3. 加强病证及相关知识宣教,使患者及家属了解可能发生出血的诱因,加强针对性的预防。

### 三、津液病辨证施护

津液病辨证施护是根据津液的生理和病理特点,对四诊所收集的各种病情资料进行分析、归纳和总结,辨别疾病的病理本质是否存在津液病证,从而确定相应护治法则和措施的过程。临床上津液病的主要病理变化为津液不足和水液不正常停留两方面。

【辨证】

临床上津液病有虚实之分,其常见证型见表13-3。

表13-3　津液病常见证型表

|  | 病因 | 常见证型 | 护治法则 |
|---|---|---|---|
| 虚证 | 高热、大汗、大吐、大泻等,生化不足,饮水过少 | 津液不足证 | 养阴生津 |
| 实证 | 肺、脾、肾三脏功能失调 | 痰证 | 健脾祛湿化痰 |
|  |  | 饮证 | 温阳化饮或攻逐水饮 |
|  |  | 水停证 | 阳水者发汗、利水、解毒或攻逐;阴水者温肾健脾 |

【评估要点】

1. 评估津液损伤　津液损伤程度轻,则以干燥症状为主要表现;津液损伤严重者,常有皮肤枯瘪、眼球深陷的临床特征。

2. 评估阴水阳水　发病急,来势猛,先见眼睑头面,上半身肿甚者为阳水,为外感风邪,或水湿浸淫等因素引起。发病较缓,足部先肿,腰以下肿甚,按之凹陷不起者为阴水,多因劳倦内伤、脾肾阳衰、正气虚弱等因素引起。

【护理措施】

1. 生活起居护理　保持病室整洁、安静。急性期和病情严重者应绝对卧床休息。注意个人卫生,保持皮肤清洁。注意口腔卫生,饭后清水漱口,及时发现口腔隐患并进行治疗,如龋齿、牙龈炎、口腔溃疡、扁桃体肿大等。

2. 病情观察　津液病应评估患者皮肤弹性及黏膜情况,作为机体津液是否充足的指征。水停证者观察水肿的起始部位、程度、消长规律及小便的色、质、量、次数,记录24小时出入量。定时测腹围、血压、体重。

3. 饮食护理　宜进食富含营养、易消化的食物,忌油炸、生冷、粗糙、辛辣等食物。津液亏损患者,应多饮水或果汁;痰气交阻者宜食化痰理气之品,忌肥甘油腻助湿生痰之品,可用木蝴蝶、厚朴花泡水代茶饮。

4. 情志护理　津液病中大部分属慢性病,患者常需反复住院治疗,而又不易根治,易产生焦虑、抑郁、悲观、失望等心理,应关心体贴患者,解除患者的思想顾虑,避免不良的情绪刺激,使其树立治疗的信心。

5. 用药护理　遵医嘱按时、按量用药,解释药物的作用机制及不良反应,注意观察用药后的疗效。中药汤剂宜温热服用。

6. 适宜技术　水停证可选用耳穴贴压,用王不留行籽贴压肾俞、输尿管、膀胱等穴或穴位贴敷复溜、水分、关元、三阴交、足三里等穴可利水消肿。水停者不宜针刺。

【健康指导】

1. 水停证病程缠绵、易反复,注意康复期调摄,起居有常,动静适度,节制房事。注意四时气候变化,尤其冬春感冒流行时节,更应预防外邪侵袭。

2. 注意个人卫生,防止因疖肿、疮痍而诱发水肿。适当参加体育锻炼,可选择太极拳、八段锦、五禽戏等健身运动,以促进血脉流畅,增强体质。

3. 善于调节情志,释放不良情绪,培养愉悦心情,精神愉快,则气血和畅,营卫通调,有利于体质的改善。

4. 饮食宜清淡,富营养,易消化,忌食海鱼、虾、蟹、辛辣刺激之品。切忌暴饮暴食。水停者限制水钠摄入。

# 第四节　脏腑病证辨证施护

脏腑病证辨证施护是运用脏腑学说的理论,对四诊所收集的疾病证候资料,结合八纲辨证进行分析归纳,借以推究病机,评估判断疾病所在脏腑、病证的性质和邪正盛衰状况,进而采取相应护理措施的一种方法。它不仅是内伤杂病的主要辨证施护方法,也是临床各科辨证施护的基础(脏腑病证各证型的临床表现见第四章)。

## 一、心与小肠病辨证施护

心的病证有虚实两端,病变主要表现为血脉运行失常及精神意识思维改变等方面,常见心悸,心痛,失眠,神昏,精神错乱,脉结代或促等;小肠的病变主要反映在清浊不分,转输障碍等方面,见小便失常、大便溏泄等。

【辨证】

心病的常见证型见表13-4。小肠的常见证候有小肠湿热证。

表13-4　心病常见证型表

| | 病因 | 常见证型 | 护治法则 |
|---|---|---|---|
| 虚证 | 久病伤正,禀赋不足,思虑伤心 | 心气虚 | 补益心气 |
| | | 心阳虚 | 温补心阳,安神定悸 |
| | | 心阳暴脱 | 回阳救逆固脱 |
| | | 心血虚 | 养血安神 |
| | | 心阴虚 | 滋阴养血安神 |
| 实证 | 痰阻、火扰、寒凝、瘀滞、气郁等 | 心火亢盛 | 清心泻火 |
| | | 心脉痹阻 | 活血化瘀,温通心阳 |
| | | 痰迷心窍 | 清化痰热,和中安神 |
| | | 痰火扰神 | 醒神化痰开窍 |

【评估要点】

1. 评估心痛　胸闷往往是心痛的先兆症状。闷痛是心痛的常见表现,闷重而痛轻,兼见胸胁胀满,善太息,憋气,多属气滞;阴雨天加重,多唾痰涎,多属痰浊;心胸隐痛而闷,劳累即发,兼心慌气短乏力,多属心气不足;胸闷而形寒多为心阳不振,继之则憋闷疼痛,痛引肩背内臂,为心脉瘀阻;若胸闷而灼痛阵发,痰稠,多为痰火所致;若见暴痛欲死,面青肢厥神昏,冷汗淋漓,脉微欲绝,此为危候。

2. 评估心悸　心悸是心脏常见病证,可为仅发于心的病变,也可为由他脏病变影响于心的多脏腑病变。伴气短,头晕目眩,健忘失眠,少寐多梦为心气血两虚;伴心胸憋闷不适,或痛如针刺,舌质紫黯或有瘀斑,为心血瘀阻。心悸不止,频繁发作,病情较重;心悸缓解,病情缓和。

3. 评估面色　心气虚则面色少华,心血虚则面色萎黄,心阴虚则两颧潮红,心阳虚则面色苍白,心血瘀阻则面色青紫。

4. 评估精神　神清气爽,心情平静,病情相对较轻;心中躁动不安,惕惕然如人将捕之,病情较重。患者常善惊易恐,有担惊受怕的感觉,只是程度有轻有重。

5. 评估小便　小便黄赤,灼热疼痛,多为湿热;小便艰涩而痛,尿后余沥不尽,小腹胀满,多为肝郁气滞;小便不甚赤涩,但淋沥不已,遇劳即发,多为脾肾亏虚。

6. 评估诱发因素　如受凉、劳累过度、情绪激动、精神过于紧张、大便不通畅、饮食不合理等。

【护理措施】

1. 生活起居护理　保持病室环境安静整洁,温湿度适宜,注意四时气候变化,防寒保暖,以免外邪侵袭诱发或加重心悸。心悸发作时宜卧床休息,有胸闷、头晕、喘息等不适时应高枕卧位或半卧位,吸氧。年老体弱、长期卧床、活动无耐力的患者,做好皮肤护理,预防压疮。

2. 病情观察　观察心悸发作的规律、持续时间、诱发因素及心率、心律、血压、脉象等变化,给予心电监护进行监测,做好记录。若见脉结代、呼吸不畅、面色苍白等心气衰微表现,立即予以吸氧。心率持续在每分钟120次以上或40次以下或频发期前收缩,及时报告医生,予以处理。若患者出现胸中绞痛,喘促大汗、面色苍白、四肢厥冷等心阳暴脱危象,应及时配合医生进行抢救。夜间应加强巡视,监测患者的心率、心律、呼吸、血压、神志、肢体冷暖等变化,观察患者有无失眠、胸闷、胸痛等症状。

3. 饮食护理　饮食宜低脂、低盐、富营养、易消化吸收的食物,忌过饥、过饱,避免烈酒、浓茶、咖啡等刺激性饮品。心阳不振者宜温补,可选羊肉、海参等,忌过食生冷;气血亏虚者宜补益气血,如鸡肉、莲子、银耳、红枣、山药等,以及含铁丰富的食物;阴虚火旺者宜滋阴降火之品,如梨、百合、小麦、鸭肉等,忌辛辣炙煿;心虚胆怯者宜养心安神之品,如桑椹、荔枝、猪心、蛋类、五味子等;心血瘀阻者宜活血化瘀之品,如玫瑰花、山楂、红糖等;痰火扰心者,忌食膏粱厚味及煎炸炙煿之品;小便赤涩、灼热疼痛的患者,鼓励其多饮水。

4. 情志护理　心病的发作与情志异常有密切关系,防治心病应高度重视精神调摄,避免过于激动或喜怒忧思无度。多与患者交流,减轻忧虑对疾病的影响,保持心情平静愉快。做好各种治疗和检查前的解释工作。

5. 用药护理　心阳不振者中药汤剂应趁热服,补益药宜早晚温服,利水药宜空腹或饭前服用,安神药宜睡前服用。使用附子或洋地黄类药物,应密切观察心率变化及中毒反应。使用利尿剂患者,要准确记录出入量。

6. 适宜技术　心悸者可取心、交感、神门、皮质下等穴用王不留行籽行耳穴贴压。胸背闷痛者可用川芎、乌头、细辛等研末制成药熨袋,热熨背部。

【健康指导】

1. 心病发作期患者应卧床休息,缓解期可根据患者心功能情况指导活动强度。记录患者对活动的耐受情况,如患者出现呼吸和脉搏加快、胸闷、心悸等,可视为限制活动的指征。

2. 保持大便通畅,定时排大便,若患者因用力排便有不适反应,应立即卧床休息。重视情志调摄,平素要保持愉快平和的心理状态,避免喜怒忧思过度。

3. 饮食应清淡少盐,少食肥甘厚腻。少量多餐,忌暴饮暴食,多吃水果蔬菜,戒烟酒。保持大便通畅,切忌努责。

4. 积极治疗高血压、糖尿病、高脂血症等疾患。指导患者按医嘱服药,自我监测药物副作用,定期进行心电图、血糖、血脂检查。

## 二、肺与大肠病辨证施护

肺的病变主要表现为气失宣降,肺气上逆,或腠理不固及水液代谢障碍,临床上往往出现咳嗽、气喘、胸痛、咯血等症状。大肠的病变主要是传导功能失常,主要症状为便秘与泄泻。

【辨证】

肺病的常见证型见表13-5。大肠的常见证候有大肠湿热证、大肠津亏证和大肠实热证。

表13-5　肺病常见证型表

| | 病因 | 常见证型 | 护治法则 |
|---|---|---|---|
| 虚证 | 久咳伤肺,他脏病变影响于肺 | 肺气虚 | 补益肺气 |
| | | 肺阴虚 | 滋阴清肺 |
| 实证 | 外邪犯肺,饮食、情志失调 | 风寒束肺 | 疏散风寒 |
| | | 风热犯肺 | 疏散风热 |
| | | 燥邪犯肺 | 清肺润燥 |
| | | 痰湿阻肺 | 温化寒痰 |
| | | 痰热壅肺 | 清热化痰 |
| | | 肝火犯肺 | 清肺泻肝,顺气降火 |

【评估要点】

1. 评估咳嗽　外感咳嗽起病较急,病程短,伴有恶寒发热。内伤咳嗽起病缓慢,病程长,常反复发作,伴有脏腑功能虚损的表现。无表证,咳声重浊属实,咳声低微气怯属虚,干咳无痰属燥。

2. 评估咳痰　风寒则咳痰稀薄色白,风热则痰黏稠或色黄。痰黏稠量多色白易咳为湿痰,干咳少痰或夹血丝为燥痰。

3. 评估气逆　气逆喘促,呼吸深长有余,以呼出为快,气粗声高,伴痰鸣咳嗽,脉数有力为实;若气逆喘急,时轻时重,呼吸短促难续,以深吸为快,气怯声低为虚。气喘兼少气,声低无力为肺虚;兼面黄肌瘦,纳少,痰声辘辘为脾虚;兼喘息气短,动则喘甚,呼多吸少为肾虚。

4. 评估体温　恶寒重,发热轻,伴有咳嗽为风寒束肺;发热,微恶风寒,伴有咳嗽为风热犯肺。恶寒发热转变为高热,伴呼吸困难,或痰量和痰色改变,应考虑热毒内侵。

5. 评估诱因　咳嗽常因一些诱发因素而发生,如饮食、气候、情绪、烟尘、花粉等。

【护理措施】

1. 生活起居护理　保持环境安静,寒温适宜,避免有害气味和光线的刺激。肺气虚及风寒束肺者,室温宜稍高;肺阴虚、风热犯肺、热邪壅肺者,室温宜稍低。燥邪犯肺及肺阴虚者,湿度宜稍高;痰湿阻肺者,湿度宜偏低。咳嗽剧烈时,协助患者采取坐位或半坐位,指导患者有效排痰,必要时行雾化吸入,保持呼吸道通畅。指导患者随气候及时增减衣服,以免感受外邪加重病情。

2. 病情观察　密切观察咳嗽的时间、节律、性质、声音以及加重的有关因素,如早晨咳嗽,阵发加剧,咳嗽连声重浊者多为痰湿或痰热咳嗽;午后、黄昏咳嗽加重,咳声轻微短促者多属肺燥阴虚;而夜卧咳嗽较剧者多为久咳致喘的虚寒证。注意观察痰的色、质、量、味等,如痰白而稀薄多属风,属寒;痰黄而稠者属热;咳而痰多者多属湿痰,痰热,虚寒;咳而少痰者则为燥热,气火,阴虚;咳痰有热腥味或腥臭气者为痰热。若患者突然出现烦躁不安、神志不清、面色苍白或发绀、出冷汗、呼吸急促、咽部有明显的痰鸣音,应考虑到发生窒息的可能,及时吸痰,配合抢救。

3. 饮食护理　饮食宜清淡、易消化,忌肥甘、油腻、煎炸、过咸、辛辣刺激性食物及烟酒。风寒袭肺者可适当进食葱白、生姜、茴香、紫苏叶等辛温发散之品,忌生冷瓜果、冷饮,忌服梨膏;风热犯肺者宜食辛凉之品,如菊花、白萝卜、梨、薄荷叶等,忌辛热助火之品,避免食用酸涩之物;燥邪伤肺者宜多食黄瓜、番茄、油菜及新鲜水果,也可用川贝炖梨,忌温燥、煎炸之品;痰湿蕴肺者宜多食薏苡仁、扁豆,忌糯米、甜食及肥肉等;痰热郁肺者宜食竹笋、豆芽、荸荠等寒凉的食物,忌辛热之品;肝火犯肺者可选用疏肝泻火的食物,如芹菜、香菇、柑橘等,忌油炸、香燥之品;肺阴亏耗者可选银耳、百合、甲鱼等滋阴之品,或用麦冬、沙参之类养阴之品泡水代茶饮。

4. 情志护理　病程较长者应给予安慰和鼓励,尤其是久咳不愈和肝火犯肺的咳嗽患者要加强情志护理,让患者了解不良情绪对健康的影响,保持心情愉快。评估和记录患者的焦虑程度,减轻患者的心理负担,为患者提供一个宽松的环境,使患者心情舒畅,增加自信感。及时询问观察病情变化,调整护理计划。

5. 用药护理　指导患者遵医嘱服用祛痰、止咳药物,观察服药后的效果。外感咳嗽者,忌用敛肺、收涩的镇咳药,以免肺气郁遏不得宣畅,不能达邪外出,汤药不宜久煎,以免降低药效。风寒者,中药汤剂宜武火煎煮。燥热犯肺者汤剂宜少量多次服用。病重卧床者服祛痰药后注意体位引流,以免造成呼吸困难甚至窒息。

6. 适宜技术　咳嗽痰多时,可用中药超声雾化吸入法,也可取肺俞、脾俞、丰隆等穴行拔罐疗法;咳嗽反复者可于夏季三伏天行穴位贴敷,选天突、定喘、肺俞、膏肓、脾俞等穴。

【健康指导】

1. 指导患者慎起居,适寒暖,防外感。尤其是对易咳嗽、咳痰的患者,寒冷季节或气候骤变外出时,应注意保暖,可使用口罩及防寒。不随地吐痰。

2. 增强体质,适当进行锻炼。根据自身体质选择活动项目,如散步、呼吸操、太极拳等。平素易感冒者,可常按摩迎香穴,或艾灸足三里。

3. 注意饮食有节,忌肥甘、辛辣、过咸之品,戒烟,忌酒。

4. 注意调节情志,保持乐观情绪,解除顾虑及烦恼,避免急躁易怒。

## 三、脾与胃病辨证施护

脾胃病证有寒热虚实之不同。脾的病变主要反映在运化功能失常和统摄血液功能的障碍,以及水湿潴留、清阳不升等方面;胃的病变主要反映在食不消化,胃失和降,胃气上逆等方面。

【辨证】

脾病证候有虚实之分,临床常见证候见表 13-6,胃病临床常见证候有胃阴虚、胃阳虚、食滞胃脘、胃寒证、胃热证等。

表 13-6　脾病常见证型表

|  | 病因 | 常见证型 | 护治法则 |
| --- | --- | --- | --- |
| 虚证 | 饮食、劳倦、思虑过度或病后失调 | 脾气虚 | 健脾益气 |
|  |  | 脾阳虚 | 温中健脾 |
|  |  | 脾气下陷 | 补益升提 |
|  |  | 脾不统血 | 补脾摄血 |
| 实证 | 外感湿热、饮食不节、情志失调 | 湿热蕴脾 | 清热利湿 |
|  |  | 寒湿困脾 | 温化寒湿 |

【评估要点】

1. 评估腹痛　腹痛隐隐,喜温喜按者属虚或虚寒;腹痛拒按,或喜冷便秘者为实为热;

食后作痛,呕吐酸腐者为食积;胀痛并随情志变化者为气滞。

2. 评估出血　仔细观察出血的量、色、质。便血多见于上消化道出血未被呕出或未完全呕出时,可见柏油样便;下消化道出血其色鲜红或黯红,可混有脓液或黏液。如血液在肠内停留过久,可见柏油样便。脾不统血可见肌衄、便血、崩漏等。

3. 评估饮食　在疾病过程中,若饮食如常,是胃气未伤,病情较轻;病中食量渐增,乃胃气渐复,虽病可望向愈;食量渐减,是胃气渐衰,说明病情加重。食少、气短乏力,为脾气虚弱;食少、脘痞口甜,为寒湿;食少、口苦目黄,为湿热;嘈杂似饥为胃火;饥不欲食为胃阴不足;厌食、嗳气、吞酸为食积。

4. 评估大便　六腑以通为顺,胃肠病变多有大便改变。腹冷便溏者多为虚寒;大便酸臭,泻后腹痛得减者为食滞;大便脓血,里急后重者为湿热;长期黎明前腹痛泄泻者为脾肾阳虚;便结如羊粪者为津亏血虚;大便燥结,腹满硬痛者为热结。

5. 评估舌象　舌苔能较客观地反映消化道的病理变化。舌苔白腻为寒湿,黄腻为湿热,黄燥为热盛津伤,苔厚腐腻为食积痰浊,舌苔光剥为胃气大伤,舌体胖大淡白为脾阳亏虚。

【护理措施】

1. 生活起居护理　保持室内清洁、安静、舒适。脾胃虚寒者应特别注意腹部保暖。病重者应卧床休息,虚证患者宜多休息以扶植正气,活动以不感疲劳为度。大便失禁的患者应指导其进行有意识的肛门收缩和腹肌锻炼,增加会阴周围肌肉及肛门括约肌、腹肌的张力。

2. 病情观察　观察有无厌食、胃脘疼痛、腹胀、发热、呕吐、泄泻等症状,对脾气下陷患者应重点观察内脏下垂的情况。对脾不统血者应注意监测有无消化道出血的症状和体征。向患者介绍消化道出血的早期临床症状、引起出血的各种原因,增强自我保护意识。观察腹痛发展情况,如出现腹胀、肠鸣音消失,应及时通知医生处理。

3. 饮食护理　脾胃病患者的饮食护理非常重要,应根据患者病情的需要及饮食的喜恶制定饮食计划,饮食宜清淡、易消化,少食多餐。脾胃虚寒者饮食宜温热,可食用羊肉、狗肉、龙眼肉、大枣等温补健脾之品;胃阴虚者宜食寒凉之品,如荸荠、蜂蜜、莲藕等;脾胃虚弱者宜进食高热量、高蛋白质、易消化食物,禁食干、硬、刺激性食物。急性胃肠道病变,根据需要禁食或进流质和半流质食物。

4. 情志护理　脾胃病变常因情绪激动诱发或加重,故防止患者情绪过激是情志护理的重点。关心、安慰、体贴患者,耐心解答患者提出的各种问题,尽量满足患者的日常生活需要,稳定患者的情绪。

5. 用药护理　尽量避免使用对胃有刺激的药物,辨证选用止痛、消食、行气、通便等药物,切勿滥用止痛剂。疼痛原因不明者禁用麻醉性止痛剂。有呕吐、腹泻者,要防止水和电解质紊乱。按要求煎服中药,如大承气汤中大黄宜后下,煮沸去渣,再加芒硝溶化后服用,可增强泻热通腑之力。

6. 适宜技术　脾胃运化功能障碍时可取脾、胃、交感、神门等行耳穴压豆;也可取中脘、天枢、足三里、内关等行穴位按摩;或者取中脘、脾俞、胃俞、足三里等行穴位贴敷。

【健康指导】

1. 起居有常,慎防风寒湿等邪气的侵袭。加强锻炼,增强体质,防止外邪侵袭。

2. 注意调畅情志,避免思虑忧愁伤脾,保持心情舒畅,切忌烦躁郁怒。

3. 饮食有节,饮食宜卫生,以清淡、易消化、富有营养的食物为主,不食生冷瓜果及不洁食物,不饮生水。

4. 重视病证相关知识的宣教,指导患者及家属了解疾病的相关知识。

## 四、肝与胆病辨证施护

肝的病变较为广泛和复杂,如胸胁少腹胀痛、窜痛,情志活动异常,头晕胀痛,手足抽搐,肢体震颤,以及月经不调,睾丸胀痛等,常与肝有关。胆病常见口苦、发黄、失眠和胆怯易惊等。

**【辨证】**

肝病证候有虚、实两端,但以实证居多,其临床常见证候见表13-7。胆病常见证候有胆郁痰扰。

**表13-7 肝病常见证型表**

| | 病因 | 常见证型 | 护治法则 |
| --- | --- | --- | --- |
| 虚证 | 久病失养,他脏病变影响 | 肝血虚 | 补养肝血 |
| | | 肝阴虚 | 补养肝阴 |
| 实证 | 外邪侵袭,情志失调 | 肝气郁结 | 疏肝理气解郁 |
| | | 肝火上炎 | 清肝泻火 |
| | | 肝阳上亢 | 平肝潜阳 |
| | | 肝风内动 | 平肝潜阳化风、清热息风、养血息风、滋阴息风 |
| | | 肝经湿热 | 清肝利湿 |
| | | 寒凝肝脉 | 暖肝散寒 |

**【评估要点】**

1. 评估眩晕 眩晕是肝病常见症状。"诸风掉眩,皆属于肝",一般表现为头昏脑胀,面部潮红。眩晕每因恼怒而加重为肝阳上亢;伴头重如裹为痰浊;如病程长,反复发作,遇劳加剧,为气血亏虚。

2. 评估肝病的证型 肝病有虚实两类,以实证多见。实证有肝气郁结、肝火上炎、肝阳上亢、肝风内动、寒凝肝脉、肝经湿热等;虚证有肝血虚和肝阴虚。临床上还可出现虚实夹杂或本虚标实,应注意观察。

3. 评估黄疸 黄疸是肝胆病的又一特征,以面目及全身皮肤发黄为表现特点,根据色泽不同,分为阴黄与阳黄。阳黄病程短,色鲜明,便秘溲赤,苔黄腻,脉弦数,为湿热内蕴,熏蒸肌肤所致。阴黄病程长,色晦暗,腹胀便溏,苔白腻,脉沉迟,为寒湿内阻,脾阳不运,胆汁不循常道所致。

4. 注意中风先兆 中年或老年人经常发生头痛、眩晕、肢体麻木、肌肉眴动及一过性语言不利等,为中风先兆,应严密观察,采取措施,防止中风。

**【护理措施】**

1. 生活起居护理 病室宜安静舒适,温湿度适宜,保持室内空气新鲜无异味。避免各种噪声,尤其在患者眩晕发作时,病室光线宜稍暗,尽量避免光、声刺激,卧床休息。发作严重时排除外界一切干扰,除必要的治疗外,不与患者交谈,尽量减少一切刺激。肝病患者宜多休息,保证充足的睡眠,根据病情做适当的活动。

2. 病情观察 观察患者有无眩晕、头痛、神志、面色、妇女经带等情况。眩晕者,观察眩晕发作的先兆症状、发作时间、程度、诱发因素、伴随症状及舌苔、脉象、呼吸等变化。若出现头痛剧烈,持续呕吐,血压升高,视物模糊时,应立即报告医生,及时抢救。观察中风、出血、惊厥等先兆症状,及时处理。有黄疸者,应观察黄疸颜色变化,区别其阴阳。

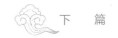

3. 饮食护理　饮食以疏利、富营养、低脂、易消化为宜,勿食过酸,忌辛辣、油腻、醇酒等食物。肝阳上扰者宜多食海带、山楂、萝卜、芹菜、豆类、瓜果蔬菜及适量粗粮。肝血不足者宜多食蛋类、乳类、鱼类、瘦肉、大枣、龙眼、黑芝麻等,忌食生冷食物,亦可配用黄芪粥、党参粥、薏苡仁粥、莲子大枣粥等。肝经湿热者宜食清热利湿之品,如薏苡仁、赤小豆等。寒凝肝脉者宜食温热之品,如小茴香、荔枝等。

4. 情志护理　指导患者避免恼怒忧愁,保持心情舒畅,情绪稳定,使肝气条达。多与患者沟通,及时了解患者的不良心理和情绪,进行心理疏导,自觉地配合治疗与护理。

5. 用药护理　避免滥用药物,以免损伤肝脾。中药汤剂应根据不同的证型给予不同的服用方法。滋阴养血补肝之汤药宜文火久煎,空腹服用;镇肝息风药如羚羊角(或水牛角)、牡蛎等宜先煎。

6. 适宜技术　可取肝、胆、神门等用王不留行籽行耳穴贴压。也可取内关、中脘、合谷、足三里等行穴位按摩。

【健康指导】

1. 生活起居有规律,注意劳逸结合和个人卫生。疫情流行期间可预防给药,如板蓝根等,或紫外线空气消毒。

2. 情绪调畅,勿气恼忧思,宜精神爽健、性情和悦,以利肝疏泄之能。

3. 养成良好的饮食习惯,注意饮食卫生。慎用有肝损的药物和特异体质性损肝药物或食物。患有乙型肝炎的母亲所生小儿不提倡母乳喂养,出生后应立即注射乙型肝炎疫苗。

4. 积极治疗原发病,定期检测各种指标。患有黄疸疾患的患者应定期随诊,坚持服药。

## 五、肾与膀胱病辨证施护

肾的病变主要反映在生长发育、生殖功能、水液代谢的异常方面。膀胱多见湿热证,其病变主要反映为小便异常及尿液的改变。

【辨证】

肾为先天之本,多种疾病发展到严重阶段,都可累及肾,故肾病多虚证,其证多因先天禀赋不足,或年幼肾气未充,或精气亏损,房事不节等引起,临床多见肾阳虚、肾气不固、肾虚水泛、肾阴虚、肾精不足等证。膀胱病多见湿热证。

【评估要点】

1. 评估腰痛　腰为肾之府,腰痛与肾的关系极为密切。外邪侵袭或内伤均能伤肾,影响于腰部,经脉不利而痛。肾虚腰痛,绵绵不休,遇劳加剧,肾阳虚衰伴有虚寒之象,肾阴虚则有虚热之状。外感寒湿腰痛,逢阴雨天或遇寒时加重,得热痛减。

2. 评估耳鸣　肾开窍于耳,肾虚多耳鸣。肾阴虚,耳鸣如蝉,音低而微,夜卧甚;肾阳虚,耳鸣昼重夜轻;肾气虚,耳聋耳鸣日久不愈,劳倦加重;心肾不交,耳鸣重听。注意观察伴随症状,为辨证提供依据。

3. 评估二便　肾主二便,二便改变与肾关系密切。肾阳虚衰,不能运化水湿,小便不利,面浮足肿,小便清长而频数;肾阴亏虚,尿频而短黄;肾气不固,尿频清长,兼遗尿、失禁;肾阳不足,不能温煦膀胱,膀胱气化功能失常,小便频数清长,尿后余沥不净。膀胱湿热,气化不行,尿路不畅,小便频数,色黄或混浊,点滴不净。

4. 评估肾病变特点　肾的病证一般无表证,多虚证,少实证。肾之热,属阴虚之变;肾之寒,属阳虚之变。肾之实,乃本虚标实或真虚假实,如胫肿、腹胀、小便不利、腰冷重着等表现;肾之虚,有阴、阳、精、气等方面的亏损,如耳鸣失聪、腰膝酸痛、生殖功能低下、齿摇发脱、小便异常等。

**【护理措施】**

1. 生活起居护理　肾病多虚，易感外邪，病情迁延。病室宜整洁干净，温湿度适宜，肾阳虚者应注意保暖，室内温度宜偏高；肾阴虚者室内温度宜偏低，湿度宜偏高。节制房事。做好口腔及皮肤护理。皮肤干燥发痒或外阴瘙痒者，注意皮肤清洁，避免搔抓，以防感染。经常淋浴更衣，内衣宜质薄柔软平贴。

2. 病情观察　注意观察患者腰膝酸痛，耳聋耳鸣，水肿、面色、小便等情况。注意腰痛的性质是隐痛酸冷，还是喜温喜按。肾病出现水肿者，应及时评估水肿部位、程度，可按医嘱服用利水渗湿药利尿消肿，并观察用药后排尿情况。

3. 饮食护理　向患者宣教饮食护理的重要性。饮食以清淡易消化、低盐富于营养的食物为宜，忌酒、油腻煎炸食物。肾阳虚者宜多食温补肾阳之品，如韭菜、狗肉等，忌生冷寒凉；肾阴虚者宜滋阴益肾之品，如甲鱼、枸杞子、山药等，忌辛之物；肾精不足者宜多食益精之品，如乌鸡、动物内脏、牡蛎等；膀胱湿热者饮食宜清淡，多食新鲜水果与蔬菜，也可赤小豆煎水当茶饮，食用车前子粥等。

4. 情志护理　肾病多虚，病程较长，应嘱患者坚持治疗。耐心开导，消除患者顾虑，保持情绪稳定。对性功能低下、生殖功能有缺陷或发育不正常的患者，应保护其隐私，不可泄露，多关心，多体贴。

5. 用药护理　肾虚宜补养，阳虚宜温补，阴虚宜清补。补肾药宜文火久煎。补气助阳药宜清晨饭前服，从小量开始，缓缓增加，不宜骤用大量；补阴药宜晚上服用，多甘寒滋腻，易助湿生痰，服用应慎重，同时观察服药后的反应。

6. 适宜技术　取肾俞、输尿管、膀胱等用王不留行籽行耳穴贴压。芒硝外敷局部水肿部位亦可清热利水消肿。泛恶欲呕者可指压内关、合谷等穴以降逆止呕，或在舌上滴生姜汁以助止呕，或行耳穴压豆，选脾、肾、胃等穴。

**【健康指导】**

1. 注意个人卫生，防止因疖肿、疮痈而诱发水肿。适当参加体育锻炼，可选择太极拳、八段锦、五禽戏等健身运动，以促进血脉流畅，增强体质。

2. 善于调节情志，释放不良情绪，培养愉悦心情，精神愉快，则气血和畅，营卫流通，有利于体质的改善。

3. 饮食宜清淡，富营养，易消化，忌食海鱼、虾、蟹、辛辣刺激之品。切忌暴饮暴食。限制水钠摄入。

4. 积极治疗原发病，定期门诊复查肾功能、电解质等。

（裘秀月）

## 复习思考题

1. 辨证施护的原则与方法是什么？
2. 同病异护与异病同护的不同点有哪些？
3. 表证与里证的评估要点有哪些？
4. 气病与血病的施护要点有哪些？
5. 肾与膀胱病证的护理措施是什么？

扫一扫，
测一测

# ◇◇◇ 附　录 ◇◇◇
## 中医护理常用术语简要解释

### 一、面容表情

形容消瘦：体貌肌肉消减瘦弱。

阴虚面红：指阴虚火旺，面部升火而见面红。

唇焦口燥：唇干燥呈焦色，口中干燥。

目睛斜视：指眼珠偏斜，视一为二的眼病。

面赤潮热：面红发热如潮水般有定时，有虚实之别。

身重蜷卧：指肢体沉重，活动不便，蜷缩而卧。

倦怠乏力：精神疲倦，浑身无力，少气懒言。

表情呆滞：表情呆板呆滞。

表情淡漠：表情迟钝，少言懒语，呈无欲貌。

面色苍白：面色淡而带青，失去红活荣润之感。

面色晦暗：面色晦暗而失去光泽，表现为容貌憔悴。

### 二、意识形态

角弓反张：患者头项强直，腰背反折，向后弯曲如角弓状。

循衣摸床：形容神志不清的患者用手摸弄衣服或抚摸床栏的症状。

手足躁动（扰）：指手足扰动不宁。

心中懊恼：胸膈间自觉有一种烧灼嘈杂的感觉。

烦躁不安：胸中热而不安叫"烦"，手足扰动不宁叫"躁"。

神昏谵语：患者在神志不清时妄言乱语。

撮空理线：指患者意识不清，二手伸向空间，像要拿东西样的症状，称"撮空"。如二手向上，拇指和示指不断地捻动，称"撮空理线"。

目睛上视：指患者在神志不清情况下，双眼向上凝视，目睛无神之状。

意识模糊：指神志不清程度较浅，唤之能醒。

目合口张：指两目闭合，口唇张开的现象，常见于昏迷脱证。

牙关紧闭：指牙齿咬紧不张开的现象。

嗜睡：指患者昏昏多睡，难以自制。

精神恍惚：指神志似清非清，恍恍惚惚。

狂躁怒骂：指患者狂言妄语，手足躁扰，动而易怒善骂，终夜不休之神志逆乱状态。

昏迷不醒：指患者在昏厥状态下意识不清，呼之不应。

闭目呻吟：患者在高热或剧痛情况下，闭着双眼痛苦地低声哼叫。

精神萎靡:精神不振,疲乏无力,懒于言行。

喜笑不休:指癫狂患者精神失常的一种表现。

手撒尿遗:指中风脱证患者四肢撒开,小便自遗。

口吐涎沫:口中吐出白色黏涎与泡沫。

辗转不安:患者卧床翻来覆去,烦躁不安的一种状态。

谵妄:意识模糊、胡言乱语、有错觉幻觉、情绪失常,或有兴奋激动等症状。

神不守舍:指思想分散、注意力不能集中或神志失常及精神昏乱。表现为无神、失眠、惊悸、不安,甚至谵妄。

## 三、寒热

发热恶寒:发热怕冷。

寒热往来:发热与发冷交替。

形寒肢冷:畏寒,手脚发冷。

四肢厥冷:四肢冰冷。

手足心热:指手心、足心热,多为阴虚生内热。

手足不温:手足扪之较凉。

恶寒潮热:发热、怕冷,如潮水般有定时。

寒战鼓栗:冷得发抖。

烦热:发热的同时又有心烦,或烦躁而有闷热的感觉。

壮热:指实证出现的高热,一般属温病在气分的热型。

身热不扬:体表初扪之不觉很热,但扪之稍久则觉灼手。

但热不寒:只发热不怕冷。

热重寒轻:发热较发冷重。

## 四、皮肤黏膜

盗汗:人体睡眠时出汗,醒时即止,多为阴虚。

自汗:人体不因劳动、厚衣或发热而白昼时时出汗,动则更甚,常因气虚所致。

汗出如油:疾病垂危时,汗出不止,且汗的性状如油样黏腻。

冷汗淋漓:汗出身冷,淋漓而下,多为亡阳。

动则汗出:稍活动后汗出较多。

黄疸:以身黄、目黄、小便黄为主症的病证。

白痦:指湿温病过程中出现在颈、项、胸、腹等处皮肤上的白色粟米状水疱,状如水晶。

斑疹:点大成片,不高于皮肤,扪之不碍手称斑,形如粟米,高出皮肤为疹。

丘疹:色红,如米粒大小,高出皮肤,扪之碍手。

疱疹:高出皮肤呈水泡状,里有水液。

紫癜:皮色紫,成片或点状,不高出皮肤。

痈疽:痈分内痈和外痈,内痈相当于西医各脏器的脓肿,如肺痈;外痈相当于体表的急性化脓性疾患。疽分为有头疽和无头疽,有头疽即发于肌肉间的急性化脓性炎症,易向深部及四周扩散;无头疽相当于急性化脓性骨髓炎、化脓性关节炎。

疔疖:突起根浅,色红而痛,出脓即愈者为疖。形小根深坚硬如钉者为疔。

臌胀:腹大腹胀如鼓,腹部青紫暴露。

一身尽肿:全身水肿。

## 五、疼痛

目赤肿痛:眼睛发红,眼睑肿胀疼痛。

头项强痛:头部和颈项部疼痛,板滞而不灵活。

头重如裹:头部自觉重坠,并觉头如被布带捆裹的感觉。

头痛绵绵:痛势不剧,但持续疼痛。

头昏目眩:头晕眼花。

项背强硬:颈项连及背部强直不适。

胸闷胸痛:胸部闷胀疼痛。

胸胁胀痛:胸胁部胀满疼痛。

胸脘痞闷:中上腹部胀满发闷。

心痛彻背:胸部疼痛向背部放射。

腹痛喜按:腹部疼痛,用力按之,感觉舒服。

腹痛拒按:腹部疼痛因按、摸而疼痛加重或不舒而拒绝按之。

痛无定处:疼痛无固定的位置。

乍痛乍止:疼痛突然发作,突然停止。

腹部板硬:腹部坚硬如板状。

绕脐而痛:环绕脐周疼痛。

嗳腐泛恶:消化不良,嗳出酸臭味或有恶心。

腹痛肠鸣:腹部疼痛,肠道蠕动作声。

少腹急痛:下腹部疼痛较剧。

腰酸背痛:腰及背脊部酸楚作痛。

腰膝酸软:腰部酸楚,膝软无力。

屈伸不利:关节屈伸受限、活动不便。

## 六、咳嗽与痰

痰多喘息:痰多,同时出现张口抬肩,呼吸短促。

咳嗽气促:咳嗽伴有呼吸急促。

咳嗽痰多:咳嗽伴痰多。

咳痰不利:痰不易咳出。

久咳不愈:咳嗽时间很长,仍未痊愈。

痰气壅塞:因痰多,咳出不爽而造成呼吸困难。

痰黄黏稠:咳出的痰色黄、质黏、厚。

喉中痰鸣:喉中有痰声鸣响。

痰涎壅盛:痰液唾液甚多,向外涌出。

咽燥声嘶:咽喉干燥,声音嘶哑。

## 七、呼吸

动则喘甚:活动后气喘加剧。

少气:即气虚不足。表现为气息低微,说话时感觉气不够用、懒言、倦怠、脉弱。

短气:呼吸短促而不相接续之意。

气急发喘:呼吸急促而张口抬肩。

呼吸衰微:呼吸无力而微弱。

点头呼吸:呼吸困难,吸气时头稍抬,呼气时头稍低,如点头样。

张口抬肩:呼吸时口张开,两肩抬起,是气喘的表现。

心悸:自觉心中急剧跳动、惊慌不安、不能自主。

## 八、二便

便溏腐臭:大便溏薄有腐臭味。

里急后重:未大便前腹痛,欲大便时迫不及待,叫"里急"。大便时窘迫,但排出不畅,肛门有重坠的感觉,叫"后重"。

虚坐努责:便意频繁,但却排不出大便。

大便难行:有便意感但解不出。

泻下清稀:大便泄泻如稀水。

完谷不化:大便中夹有不消化食物,便冷不臭。

下利清谷:泻下的粪便如清水,伴有不消化的食物残渣,无粪臭味。

大便脓血:大便中夹有脓血,多见于痢疾。

五更泄:每于清晨天未亮之前肠鸣腹泻。多由肾阳虚、脾阳不振所致。

小便清长:小便色清而量多。

小便短赤:小便短少,色偏深,或色红。

尿频尿急:小便次数多,而且一有尿意,即急迫想解。

癃闭:指排尿困难,甚至小便不通。

遗溺:指小便不能随意控制而排出。

## 九、饮食

食已即吐:进食后片刻即呕吐。

胃纳呆滞:胃口不好,常有饱滞之感。

呃逆:喉间呃呃有声、声短而频令人不能自制的症状。

朝食暮吐:指早晨吃的东西,黄昏时吐出。

食后昏困:又称饭醉。进食后困倦,神昏欲睡。因脾气虚弱不胜食气所致。

消谷善饥:食欲过于旺盛,食后不久即感饥饿,进食量多。

饥不欲食:患者虽有饥饿感,但不欲食或进食不多。

渴不欲饮:口渴却不想饮水。

烦渴不止:心中烦热,口渴不止。

食欲不振:胃口不好,吃食物没有味道。

泛恶吞酸:恶心吐酸水。

漾漾作恶:胃中常常泛泛恶心样。

纳后痞闷:进食后胃中感到胀闷。

嘈杂干呕:胃脘部感到嘈杂不适并有干呕。

## 十、夜寐

卧不入寐:睡在床上而不能入睡。

彻夜不寐:整夜睡不着。

时寐时醒:一会儿睡着,一会儿醒着,形容睡得不熟。

少寐梦多:睡着的时间少,而睡着时做梦较多。

梦多易醒:睡觉时多梦而且容易醒。

少睡即醒:睡着时间少,一会儿就醒来。

躁扰不卧:烦躁不安,不能入睡。

## 十一、舌脉

淡白舌:舌色较正常人的淡红色浅淡甚至全无血色者,称为淡白舌。主虚证、寒证或气血两亏。

红舌:舌质较淡红色为深,甚至呈鲜红色者,称为红舌。主热证。

绛舌:舌质较红舌更深的红色,称为绛舌。主病有外感与内伤之分。在外感病若舌绛或有红点、芒刺,为温病热入营血;在内伤杂病,若舌绛少苔或无苔,或有裂纹,则是阴虚火旺。

紫舌:舌质色紫,即为紫舌。主病有寒热之分。绛紫而干枯少津,属热盛伤津、气血壅滞;淡紫或青紫湿润者,多为寒凝血瘀。

木舌:由心脾积热上冲所致,多见于小儿。症见舌肿胀,木硬满口,不能转动,无疼痛。

舌謇:又名舌涩。多因脾胃积热,津液灼伤所致。症见舌体卷缩,转动不灵,言语不清。

黄苔:舌苔由于热邪熏灼,所以苔现黄色。一般主里证、热证。淡黄热轻,深黄热重,焦黄为热结。

灰苔:灰苔即浅黑色,常由白苔转化而来,也可与黄苔同时并见。主里证,常见于里热证,也见于寒湿证。

黑苔:黑苔较灰苔色深,多由灰苔或焦黄苔发展而来,常见于疫病严重阶段。主里证,或为热极,或为寒盛。

腐苔:苔质颗粒疏松,粗大而厚,形如豆腐渣堆积舌面,揩之可去,腐苔多因阳热有余,蒸腾胃中腐浊邪气上升而成,多见于食积痰浊为患,也见于内痈和湿热口糜。

腻苔:苔质颗粒细腻致密,揩之不去,刮之不脱,上面罩一层油腻状黏液,称为“腻苔”。其主病为湿浊、痰饮、食积、湿热、顽痰等。

光剥舌:舌苔全部退去,以致舌面光洁如镜,称为“光剥舌”。其主病为胃阴枯竭,胃气大伤。

花剥舌:若舌苔剥落不全,剥脱处光滑无苔,余处斑斑驳驳地残存舌苔,界限明显,称为“花剥苔”。此苔是胃之气阴两伤所致。

地图舌:舌苔不规则地大片脱落,边缘厚苔,界限清楚,形似地图,又称“游走性舌炎”。

平脉:指正常人的脉象。平脉形态是三部有脉,一息四至(相当于 72~80 次 /min),不浮不沉,不大不小,从容和缓,柔和有力,节律一致。

浮脉:轻取即得,重按稍减而不空,举之泛泛有余。主表证,亦主虚证。

沉脉:轻取不应,重按始得。主里证,有力为里实,无力为里虚。

迟脉:脉来迟缓,一息不足四至(相当于每分钟脉搏 60 次以下)。主寒证,有力为寒积,无力为虚寒。

数脉:一息脉来五至以上(相当于每分钟脉搏在 90 次以上)。主热证,有力为实热,无力为虚热。

虚脉:三部脉举之无力,按之空虚。主虚证。

实脉:三部脉举按均有力。主实证。

弦脉:端直而长,如按琴弦,挺然指下。主肝胆病、诸痛、痰饮、疟疾。

促脉:脉来数而时一止,止无定数。主阳盛实热,气血、痰饮、宿食停滞,亦主肿痛。

结脉:脉来缓而时一止,止无定数。主阴盛气结、寒痰血瘀、癥瘕积聚。

代脉:脉来一止,止有定数,良久方来。主脏气衰微、风证、痛证、七情惊恐、跌打损伤。

# ◇◇◇ 主要参考书目 ◇◇◇

［1］孙秋华,陈莉军.中医护理学基础［M］.北京:人民卫生出版社,2016.

［2］孙秋华.中医护理学概要［M］.北京:北京大学医学出版社,2015.

［3］国家中医药管理局医政司.护理人员中医技术使用手册［M］.北京:中国中医药出版社,2015.

［4］王国强.中医医疗技术手册［M］.北京:国家中医药管理局,2013.

［5］曲生健.针灸学研读［M］.北京:人民卫生出版社,2015.

［6］梁繁荣.针灸学［M］.北京:中国中医药出版社,2018.

［7］程莘农.中国针灸学［M］.5 版.北京:人民卫生出版社,2019.

［8］王琦,靳琦.亚健康中医体质辨识与调理［M］.北京:中国中医药出版社,2012.

［9］于睿,姚新.中医养生与食疗学［M］.2 版.北京:人民卫生出版社,2016.

［10］王琦.中医体质学 2008［M］.北京:人民卫生出版社,2009.

［11］何建成.中医学基础［M］.2 版.北京:人民卫生出版社,2012.

［12］徐桂华,胡慧.中医护理学基础［M］.北京:中国中医药出版社,2016.

［13］高思华,王健.中医基础理论［M］.3 版.北京:人民卫生出版社,2016.

［14］郑洪新.中医基础理论［M］.4 版.北京:中国中医药出版社,2019.

［15］李灿东.中医诊断学［M］.4 版.北京:中国中医药出版社,2018.

［16］陈家旭,邹小娟.中医诊断学［M］.3 版.北京:人民卫生出版社,2016.

［17］钟赣生.中药学［M］.4 版.北京:中国中医药出版社,2019.

［18］唐德才,吴应光.中药学［M］.3 版.北京:人民卫生出版社,2016.

［19］谢鸣.方剂学［M］.3 版.北京:人民卫生出版社,2016.

［20］李冀,连建伟.中药学［M］.4 版.北京:中国中医药出版社,2018.

［21］陈金水.中医学［M］.9 版.北京:人民卫生出版社,2018.

［22］赵吉平,李英.针灸学［M］.3 版.北京:人民卫生出版社,2016.

复习思考题
答案要点

模拟试卷